编者（按姓氏笔画排序）

丁云霞　佛山市中医院

王　萍　中日友好医院

尹铁球　桂林医学院

孔　虹　中国医科大学附属盛京医院

帅丽华　九江学院附属医院

冯　琦　郑州大学附属洛阳中心医院

刘　艳　吉首大学医学院（兼任编写秘书）

刘　雅　四川大学华西医院

刘士广　西昌市人民医院

刘双全　南华大学附属第一医院

刘首明　广州中医药大学附属清远中医院

闫立志　南方医科大学南方医院

闫海润　牡丹江医学院

汤丽霞　右江民族医学院

孙　希　中山大学中山医学院

李　锐　湖南医药学院第一附属医院（兼任编写秘书）

李一荣　武汉大学中南医院

李启欣　佛山市第一人民医院

李晓菲　昆明市第三人民医院

杨军军　温州医科大学附属第二医院

杨烨建　佛山市中医院

吴　庆　温州医科大学附属第一医院

何　难　成都中医药大学

张　文　江苏大学医学院

张式鸿　中山大学附属第一医院

张伟铮　广州市第十一人民医院

张家忠　襄阳职业技术学院

陆庭嫣　上海交通大学医学院附属国际和平妇幼保健院

陈　鑫　佛山大学医学院

陈丽惠　平潭综合实验区医院

林勇平　中国医学科学院肿瘤医院深圳医院

林晓晖　广州市番禺中心医院
林梨平　福建医科大学
罗　嫚　西双版纳傣族自治州人民医院
周玉利　西湖大学医学院附属杭州市第一人民医院（兼任编写秘书）
周俊英　武汉大学中南医院
郑佳佳　北京大学第三医院
屈平华　广州中医药大学第二附属医院
赵晋英　邵阳学院
胡王强　温州医科大学附属第一医院
茹进伟　乐昌市人民医院（兼任编写秘书）
柏世玉　泰安市中心医院
段爱军　河南信合医院
段朝晖　中山大学孙逸仙纪念医院
贺　锋　中南大学湘雅医学院附属株洲医院
莫云钧　深圳大学第三附属医院
夏　慧　清远市第三人民医院
夏文颖　南京医科大学第一附属医院
徐和平　厦门大学附属第一医院
徐菲莉　新疆维吾尔自治区中医医院
高海燕　哈尔滨医科大学附属第六医院
郭亚楠　重庆医科大学
陶　科　湖南师范大学
黄少娟　广州中医药大学附属佛山中医院
黄提学　遵义医科大学第二附属医院
曹　科　深圳市儿童医院
曹　喻　遵义医科大学附属医院（兼任编写秘书）
龚道元　佛山大学医学院
章亚倞　成都中医药大学
蒋月婷　广州医科大学附属第一医院
童中胜　武汉市第一医院
谢　宁　川北医学院
缪　峰　山东省寄生虫病防治研究所
潘　巍　海盐县人民医院

全国高等医药院校医学检验技术专业特色教材

供医学检验技术专业用

临床病原生物学
检验形态学

主　审　吴　茅　丁建文

主　编　龚道元　李一荣　林勇平

副主编　徐和平　张式鸿　吴　庆　刘双全　闫海润　李晓非

人民卫生出版社

·北京·

图书在版编目（CIP）数据

临床病原生物学检验形态学 / 龚道元，李一荣，林勇平主编 . —北京：人民卫生出版社，2023.12
ISBN 978-7-117-35907-8

Ⅰ. ①临⋯ Ⅱ. ①龚⋯ ②李⋯ ③林⋯ Ⅲ. ①病原微生物–医学检验–医学院校–教材 Ⅳ. ①R446.5

中国国家版本馆 CIP 数据核字（2023）第 253822 号

| 人卫智网 | www.ipmph.com | 医学教育、学术、考试、健康，购书智慧智能综合服务平台 |
| 人卫官网 | www.pmph.com | 人卫官方资讯发布平台 |

临床病原生物学检验形态学
Linchuang Bingyuan Shengwuxue Jianyan Xingtaixue

主　　编：龚道元　李一荣　林勇平
出版发行：人民卫生出版社（中继线 010-59780011）
地　　址：北京市朝阳区潘家园南里 19 号
邮　　编：100021
E - mail：pmph @ pmph.com
购书热线：010-59787592　010-59787584　010-65264830
印　　刷：鸿博睿特（天津）印刷科技有限公司
经　　销：新华书店
开　　本：787×1092　1/16　　印张：30
字　　数：711 千字
版　　次：2023 年 12 月第 1 版
印　　次：2024 年 4 月第 1 次印刷
标准书号：ISBN 978-7-117-35907-8
定　　价：139.00 元

打击盗版举报电话：**010-59787491**　**E-mail：WQ @ pmph.com**
质量问题联系电话：**010-59787234**　**E-mail：zhiliang @ pmph.com**
数字融合服务电话：**4001118166**　**E-mail：zengzhi @ pmph.com**

前　言

医学检验形态学检查广义来说包括肉眼观察和显微镜检查,其中后者是医学检验最基本、最简便、成本最低和不可缺少的检查手段,是许多疾病诊断的"金标准"。然而,近30多年来,由于检验仪器自动化的迅猛发展,形态学检验逐渐被淡化,以至于成为许多医院检验科的弱项。近几年,国内一些专家呼吁,临床要重视形态学检验工作,学校要加强形态学检验教学和人才培养。

佛山大学医学院医学检验专业于2008年在全国率先开设"医学检验形态学检验特色拓展方向",其目的是培养医学形态学检验工匠人才,让学生学有专长,增加就业竞争力。为此开设了"临床基础检验形态学""临床骨髓细胞检验形态学""临床病原生物学检验形态学""临床脱落细胞检验形态学"及"临床染色体检验形态学"等特色课程,该方向及开设课程已开始在全国许多高校医学检验技术专业推广应用,但缺乏相应课程的教材。在人民卫生出版社的支持下,我们组织各高校及医院的形态学检验专家编写以上系列课程教材,已出版的有《临床基础检验形态学》和《临床骨髓细胞检验形态学》,教材出版后受到全国高校医学检验专业师生及各医院检验工作者的欢迎和好评,已多次再版。

《临床病原生物学检验形态学》教材分为"临床寄生虫检验形态学""临床微生物检验形态学"及"案例分析"3部分,共22章。其中"临床寄生虫检验形态学"的主要内容包括概述、实验室病原学检查及各阶段形态3部分;"临床微生物检验形态学"的主要内容包括概述、细菌及菌落形态2部分;最后一章为临床病原生物学检验形态学案例分析,以加强学生临床思维与分析能力的培养。本书编写的指导思想是以形态学检验内容为主线,将精选的高清晰度、高分辨率的各种病原生物形态的图像呈现给读者并辅以文字,使形态学图像与相关知识有机融合,内容丰富,且与临床接轨,非常实用。可供医学检验技术专业师生使用,同时可作为各医院临床检验工作者的参考用书。

本教材能顺利出版,首先要感谢人民卫生出版社的大力支持与精心策划指导,感谢各位编委的辛勤付出,感谢各位参考教材的主编和编者。尽管各位编委倾心尽力,但由于水平和经验有限,加之时间短促,难免有纰误疏漏,恳请使用本教材的师生以及临床检验工作者提出宝贵意见,以便今后进一步修订和完善。

龚道元　李一荣　林勇平

2023 年 11 月

目　录

第一章

临床病原生物形态学检验基本技术

病原生物形态学检验是病原微生物检验和寄生虫检验中极其重要的技术手段。通过对病原生物的形态学检查，我们不仅可以快速得知临床标本中有无病原生物及其量的多寡，而且可根据形态、大小、结构及染色特征等，初步判别该病原生物的属种，为临床及早选择治疗药物或手段提供便利，也为下一步病原生物的检验、鉴定等提供依据。

第一节　临床寄生虫形态学检验基本技术

寄生虫形态学检查主要利用肉眼或显微镜观察标本中是否存在寄生虫病原体，其内容包括对蠕虫的虫卵、幼虫、成虫或者节片，原虫的滋养体、包囊、卵囊或孢子囊，以及节肢动物等的检查。

一、标本固定与保存

（一）粪便样本的保存

为了保持原虫的形态特征，以及阻止蠕虫虫卵和幼虫的继续发育，粪便样本在排出后如不能及时检查，应立刻放入固定液中，充分混匀后放置于室温固定。常用的固定液有以下几种。

1. **甲醛溶液**　甲醛溶液是一种通用保存剂，适用于蠕虫虫卵、幼虫及原虫的包囊，易制备、保存期长。建议用 5% 甲醛溶液保存原虫包囊，用 10% 甲醛溶液保存蠕虫虫卵和幼虫。样本与甲醛溶液的比例为 1∶10，甲醛溶液只可用于样本湿片（未染色标本）的检查，但对于肠道原虫的鉴定，湿片检查的准确性远低于染色涂片。

2. **醋酸钠 - 醋酸 - 甲醛**　醋酸钠 - 醋酸 - 甲醛（sodium acetate-acetic acid-formalin, SAF）由醋酸钠、冰醋酸、甲醛溶液组成，可用于蠕虫虫卵和幼虫、原虫滋养体和包囊、球虫卵囊和微孢子虫孢子的保存。该保存液制备简单，保存期长，因黏附性差，建议固定前先将标本涂布于白蛋白包被的玻片上。用 SAF 保存的样本可用于浓集法和永久染色涂片，但虫体形态不如用含氯化汞固定剂的清楚。

3. **肖氏液**　肖氏液（Schaudinn fluid）的储存液由饱和氯化汞溶液和乙醇组成，临用前每 100ml 储存液加入 5ml 冰醋酸作为工作液，用于保存新鲜粪便样本或者是来自肠道黏膜表面的样本，能很好地保持原虫滋养体和包囊的形态。对液体或黏液样本的黏附性差。该液保存的样本可用于永久染色涂片，但不推荐用于浓集法。因该液含氯化汞，其废弃物应进行无害化处理以避免环境污染。

4. 聚乙烯醇　聚乙烯醇（polyvinyl alcohol，PVA）是一种合成树脂，通常将其加入肖氏液使用。PVA 固定液由 PVA、乙醇、饱和氯化汞、冰醋酸、甘油组成。该固定液对于水样便尤其适用，当粪便 -PVA 混合物涂于玻片时，PVA 可使混合物很好地黏附在玻片上，而固定作用则由肖氏液完成。PVA 固定液的最大优点在于可制备永久染色涂片，也是保存包囊和滋养体的推荐方法，并且可将样本以普通邮件的方式邮寄检查。使用时 PVA 和样本的比例是 3∶1。

（二）寄生虫标本的保存

1. 蠕虫固定保存

（1）蠕虫成虫固定保存：将采集到的虫体置于玻璃器皿中，用生理盐水洗涤数次后再固定。但清洗绦虫类标本时不宜反复拨弄。

1）线虫：将虫体放入 60~70℃ 的热水或乙醇等固定液中固定，可获得伸直的虫体，待冷却后移至 70%~80% 乙醇溶液中保存。

2）吸虫：用 5% 甲醛溶液或 70% 乙醇溶液固定 24h 后，换以新的 5% 甲醛溶液或 70% 乙醇溶液保存。但肺吸虫不能用 5% 甲醛溶液固定。

3）绦虫：用 10% 甲醛溶液固定后再保存于 5% 甲醛溶液中。

（2）蠕虫卵固定保存：将虫卵沉渣用 5% 甲醛溶液固定，固定 24h 后换新的固定液保存。含卵细胞的虫卵固定时需要将固定液加热至 70℃，以阻止卵细胞继续发育。

2. 原虫固定保存

（1）肠道原虫标本固定保存：含有肠道原虫的新鲜标本，无论是滋养体还是包囊，都应立即制成涂片样本，用肖氏固定液固定，再移至 70% 乙醇溶液内保存，以便日后染色镜检。包囊除涂片染色外，亦可保存于 5% 甲醛溶液中。肠道原虫滋养体在排出体外后易死亡分解，应及时涂片后固定。

（2）腔道内原虫固定保存

1）阴道毛滴虫：取标本涂片晾干，用甲醇固定可短期保存，而经吉姆萨染色后可长期保存。

2）齿龈内阿米巴与口腔毛滴虫：取标本加一小滴生理盐水和血清，于载玻片中央调匀，使其形成一层圆形薄膜，待标本即将干燥但还湿润时，可用肖氏固定液固定，再移至 70% 乙醇溶液内保存，供日后染色制片和长期保存。

（3）组织内原虫固定保存

1）杜氏利什曼原虫：涂片或印片经自然干燥后用甲醇固定。

2）弓形虫：取急性期患者的体液（如血液、胸腔积液、脑脊液等）离心，取沉渣涂片，干燥后用甲醇固定。

（4）血液内原虫固定保存：采血、涂片，干燥后用甲醇固定。

3. 医学昆虫固定保存　蚊、白蛉等成虫通常用针插好晾干，存放于昆虫盒内，盒内应放樟脑块以防虫蛀。蚊、白蛉、蝇等昆虫的卵、幼虫和蛹，以及蚤、虱、臭虫、螨等的发育各期均应保存于 70% 乙醇溶液中。需要分离病原体的昆虫不作任何处理，收集于干净的试管或小瓶中保存。

二、肉眼观察

某些肠道蠕虫病在治疗或未治疗的情况下,成虫或虫体节片均有可能随粪便排出,我们根据虫体的形态结构鉴定虫种。一般通过直接挑取粪便观察、水洗沉淀和经筛冲洗等方法淘虫。带绦虫孕节检查可将孕节用清水冲洗干净,置于两张玻片之间轻轻压平,对光观察孕节内部结构,根据子宫分支及排列等情况即可鉴定虫种。

三、显微镜检查

(一)未染色标本显微镜检查

1. **生理盐水直接涂片法** 适用于蠕虫的虫卵、原虫的包囊和滋养体。建议连续涂片 3 张检查,可以提高阳性率。

2. **集卵后涂片法** 可用于检查蠕虫虫卵、原虫包囊、球虫卵囊、微孢子虫孢子等,集卵后用显微镜检查,可大幅提高阳性检出率。集卵的方法主要有沉淀法和浮聚法。沉淀法主要有自然沉淀、离心沉淀(主要有水沉淀和醛醚沉淀离心法)。浮聚法主要有饱和盐水浮聚法、33% 硫酸锌浮聚法、蔗糖溶液离心浮聚法。

(1)饱和盐水浮聚法:利用某些蠕虫虫卵的比重小于饱和盐水(比重为 1.200),虫卵漂浮于水面的原理,适用于检查各种蠕虫虫卵,尤以检查钩虫虫卵的效果最好,也可用于检查带绦虫虫卵和微小膜壳绦虫虫卵,但不适用于吸虫虫卵和原虫包囊的收集。

(2)33% 硫酸锌浮聚法:适用于检查原虫包囊、球虫卵囊和蠕虫虫卵。

(3)蔗糖溶液离心浮聚法:适用于检查隐孢子虫卵囊。

3. **厚片透明法** 又称改良加藤法,适用于蠕虫卵检查。

4. **定量透明法** 该法用于蠕虫卵定量计数,可测定人体内蠕虫的感染度,也可判断药物驱虫效果。

5. **透明胶纸法和棉签拭子法** 适用于肛门周围蛲虫卵和肥胖带绦虫虫卵(孕节从肛门逸出,节片被挤破,虫卵逸出,黏附于肛门)的检查。

(二)染色标本显微镜检查

寄生虫原虫包囊、滋养体一般要经过染色,再进行显微镜检查。寄生虫虫卵、滋养体、包囊等的染色方法主要有碘液染色、瑞氏染色、铁-苏木素染色等,具体见表 1-1-1。

表 1-1-1 寄生虫虫卵、包囊、滋养体常用染色方法

染色方法	简要染色流程	染色结果	临床应用
碘液直接染色	加碘液于玻片上→取粪便涂片,加盖片	包囊呈黄色,糖原泡为棕红色,囊壁、核仁、拟染色体不着色	原虫包囊检查
瑞氏或瑞-吉染色	同外周血涂片染色	核呈红色或紫红色,胞质为蓝色	疟原虫、利什曼原虫、锥虫、丝虫、弓形虫、隐孢子虫、阴道毛滴虫检查

续表

染色方法	简要染色流程	染色结果	临床应用
铁 - 苏木素染色	制备粪便膜片→用 70% 乙醇固定,流水洗→加染液(苏木精、硫酸亚铁、硫酸铵铁、乙醇)→水洗→依次在 70%、90%、无水乙醇中脱水→二甲苯透明→树脂封片	原虫胞质呈灰褐色,胞核、包囊、拟染色体呈深蓝色,糖原泡被溶解,呈空泡状	肠道原虫滋养体和包囊的检查与鉴定
三色染色	制备粪便膜片→用肖氏固定液固定→置于含碘 70% 乙醇中→置于 70% 乙醇中 2 次→三色染色液(含铬、亮绿、磷钨酸、冰醋酸、水)→用醋酸乙醇洗→置于无水乙醇中多次浸泡→置于二甲苯中 2 次→树脂封片	背景呈淡绿色;原虫滋养体的胞质呈蓝绿色,有时呈淡紫色;包囊呈更淡一些的颜色;胞核和内含物呈红色	用于原虫快速诊断
改良抗酸染色	制备粪便膜片,晾干→加石炭酸复红→水洗→加 10% 硫酸溶液→水洗→加孔雀绿→水洗,待干	背景为绿色,卵囊为玫瑰红色、圆形或椭圆形	可鉴定微小隐孢子虫、巴贝虫

（丁云霞　李一荣）

第二节　临床细菌形态学检验基本技术

　　细菌形态学检查包括细菌菌体形态学检查和菌落或菌苔形态特征观察等,是细菌检验的重要方法,具有重要临床价值。其中显微镜下检查是菌体形态学检验的主要手段,常用显微镜及其应用见表 1-2-1。根据是否对样本进行染色,分为不染色标本和染色标本显微镜检查。

表 1-2-1　微生物形态学检查常用显微镜及适用范围

显微镜	特点及应用
普通光学显微镜	油镜分辨率为 0.2μm,用于微生物涂片革兰氏、抗酸等染色后的观察
相差显微镜	当光线透过标本时,介质折射率和厚度的不同引起光的位相差异,相差板的光栅作用改变直射光的光位相和振幅,把光位相差异转为光强度差异,从而显示细菌不同部位的差异。多用于不染色活细菌的形态、内部结构及运动方式的观察
暗视野显微镜	黑暗的背景中可见到发亮的菌体,明暗反差提高了观察效果,常用于不染色标本的动力及运动状况检查

续表

显微镜	特点及应用
荧光显微镜	因激发光波长比可见光短,故分辨率高于普通光学显微镜。在暗色背景中可见到发荧光的菌体,用于观察细菌的结构及鉴别细菌
电子显微镜	电子流代替光源,分辨能力显著提高,透射显微镜分辨率为 0.1~0.2nm。目前使用的电子显微镜有透射电子显微镜和扫描电子显微镜两类。前者可用于观察细菌、病毒的超微结构;后者主要适合对细菌、病毒等表面结构及附件和三维立体图像的观察。电子显微镜观察须经特殊制片,无法观察活体微生物,因而在微生物学检验中不常使用

注:可见光作为光源,波长为 0.4~0.7μm,人肉眼能分辨的最小距离是 0.2mm。

一、不染色标本显微镜检查技术

不染色标本用显微镜观察可以检查标本中是否有病原微生物、细胞等有形成分及进行数量估计,更重要的是可以用于细菌动力学检查,观察细菌的运动状况、生活状态、形态、大小等,有鞭毛的细菌在显微镜下会呈现活泼的运动状况。不染色标本显微镜检查技术具有简便、快速等特点。常用显微镜有普通光学显微镜、相差显微镜、暗视野显微镜等。制片方法主要有压滴法和悬滴法。

1. 压滴法 在载玻片上滴加菌液后,用镊子夹好盖玻片,使之一侧接触菌液,然后缓缓放下,以不产生气泡为佳。先用低倍镜找好区域,再用高倍镜或油镜观察。

2. 悬滴法 在盖玻片中央滴加菌液,取特制凹玻片,于凹窝四周涂抹少许凡士林,并将凹窝对准盖玻片菌液处扣下,让凡士林贴封四周后迅速翻转玻片,使盖玻片朝上,菌液悬于盖玻片下。静置片刻后,置于显微镜载物台中央,将聚光器下降,缩小光圈,用低倍镜找到悬滴的边缘后,再换高倍镜观察。

用不染色检查法观察细菌的动力时,应选用新鲜的幼龄细菌培养物,在 20℃以上的室温中进行。同时,应注意区别细菌是真正运动还是布朗运动,有鞭毛的细菌发生的定向位移为真正运动,无鞭毛的细菌在液体中受水分子的撞击而呈现的原位颤动则为布朗运动(分子热运动)。另外,观察细菌动力时,视野宜暗。

二、染色标本显微镜检查技术

通过对标本进行涂片和染色,我们可观察细菌的形态、大小、排列、染色特性,以及鞭毛、芽孢、荚膜、异染颗粒等结构,因此染色标本检查法在细菌的鉴别上较不染色检查法应用更广泛。

(一)染色标本显微镜检查主要流程

染色标本显微镜检查流程一般包括涂片与固定、染色、显微镜检查等步骤。

1. 涂片制备 临床标本如脓、痰、分泌物等可直接涂片;肉汤增菌液可滴加一小滴菌液于玻片上,稍加涂散;半固体斜面或平板培养基可挑取适量菌苔或菌落,在载玻片上的生理盐水中磨匀,涂布成直径约 1cm、薄而均匀的菌膜,细菌应呈单层分布。

2. 涂片固定 持已干燥的细菌涂片,菌膜面向上,以中等速度通过火焰 3 次,注意温度不宜过高,以玻片反面触及手背部皮肤感觉热而不烫为宜,时间也不宜太长。特殊目的时也可用冷冻固定法或化学固定法。

固定的目的包括:①杀死细菌,使细菌蛋白和其他结构凝固,使染料易于着色;②改变细菌对染料的通透性,以利于其进入细胞内(染料通常难以进入活菌细胞);③使细菌附着于玻片上,以防在后续的操作中因为冲洗等过程被洗去;④尽可能保持细菌的原有形态和结构。

3. **染色**　根据实验目的选用适宜染液,分为单染色和复染色,复染需要用第2种染液进行复染。染色时滴加染液以覆盖涂面为度,染色时间随方法而定。染液多为水染液,有的在染液中加石炭酸、明矾(又称钾明矾,由硫酸钾和硫酸铝组成)、碘液或鞣酸(也可使细菌蛋白质变性和沉淀,固定标本),起媒染作用,加热也可促进着色。

4. **脱色**　凡能使已着色的被染物脱去颜色的化学试剂称为脱色剂,可以利用脱色剂检查细菌与染料结合的稳定程度,作为鉴别染色之用。脱色剂具有溶媒作用,如醇类、丙酮、氯仿等,乙醇是最常用的脱色剂;脱色剂还能影响蛋白质的电离程度,改变其电荷性质或数量,从而影响细菌与染料结合程度,如酸类可作为碱性染料的脱色剂,而碱类可作为酸性染料脱色剂。酸类脱色的能力随着酸强度增加而增强,无机酸脱色能力大于有机酸。70% 乙醇和无机酸脱色能力强,常用作抗酸染料的脱色剂,95% 乙醇常用作革兰氏染色脱色剂。

5. **复染**　使已脱色细菌或其结构重新着色称为复染。因所用的复染液与初染液的颜色不同而形成鲜明对比,可以鉴别菌体是否被脱色,故又称对比染色。复染不宜太强,以免掩盖初染的颜色而失去对比意义。

6. **显微镜检查**　细菌体积微小,需要借助显微镜放大后(一般放大 1 000 倍)才可识别。用显微镜检查细菌时,主要是观察细菌的染色、形状、大小和排列,以及特殊染色后观察特殊结构等。

(二)细菌染色方法

细菌常用的染色方法主要有以下几种。

1. **单染色法**　只用一种染料对细菌进行染色的方法,适用于细菌的形态、大小与排列的观察,不能显示细菌的结构与染色反应的特性。常使用碱性染料进行简单染色,如结晶紫、亚甲蓝等。

2. **复染色法**　用两种以上不同颜色的染料进行染色,除了可观察细菌的形态、排列、大小外,还能将细菌染成不同颜色,反映出细菌的染色特性,具有鉴别细菌种类的价值,又称为鉴别染色法,如革兰氏染色和抗酸染色。

3. **特殊染色法**　细菌的某些基本结构(如细胞壁、核质、胞质颗粒等)和特殊结构(如荚膜、芽孢、鞭毛等)用一般染色方法均不易着色,须用特殊的染色方法才能着色,如芽孢染色、荚膜染色和鞭毛染色法。见表1-2-2。

(三)染色后显微镜检查

1. **染色**　革兰氏染色可以将细菌分为革兰氏阳性(G^+)菌和革兰氏阴性(G^-)菌,前者呈紫色,后者呈红色;抗酸染色可鉴别抗酸杆菌和非抗酸杆菌,前者呈红色,后者呈蓝色。

表 1-2-2 细菌染色常用方法

染色方法	简要染色流程	染色结果
革兰氏染色	涂片,自然干燥,加热固定→结晶紫→水洗,沥干→碘液媒染→水洗,沥干→乙醇脱色→水洗,沥干→石炭酸复红复染→水洗,沥干	G^+ 呈蓝色至紫色,G^- 菌呈粉红至红色
齐 - 内染色	涂片,自然干燥,加热固定→石炭酸碱性复红→加热→冷却,水洗,沥干→盐酸乙醇脱色→水洗,沥干→亚甲蓝复染→水洗,沥干	背景及其他细菌呈蓝色,抗酸菌呈红色
金永抗酸染色	涂片,自然干燥→石炭酸复红初染→水洗,沥干→盐酸乙醇脱色→水洗,沥干→亚甲蓝复染→水洗,沥干	同上
改良金永抗酸染色	涂片,自然干燥,加热固定→石炭酸复红初染→水洗,沥干→硫酸脱色→水洗,沥干→亚甲蓝蒸馏水复染→水洗,沥干	背景及其他细菌呈浅蓝色,抗酸菌呈红色
吖啶橙荧光染色	涂片→甲醇固定,风干→吖啶橙→水洗,沥干→荧光显微镜检查	与菌体 DNA 结合,呈绿色荧光;与菌体 RNA 结合,呈橙色荧光
吖啶橙荧光抗酸染色	涂片,加热固定→加吖啶橙→盐酸乙醇脱色→水洗,沥干→荧光显微镜检查	背景及其他细菌呈暗黄色,抗酸菌呈亮黄色
金胺 O 荧光染色(金胺 - 酚染色)	涂片,加热固定→加染液(金胺 O、石炭酸)→水洗,沥干→盐酸乙醇脱色→水洗,沥干→高锰酸钾溶液复染→水洗,沥干→荧光显微镜观察	同上
改良金胺 O 荧光抗酸染色	涂片,加热固定→金胺 O→水洗,沥干→硫酸脱色→水洗,沥干→高锰酸钾溶液复染→水洗,沥干→荧光显微镜观察	同上
改良 Ryu 鞭毛染色	涂液制备,自然干燥→加染液(媒染剂:染色剂 =10∶1,其中媒染剂由鞣酸、饱和硫酸铝钾、石炭酸组成,染色剂由结晶紫、无水乙醇组成)→缓慢水洗,自然干燥	菌体和鞭毛呈紫色,菌体染色比鞭毛深(找单个细菌视野)
碱性复红鞭毛染色	菌液制备,自然干燥→加染液(由 9 份媒染剂与 1 份染色剂组成,其中前者由鞣酸液、饱和钾明矾液、石炭酸组成,后者由碱性复红乙醇饱和液组成)→缓慢水洗,自然干燥	菌体和鞭毛均染成红色,菌体染色较鞭毛深
石炭酸复红芽孢染色	涂片,加热固定→石炭酸复红初染→微火加热至沸腾→冷却、水洗→乙醇脱色→彻底水洗→碱性亚甲蓝染液复染→水洗,沥干	芽孢呈红色,芽孢囊和菌体呈蓝色
孔雀绿芽孢染色	涂片,自然干燥,火焰固定→加孔雀绿,微火加热至沸腾→冷却、水洗→石炭酸复红复染→水洗→碱性亚甲蓝染液复染→水洗,沥干	芽孢呈绿色,芽孢囊和菌体呈红色

染色方法	简要染色流程	染色结果
黑斯荚膜染色	涂片,自然干燥,加热固定→加结晶紫染液→微微加热→用硫酸铜溶液彻底清洗结晶紫染液→滤纸吸干	背景及菌体呈紫色,荚膜呈无色或淡紫色
密尔荚膜染色	涂片,干燥,加热固定→加石炭酸复红→水洗,沥干→加鞣酸、钾明矾媒剂→水洗,沥干→加碱性亚甲蓝染液复染→水洗,沥干	背景为红色,菌体为紫红色,荚膜为淡蓝色
墨汁负染色	取标本于玻片上→加墨汁,混匀→盖片→显微镜检查;也可将菌液和墨汁混匀,以做血膜推片的方法制片,干燥后用显微镜检查	背景为黑色,细菌荚膜呈明显透明圈
阿尔伯特异染颗粒染色	涂片,固定→加甲苯胺蓝、孔雀绿、醋酸和95%乙醇混合染液→水洗,沥干→加碘、碘化钾混合染液→水洗,沥干	菌体染成蓝绿色,异染颗粒染成蓝黑色
细菌细胞壁染色	涂片,自然干燥→鞣酸媒染→水洗→结晶紫染色→水洗,沥干	有细胞壁的菌体周边呈紫色,菌体内部呈无色
柯氏染色	涂片,加热固定→沙黄→微微加热→水洗→孔雀绿或亚甲蓝染色→水洗,沥干	布鲁菌呈淡红色,球杆菌、其他菌或细胞呈绿色或蓝色

2. **形状与排列**　细菌有球菌、杆菌和螺形菌 3 种基本形态。

（1）球菌（coccus）：外形呈圆球形或近似球形。球菌按其分裂繁殖时细胞分裂的平面不同,菌体的分离是否完全,以及分裂后菌体之间相互黏附的松紧程度不同,可形成不同的排列方式。

1）双球菌:在一个平面上分裂,分裂后 2 个细菌成对排列。

2）链球菌:在一个平面上分裂,分裂后多个细菌相连成链状。

3）四联球菌:在两个互相垂直的平面上分裂,分裂后 4 个菌体排列在一起,呈正方形。

4）八叠球菌:在 3 个互相垂直的平面上分裂,分裂后 8 个菌体排在一起,呈立方体。

5）葡萄球菌:在多个不规则的平面上分裂,分裂后排列不规则,许多菌体堆积如葡萄串状。

（2）杆菌（bacillus）：一般为直杆状,亦可呈棒状或弯曲成弧状。各种杆菌的大小、长短、粗细不一致,其排列方式可为分枝状、成双或链杆状。

（3）螺形菌（spirillar bacterium）：菌体弯曲,可分为两类。

1）螺旋体:菌体细长、柔软,呈螺旋状。

2）螺菌:菌体呈螺形或类弧形,包括弯曲菌属和螺杆菌属。

3. **大小**　细菌个体很小,通常用微米（μm）作为测量其大小的计量单位。不同种细菌大小不一,同种细菌也可因菌龄和环境因素的影响,大小有所差异。大多数球菌直径约为

1.0μm,杆菌的大小为（0.5~1.0）μm×（2~3）μm。

4. **基本结构**　细菌基本结构主要有细胞壁、细胞膜、细胞质和核质等,一般光学显微镜看不到,必须通过特殊染色或电子显微镜观察。

5. **特殊结构**　细菌特殊结构主要有荚膜、鞭毛、芽孢及菌毛等,用普通染色法均不易着色,必须用相应特殊染色方法才能染上颜色,再通过光学显微镜观察。

（1）荚膜（capsule）:某些细菌细胞壁外围包绕一层界限分明、不易被洗脱的黏液性物质,其厚度≥0.2μm者,称为荚膜;厚度<0.2μm者,称为微荚膜。荚膜对碱性染料的亲和性低,不易着色,普通染色只能看到菌体周围有一圈未着色的透明带;如用墨汁进行负染色,则荚膜显现更为清晰。

（2）芽孢（spore）:部分革兰氏阳性细菌在一定的条件下,胞质脱水浓缩,在菌体内形成有多层膜包裹的圆形或卵圆形小体,称作芽孢。芽孢的核心是芽孢的原生质,含有细菌原有的核质和蛋白质（主要是核蛋白体和酶类）,核心的外层依次为内膜、芽孢膜、皮质层、外膜、芽孢壳和芽孢外壁,形成坚实的球状体。它能保持细菌的全部生命活性,在适当的条件下,芽孢又可发芽而形成新的菌体。芽孢折光性强,壁厚,不易着色,需要经媒染和加热染色,在光学显微镜下可见,它的大小、形态及在菌体中的位置随菌种不同而异。与医学有关的主要是需氧芽孢杆菌和厌氧芽孢梭菌。

（3）鞭毛（flagella）:所有的弧菌、螺形菌,大多数的杆菌和极少数球菌,在菌体上附着有细长呈波状弯曲的丝状物,是细菌的运动器官,称为鞭毛。鞭毛纤细,长3~20μm,直径仅10~20μm,不能直接在光学显微镜下观察到。

（4）菌毛（pilus）:许多革兰氏阴性细菌菌体上有比鞭毛更细、短而直硬的丝状附属物,称作菌毛。菌毛数目较多（100~500根）,遍布菌体表面,化学成分主要是蛋白质（菌毛蛋白）,光学显微镜下看不见,需要借助电子显微镜观察。菌毛根据形态、分布和功能的不同,又分为普通菌毛和性菌毛。

1）普通菌毛:数量较多（可多至数百根）,均匀分布于菌体表面,作为一种黏附结构,帮助细菌黏附于宿主细胞的受体上,构成细菌的一种侵袭力。

2）性菌毛:仅见于少数革兰氏阴性菌,比普通菌毛长而粗,但数量少（1~4根）,随机分布于菌体两侧。带有性菌毛的细菌具有致育性,称 F[+] 菌。当细菌间通过性菌毛结合时,F[+] 菌可将毒力质粒、耐药质粒和核质等遗传物质通过管状的性菌毛输入 F[-] 菌,从而使 F[-] 菌也获得 F[+] 菌的某些特征。此外,性菌毛也是某些噬菌体吸附于细菌表面的受体。

三、菌落特征观察

细菌生长特性包括在固体、半固体和液体培养基上的生长特性。观察细菌在培养基上的生长特征,是鉴别和鉴定细菌的初步依据。

（一）细菌在固体培养基上的生长特征

各种细菌在固体培养基上形成的菌落或菌苔,在大小、形状、颜色、表面状态等许多方面均有不同的表现,观察细菌在固体培养基上形成的菌落或菌苔,准确描述其特征并作出初步解释,有助于对分离到的目的菌做进一步鉴定。一般可用肉眼观察,若菌落太小,可借助放大镜观察。菌落或菌苔特征应从以下几个方面具体观察和描述。

1. **大小** 不同细菌在相同的培养环境中培养相同时间,其菌落大小有差异,一般分为大菌落(>3mm)、中等菌落(2~3mm)、小菌落(<2mm)3种。一般革兰氏阴性细菌比革兰氏阳性细菌的菌落大,葡萄球菌大于链球菌菌落。

2. **形状** 可有露滴状、圆形、菜花样、阿米巴状、卷发状、根茎状、菌丝状、念珠状、不规则形状等。

3. **表面** 可有光滑、粗糙、黏液样、皱纹、放射状、同心圆等。根据细菌菌落表面特征不同,可将菌落分为3型。

(1)光滑型菌落(S型菌落):菌落表面光滑、湿润、边缘整齐,新分离的细菌大多为光滑型菌落。

(2)粗糙型菌落(R型菌落):菌落表面粗糙、干燥,呈皱纹或颗粒状,边缘大多不整齐。R型菌落多为S型菌落失去菌体表面的多糖或蛋白而形成的。R型细菌抗原不完整,毒力和吞噬力比S型细菌弱。

(3)黏液型菌落(M型菌落):菌落黏稠、有光泽、似露滴样,多见于有厚荚膜或丰富黏液层的细菌。

4. **高度或中心** 可有扁平、凸起、凹陷或脐形、针尖形等。

5. **边缘** 可有光滑、整齐、波形、锯齿状、卷发状、叶状、细毛状、散状、树枝状、破裂状等。

6. **透明度** 可有不透明、半透明、透明等。

7. **颜色** 不同细菌可产生不同色素,大多数细菌只产生单一色素,少数细菌可产生多种色素;有的色素比较稳定,有些色素不稳定。产生的色素分为水溶性色素和脂溶性色素,前者可使菌落和周围培养基出现颜色,后者只可使菌落本身出现颜色改变。菌落颜色可有金黄色、白色、柠檬色、红色、绿色、紫色、灰白色、黑色等。

8. **光泽** 可有光泽、无光泽、有荧光等。

9. **溶血特征** 在血琼脂平板上溶血可分为3种。

(1)α溶血:又称草绿色溶血,菌落周围培养基出现1~2mm的草绿色溶血环,溶血环中红细胞外形完整无缺。

(2)β溶血:又称完全溶血,菌落周围形成一个完全清晰透明的溶血环。

(3)γ溶血:又称不溶血,红细胞没有溶解或缺损。

10. **气味** 有些细菌生长繁殖后可产生特殊气味,可有酸味、生姜味、吲哚味、酸牛奶味、恶臭味、水果味等。

11. **硬度** 用接种环挑起,呈黏稠状或易碎等。

12. **乳化** 在生理盐水中呈均匀、颗粒状或膜状悬液等。

(二)细菌在半固体培养基中的生长特征

半固体培养主要用于细菌动力试验。半固体培养基琼脂含量少,有鞭毛的细菌(如大肠埃希菌、铜绿假单胞菌等)在其中可自由游动,除沿穿刺线生长外,在穿刺线周围也可见羽毛状或云雾状混浊生长,培养基变混浊,为动力试验阳性。无鞭毛的细菌(如链球菌、志贺菌等)只能沿穿刺线呈明显的线状生长,穿刺线旁的培养基仍然澄清透明,为动力试验阴性。

（三）细菌在液体培养基中的生长特征

细菌在液体培养基中有 4 种生长现象。

1. **混浊**　大多数细菌在液体培养基中生长繁殖后呈现均匀混浊状态。

2. **沉淀**　厌氧菌和链球菌多为沉淀式生长，培养基底部出现沉淀物，培养基透明度变化不大，如炭疽杆菌、链球菌等。

3. **菌膜**　专性需氧菌多在培养基表面生长，在液体培养基表面形成厚厚的菌膜，培养基透明度变化不大，如铜绿假单胞菌、枯草杆菌、结核分枝杆菌、诺卡菌等。

4. **絮状**　有些细菌呈絮状生长。

同时，某些细菌在液体培养基中生长时因产生水溶性色素，可使培养液呈现相应的颜色。如铜绿假单胞菌的液体培养基可出现绿色。

四、细菌 L 型形态学检查

在某些情况下（如受溶菌酶或青霉素作用），细菌细胞壁遭到破坏，或合成受到抑制，部分细菌仍保持一定的生命力，成为细胞壁缺陷的细菌，即细菌 L 型。

（一）细菌 L 型显微镜下形态

细菌 L 型呈明显的多形性，大小不一，形态各异，有圆形、卵圆形、膨大的杆状或长丝状。细菌 L 型染色时不易着色，染色性常发生变化。革兰氏染色大多呈阴性（红色），且着色不均；由于细胞壁缺陷程度不一，在同一视野中可出现阳性、阴性混杂现象，或菌体内出现革兰氏阳性浓染颗粒。

（二）细菌 L 型的菌落形态

细菌 L 型营养要求高，对渗透压敏感，在普通培养基上不能生长，必须在高渗、低琼脂、富含血清的培养基上才能缓慢生长，可形成 3 种类型的菌落。

1. **油煎蛋样菌落（典型的 L 型菌落）**　菌落较小，中心致密并深陷琼脂中；四周较薄，由透明的颗粒组成，在低倍镜下观察呈"油煎蛋"状。

2. **颗粒型菌落（G 型菌落）**　整个菌落由透明的颗粒组成，无致密的核心。

3. **丝状菌落（F 型菌落）**　菌落中心如典型的 L 型菌落，但周边呈丝状。

（龚道元　林勇平）

第三节　临床真菌形态学检验基本技术

真菌形态学检验主要包括显微镜下形态及菌落特征等内容，真菌的显微镜下形态、菌落特征是准确鉴定真菌的重要依据。

一、未染色标本显微镜检查技术

（一）生理盐水涂片

阴道、尿道、口腔黏膜、咽拭子，眼、耳、鼻等分泌物及脓液标本可直接进行生理盐水涂片检查，先用低倍镜观察有无菌丝和孢子，再用高倍镜观察菌丝、孢子的形态特征、大小和排列。该法具有操作简单、快捷、成本低、不破坏细胞形态等优点，发现菌丝可以立即报告。

（二）KOH湿片法

5%~20% KOH溶液（10% KOH溶液最常用，浓度越高溶解标本的作用越强）能溶解标本中的角蛋白，破坏红细胞、脓细胞及其他成分，而不破坏真菌的结构。检查时，将标本置于玻片上，滴加KOH溶液，盖上盖玻片5~10min（或直接在火焰上快速通过2~3次，微加热），轻压盖玻片，驱除气泡，再用显微镜观察。KOH涂片直接镜检是最简便、快速、有效的真菌直接检测方法，特别适用于浅表和皮下真菌感染的诊断。

也可用透明胶带直接贴于取材部位数分钟，揭开后直接贴于加有一滴KOH溶液（或乳酸酚棉蓝染液）的载玻片上，用显微镜观察。

二、染色标本显微镜检查技术

（一）染色方法

真菌染色除了采用血涂片染色的方法如吉姆萨、瑞-吉染色，以及细菌涂片的革兰氏染色法外，还可用乳酸酚棉蓝染色法、墨汁负染法及荧光染色法等，具体见表1-3-1。

表1-3-1　真菌染色常用方法

染色方法	简要染色流程	染色结果
革兰氏染色	同细菌染色	真菌染成紫黑色
瑞-吉染色	同血细胞染色，用于卡氏肺孢子菌、组织胞浆菌和马尔尼菲篮状菌的染色	细胞核呈蓝色，胞质、嗜酸性颗粒呈红色
乳酸酚棉蓝染色	滴加染液（石炭酸、乳酸、棉蓝、甘油）→滴加标本→盖片	背景呈浅蓝色，真菌菌丝、孢子呈深蓝色
墨汁负染色	同细菌染色	背景呈黑色，新生隐球菌菌体和荚膜不着色，呈透明圈，内有脂质颗粒
银染色（六胺银染色）	涂片，加固定液（冰醋酸、甲醛）→无水乙醇清洗→加媒染液（鞣酸、石炭酸）→加热至溶液挥发，水洗→加银染液（硝酸银、氨液）→加热至溶液挥发，水洗，待干	背景呈淡绿色，真菌细胞壁、卡氏肺孢子菌、放线菌、诺卡菌等染成黑色
过碘酸-希夫染色	涂片，加热→置于95%乙醇中→置于5%碘酸中→置于碱性品红中→水洗→置于氰化钾硫酸锌中，水洗→加碱性甲基绿，水洗→依次置于95%乙醇、100%乙醇中→2次置于二甲苯中，自然干燥，加封固液	真菌细胞壁呈红色
钙荧光白染色	涂片，加热固定→加吖啶橙→盐酸乙醇脱色→水洗，沥干→荧光显微镜检查	背景及其他细菌呈暗黄色，抗酸菌呈亮黄色

（二）显微镜检查

真菌细胞是典型的真核细胞，具有细胞壁、细胞膜、细胞核、细胞器及细胞质。真菌按形态可分为单细胞真菌和多细胞真菌两类。单细胞真菌主要为酵母菌（yeast）和酵母样菌

（yeast-like），如临床常见的新生隐球菌和假丝酵母菌属真菌，其菌体呈圆形或卵圆形，形成的菌落为酵母型或类酵母型。多细胞真菌由菌丝和孢子组成，菌丝伸长分支，交织成团，形成菌丝体，并长有各种孢子，这类真菌称为丝状菌（filamentous fungus），俗称霉菌（mold），其形成的菌落为丝状型。

多细胞真菌的菌丝和孢子的形态随真菌种类的不同而不同，是鉴别真菌的重要依据。

1. **菌丝** 菌丝是由孢子出芽形成的。孢子在环境适宜的条件下长出芽管，逐渐延长成丝状，形成菌丝（hyphae）。当菌丝不断生长、分支并交织成团时，被称为菌丝体。菌丝因结构不同可分为有隔菌丝和无隔菌丝。有隔菌丝是由横隔将管状结构的菌丝分隔成一连串多细胞样的丝状体，如曲霉、青霉和毛癣菌等大多数丝状真菌的菌丝属于此类；无隔菌丝无隔膜，整条菌丝为单个细胞，细胞质内有多个细胞核，根霉和毛霉的菌丝属于此类。

菌丝在人工培养基中生长，按其着生情况可分为营养菌丝和气生菌丝。向下生长，深入培养基内获取营养的菌丝称为营养菌丝；而从培养基表面长出，向空中伸展的菌丝称为气生菌丝。部分气生菌丝发育到一定阶段可演化为具有繁殖能力的繁殖菌丝。菌丝可有多种形态，如螺旋状、球拍状、结节状、鹿角状、梳状和关节状等，它们有助于真菌的鉴别。

2. **孢子** 孢子是真菌的繁殖结构，形态多种多样，分为有性孢子和无性孢子两类。有性孢子是由同菌体或不同菌体上的两个细胞融合，经减数分裂而形成的。无性孢子是由菌丝上的细菌直接分化或出芽而形成的，是病原性真菌传播和延续后代的主要方式。

（1）无性孢子：根据形态分为分生孢子、叶状孢子和孢子囊孢子3种，见表1-3-2。

（2）有性孢子：分为卵孢子、接合孢子、子囊孢子和担孢子，多见于非致病性真菌。

表 1-3-2 无性孢子形态分类及形态特点

类别	形态特点
分生孢子	最常见的一种无性孢子。它首先在繁殖菌丝的末端分化，形成分生孢子梗，然后在梗上产生分生孢子。按其形态和结构可分为大分生孢子和小分生孢子。前者体积较大，分隔成较多细胞，常呈梭形、棍棒形或梨形，其大小、细胞数和颜色是鉴定真菌的重要依据。后者体积较小，为单细胞性，外壁薄，有球形、卵形、梨形及棍棒形等各种不同形态。真菌都能产生小分生孢子，其诊断意义不大
叶状孢子	由菌丝细胞直接转变成的孢子，有芽生孢子、关节孢子和厚膜孢子3种 （1）芽生孢子：由菌细胞直接出芽而形成，如酵母。芽生孢子长到一定大小一般会与母体脱离，若不与母体脱离，便延长成丝状，形成假菌丝，多数假丝酵母菌属菌种可形成假菌丝 （2）关节孢子：菌丝长到一定阶段后，出现很多横隔膜，然后从横隔膜处断裂，形成矩形、筒形或短柱形的孢子，如毛孢子菌、球孢子菌等 （3）厚膜孢子：菌丝内的胞质浓缩，细胞壁增厚，为躲避不利环境而形成的休眠细胞。当条件适宜时又可出芽繁殖。如白假丝酵母菌、絮状表皮癣菌等可产生
孢子囊孢子	由菌丝末端膨大而形成的囊状结构即孢子囊。其内密集分布许多细胞核，每个核都被细胞质包围，分隔割裂成块，并逐渐形成孢子壁，最终成为孢子囊孢子。毛霉菌、根霉菌等丝状真菌和酵母样真菌可产生此类孢子

三、真菌菌落特征

多数真菌的培养条件要求不高,在培养基上形成的菌落形态主要有以下两种。

1. 酵母型菌落 与一般细菌菌落相似,但较大些,菌落表面光滑、湿润、柔软,边缘整齐,呈奶酪样。真菌细胞以单细胞芽生方式繁殖,不形成真、假菌丝,新生隐球菌的菌落属于此型。有些单细胞性真菌孢子出芽,形成芽管,芽管延长,不与母细胞脱离,形成假菌丝,假菌丝由菌落向培养基深部生长,这种菌落称为类酵母型(酵母样)菌落,如假丝酵母菌属的多数菌种。

2. 丝状型菌落 是多细胞真菌的菌落形式,由许多管状、分支的菌丝体和分生孢子组成。菌落呈羊毛状、鹅毛状、棉絮状、绒毛状和粉末状,正、反面呈不同的颜色。曲霉菌、青霉菌、毛霉菌和皮肤癣菌等菌落属于此型。丝状型菌落的形态、结构和颜色常作为鉴别真菌的依据。

二相性真菌在 35~37℃的条件下培养,在体内或在含动物蛋白的培养基上可形成酵母型菌落;在 22~28℃的条件下培养,在普通培养基上可形成丝状型菌落,如马尔尼菲青霉菌、粗球孢子菌、副球孢子菌和申克孢子丝菌等。

(黄少娟 李一荣)

第四节 临床病原生物形态学检验质量保证

病原生物形态学检查对病原生物体感染诊断具有重要价值,是许多疾病诊断的金标准。临床实验室应加强病原生物形态学检查各个环节的质量管理,制定各种病原生物形态学检查的检验前、检验中及检验后各环节的操作流程和要求,积极参加形态学室间质评,确保病原生物形态学检查结果准确可靠。

一、分析前的质量保证

合格的标本是病原生物形态学检查结果准确可靠的根本保证,标本采集、运送及处理不当可导致检查结果出现假阳性或假阴性。每个临床实验室要制定标本采集、运送、接收及处理操作规程,并严格执行,做好记录。

1. 标本采集

(1)标本容器:盛装标本的容器要专用、洁净、干燥、中性、无吸附、无渗漏等;容器上的标识要清楚、唯一;微生物学检查的容器应无菌,容器内成分符合要求,厌氧培养的容器应具备厌氧环境。

(2)标本采集:微生物检查的标本采集应该执行无菌操作,按要求采集有代表性的标本,正确选择采集容器和添加剂,并及时混匀。

(3)采集时间:微生物检查标本最好在用药前采集;微丝蚴的检查在 21 时至次日 2 时阳性率高。

2. 标本运送 标本采集后立即送检,尽快检查;含有如阿米巴滋养体、阴道毛滴虫等病原体的标本在环境温度较低时送检还要注意保温等。

3. **标本接收与处理**　实验室应建立标本接收标准和不合格标本拒收制度,并建立不合格标本处理流程,收到标本后按要求及时预处理。

4. **试剂与器材**　微生物培养基及其有关器材的质量符合要求;标本制备、固定、染色过程中使用的试剂应定期配制,符合质量要求。制片用的载玻片要清洁、干燥、中性、无油腻、光滑;显微镜应质量好,视场宽阔,分辨率清晰,如有条件最好配备显微摄影或摄像装置,以及存储系统,便于及时保存特殊或有疑问的有形成分图像,便于学习、讨论、交流、研究、资料记录和积累。

5. **检验人员**　检验人员要具有责任心和质量意识,掌握扎实的形态学检查基本理论和基本技能;检验科要保证有足够数量的检验人员和安静适宜的工作环境,劳逸结合,工作强度适当;形态学检验人员尤其是微生物学检验人员要经过专业系统培训及考核,持证上岗;定期举行形态学检验技术人员的能力考核,以保证形态学检查结果的一致性和准确性。

二、分析中的质量保证

1. **肉眼观察**　寄生虫成虫、部分幼虫及细菌菌落观察也属于形态学检验内容,检验人员要掌握寄生虫成虫、部分幼虫形态的特点和鉴别要点,掌握寄生虫成虫、部分幼虫及细菌菌落的观察内容和方法。

2. **涂片、固定与染色**　挑取具有代表性的标本涂片,涂片时厚薄、面积要适宜,分布要均匀;涂片后快速固定,控制好染液比例、染色时间。

3. **显微镜检查**　显微镜应光线适宜、对焦清晰。检查时要严谨认真、细心耐心、一丝不苟,严格遵守细胞或其他有形成分的显微镜检查操作程序,如血涂片标本应先在低倍镜下观察全片,对细胞的分布、数量和染色情况等作初步了解,注意涂片尾部及两侧有无大细胞、染色深和形态异常的细胞,选择体尾交界处染色良好区域,使用油镜应按"弓"字形或"城垛"式依次推进,不可跳越视野。发现有疑问的有形成分时要请有经验的检验人员会诊。在显微镜检查中要注意以下几点。

(1)把握标本制备、染色后涂片的背景特征:如背景的有形成分、细胞聚集、排列的情况等,尤其是重点观察涂片尾部细胞的大小、染色情况等。

(2)把握寄生虫成虫、部分幼虫及虫卵等的辨别要点

1)成虫或者部分幼虫等:肉眼观察成虫或者部分幼虫的大小、形状、颜色及特征结构,根据标本来源判断虫体类别,有必要的话,通过显微镜观察虫体的特殊结构。

2)虫卵、包囊等:①观察虫卵的形状、大小和颜色;②观察卵壳,不同虫卵卵壳的厚度不同,有些虫卵有卵盖和/或小的突起;③观察折光性和光泽;④观察内含物,不同虫卵有不同的特征性结构,如卵细胞、幼虫、毛蚴等。

(3)细菌在平板、半固体、液体培养基上的生长情况观察:观察时要注意培养基的种类和培养时间,选择合适的照度,必要时通过放大镜观察。

1)细菌菌落观察:肉眼观察菌落的大小、形状、光泽、透明度、色素、溶血情况及乳化情况等。

2)半固体培养基:肉眼观察细菌的动力情况及在培养基上的生长位置,如培养基表面、下面或底部(下陷)等。

3）液体培养基：肉眼观察沉淀现象；是均匀还是混浊；有无絮状沉淀；表面生长与菌膜的情况。

（4）细菌染色与形态检查：细菌涂片染色后主要观察染色效果、菌体大小、形状、排列方式及特殊结构（荚膜、芽孢等）等。要结合患者的临床表现、标本来源、培养条件及时间、菌落形态、染色方法、染色后形态等情况，综合分析后做出初步判断。

三、分析后的质量保证

1. **正确报告各种有形成分**　实验室应该制定相应报告方法的 SOP 文件，规范报告格式，严格按要求的报告方式报告形态学检查结果。

2. **树立局部与整体观念，密切结合临床，综合分析**　要结合其他的检查结果和患者临床资料进行综合分析，一个良好的形态学检查技术人员应该具有扎实的临床医学知识。

3. **实验室要建立健全保证形态学检验结果准确可靠的规章制度**　为了保证形态学检查结果准确可靠，应尽量避免因检验人员个人因素影响形态学检查结果质量，检验科要建立健全质量保证的工作规章制度并落实到位，如集体阅片、会诊及结果审核制度；积极参加形态学检查室间质评；基层医院检验科要创造条件，与国内外医院检验科形态学专家合作和联系，充分利用"互联网＋形态学检验"开放式的模式，遇到疑难问题及时沟通，联合会诊。如有需要可利用细胞化学染色技术、免疫化学染色技术、分子生物学技术及流式细胞分析技术等进行辅助诊断。

（张式鸿　李晓非）

第五节　临床病原生物形态学检验应用

一、临床寄生虫形态学检验应用

通过肉眼观察发现各临床标本中寄生虫的成虫、幼虫和通过显微镜检查发现各临床标本中寄生虫的虫卵、滋养体、包囊等，具有重要临床意义。

1. **为诊断寄生虫感染提供客观依据**　形态学检验能为寄生虫感染的诊断和鉴别诊断提供客观依据，如在患者粪便中发现蛔虫成虫可确诊该患者感染蛔虫，在外周血中发现疟原虫滋养体、裂殖体或配子体即可诊断为疟疾。

2. **为治疗效果观察及预后判断提供动态变化的客观依据**　形态学检查是许多寄生虫病治疗后观察疗效及判断预后的简单可靠的方法，从形态学检查中得到反馈信息，也为临床确定合理的治疗方案、临床随访提供帮助。

3. **为流行病学调查提供客观依据**　流行病学调查是寄生虫病防治的重要内容和基础，根据流行病学调查的目的，需要提供简便、易行的发现感染者或患者的寄生虫学检查。寄生虫显微镜检查操作简便、价格低廉，适合基层或现场大规模人群的筛查诊断。

二、临床微生物形态学检验应用

"涂片—染色—镜检"一直是最经典的微生物分类鉴定方法，无论是过去、现在还是将来,都有着不可取代的临床价值。菌落形态的观察判断需要长期的经验积累,对诊断效率的提高很关键。

（一）原始标本涂片镜检的临床应用价值

1. **对送检标本进行质量监测**

（1）通过直接涂片—染色—镜检,判断标本是否合格,对合格标本进行细菌的培养鉴定,对不合格标本要求临床重取标本送检,避免了由于不合格标本导致不正确的结果而误导临床诊治。

（2）鉴别出致病菌或定植菌:若在直接涂片中见到细菌并有白细胞吞噬现象,此类细菌一般为致病菌。

2. **准确快速地为临床用药指明方向**　能快速检出普通培养难以生长的特殊病原菌,如结核分枝杆菌、真菌（曲霉菌）、厌氧菌、放线菌及诺卡菌等病原菌,指导临床及时调整抗生素使用。

3. **为培养鉴定提供先导和印证**　判别病原菌特性,选择适合的培养方法,可以提高培养的阳性检出率及准确性;另外,细菌的最终培养鉴定结果可以验证抗生素的效用。

（二）菌落形态及其涂片镜检的临床应用价值

1. **印证原始标本涂片镜检的一致性和准确性**　观察菌落形态和培养后菌体镜下形态特征,与原始标本中细菌的镜下形态进行比对,验证两者的一致性,若有差异应及时纠正,可另行挑选可疑菌落进行比较。两者取得相互印证后,再行后续操作,可以提高结果的准确性。

2. **为准确选择鉴定方法、药敏试验指明方向**　菌落及其镜下形态的综合判断,可以帮助明确采用哪种方法进行鉴定,采用何种方法做药敏试验,选择哪些对应的抗菌药物。如,通过观察菌落特征及其镜下形态,可以鉴定出链球菌（肺炎链球菌、α或β溶血性链球菌）、肠球菌、葡萄球菌、肠杆菌科细菌、非发酵菌、弧菌科细菌、奈瑟菌、莫拉菌、布鲁菌、嗜血杆菌、放线菌、厌氧菌、艾肯菌、结核分枝杆菌、非结核分枝杆菌、诺卡菌、真菌（酵母样真菌、双相真菌和丝状真菌）等,这些微生物鉴定所用的鉴定方法（生化鉴定、质谱鉴定和形态鉴定方法）各不相同,对应的药敏试验（选择药敏卡或板条的仪器法、纸片法、E-TEST、酶类试验等）也各不相同。

3. **验证鉴定和药敏结果的准确性**　不是所有的鉴定和药敏结果都是准确的,这需要根据经验、规则或文献来验证菌落特征及其镜下形态与鉴定和药敏结果是否符合逻辑。

（刘双全　闫海润）

第二章

医学线虫检验形态学

第一节 似蚓蛔线虫

【概述】

1. **发育阶段与宿主** 俗称蛔虫,其生活史包括虫卵、幼虫和成虫3个阶段;终宿主是人,不需要中间宿主。

2. **感染阶段** 感染期虫卵。

3. **在人体内移行途径及寄生部位** 感染期虫卵经口食入,进入消化道,幼虫孵出→进入肠壁,随血流到肺→经支气管到咽部→吞咽到小肠→发育为成虫,寄生在小肠。

4. **致病性** 成虫和幼虫均可致病,成虫是主要致病阶段。幼虫移行可引起损伤、过敏、炎症等,如蛔蚴性肺炎;成虫可引起营养不良、过敏反应及肠梗阻、胆道蛔虫病、肠穿孔、急性腹膜炎等并发症。

【实验室病原学检查】

从粪便中查到蛔虫虫卵或虫体可以确诊。由于蛔虫产卵量大,常用直接涂片法检查,1张涂片的检出率为80%,3张可达95%。饱和盐水浮聚法或沉淀法检出效果更佳。另外还可通过肉眼观察粪便中有无成虫,痰液中也可以发现蛔蚴。

【各阶段形态】

1. **成虫** 细长圆柱形,形似蚯蚓,活虫呈淡粉红色,死后呈灰白色,头部尖细,尾部钝圆。表面角质膜稍透明,可见许多细横纹。雌虫为(20~35)cm×(0.3~0.6)cm,雄虫为(15~31)cm×(0.2~0.4)cm,见图2-1-1。口周具有"品"字形排列的3个唇瓣,见图2-1-2。雄虫尾部向腹面弯曲,有一对镰刀状可伸缩的交合刺,见图2-1-3。

2. **虫卵** 粪便排出的虫卵有受精卵和未受精卵,见图2-1-4。蛔虫卵在泥土中的发育过程见图2-1-5。

(1)未受精卵:大小为(88~94)μm×(39~44)μm,多为长椭圆形,棕黄色,蛋白膜和卵壳都比受精卵薄,卵内充满大小不等、油滴状的屈光性卵黄颗粒,见图2-1-6A、图2-1-6B。

(2)受精卵:大小为(45~75)μm×(35~50)μm,短椭圆形或近圆形,卵壳较厚,近双线形。卵壳外常有一凹凸不平的蛋白膜,被宿主胆汁染成棕黄色,膜越厚,着色越深。卵内含有大而圆的受精卵细胞,细胞呈一团无色或灰色微细颗粒状物,在其两端与卵壳间有半月形空隙,见图2-1-6C。有蛋白膜的受精卵一般呈棕黄色,脱去蛋白膜的受精卵一般为无色或浅黄色。脱蛋白膜的虫卵易与钩虫卵相混淆,但卵壳比钩虫卵厚,见图2-1-6D~图2-1-6F。

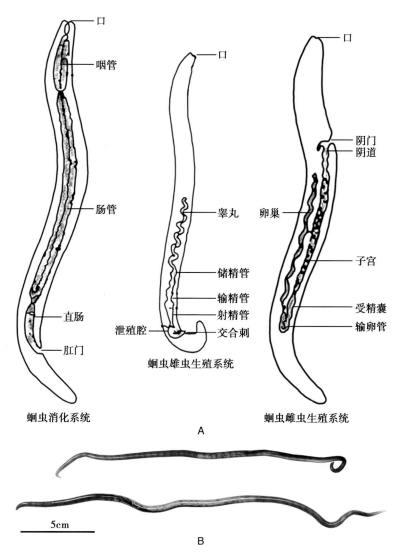

A

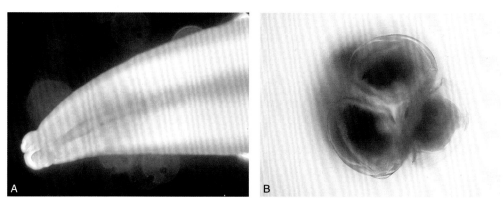

5cm

B

图 2-1-1　蛔虫成虫

A：雌虫、雄虫模式图；B：雄虫（上）和雌虫（下）。

图 2-1-2　蛔虫"品"字形唇瓣

A：唇瓣侧面；B：唇瓣正面。

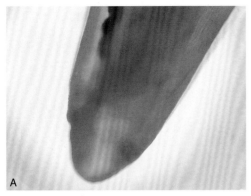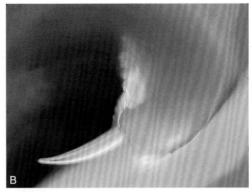

图 2-1-3　蛔虫尾部

A：雌虫尾部；B：雄虫交合刺。

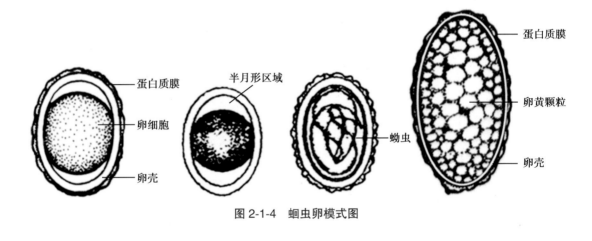

图 2-1-4　蛔虫卵模式图

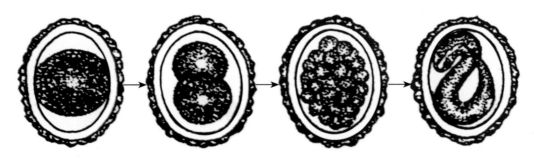

图 2-1-5　蛔虫卵在泥土中发育过程模式图

（3）感染期虫卵：受精卵在外界适宜温度与湿度下，卵细胞迅速发育成幼虫，幼虫经过一次蜕皮后，虫卵具有了感染性，见图 2-1-6G～图 2-1-6N。

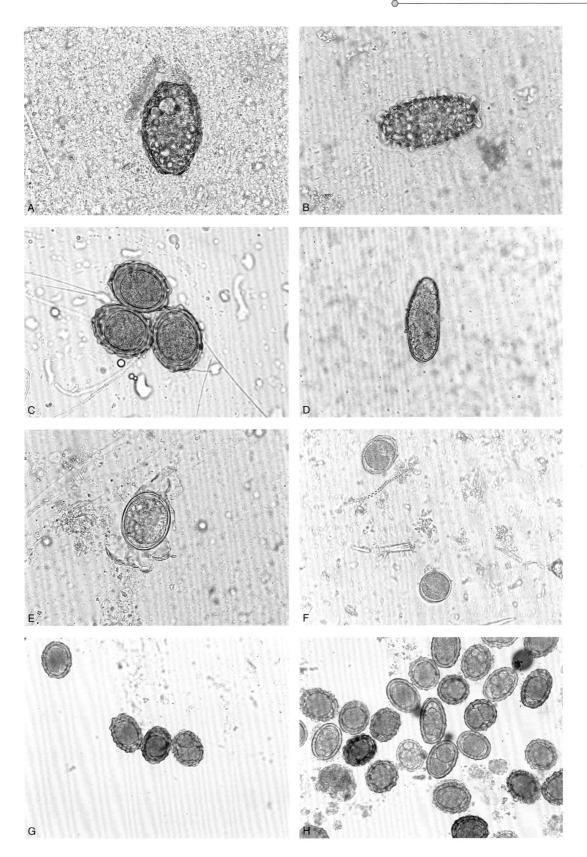

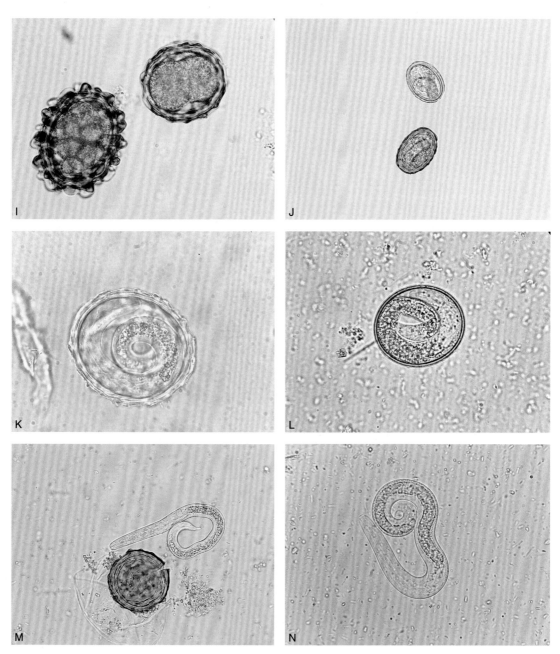

图 2-1-6　蛔虫卵及幼虫

A：未受精蛔虫卵（×400）；B：未受精蛔虫卵（×400）；C：受精虫卵（×400）；D：脱蛋白质膜未受精虫卵（×400）；E：受精虫卵蛋白质膜部分脱落（×400）；F：脱蛋白质膜受精虫卵（×400）；G：不同分裂期虫卵（×100）；H：分裂期蛔虫卵（×200）；I：分裂期虫卵（×1 000）；J：感染期虫卵（×400）；K：感染期虫卵（×1 000）；L：脱蛋白质膜感染期虫卵（×400）；M：刚脱壳的幼虫（×400）；N：刚脱壳的幼虫（×1 000）。

（李晓非　刘双全）

第二节 十二指肠钩口线虫和美洲板口线虫

【概述】

1. **发育阶段与宿主** 十二指肠钩口线虫和美洲板口线虫生活史相似,包括虫卵、幼虫(杆状蚴、丝状蚴)和成虫3个阶段;终宿主是人,不需要中间宿主。

2. **感染阶段** 丝状蚴。

3. **在人体内移行途径及寄生部位** 丝状蚴经皮肤(十二指肠钩虫丝状蚴可经口感染)感染人体后蜕鞘→进入小静脉或淋巴管,随血流到右心→肺→经支气管到咽部→吞咽到小肠,发育为成虫,寄生在小肠。

4. **致病性** 两种人体钩虫的致病性相似,幼虫的侵入、在肺部的移行及成虫在小肠定居均可对人体造成损害。幼虫导致钩蚴性皮炎和呼吸系统病变。成虫引起消化道症状和贫血。

【实验室病原学检查】

主要取粪便标本进行直接涂片法、饱和盐水浮聚法等检查,用低倍镜检查虫卵,高倍镜鉴别;另外还可通过钩蚴培养法检查丝状蚴并鉴别虫种(少用);痰液标本中也可发现幼虫。

【各阶段形态】

1. **成虫** 虫体活时呈肉红色,死后呈灰白色。两种钩虫成虫的区别见表2-2-1和图2-2-1。

表 2-2-1 两种钩虫成虫主要形态鉴别

鉴别点	十二指肠钩虫	美洲钩虫
大小/mm	雌:(10~13)×0.6	(9~11)×0.4
	雄:(8~11)×(0.4~0.5)	(7~9)×0.3
体形	头端与尾端均向背面弯曲,虫体呈C形	头端向背面弯曲,尾端向腹面弯曲,虫体呈∫形
口囊	腹侧前缘有2对钩齿	腹侧前缘有1对板齿
背辐肋	远端分2支,每支再分3小支	基部分2支,每支再分2小支
交合刺	两刺呈长鬃状,末端分开	合并成一刺,末端呈倒钩状,被包裹于另一刺的凹槽内
雌虫阴门	位于体中部略后处	位于体中部略前处
尾刺	有	无

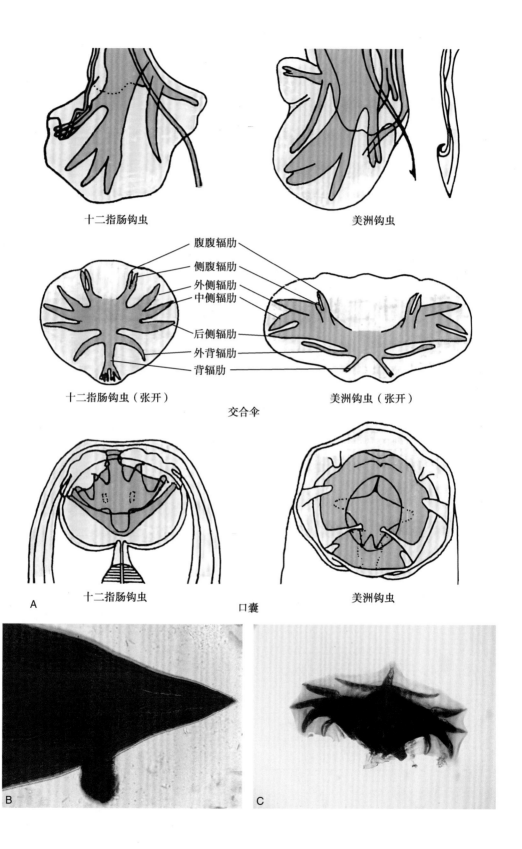

十二指肠钩虫　　　　　　　　　　　　美洲钩虫

腹腹辐肋
侧腹辐肋
外侧辐肋
中侧辐肋
后侧辐肋
外背辐肋
背辐肋

十二指肠钩虫（张开）　　　　　　　美洲钩虫（张开）

交合伞

十二指肠钩虫　　　　　　　　　　　　美洲钩虫

口囊

A

B

C

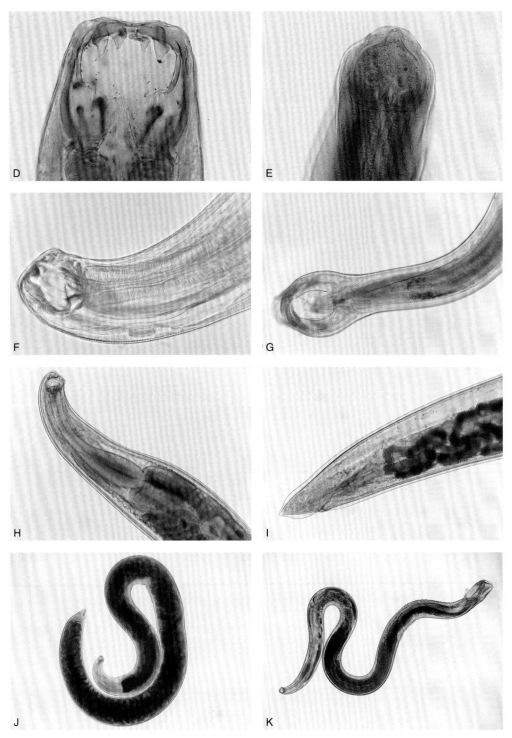

图 2-2-1 钩虫成虫

A:钩虫口囊和交合伞模式图;B:十二指肠钩虫尾部(卡红染色,×400);C:十二指肠钩虫交合伞(卡红染色,×400);D:十二指肠钩虫口囊(卡红染色,×100);E:美洲钩虫口囊(卡红染色,×100);F:雄性美洲板口钩虫头部(×200);G:雄性美洲板口钩虫尾端(×100);H:雌性美洲板口钩虫头部(×100);I:雌性美洲板口钩虫尾端(×100);J:雌性美洲板口钩虫成虫(×40);K:雄性美洲板口钩虫成虫(×40)。

2. **幼虫**　分为杆状蚴和丝状蚴。杆状蚴咽管前段较粗,中段细,后段膨大成球状,见图 2-2-2。丝状蚴的咽管细长,约占虫体的 1/5。两种钩虫丝状蚴的鉴别见表 2-2-2 和图 2-2-3。

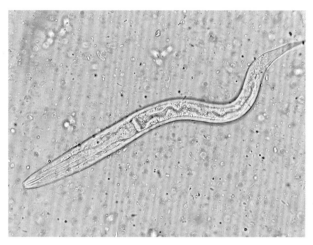

图 2-2-2　钩虫杆状蚴(×400)

表 2-2-2　两种钩虫丝状蚴的鉴别

鉴别点	十二指肠钩虫丝状蚴	美洲钩虫丝状蚴
外形	圆柱形,虫体细长,头端略扁平,尾端较钝	长纺锤形,虫体较粗短,头端略圆,尾端较尖
鞘膜横纹	不显著	显著
口矛	透明丝状,背矛较粗,两矛间距较宽	色深,两矛粗细相等,间距窄,前端分开
肠管	管腔较窄,为体宽的 1/2,肠细胞颗粒丰富	管腔较宽,为体宽的 3/5,肠细胞颗粒少

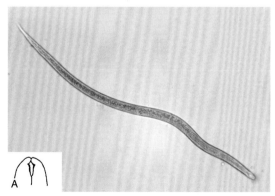
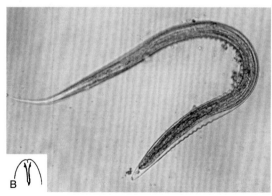

图 2-2-3　钩虫丝状蚴(×100)

A:十二指肠钩虫丝状蚴及口矛模式图;B:美洲钩虫丝状蚴及口矛模式图。

3. **虫卵**　两种钩虫虫卵普通光学显微镜下无法区分,统称为钩虫卵。大小为(56~76)μm×(36~40)μm,卵圆形,无色透明,卵壳极薄。新鲜粪便中,常见卵内含有 4~8 个卵细胞,卵壳与卵细胞之间有明显的空隙,见图 2-2-4A~图 2-2-4C。当患者便秘或粪便放置过久,卵内细胞继续发育,分裂为多个,成为桑葚期甚至幼虫期,见图 2-2-4D~图 2-2-4F。

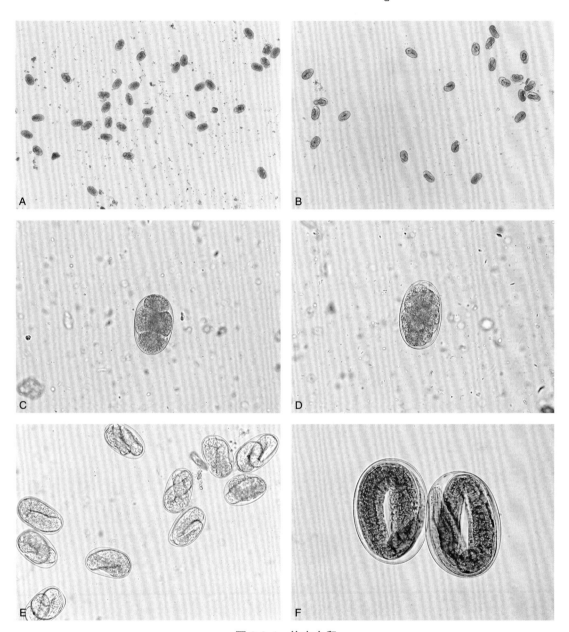

图 2-2-4　钩虫虫卵

A：钩虫卵（×100）；B：含蚴虫卵（×100）；C：钩虫 4 卵（×400）；D：桑葚期虫卵（×400）；E：含蚴虫虫卵（×400）；F：含蚴虫虫卵（碘染色，×1 000）。

（章亚惊　贺　锋）

第三节　毛首鞭形线虫

【概述】

1. **发育阶段与宿主**　毛首鞭形线虫俗称鞭虫，生活史包括虫卵、幼虫和成虫 3 个阶段；终宿主是人，不需要中间宿主。

2. 感染阶段　感染期虫卵。

3. 在人体内移行途径及寄生部位　感染期虫卵经口进入消化道,在小肠内孵出幼虫→肠腺隐窝→肠黏膜→盲肠,发育为成虫。成虫主要寄生于盲肠内,虫数多时也可见于结肠、直肠,甚至回肠下段。

4. 致病性　鞭虫以组织液或血液为食,成虫为致病阶段,轻度感染者一般无明显症状,感染严重时可出现营养不良、过敏、贫血、腹胀、腹痛、血便或黏液血便等。严重感染的儿童可出现直肠脱垂。

【实验室病原学检查】

粪便直接涂片,用低倍显微镜检查有无虫卵,可用高倍镜观察结构;采用改良加藤法或饱和盐水浮聚法等集卵法检出率更高。

【各阶段形态】

1. 成虫　外形似马鞭状,前 3/5 较细,后 2/5 较粗。虫体活时为淡灰色。雌虫长 3.5~5.0cm,尾端钝圆;雄虫长 3.0~4.5cm,尾端向腹面卷曲,末端有交合刺 1 根,见图 2-3-1、图 2-3-2。

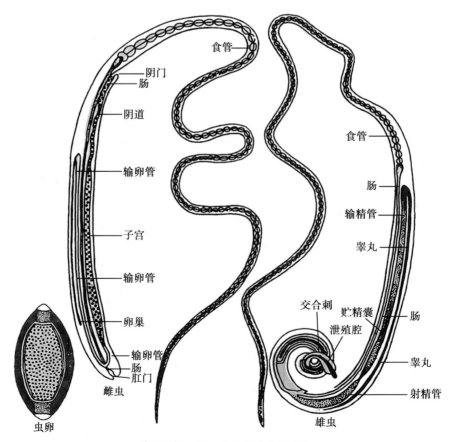

图 2-3-1　鞭虫成虫及虫卵模式图

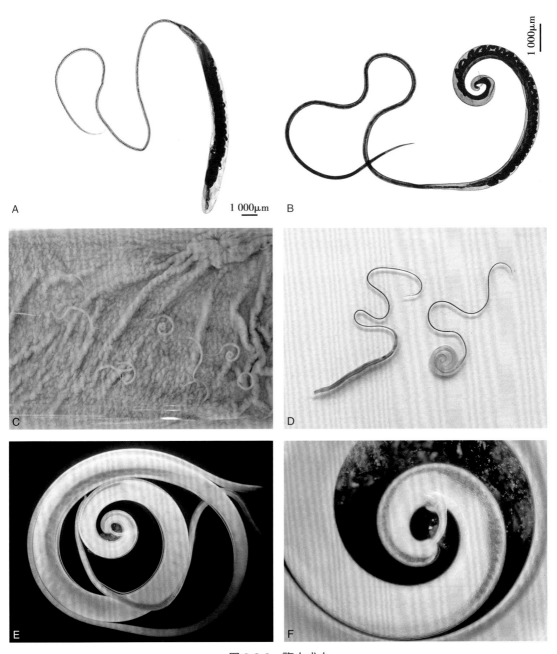

图 2-3-2 鞭虫成虫

A: 雌虫（卡红染色）; B: 雄虫（卡红染色）; C: 成虫寄生于肠道; D: 雌虫（左）和雄虫（右）; E: 雄虫（暗视野，×40）; F: 雄虫交合刺（暗视野，×100）。

2. **虫卵** 大小为（50~54）μm×（22~23）μm，呈纺锤形或腰鼓状，黄褐色。卵壳较厚，在卵壳两端各有一透明的塞状突起，称为卵塞（或透明栓）。刚从人体排出的虫卵内含 1 个未分裂的卵细胞，发育后可见多个卵细胞，见图 2-3-3。

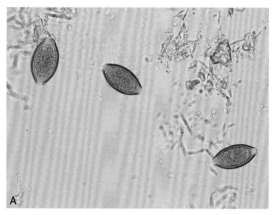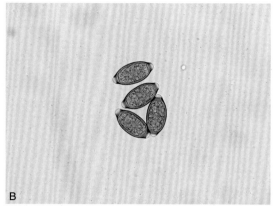

图 2-3-3 鞭虫卵（×400）

A:虫卵；B:多细胞虫卵。

（章亚惊 张式鸿）

第四节 蠕形住肠线虫

【概述】

1. **发育阶段与宿主** 简称蛲虫,生活史包括虫卵、幼虫和成虫 3 个阶段。终宿主是人,无需中间宿主。

2. **感染阶段** 感染期虫卵。

3. **在人体内移行途径及寄生部位** 感染期虫卵经口或空气吸入→在十二指肠孵育成幼虫→沿小肠下行→在结肠发育为成虫。成虫主要寄生在人体盲肠、结肠及回肠下段,重度感染时也可寄生在小肠上段甚至胃及食管。

4. **致病性** 成虫寄生于肠腔,损伤肠黏膜,引起消化道症状（慢性炎症及消化功能紊乱）;成虫产卵可引起肛门及会阴部皮肤瘙痒及炎症;雌虫异位寄生,引起相应部位炎症。

【实验室病原学检查】

在清晨通过透明胶纸法、棉签拭子法在肛周收集虫卵,用低倍镜检查,用高倍镜鉴别;或者在晚间儿童入睡后,检查肛门周围,发现乳白色细小雌虫也可确诊;也可使用粪便标本,但粪便检出率较低。

【各阶段形态】

1. **成虫** 虫体细小,乳白色,肉眼观察呈线头状。虫体头端角皮膨大,形成头翼;咽管末端膨大呈球形,称咽管球,见图 2-4-1。雌虫长 8~13mm,宽 0.3~0.5mm,呈长纺锤形,长而尖细的尾部可达体长的 1/3,见图 2-4-2。雄虫明显小于雌虫,长 2~5mm,宽 0.1~0.2mm,呈圆柱形,虫体尾部向腹面卷曲,有交合刺 1 根,见图 2-4-3。

2. **虫卵** 两侧不对称,一侧扁平,一侧略凸,形似柿核,大小为（50~60）μm×（20~30）μm,卵壳厚,无色透明,见图 2-4-4A～图 2-4-4C。虫卵自虫体排出时,卵内有蝌蚪期幼虫。虫卵与外界空气接触数小时后,发育为含卷曲幼虫的感染性虫卵,见图 2-4-4D。

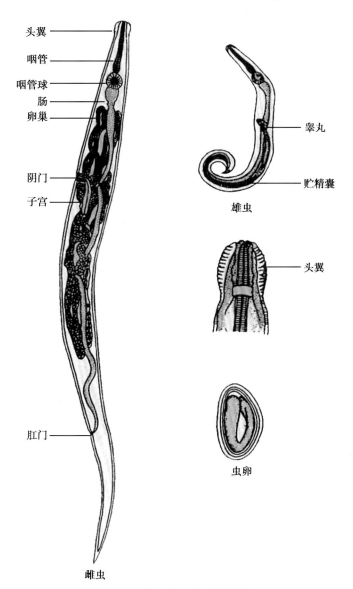

头翼

咽管

咽管球

肠

卵巢

阴门

子宫

肛门

雌虫

睾丸

贮精囊

雄虫

头翼

虫卵

图 2-4-1 蛲虫成虫和虫卵模式图

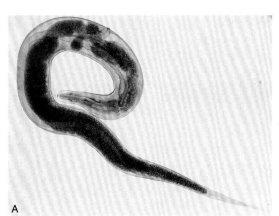

A

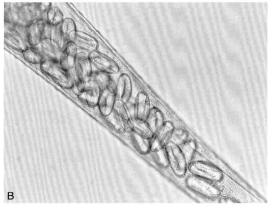

B

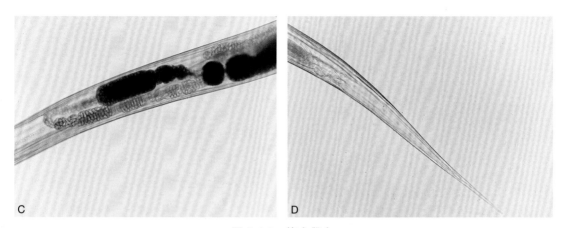

图 2-4-2　蛲虫雌虫

A：雌虫子宫内虫卵（×100）；B：体内含大量虫卵的雌虫腹部（×400）；C：雌虫子宫内虫卵（×100）；D：雌虫尾部尖细（×100）。

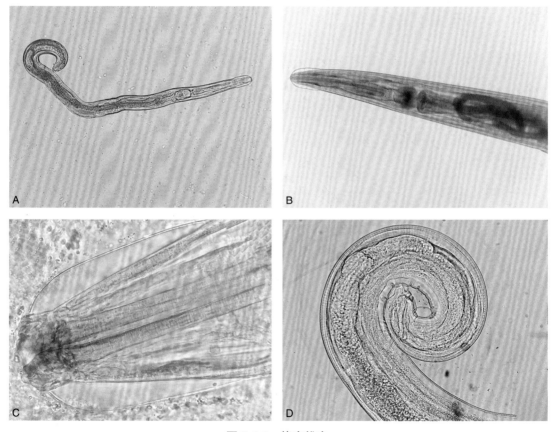

图 2-4-3　蛲虫雄虫

A：雄虫（×40）；B：雄虫头部（×100）；C：雄虫头翼（×1 000）；D：雄虫交合刺（×1 000）。

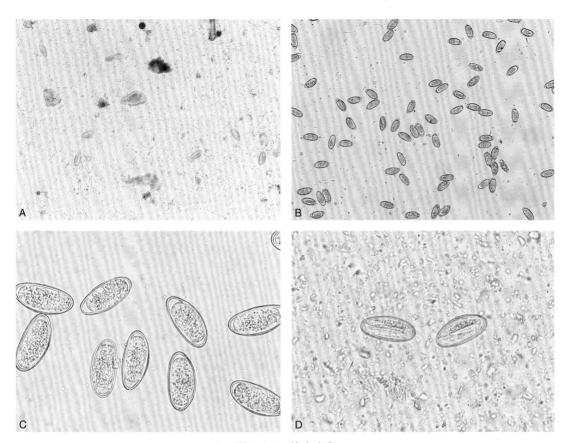

图 2-4-4 蛲虫虫卵

A：虫卵（×100）；B：集卵后虫卵（×100）；C：集卵后虫卵（×400）；D：含蚴虫虫卵（×400）。

（张家忠 缪 峰）

第五节 粪类圆线虫

【概述】

1. **发育阶段与宿主** 粪类圆线虫是一种兼性寄生虫,生活史复杂,包括自生世代和寄生世代。在寄生世代中,生活史包括虫卵、杆状蚴、丝状蚴和成虫 4 个阶段;宿主是人、犬、猫、狐狸等。

2. **感染阶段** 丝状蚴。

3. **在人体内移行途径及寄生部位** 丝状蚴经皮肤入侵→经静脉、右心到肺→经肺毛细血管进入肺泡→经支气管、气管逆行到咽部→吞咽到小肠→发育为成虫并产卵→虫卵孵化出杆状蚴→进入肠腔,随粪便排出。成虫寄生在小肠,幼虫可侵入肺、脑、肝、肾等组织。

4. **致病性** 丝状蚴和成虫均可致病,成虫是主要致病阶段。丝状蚴在体内移行可引起损伤、过敏、炎症等,如皮肤荨麻疹、过敏性肺炎、哮喘等;对于免疫力低下患者,丝状蚴可移行到患者心、脑、肺、肝、胰、卵巢、肾、淋巴结、甲状腺和椎管等处,引起广泛性损伤,形成肉芽肿样病变,造成全身弥漫性粪类圆线虫病。成虫寄生于小肠黏膜可造成机械性刺激和毒性作用,引起恶心、呕吐、腹痛、长期腹泻、黏液样血便、水肿性肠炎、肠穿孔等。

【实验室病原学检查】

显微镜下观察新鲜粪便、痰液、尿液、脑脊液标本,检获杆状蚴或丝状蚴为确诊依据;腹泻患者的粪便中也可检查出虫卵,沉淀法可有效提高检出率。观察虫体时,可以滴加卢戈碘液,幼虫呈现棕黄色,结构清晰,便于鉴别。

【各阶段形态】

1. **成虫**　雌虫为 2.2mm×(0.04~0.06)mm,虫体半透明,体表具有明显细横纹,尾端尖细,末端略呈锥形,见图 2-5-1。雄虫主要见于自生世代,人体内暂无发现雄虫的报告。

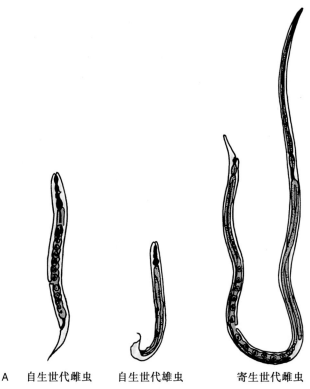

　A　自生世代雌虫　　　自生世代雄虫　　　寄生世代雌虫

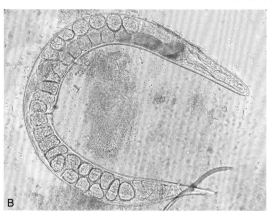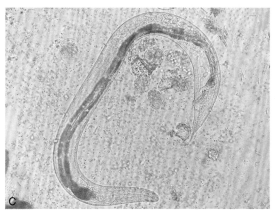

图 2-5-1　粪类圆线虫成虫(×100)

A:成虫模式图;B:雌虫;C:雄虫。

2. **杆状蚴** 长 0.20~0.45mm,头端钝圆,尾部尖细,可见双球型咽管,见图 2-5-2。

3. **丝状蚴** 虫体细长,长 0.6~0.7mm,尾端尖细,末端分叉,生殖原基位于虫体后部,见图 2-5-3。与钩虫、东方毛圆线虫的幼虫极为相似,三者的比较见图 2-5-4。

4. **虫卵** 呈黄色,椭圆形,壳薄,与钩虫卵相似,大小为(50~70)μm×(30~40)μm,部分卵内有胚蚴。虫卵排出后即发育为杆状蚴,一般很少见虫卵,见图 2-5-5。

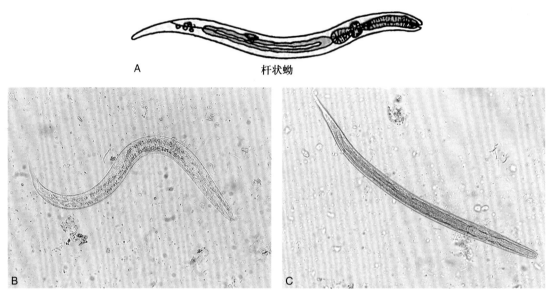

图 2-5-2 粪类圆线虫杆状蚴(×400)
A:模式图;B:未染色;C:碘染色。

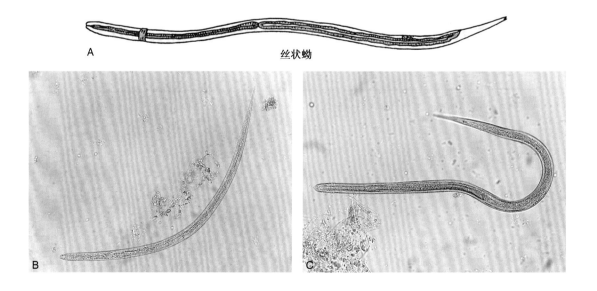

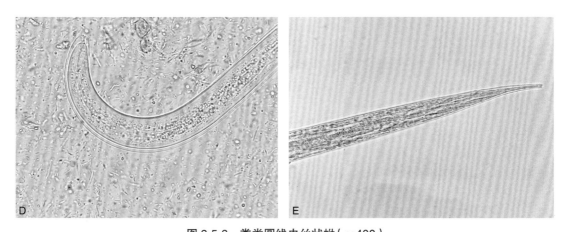

图 2-5-3　粪类圆线虫丝状蚴（×400）

A：模式图；B：未染色；C：碘染色；D：口腔封口；E：尾部有分叉，碘染色。

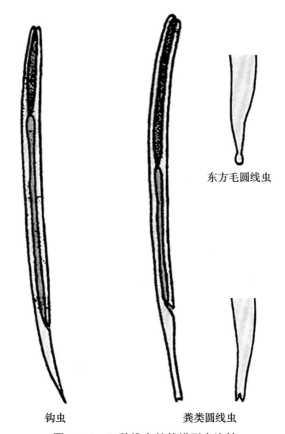

东方毛圆线虫

钩虫　　　　　　　　　粪类圆线虫

图 2-5-4　三种线虫丝状蚴形态比较

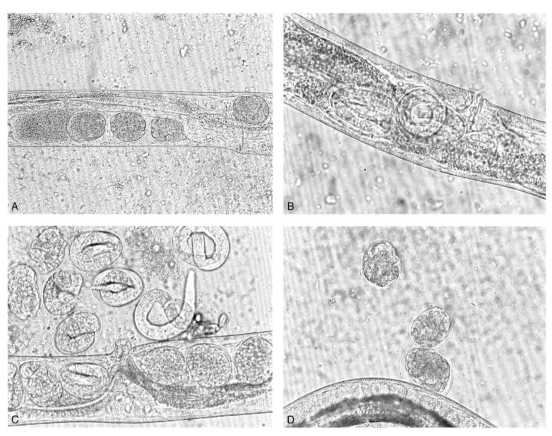

图 2-5-5　粪类圆线虫虫卵（×400）
A：雌虫体内虫卵；B：雌虫体内幼虫；C：雌虫产卵；D：虫卵。

（孙 希　罗 嫚）

第六节　广州管圆线虫

【概述】

1. **发育阶段与宿主**　生活史包括卵、幼虫（共 5 期幼虫）和成虫 3 个阶段；终宿主是鼠，多种淡水或陆生软体动物为其中间宿主，人是非适宜宿主。

2. **感染阶段**　第 3 期幼虫。

3. **在人体内移行途径及寄生部位**　人因生食或半生食含有第 3 期幼虫的食物而被感染，第 3 期幼虫经过胃、肠壁，沿颈总动脉到脑部，虫体发育停留在第 4 期幼虫或成虫早期的阶段，寄生在脑组织。

4. **致病性**　幼虫是主要致病阶段。幼虫在体内移行可造成机械性损伤、炎症反应等，最严重的是幼虫侵入中枢神经系统，引起嗜酸性粒细胞增多性脑膜脑炎和脑膜炎。

【实验室病原学检查】

从脑脊液或眼等位置查出幼虫或成虫可确诊，但检获率不高。

【各阶段形态】

1. **成虫**　线状,细长,头端钝圆,体表有微细环状横纹。雄虫较小,长 11~26mm,宽 0.21~0.53mm,末端交合伞呈囊状;雌虫较大,长 17~45mm,宽 0.30~0.66mm,尾部狭长,见图 2-6-1。子宫为白色,与充满血液的肠管相互交叉、缠绕,形成白、红相间的螺旋花纹。

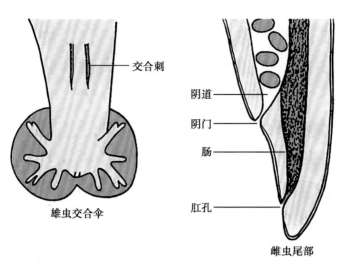

雄虫交合伞　　　　　　　　雌虫尾部

交合刺

阴道

阴门

肠

肛孔

图 2-6-1　广州管圆线虫成虫尾部模式图

2. **第 1 期幼虫**　可从感染的终宿主鼠粪及肺中检获,大小为(0.25~0.29)mm ×(0.014~0.018)mm,虫体细长,多呈 O 形,可见咽管、生殖原基,与其他线虫幼虫鉴别的重要标志是第 1 期幼虫尾部突然变尖,近末端背部有一刀切样的凹陷,见图 2-6-2。

3. **第 3 期幼虫**　大小为(0.462~0.525)mm ×(0.022~0.027)mm,虫体为细杆状,无色透明,头端稍圆,肠管中部旁边为圆形或椭圆形的生殖原基,尾部顶端突然变细。斜锥形尾端及黑白相间的花纹是最重要的鉴定特征之一,见图 2-6-3。

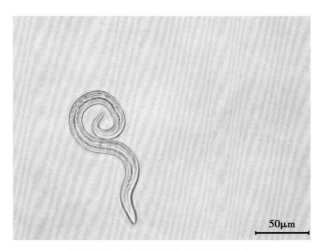

50μm

图 2-6-2　广州管圆线虫第 1 期幼虫

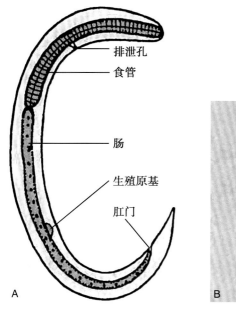
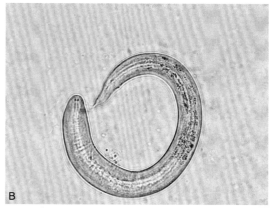

图 2-6-3 广州管圆线虫第 3 期幼虫

A:模式图;B:第 3 期幼虫。

4. **第 4 期幼虫** 常见于宿主脑脊液中,体长为第 3 期幼虫的 2 倍。肠管内折光颗粒明显,尾端尖细,雄虫稍钝尖,后端膨大,可见交合伞,见图 2-6-4。

5. **第 5 期幼虫** 常于宿主脑部发现,与第 4 期幼虫相比,体长和宽都明显增加,虫体透明度降低,头端钝圆。雄虫可见交合伞和交合刺,形态比成虫小,交合伞质膜薄而透明,背辐肋、腹辐肋及侧辐肋清晰,见图 2-6-5。

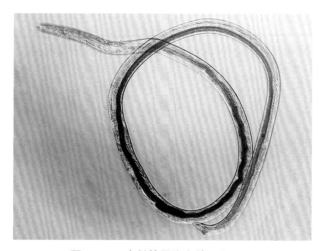

图 2-6-4 广州管圆线虫第 4 期幼虫

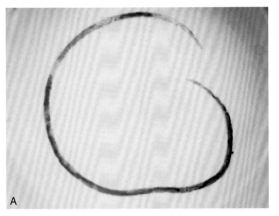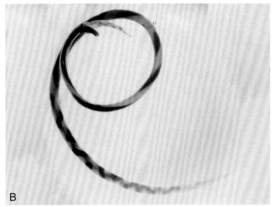

图 2-6-5　广州管圆线虫第 5 期幼虫

A：雄虫；B：雌虫。

（孙 希　杨军军）

第七节　东方毛圆线虫

【概述】

1. **发育阶段与宿主**　生活史包括虫卵、幼虫和成虫 3 个阶段；不需要中间宿主，终宿主是人或食草哺乳动物。

2. **感染阶段**　丝状蚴。

3. **在人体移行途径及寄生部位**　虫卵经终宿主的粪便排出→在温暖潮湿的土壤中孵出杆状蚴→丝状蚴→经口感染后侵入小肠→在肠腔发育为成虫，寄生在人体胃和小肠。

4. **致病性**　一般有腹痛症状，严重时也可出现贫血，虫体代谢产物可引起毒性反应。

【实验室病原学检查】

可用粪便生理盐水涂片法，用低倍镜查找虫卵，高倍镜鉴别虫卵。常用饱和盐水浮聚法提高虫卵检出率，应注意与钩虫卵相鉴别。亦可用培养法检查丝状蚴。

【各阶段形态】

1. **成虫**　虫体纤细，无色透明，口囊不明显，咽管为圆柱形。雄虫为（4.3~5.5）mm×（0.072~0.079）mm，尾端有交合伞、1 对交合刺。雌虫为（5.5~6.5）mm×0.07mm。

2. **幼虫**　杆状蚴可见明显的口腔，其食管长度约占虫体长度的 1/3，生殖原基较小，杆状蚴的尾端呈圆珠状膨大，见图 2-7-1。应注意与粪类圆线虫、钩虫的杆状蚴相鉴别，见图 2-7-2。丝状蚴长约 700μm，食管细长，尾端明显变细，虫体中部肠管明显呈弯曲状。

3. **虫卵**　呈长圆形，大小为（80~100）μm×（40~47）μm，似钩虫卵，但略长，一端较尖，卵内细胞发育较早，新鲜粪便中的虫卵已发育至 10~20 个细胞的阶段，见图 2-7-3。

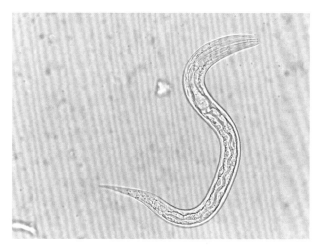

图 2-7-1 东方毛圆线虫杆状蚴（×100）

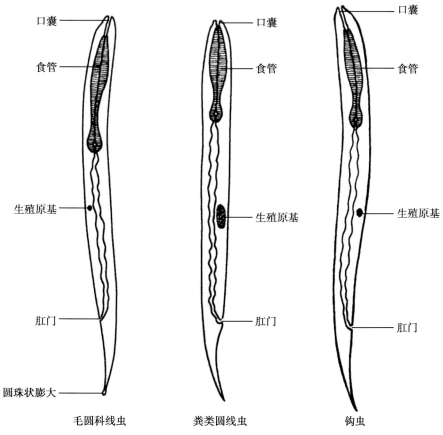

图 2-7-2 毛圆科线虫、粪类圆线虫与钩虫

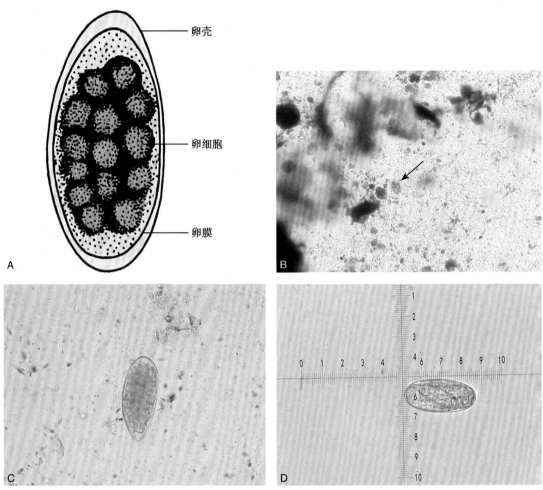

图 2-7-3　东方毛圆线虫卵

A: 模式图; B: ×100; C: ×400; D: 含幼虫东方毛圆线虫卵(×400)。

（茹进伟　罗　嫚）

第八节　班氏吴策线虫和马来布鲁线虫

【概述】

1. **发育阶段与宿主**　班氏吴策线虫(简称班氏丝虫)和马来布鲁线虫(简称马来丝虫)生活史基本相似,均包括人体内发育阶段和蚊体内发育阶段,人体内阶段包括成虫和微丝蚴两个时期,蚊体内阶段包括腊肠期幼虫和丝状蚴两个时期。人是班氏丝虫的唯一终宿主,长尾猴、黑叶猴等是马来丝虫的保虫宿主,淡色库蚊和致倦库蚊是班氏丝虫的主要传播媒介和中间宿主,中华按蚊和嗜人按蚊是马来丝虫的主要传播媒介和中间宿主。

2. **感染阶段**　丝状蚴(第3期幼虫)。

3. **在人体内移行途径及寄生部位**　含丝状蚴的蚊吸血时,丝状蚴经吸血的伤口或正常皮肤钻入人体→幼虫侵入淋巴管内,并移行至大淋巴管及淋巴结处→发育为成虫,寄生在人体淋巴系统。

　　4. **致病性**　成虫和幼虫均可致病,成虫是主要致病阶段。马来丝虫多侵犯上下肢浅部淋巴系统。班氏丝虫除侵犯浅部淋巴系统外,多侵犯深部的淋巴系统,主要见于下肢、阴囊、腹股沟、肾盂等部位。临床表现为微丝蚴血症(发热、淋巴管炎)、急性期超敏反应及炎症反应(淋巴管炎、淋巴结炎、丹毒样皮炎、丝虫热)、慢性期阻塞性病变(象皮肿、鞘膜积液、乳糜尿和隐性丝虫病等)。

【实验室病原学检查】

　　从外周血液中查找微丝蚴是诊断丝虫病的主要病原学诊断方法。取血时间以晚上9时以后为宜。可通过厚血膜法、新鲜血滴法和乙胺嗪白天诱出法采集外周血涂片,在显微镜下检查;微丝蚴也可见于体液和尿液中,可对患者的鞘膜积液、淋巴液、乳糜尿、乳糜胸腔积液、乳糜腹水及心包积液等做离心沉淀,涂片染色后,在显微镜下检查。少数情况下也可肉眼检查以上标本或淋巴管、淋巴结和其他组织内的成虫。

【各阶段形态】

　　1. **成虫**　班氏丝虫和马来丝虫的成虫外部形态及内部结构相似。虫体细长似线状,乳白色,表面光滑。雄虫尾端可向腹面卷曲2~3圈。雌虫尾部钝圆,略向腹面弯曲。

　　2. **微丝蚴**　班氏微丝蚴与马来微丝蚴外形均细长,二者形态鉴别见图2-8-1、表2-8-1、图2-8-2。

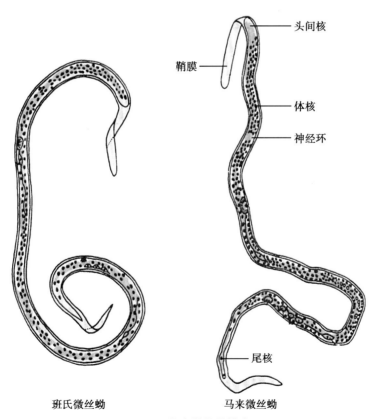

班氏微丝蚴　　　　　　　　马来微丝蚴

图 2-8-1　丝虫微丝蚴模式图

表 2-8-1 班氏微丝蚴与马来微丝蚴形态鉴别

鉴别点	班氏微丝蚴	马来微丝蚴
长 × 宽	(244~296)μm × (5.3~7.0)μm	(177~230)μm × (5~6)μm
体态	柔和,弯曲较大	僵硬,大弯上有小弯
头间隙	长度与宽度相等或者仅为宽度的 1/2	长度约为宽度的 2 倍
体核	圆形,较小,大小均匀,排列疏松,互相分离,清晰可数	卵圆形,排列紧密,常相互重叠,不易分清
尾部	后 1/3 较尖细,无尾核	有 2 个尾核,前后排列,尾核处稍膨大

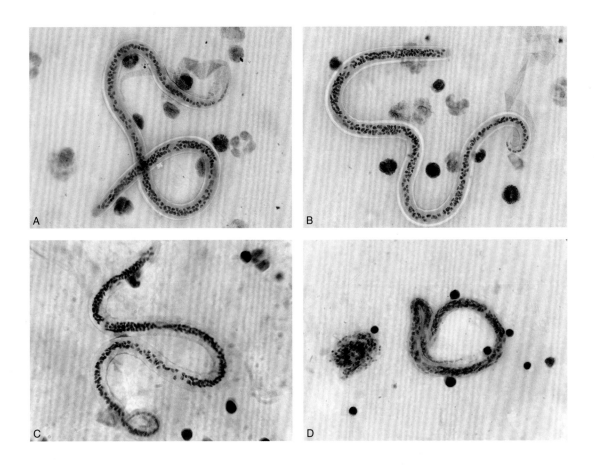

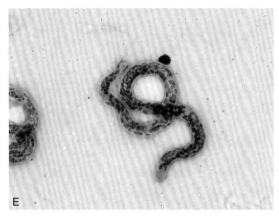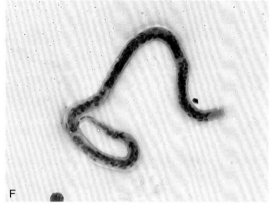

图 2-8-2　丝虫微丝蚴（×1 000）

A：班氏微丝蚴（吉姆萨染色）；B：班氏微丝蚴（吉姆萨染色）；C：班氏微丝蚴（瑞 - 吉染色）；D：马来微丝蚴（瑞 - 吉染色）；E：马来微丝蚴（吉姆萨染色）；F：马来微丝蚴（吉姆萨染色）。

（缪　峰　周玉利）

第九节　旋毛形线虫

【概述】

1. **发育阶段与宿主**　旋毛形线虫简称旋毛虫,生活史包括幼虫和成虫两个阶段;人和多种哺乳动物既是终宿主也是中间宿主。

2. **感染阶段**　幼虫囊包。

3. **在人体内移行途径及寄生部位**　幼虫囊包经口进入胃,幼虫逸出→进入十二指肠及空肠上段,在肠黏膜内发育,再返回肠腔→发育为成虫,产出幼虫→幼虫侵入局部淋巴管和小静脉→随淋巴和血液循环到达各组织、器官→到达骨骼肌的进一步发育为幼虫囊包。成虫和幼虫分别寄生于同一宿主的小肠和骨骼肌细胞内。

4. **致病性**　成虫和幼虫均可致病,幼虫是主要致病阶段。幼虫移行、寄生过程可引起组织损伤、过敏、炎症等,患者可出现恶心、呕吐、腹痛、腹泻等胃肠道表现,肺炎、支气管炎等呼吸系统表现,以及发热、眼睑或面部水肿、肌肉酸痛,尤以腓肠肌、肱二头肌和肱三头肌疼痛为甚。成虫主要引起胃肠道症状。

【实验室病原学检查】

通常以肌肉压片活检,低倍镜检查,查获幼虫囊包确诊。另外,有神经系统临床表现者,在其脑脊液标本中偶尔可以检获旋毛虫的幼虫;亦可抽取急性期患者静脉血 3ml,溶血后低速离心,取沉渣,在显微镜下检查,可偶见幼虫,但是此法检出率极低。

【各阶段形态】

1. **成虫**　微小细线状,乳白色,前端较细,后端较粗。雄虫大小为（1.4~1.6）mm×（0.04~0.05）mm,尾部有一对钟状的交配附件,无交合刺;雌虫大小为（3.0~4.0）mm×0.06mm,见图 2-9-1。

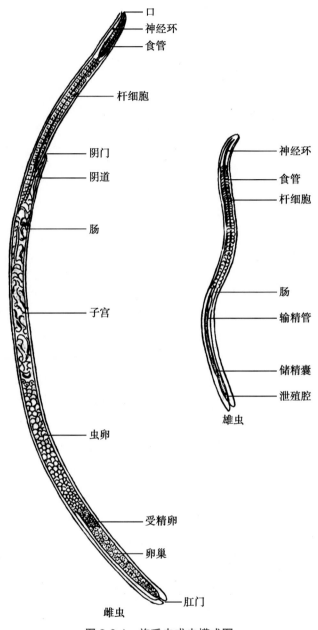

口
神经环
食管

杆细胞

阴门
阴道

肠

子宫

虫卵

受精卵

卵巢

肛门

雌虫

神经环
食管
杆细胞

肠
输精管

储精囊
泄殖腔

雄虫

图 2-9-1　旋毛虫成虫模式图

2. **幼虫**　长约 1mm,幼虫在宿主骨骼肌内发育,形成梭形囊包,称为旋毛虫囊包,大小为(0.25~0.50)mm × (0.21~0.42)mm,通常 1 个囊包内含 1~2 条幼虫,有时也可有 6~7 条,见图 2-9-2,旋毛虫囊包压片和病理切片见图 2-9-3。

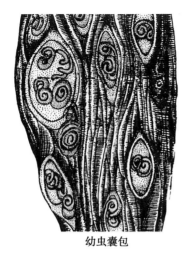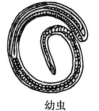

幼虫囊包 幼虫

图 2-9-2 旋毛虫囊包及幼虫模式图

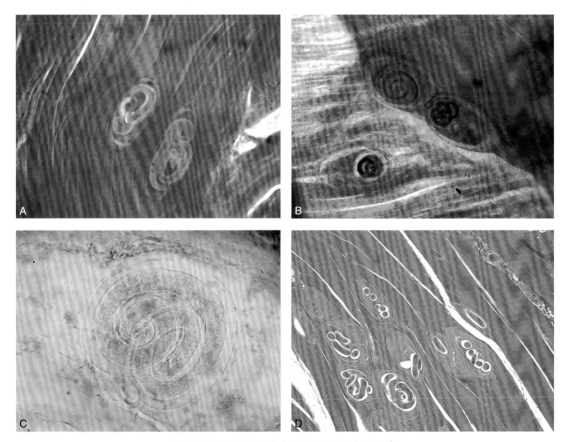

图 2-9-3 旋毛虫幼虫囊包压片和病理切片

A：压片（卡红染色，×100）；B：压片（卡红染色，×100）；C：压片（卡红染色，×1 000）；D：病理切片（卡红染色，×100）。

（缪 峰 周玉利）

第十节　其他医学线虫

一、美丽筒线虫

【概述】

1. **发育阶段与宿主**　美丽筒线虫生活史包括虫卵、幼虫和成虫 3 个阶段；中间宿主是粪甲虫和蟑螂等；终宿主主要是反刍动物，偶然寄生于人体。

2. **感染阶段**　囊状体。

3. **在人体内移行途径及寄生部位**　囊状体经口进入胃，孵出幼虫→侵入胃或十二指肠黏膜→潜行至食管、咽、口腔等处黏膜内→发育为成虫。主要寄生在人的口腔、咽喉与食管黏膜及黏膜下组织。

4. **致病性**　虫体移行及寄生时对局部造成的刺激，可使患者产生痒感、刺痛感、麻木感、虫体蠕动感、异物感及肿胀感。寄生局部可出现水疱或血疱，患者可表现出神情不安、恐惧和失眠等精神症状。

【实验室病原学检查】

从口腔黏膜病变处，以无菌针挑破黏膜，取出虫体，显微镜检查即可确诊。消化内镜在食管处发现黏膜内虫体时，可用活检钳取出，显微镜下检查虫体。

【成虫形态】

虫体乳白色，细长如线状，雄虫平均大小为 25.16mm×0.20mm，雌虫平均大小为 52.09mm×0.33mm，见图 2-10-1A、图 2-10-1B。虫体体表可见明显的横纹，其前部表皮有许多大小不等、形状各异的角质突，呈纵行排列。口小，有头乳突，前端两侧有一对颈乳突，其后有波浪状的侧翼，见图 2-10-1C、图 2-10-1D。雌虫尾端呈钝锥形，略向腹面卷曲，阴门位于肛门稍前方，略隆起，见图 2-10-1E。雄虫尾部有较宽的膜状尾翼，两侧不对称，有两支交合刺，形状各异，见图 2-10-1F。

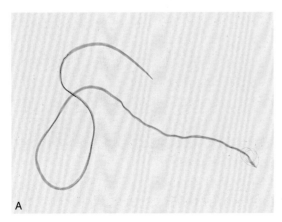

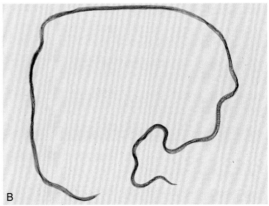

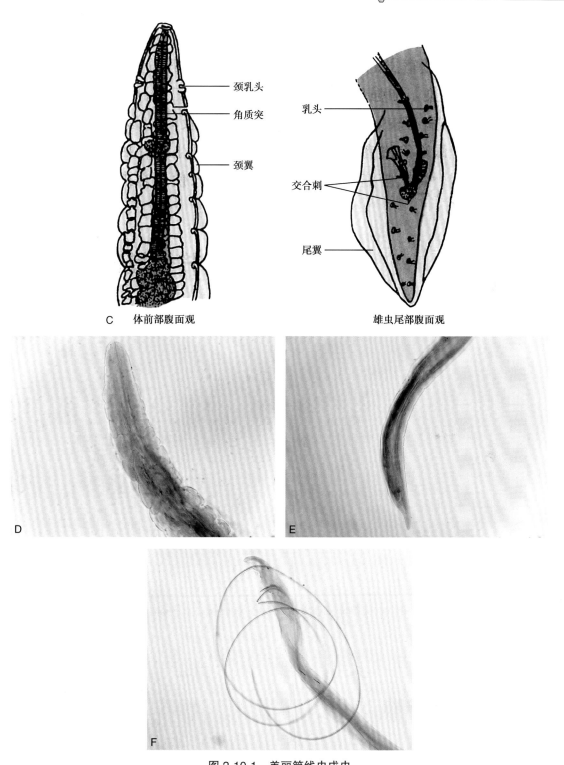

C　体前部腹面观

乳头

交合刺

尾翼

颈乳头

角质突

颈翼

雄虫尾部腹面观

D

E

F

图 2-10-1　美丽筒线虫成虫

A：雄虫；B：雌虫；C：成虫结构模式图；D：成虫头部（×40）；E：雌虫尾部（×40）；F：雄虫尾部（×40）。

（缪峰　曹喻）

二、结膜吸吮线虫

【概述】

1. **发育阶段与宿主**　结膜吸吮线虫生活史包括幼虫和成虫两个阶段；犬、猫等动物或人是其终宿主,果蝇是中间宿主。

2. **感染阶段**　感染期幼虫(丝状蚴)。

3. **在人体移行途径及寄生部位**　雌虫直接于结膜囊内产出幼虫→果蝇舐吸终宿主眼部分泌物时将幼虫吸入蝇体内→感染期幼虫进入蝇的头部口器→蝇再次舐吸人或其他动物眼部时,幼虫侵入终宿主眼部并发育为成虫。成虫寄生于人眼结膜囊内。

4. **致病性**　结膜吸吮线虫引起眼结膜炎症及肉芽肿形成。感染轻者无明显症状,或有眼部异物感、痒感、刺痛、流泪、畏光、分泌物增多等,一般无视力障碍。婴幼儿惧怕睁眼,有手抓眼的动作。感染重者可发生结膜充血,形成小溃疡面,出现角膜混浊、眼睑外翻等。如寄生在眼前房,可有丝状阴影移动感、睫状体充血、房水混浊、眼压升高、瞳孔扩大、视力下降等。如泪小管受损,可出现泪点外翻。

【实验室病原学检查】

在眼分泌物中发现初生幼虫是病原学诊断依据;用镊子或棉签从眼部取出虫体,置于盛有生理盐水的平皿中,用显微镜检查虫体特征也可确诊。

【各阶段形态】

1. **成虫**　细长,圆柱形,乳白色半透明,体表具有明显的环纹,侧面观其上下排列呈锯齿状,成虫见图2-10-2A。成虫口囊呈菱形,见图2-10-2B。雌虫大小为(7.9~20.0)mm×(0.3~0.7)mm。近阴门端的子宫内虫卵中逐渐出现盘曲的幼虫,雌虫直接产出幼虫,见图2-10-2C。雄虫大小为(7.7~17.0)mm×(0.2~0.7)mm,尾端向腹面卷曲,伸出长、短交合刺2根,见图2-10-2D。

2. **幼虫**　大小为(350~414)μm×(13~19)μm,外被鞘膜,呈盘曲状,尾部连接一大的鞘膜囊。

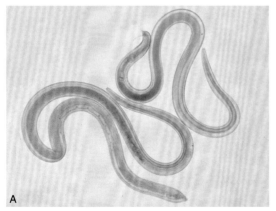
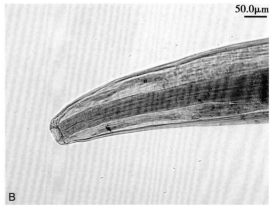

50.0μm

A　　　　　　　　　　　　B

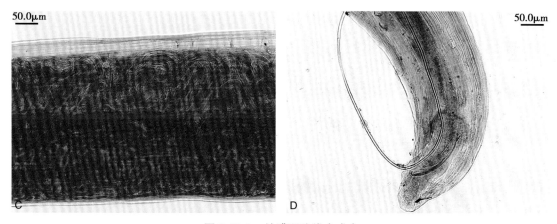

图 2-10-2 结膜吸吮线虫成虫

A:雄性(上),雌性(下)(×40);B:成虫口囊(卡红染色,×100);C:雌虫子宫(卡红染色,×100);D:雄虫尾部(卡红染色,×100)。

(冯 琦 李晓非)

三、棘颚口线虫

【概述】

1. **发育阶段与宿主** 棘颚口线虫生活史包括虫卵、幼虫和成虫 3 个阶段;第一中间宿主是剑水蚤,第二中间宿主是淡水鱼类,最常见的终宿主是猫、犬,也可寄生于狮、虎、豹等野生动物,偶可寄生于人体。人是其非适宜宿主。

2. **感染阶段** 淡水鱼类肌肉中的第 3 期幼虫。

3. **在人体内移行途径及寄生部位** 第 3 期幼虫被人吞食后在胃中脱囊→幼虫穿过肠壁→经肝脏移行到肌肉或组织中并寄生。

4. **致病性** 第 3 期幼虫和未完全性成熟的早期成虫均可致病。致病主要是虫体移行对全身各处,特别是皮肤、皮下组织及肌肉的损害,虫体也可在消化、呼吸、泌尿、神经等系统处移行,出现相应临床表现。

【实验室病原学检查】

取可疑病变组织,通过压片(有必要时),先低倍镜寻找虫体,然后用低倍镜和高倍镜观察虫体结构,并确诊。

【各阶段形态】

1. **成虫** 虫体粗大,圆柱形,两端略向腹面弯曲,色微红。雌虫长 11~54mm,雄虫长 11~31mm。虫体头端略膨大,呈球形,上有 4~8 圈尖锐的倒钩,虫体前部和近尾端体表被有无数体棘,其数目和形状是分类的依据之一,见图 2-10-3。

2. **幼虫** 第 3 期幼虫虫体常盘曲成 "6" 字形,见图 2-10-4A,虫体头部呈球形,上有 4 圈小钩,每圈的小钩数自前向后逐渐增多,口周有一对正方形侧唇,每唇各有一对唇乳突,见图 2-10-4B。

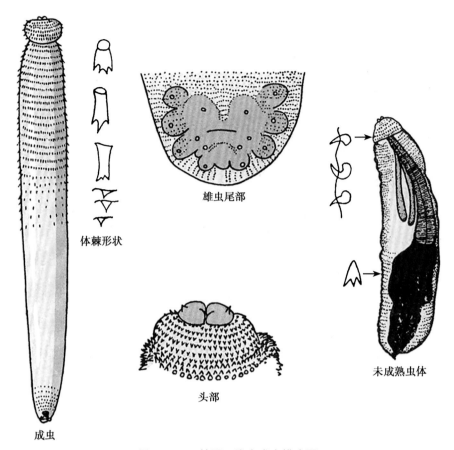

体棘形状

雄虫尾部

头部

未成熟虫体

成虫

图 2-10-3　棘颚口线虫成虫模式图

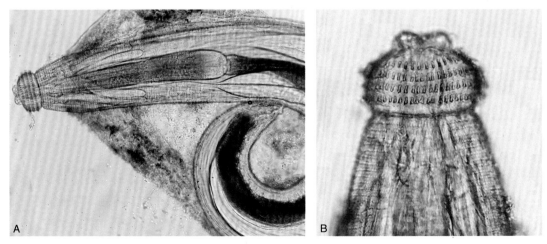

图 2-10-4　棘颚口线虫第 3 期幼虫

A：幼虫（ ×100 ）；B：幼虫头部（ ×400 ）。

（曹　喻　段朝晖）

四、艾氏小杆线虫

【概述】

1. **发育阶段与宿主** 艾氏小杆线虫生活史包括虫卵、幼虫和成虫 3 个阶段,没有中间宿主,偶见寄生于人。

2. **感染阶段** 幼虫。

3. **在人体内移行途径及寄生部位**

(1)饮用被污染的水,幼虫经口腔进入消化道→寄生在小肠黏膜。

(2)游泳、捕鱼等接触污水,幼虫经泌尿道上行感染→寄生于泌尿系统。

4. **致病性** 幼虫、成虫均可致病,侵入消化系统常可引起腹痛、腹泻,但亦可能无明显症状和体征,侵入泌尿系统可引起发热、头痛、腰痛、尿频、尿急、血尿等,肾实质受损时可出现下肢水肿和阴囊水肿、脓尿、乳糜尿、低比重尿、蛋白尿,也可出现氮质血症。

【实验室病原学检查】

主要采取粪便直接涂片或尿液离心沉淀涂片等方法,用低倍镜检查虫卵或虫体,用高倍镜鉴别。本虫卵与钩虫卵相似,成虫极易与粪类圆线虫混淆,其鉴别见表 2-10-1。可用小试管培养法镜检成虫,或直接将有幼虫的大便放 1~2d,部分幼虫可长为成虫,再行鉴别。由于本虫可存在于外界污水中,因此检出本虫时需要首先排除污染。

表 2-10-1 艾氏小杆线虫与粪类圆线虫成虫形态鉴别要点

鉴别点	艾氏小杆线虫	粪类圆线虫
食管球	前后两个	仅后端一个
食管长度	占虫体长的 1/5~1/4	占虫体长的 1/3~2/5
雄虫末端	极尖细而长,呈针状	稍尖,呈圆锥状

【各阶段形态】

1. **成虫** 纤细,呈圆柱状;食管呈杆棒状,前后各有 1 个咽管球;尾部极尖细而长。雌虫长约 1.5mm,雄虫长约 1.2mm。见图 2-10-5。

2. **幼虫** 即杆状蚴,口腔较长,约与体宽相等。食管有 3 个膨大部,尾部细长而尖,见图 2-10-6。

3. **虫卵** 长椭圆形,大小为(48~52)μm×(28~32)μm,无色透明,卵壳薄而光滑,与卵细胞之间有透明空隙,与钩虫卵相似,见图 2-10-7。

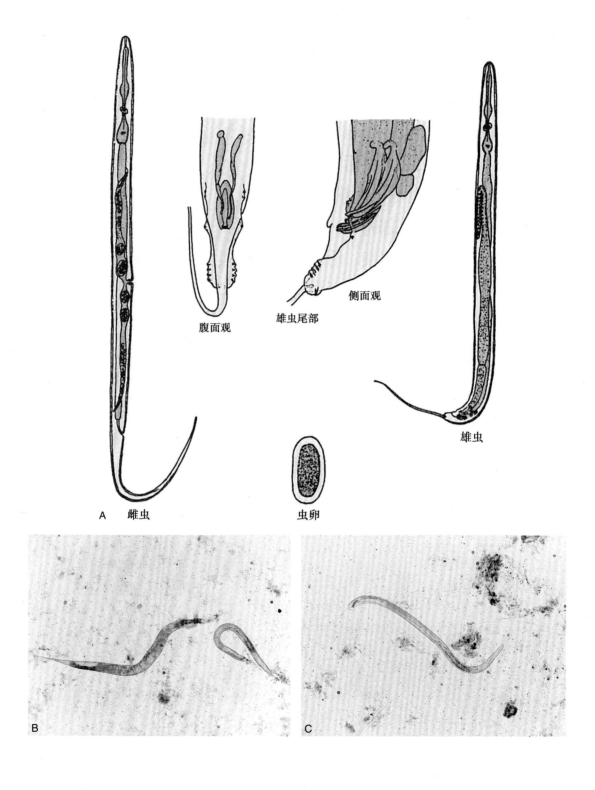

腹面观

雄虫尾部

侧面观

雄虫

A 雌虫

虫卵

B

C

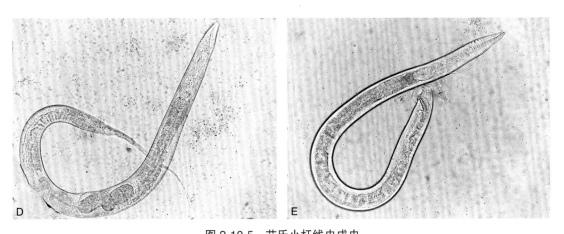

图 2-10-5 艾氏小杆线虫成虫

A:模式图;B:雌虫(左),雄虫(右)(×100);C:雄虫(×100);D:雌虫(×400);E:雄虫(×400)。

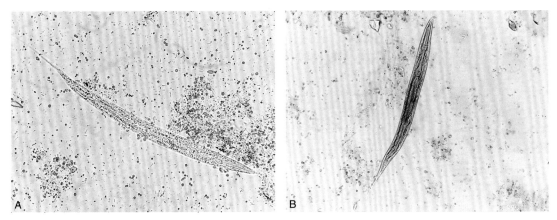

图 2-10-6 艾氏小杆线虫杆状蚴(×400)

A:未染色;B:碘染色。

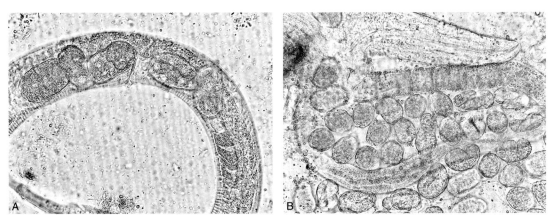

图 2-10-7 艾氏小杆线虫卵(×400)

A:雌虫体内的虫卵;B:刚刚排出体外的虫卵。

(曹 喻 段朝晖)

五、兽比翼线虫

【概述】

1. **发育阶段与宿主** 兽比翼线虫生活史包括虫卵、幼虫和成虫 3 个阶段;终宿主包括野生哺乳动物、家畜、家禽和鸟类等;龟和鳖可能是其转续宿主或中间宿主。

2. **感染阶段** 感染期虫卵。

3. **在人体内移行途径及寄生部位** 误食感染期虫卵污染的水或食物→幼虫在小肠内逸出,侵入肠黏膜穿过肠壁→随血流到达肺部→穿过肺泡上行至气管,于支气管、气管和咽喉部发育为成虫并寄生。

4. **致病性** 成虫是主要的致病阶段,虫体移行和寄生对宿主造成机械性损害和过敏反应,包括发热、咳嗽、哮喘、咳痰和咯血等,如虫体寄生于咽喉部,还可以出现搔爬刺激感和阵发性干咳等。

【实验室病原学检查】

通过纤维支气管镜从气管或支气管壁上检获成虫,或从支气管镜检查后的冲洗液、痰液或肺泡灌洗液中发现虫体或虫卵可确诊。

【各阶段形态】

1. **成虫** 虫体为鲜红色,体长为 8.7~23.5mm。雌虫具有发达的口囊,尾部呈圆锥形,末端尖细。雄虫较小,体长为 3.0~6.3mm,交合伞宽短,呈半圆形,有交合刺 1 根。雌雄虫交配后不再分离而呈现典型的 Y 形。

2. **虫卵** 与钩虫卵相似,呈椭圆形,无色透明,大小为(75~80)μm×(45~60)μm,内容物随发育阶段不同而不同,可见多个卵细胞或幼胚。

（孙 希 李晓非）

六、麦地那龙线虫

【概述】

1. **发育阶段与宿主** 麦地那龙线虫生活史包括第 1 期幼虫、感染期幼虫和成虫 3 个阶段;终宿主包括人和多种哺乳动物,剑水蚤是中间宿主。

2. **感染阶段** 感染期幼虫。

3. **在人体内移行途径及寄生部位** 人误食含有感染期幼虫的剑水蚤→幼虫在十二指肠内逸出,钻入肠壁→经肠系膜、体腔移行至皮下结缔组织→发育至性成熟,雄虫在感染后 3~7 个月死亡,雌虫受精后移行到终宿主皮下,产出第 1 期幼虫。成虫寄生在人体组织内。

4. **致病性** 雌虫和第 1 期幼虫是主要的致病阶段。移行到皮下组织的雌虫可造成皮肤出现索状硬结或肿块;释放的幼虫及代谢产物会引起宿主强烈的超敏反应,出现荨麻疹、局部水肿、恶心、腹泻、发热、头晕、外周血嗜酸性粒细胞增多等;自虫体前端逸出的幼虫可形成皮下肿块、皮肤水疱、蜂窝织炎、脓肿甚至皮肤溃疡等。此外,虫体还可以侵犯中枢神经系统,引起瘫痪;亦可以引起眼部、心脏和泌尿生殖系统的病变;后遗症有关节炎、滑膜炎、关节强直甚至萎缩等。

【实验室病原学检查】

通过手术自皮肤肿块内检获雌虫可确诊,抽取水疱组织液体涂片,在显微镜下检获幼虫也可确诊。

【各阶段形态】

1. **成虫** 虫体形似粗白线,前端钝圆,体表光滑,镜下可见细密环纹。雌虫长 60~120mm,宽 0.9~2.0mm,双管型子宫内含有大量第 1 期幼虫;雄虫长 12~40mm,宽 0.4mm,末端向腹面卷曲,具有 2 根交合刺。

2. **第 1 期幼虫(杆状蚴)** 第 1 期幼虫长 550~760μm,宽 15~30μm,体表可见明显的纤细环纹,尾尖细,尾部约占体长的 1/3,有尾感器 1 对。

(孙 希 龚道元)

七、肾膨结线虫

【概述】

1. **发育阶段与宿主** 生活史包括虫卵、幼虫和成虫 3 个发育阶段。终宿主为犬、水貂、狼和褐家鼠等动物,人偶尔可作为终宿主被感染,第一中间宿主为蛭蚓科和带丝蚓科的寡毛纲环节动物,第二中间宿主为淡水鱼和蛙。

2. **感染阶段** 主要是第 3 期幼虫和第 4 期幼虫。

3. **人体内移行途径及寄生部位** 人生食或半生食含有第 3 期或第 4 期幼虫的淡水鱼或蛙,或吞食生水中的或水生植物上的含有本虫幼虫的环节动物而感染→幼虫穿过肠壁进入血流→移行至肾盂,发育为成虫并产卵→虫卵随尿液排出体外。成虫主要寄生在肾,亦可寄生在膀胱、卵巢、子宫、肝和腹腔等部位。

4. **致病性** 成虫致病。肾膨结线虫寄生在肾中,可导致肾体积增大、肾小球和肾盂黏膜乳头变性,后期导致肾萎缩。临床表现主要有血尿、腰痛和肾绞痛,可并发肾盂肾炎、肾结石和肾功能障碍等。

【实验室病原学检查】

主要是取尿液检查虫体或直接涂片,用低倍镜检查虫卵,用高倍镜鉴别虫体和虫卵特征。但若虫体寄生于泌尿系统以外的部位,或者只有雄虫感染的病例,则无法查出虫卵。

【各阶段形态】

1. **成虫** 圆柱形,活体呈血红色,体表具有横纹,雄虫长 9.8~10.3cm,宽 0.12~0.18cm,尾端有 1 无肋的钟形交合伞。雌虫长 16~22cm,宽 0.21~0.28cm。见图 2-10-8。

2. **虫卵** 大小为(60~80)μm×(39~46)μm,椭圆形,棕黄色,卵壳厚,无卵盖,卵壳表面有许多明显的小凹陷。

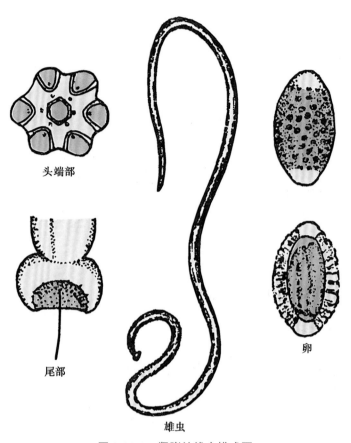

头端部

尾部

雄虫

卵

图 2-10-8 肾膨结线虫模式图

（曹 喻 龚道元）

八、肝毛细线虫

【概述】

1. **发育阶段与宿主** 生活史包括虫卵、幼虫和成虫 3 个阶段；终宿主是鼠类、猫、犬、猪、狸、猴、黑猩猩等动物及人，不需要中间宿主。

2. **感染阶段** 感染期虫卵。

3. **在人体内移行途径及寄生部位** 感染期虫卵经口进入消化道→幼虫在盲肠孵出→进入肠黏膜→肠系膜静脉、门静脉→寄生于人体肝脏。

4. **致病性** 成虫、虫卵均可致病。雌虫在肝内移行，产卵，肝实质由于虫卵的沉积而发生肉芽肿反应和脓肿样病变，可伴外周血嗜酸性粒细胞增加。

【实验室病原学检查】

肝组织活检找到成虫、幼虫和虫卵为真性感染的可靠诊断方法。生食受感染动物的肝脏会导致假性感染，此时可在粪便、痰液涂片中，用低倍镜发现虫卵，但人并未获得感染，真性感染在人粪便和痰中无虫卵排出。

【各阶段形态】

1. **成虫**　线状,体纤细,乳白色。雌虫大小为(53~78)mm×(0.11~0.20)mm,尾端呈钝锥形;雄虫大小为(24~37)mm×(0.07~0.10)mm。雄虫在突出的鞘膜内有1个纤细的交合刺,长0.43~0.50mm,见图2-10-9。

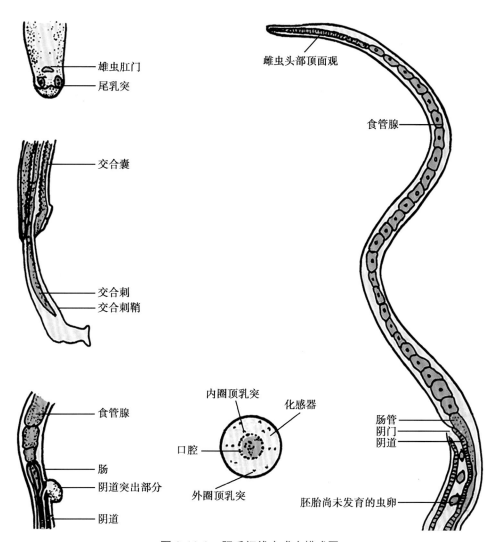

雄虫肛门
尾乳突
交合囊
交合刺
交合刺鞘
食管腺
肠
阴道突出部分
阴道
内圈顶乳突
化感器
口腔
外圈顶乳突
雌虫头部顶面观
食管腺
肠管
阴门
阴道
胚胎尚未发育的虫卵

图 2-10-9　肝毛细线虫成虫模式图

2. **虫卵**　呈橄榄球形,黄色,卵壳较厚,无卵盖。大小为(50~65)μm×(25~30)μm。与鞭虫卵相似,但较大。虫卵两端各有1个不突出的透明栓,内含1个未分裂的卵细胞,卵壳有双层膜,外层有明显的凹窝,两层膜之间有放射状纹。见图2-10-10。

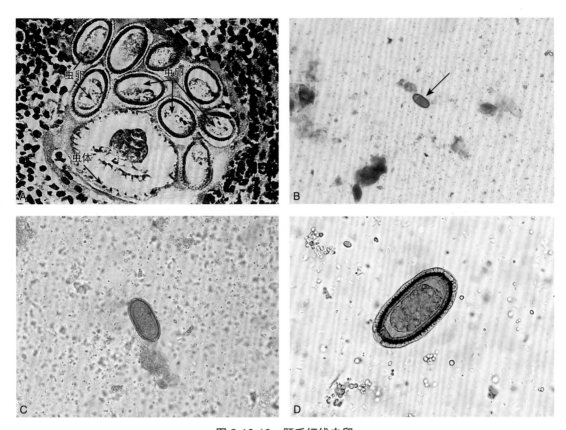

图 2-10-10 肝毛细线虫卵

A:肝毛细线虫在肝内;B:虫卵(×100);C:虫卵(×400);D:虫卵(×1 000)。

（曹 喻 张式鸿）

九、异尖线虫

【概述】

1. **发育阶段与宿主** 生活史包括虫卵、幼虫和成虫。终宿主为海豚、鲸类、海狮和海豹等海栖哺乳动物,人可作为非正常宿主,第一中间宿主为浮游类和甲壳类动物,第二中间宿主为海鱼和某些软体动物。

2. **感染阶段** 第 3 期幼虫。

3. **人体内移行途径及寄生部位** 人生食或半生食含有第 3 期幼虫的浮游类动物、甲壳类动物、海鱼或某些软体动物→幼虫经口侵入→钻入咽喉、胃肠道黏膜及黏膜下层,消化道外的异尖线虫可发育为第 4 期幼虫→穿过消化道壁进入腹腔→进入肝、胰、大网膜、卵巢、腹壁(皮下),或侵犯咽喉部、口腔黏膜和扁桃体等。虫体主要寄生在胃肠壁。

4. **致病性** 幼虫致病。消化道内的第 3 期幼虫可释放蛋白水解酶,导致一系列炎症反应,甚至引起肠腔狭窄和肠梗阻。消化道外的第 3 期幼虫可发育为第 4 期幼虫,可在体内移行,引起消化道外的异尖线虫病。多在食入海鱼后 2~20h 发病,为突发的上腹部剧痛,并有呕吐、饱胀,偶有腹泻等症状。表现可分为胃肠型、异位寄生型(肠外感染)和过敏反应型。

【实验室病原学检查】

肠内异尖线虫病主要通过纤维内镜,取出虫体,并镜下观察虫体形态而确诊。肠外异尖线虫病,需要做活组织检查发现虫体方能确诊。

【各阶段形态】

1. **成虫**　不同属的成虫形态差异较大。主要形态特征:体稍粗短,头部细并且向尾部逐渐变粗,长约65mm,宽约2mm,白色稍带黄,交合刺长短不等,其比例为1:1.5,雌虫阴门位于虫体中央稍后处,距头端约60%。胃为长方形,角皮上有30μm左右宽的条纹。

2. **幼虫**　第3期幼虫体长13.5~30mm,头部较尾部尖细,头部有唇块,在腹侧有一明显的钻齿,中肠部体宽为430~550μm,无侧翼。

（曹　喻　贺　锋）

第三章

医学吸虫检验形态学

第一节 华支睾吸虫

【概述】

1. **发育阶段与宿主** 俗称肝吸虫,其生活史包括成虫、虫卵、毛蚴、胞蚴、雷蚴、尾蚴、囊蚴、童虫8个阶段。终宿主为人及肉食哺乳动物(犬、猫等),第一中间宿主为淡水螺类,如豆螺、沼螺、涵螺等,第二中间宿主为淡水鱼、虾。

2. **感染阶段** 囊蚴。

3. **在人体内移行途径及寄生部位** 人误食了含活囊蚴的淡水鱼、虾等→囊蚴在十二指肠内脱囊→发育为童虫,进入胆总管,沿胆汁逆流→在肝胆管内寄生,发育为成虫并产卵。

4. **致病性** 主要是肝脏损伤,成虫寄生可引起胆管内膜及胆管周围的超敏反应及炎性反应,出现胆管局限性的扩张及胆管上皮增生。感染严重时在门脉区周围可出现纤维组织增生和肝细胞的萎缩变性,甚至形成胆汁性肝硬化、胆管炎、胆囊炎、胆管肝炎或阻塞性黄疸。由于胆汁流通不畅,往往容易合并胆管感染和胆石症。部分患者因胆管上皮细胞增生严重导致胆管癌。

【实验室病原学检查】

取材以粪便标本为主,通过直接涂片法、定量透明厚涂片法(改良加藤法)和集卵法找到虫卵可确诊,也可将胆汁、十二指肠引流液等标本离心浓缩,查找虫卵。临床上对患者进行胆汁引流治疗时,发现活成虫也可作为诊断的依据。

【各阶段形态】

1. **成虫** 体形狭长,大小为(10~25)mm×(3~5)mm,半透明,背腹扁平,前端稍窄,后端钝圆,状似葵花子,体表无棘,雌雄同体,见图3-1-1。

2. **囊蚴** 呈球形,大小约为0.138mm×0.15mm,囊壁分两层。囊内幼虫运动活跃,可见口、腹吸盘,排泄囊内含黑色颗粒,见图3-1-2。

3. **虫卵** 大小为(27~35)μm×(12~20)μm,形似芝麻,淡黄褐色,一端较窄且有盖,卵盖周围的卵壳增厚,形成肩峰,另一端有小疣,内含有毛蚴,见图3-1-3A~图3-1-3F。虫卵和灵芝孢子的形态容易混淆,其鉴别见表3-1-1和见图3-1-3G~图3-1-3J。

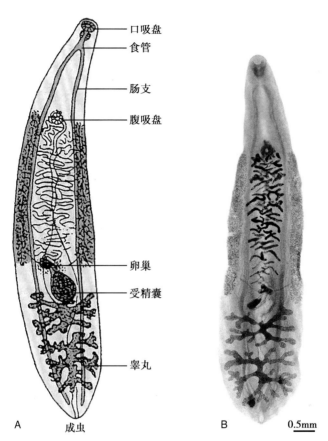

图 3-1-1 华支睾吸虫成虫
A:模式图;B:卡红染色。

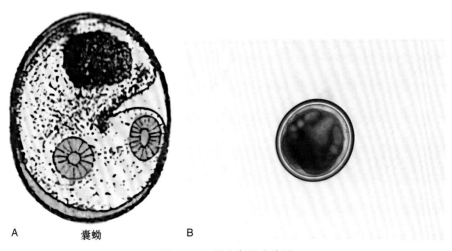

图 3-1-2 华支睾吸虫囊蚴
A:模式图;B:未染色(×100)。

63

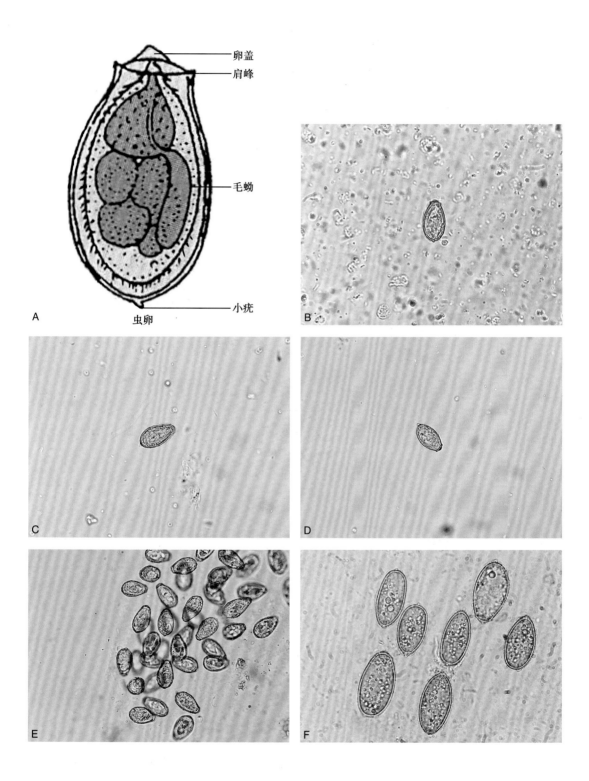

卵盖

肩峰

毛蚴

小疣

A　虫卵

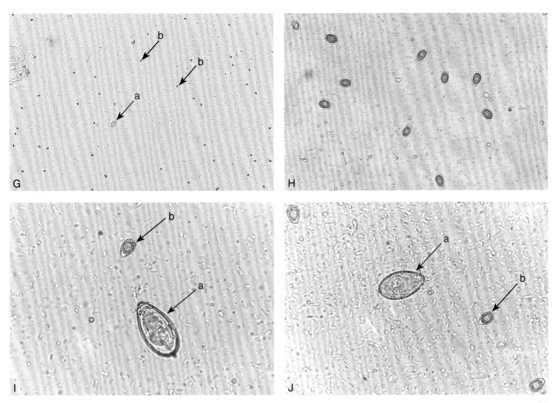

图 3-1-3 华支睾吸虫虫卵

A:模式图;B:虫卵(×400);C:虫卵(×400);D:虫卵(×400);E:胆汁中的虫卵(×400);F:胆汁中的虫卵(×1 000);G:华支睾吸虫虫卵(a)和灵芝孢子(b)(×100);H:灵芝孢子(×400);I:华支睾吸虫虫卵与灵芝孢子(×1 000),a 为华支睾吸虫虫卵,b 为灵芝孢子;J:华支睾吸虫虫卵与灵芝孢子(×1 000),a 为华支睾吸虫虫卵,b 为灵芝孢子。

表 3-1-1 华支睾吸虫虫卵与灵芝孢子的形态鉴别

鉴别点	华支睾吸虫虫卵	灵芝孢子
大小	约 30μm	约 10μm
密度	低,数量一般较少	高,数量较多
肩峰	有	无
卵盖	有	无
小疣	有	无
细胞壁	无	有

(陈丽惠 孔 虹)

第二节 日本血吸虫

【概述】

1. **发育阶段与宿主** 生活史包括虫卵、毛蚴、母胞蚴、子胞蚴、尾蚴、童虫和成虫 7 个阶段。终宿主为人、猪、牛和犬等多种哺乳动物,唯一的中间宿主为钉螺。

2. **感染阶段** 尾蚴。

3. **人体内移行途径及寄生部位** 尾蚴侵入皮肤→随血流经右心到肺→在肝内门静脉分支处发育→移行至门脉 - 肠系膜静脉系统,寄居产卵→部分虫卵伴肠壁坏死组织落入肠腔,随粪便排出体外;部分虫卵经肝门静脉至肝脏组织中沉积。成虫寄生在门脉 - 肠系膜静脉系统。

4. **致病性** 日本血吸虫虫卵致病性最强。虫卵在肝、肠壁等处沉积,可导致肉芽肿形成,进而引起肝硬化、肠壁硬化。患者感染 5~8 周后出现发热、腹痛、腹泻、肝脾肿大、嗜酸性粒细胞增多等,称为急性血吸虫病。急性期未及时治疗或多次轻症感染的患者可发展为慢性期甚至晚期血吸虫病。成虫还可寄生在肺、脑、皮肤、心包、肾脏等组织器官,引起异位血吸虫病。尾蚴可引起尾蚴性皮炎,童虫移行和成虫寄生可引起机械损伤,其代谢产物、排泄物等可引起超敏反应。

【实验室病原学检查】

采集粪便标本,用直接涂片法、改良加藤厚涂片法或尼龙绢集卵法等方法,低倍镜检查虫卵,高倍镜鉴别形态和组织结构,后两种检测方法检出率高。还可通过毛蚴孵化法检查毛蚴,检出率较直接涂片法高。慢性或晚期血吸虫病患者从粪便检出虫卵相当困难,直肠镜活检有助于发现肠黏膜内沉积的虫卵。

【各阶段形态】

1. **成虫** 虫体呈圆柱状,外观似线虫,雌雄异体,雄虫为乳白色,大小为(10~20)mm×(0.50~0.55)mm,背腹扁平,腹吸盘以下卷曲形成抱雌沟;雌虫为灰褐色,大小为(12~28)mm×(0.1~0.3)mm,腹吸盘不明显,常与雄虫呈合抱状态,见图 3-2-1。

2. **尾蚴** 叉尾型,长 280~360μm,分体部和尾部,尾部分叉,见图 3-2-2。

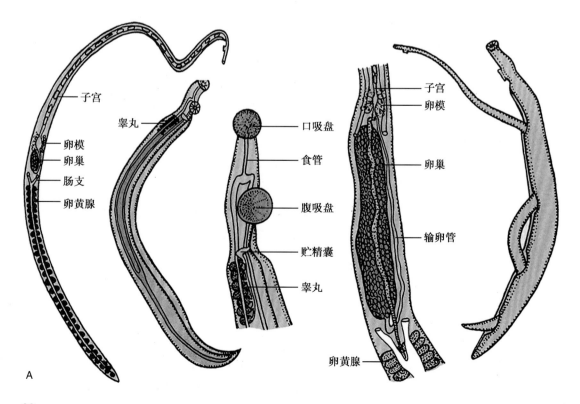

A

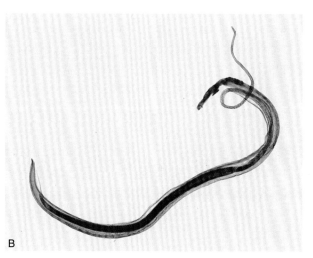

图 3-2-1 日本血吸虫成虫
A：模式图；B：雌雄合抱（卡红染色）。

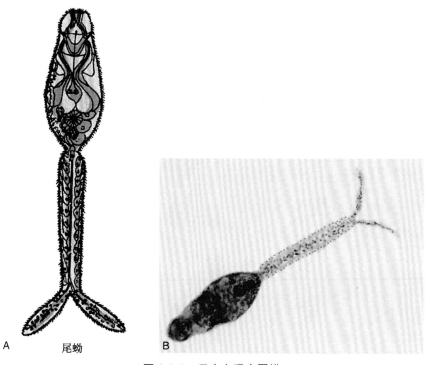

A 尾蚴 B

图 3-2-2 日本血吸虫尾蚴
A：模式图；B：卡红染色（×400）。

3. **毛蚴** 针尖样大小，平均大小为 $99\mu m \times 35\mu m$，运动时呈椭圆形，静止或固定后呈梨形，无色半透明，显微镜下观察可见其发亮、有折光性，周身有纤毛，多在水下 1~4cm 处游动，见图 3-2-3。

4. **虫卵** 大小为（65~106）$\mu m \times$（50~80）μm，呈椭圆或近圆形，淡黄色，卵壳厚薄均匀，无卵盖，内含一毛蚴。卵壳一侧有一短小的侧棘，表面常附着坏死组织，见图 3-2-4。

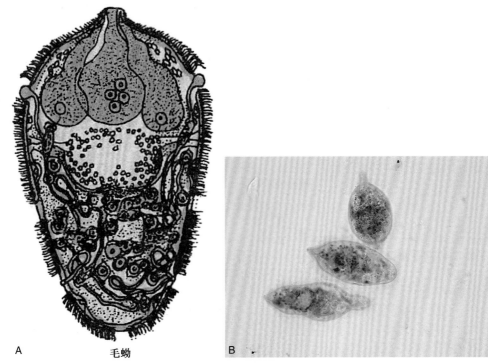

A　毛蚴

图 3-2-3　日本血吸虫毛蚴

A：模式图；B：卡红染色（×400）。

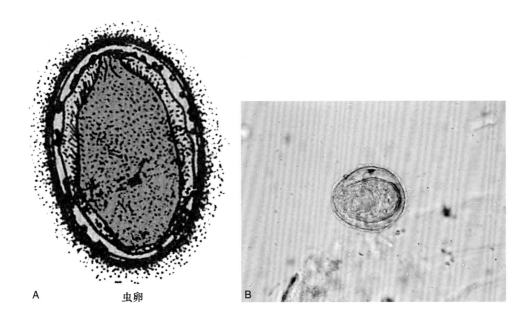

A　虫卵

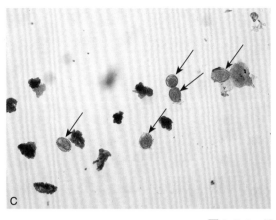
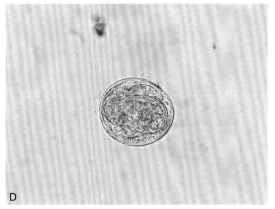

图 3-2-4 日本血吸虫虫卵

A：模式图；B：虫卵（×400）；C：虫卵（×100）；D：虫卵（×400）。

（潘 巍 陈丽惠）

第三节 并 殖 吸 虫

一、卫氏并殖吸虫

【概述】

1. **发育阶段与宿主** 又称肺吸虫,生活史包括虫卵、毛蚴、胞蚴、母雷蚴、子雷蚴、尾蚴、囊蚴、后尾蚴、童虫和成虫 10 个阶段。终宿主是人和多种肉食类哺乳动物,第一中间宿主为腹足纲的淡水螺类,第二中间宿主为甲壳纲的蝲蛄、蟹、虾等。

2. **感染阶段** 囊蚴。

3. **人体内移行途径及寄生部位** 人食用含有活囊蚴的溪蟹和蝲蛄等,囊蚴进入消化道→进入小肠→脱囊成童虫→穿过肠壁,进入腹腔→穿过膈肌,经胸腔到肺→在肺内定居,发育为成虫,主要寄生于肺部,也可累及全身。

4. **致病性** 童虫或成虫在人体组织与脏器内移行和寄居,常造成宿主机械性损伤,其代谢产物可引起免疫病理反应。临床表现与感染的时间、程度及宿主的免疫力相关。除少数为急性表现外,多数为慢性过程。慢性肺吸虫病按照器官损害的部位不同,可分为胸肺型、腹肝型、皮下型、脑脊髓型、亚临床型及其他类型。

【实验室病原学检查】

在痰液、粪便中查找虫卵。取痰液标本直接涂片,或用 10% NaOH 浓集法,低倍镜检查虫卵,高倍镜鉴别,浓集法检出率高;手术摘除的皮下包块也可查找虫卵、童虫或虫体,镜检可见嗜酸性粒细胞肉芽肿及夏科 - 雷登结晶。

【各阶段形态】

1. **成虫** 椭圆形,暗红色,肥厚,腹面扁平,背面稍隆起,大小为（7~12）mm×（4~6）mm,口、腹吸盘大小相似,分别位于虫体前端及腹面中线前缘。成虫具有消化器官和生殖器官。卵巢分 6 叶,两个睾丸呈 5~6 叶指状分支。见图 3-3-1。

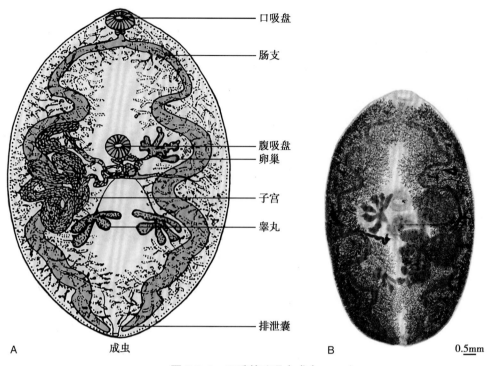

图 3-3-1　卫氏并殖吸虫成虫
A：成虫模式图；B：卡红染色。

2. **囊蚴**　大小为（320~436）μm×（320~420）μm，呈球形，乳白色，有两层囊壁，外薄内厚，内含后尾蚴，显微镜下可见虫体的排泄囊和两个弯曲的肠支，见图 3-3-2。

3. **虫卵**　大小为（80~118）μm×（48~60）μm，呈不对称的椭圆形，金黄色，卵壳薄厚不均，卵盖大而扁平，略向一侧倾斜，有盖端宽，无盖端稍窄，无盖端卵壳厚，卵内含一个卵细胞和多个卵黄细胞，见图 3-3-3。

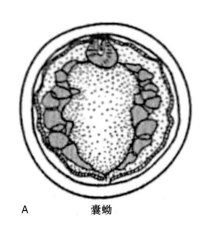

A　囊蚴

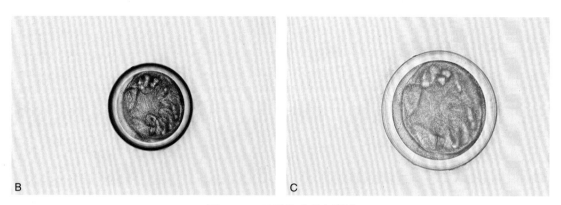

图 3-3-2　卫氏并殖吸虫囊蚴
A：囊蚴模式图；B：未染色（×100）；C：未染色（×400）。

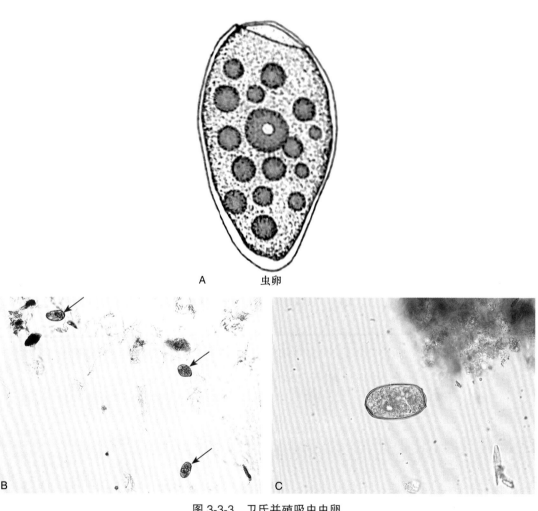

图 3-3-3　卫氏并殖吸虫虫卵
A：模式图；B：未染色（×100）；C：未染色（×400）。

（孔　虹　夏　慧）

二、斯氏并殖吸虫

【概述】

1. **发育阶段与宿主** 发育阶段包括虫卵、毛蚴、胞蚴、母雷蚴、子雷蚴、尾蚴、囊蚴、童虫和成虫9个阶段。第一中间宿主属于圆口螺科的小型及微型螺类,第二中间宿主为多种溪蟹和石蟹。多种动物,如蛙、鸟、鸡、鸭、鼠等可作为本虫的转续宿主。终宿主为猫科、犬科等多种家养或野生动物,如果子狸、猫、犬等。人是该虫的非适宜宿主。

2. **感染阶段** 囊蚴。

3. **在人体内的移行途径及寄生部位** 生水里的囊蚴,或转续宿主肉类里的童虫被人摄入→童虫或幼虫在人体内移行。无固定寄生部位。

4. **致病性** 皮肤型幼虫移行症主要表现为皮下结节或包块,以游走性为特征;内脏型幼虫移行症因虫体侵犯部位不同而表现各异。临床上误诊率高。

【实验室病原学检查】

痰和粪便中找不到虫卵,皮下包块活组织检查可见童虫。

【各阶段形态】

1. **成虫** 虫体狭长,呈梭形,长11.0~18.5mm,宽3.5~6.0mm,虫体最宽处在虫体前1/3或稍后处,腹吸盘略大于口吸盘,位于体前约1/3处。卵巢位于腹吸盘后侧,形如珊瑚。睾丸有2个,左右并列,为长形,有分支。见图3-3-4。

2. **囊蚴** 呈圆球形,比卫氏并殖吸虫囊蚴大,直径一般≥420μm,内层囊壁较薄,后尾蚴占满囊内空间。

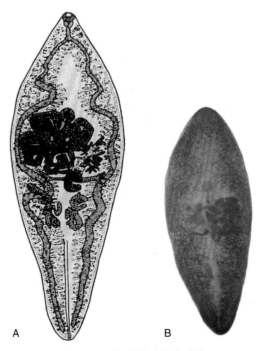

A   B

图3-3-4 斯氏并殖吸虫成虫

A:模式图;B:成虫。

3. **虫卵**　与卫氏并殖吸虫虫卵相似,呈略不对称的椭圆形,前部或中部较宽,后端略窄,卵壳增厚,其内含 1 个卵细胞和多个卵黄细胞,见图 3-3-5。

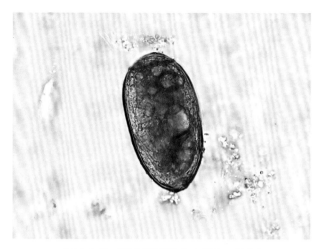

图 3-3-5　斯氏并殖吸虫虫卵(×400)

（刘士广　夏　慧）

第四节　布氏姜片吸虫

【概述】

1. **发育阶段与宿主**　布氏姜片吸虫生活史包括虫卵、毛蚴、胞蚴、母雷蚴、子雷蚴、尾蚴、囊蚴、后尾蚴和成虫 9 个阶段;终宿主是人及猪,中间宿主是扁卷螺,以菱角、荸荠、茭白、水浮莲、浮萍等水生植物为传播媒介。

2. **感染阶段**　囊蚴。

3. **在人体内移行途经及寄生部位**　囊蚴经口进入消化道→后尾蚴逸出,附着于十二指肠或空肠上段黏膜→吸取营养,1~3 个月发育为成虫。成虫最终寄生于小肠上段。

4. **致病性**　成虫致病。成虫移行可引起黏膜坏死、脱落,引发炎症、点状出血、水肿甚至溃疡或脓肿。轻度感染可无明显症状;中度感染者可出现腹痛、腹泻、消化不良,腹泻与便秘可交替出现,甚至出现肠梗阻;重度感染者上述临床表现更加严重,甚至出现贫血、消瘦、腹水,儿童可伴智力减退和发育障碍,少数甚至危及生命。虫体代谢产物也可被宿主吸收,引起超敏反应。

【实验室病原学检查】

粪便直接涂片,低倍镜检查有无虫卵,可用高倍镜观察结构特征;采用离心沉淀法、水洗自然沉淀法和改良加藤法检出率更高,低度感染者可采用浓集法提高检出率。少数患者的呕吐物或粪便中偶可发现成虫。

【各阶段形态】

1. **成虫**　呈长椭圆形,硕大,长 20~75mm,宽 8~20mm,厚 0.5~3mm,呈肉红色,前窄后宽,肌肉肥厚。有两个吸盘,距离较近,口吸盘直径约 0.5mm,腹吸盘为口吸盘的 4~5 倍。雌雄同体,卵巢位于中前方,睾丸位于后半部,呈珊瑚状,见图3-4-1。

2. **囊蚴**　呈扁圆形,有两层囊壁,外层呈草帽状,易破,内层呈扁圆形,透明,坚韧不易破。囊内后尾蚴的排泄囊两侧的集合管中含有许多折光颗粒。

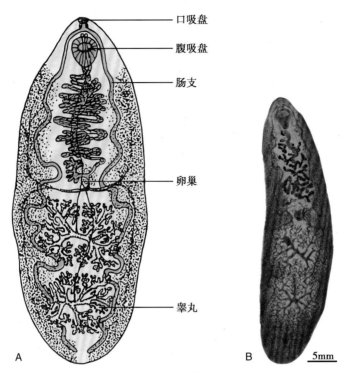

口吸盘

腹吸盘

肠支

卵巢

睾丸

5mm

A　　　　　　　B

图 3-4-1　布氏姜片吸虫
A:模式图;B:卡红染色。

3. **虫卵**　呈长椭圆形,大小为(130~140)μm×(80~85)μm,卵壳薄且均匀,呈淡黄色,含有1个卵细胞和20~40个卵黄细胞,虫卵一端具有不明显的小盖,见图3-4-2。

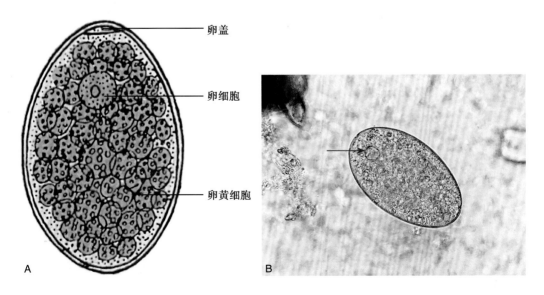

卵盖

卵细胞

卵黄细胞

A　　　　　　　B

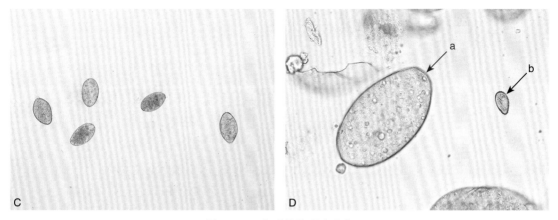

图 3-4-2　布氏姜片吸虫虫卵

A:模式图;B:箭头所指为卵细胞(×400);C:虫卵(×100);D:布氏姜片吸虫虫卵(a)与华支睾吸虫虫卵(b)
(×400)。

(夏　慧　曹　喻)

第五节　肝片形吸虫

【概述】

1. 发育阶段与宿主　生活史包括虫卵、毛蚴、胞蚴、母雷蚴、子雷蚴、尾蚴、囊蚴、童虫和成虫 9 个阶段。终宿主为人、羊和牛等哺乳动物,中间宿主为椎实螺。

2. 感染阶段　囊蚴。

3. 人体内移行途径及寄生部位　人吞食囊蚴→在十二指肠脱囊→穿出肠壁到腹腔,或经肠系膜静脉、淋巴管→肝脏→在胆管发育为成虫并产卵→虫卵随胆汁流入肠道,排出体外。成虫寄生在肝胆管。

4. 致病性　主要有 3 个方面:①童虫移行过程中不断破坏组织和摄取组织为食,出现急性症状如高热、腹痛等,可引起急性肝炎、内出血及腹膜炎;②成虫对胆管的机械损害和其分泌代谢物产生的毒性作用,可引起胆管炎症、胆管上皮增生和胆管周围纤维化,最终引起胆道梗阻;③成虫异位寄生于肺、胃、脑、眼眶及皮下等处,引起肝外肝片形吸虫病。

【实验室病原学检查】

主要是取粪便或十二指肠引流液,用直接涂片法,低倍镜检查虫卵,高倍镜确认虫卵类型。注意需要与姜片虫卵、棘口吸虫卵鉴别。剖腹探查或肝胆管手术中可肉眼发现成虫。

【各阶段形态】

1. 成虫　大小约 30mm×13mm,呈柳叶形,棕红色,雌雄同体。虫体中间最宽,前端有明显的头锥,尾端呈"V"形;口吸盘位于头锥前端,腹吸盘较小,见图 3-5-1。

2. 虫卵　大小为(130~150)μm×(63~90)μm,长椭圆形,淡黄褐色,卵壳较薄,卵盖略大,虫卵内有 1 个卵细胞和多个卵黄细胞,卵细胞较易见到,见图 3-5-2。

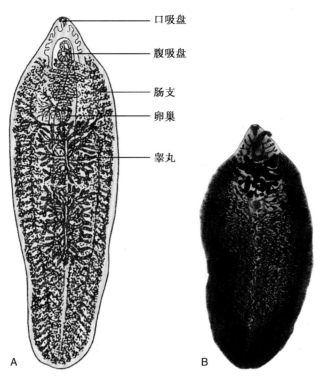

口吸盘

腹吸盘

肠支

卵巢

睾丸

A

B

图 3-5-1 肝片形吸虫成虫
A:模式图；B:成虫（苏木精染色）。

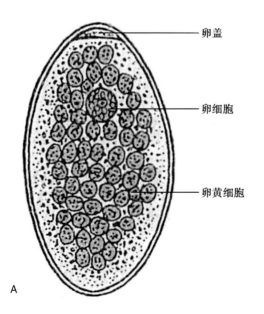

卵盖

卵细胞

卵黄细胞

A

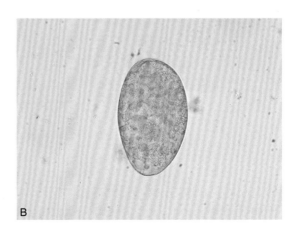

B

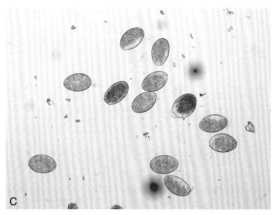
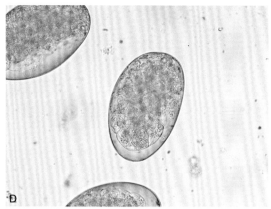

图 3-5-2　肝片形吸虫虫卵

A：模式图；B：虫卵（×400）；C：虫卵（×100）；D：虫卵（×400）。

（潘 巍　杨军军）

第六节　其他医学吸虫

一、异形吸虫

【概述】

异形吸虫是指属于异形科的一类小型吸虫。我国常见的异形吸虫有异形异形吸虫、横川后殖吸虫和微小后殖吸虫等。

1. 发育阶段与宿主　各种异形吸虫生活史基本相同，主要包括虫卵、毛蚴、胞蚴、雷蚴、尾蚴、囊蚴和成虫 7 个阶段；终宿主是人、鸟类及其他哺乳动物，第一中间宿主是淡水螺，第二中间宿主是淡水鱼或蛙。

2. 感染阶段　囊蚴。

3. 在人体内移行途径及寄生部位　人吞食含有活囊蚴的淡水鱼或蛙而被感染→囊蚴在消化道内脱囊→在小肠发育为成虫并产卵。成虫寄生于小肠。

4. 致病性　成虫和虫卵均可致病。成虫在小肠一般只引起轻度炎症，如侵入肠壁则可造成组织脱落、压迫性萎缩与坏死，引起腹泻及消化功能紊乱，重度感染可致患者严重消瘦。成虫侵入组织可致组织增生和纤维化。虫卵在人体各组织引起急性或慢性损害，严重者可致死。

【实验室病原学检查】

粪便直接涂片，低倍镜检查有无虫卵，高倍镜观察结构特征；沉淀法检出率更高。另外，成虫和虫卵均可在各人体组织中检出。

【各阶段形态】

1. 成虫　体长多为 0.3~0.5mm，最大不超过 3mm，体表有鳞棘，雌雄同体。虫体呈椭圆形，前半略扁，后半较肥大。

2. 虫卵　较小，各种异形吸虫的虫卵形态相似，大小为（28~30）μm×（15~17）μm，棕黄色，有卵盖，排出时卵内已含毛蚴，见图 3-6-1。

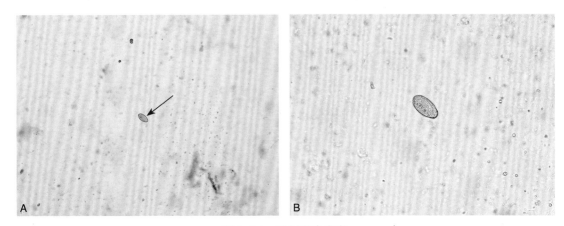

图 3-6-1　异形吸虫虫卵

A：虫卵（×100）；B：虫卵（×400）。

（曹　喻　莫云钧）

二、棘口吸虫

【概述】

棘口科吸虫种类繁多,寄生于人体的棘口吸虫主要分布于亚洲,已知的有 38 种。我国已报道的可在人体寄生的棘口吸虫有 16 种,主要有圆圃棘口吸虫、马来棘口吸虫、接睾棘口吸虫、卷棘口吸虫、曲领棘缘吸虫、日本棘隙吸虫、抱茎棘隙吸虫等。

1. **发育阶段与宿主**　棘口吸虫的生活史包括虫卵、毛蚴、胞蚴、雷蚴、尾蚴、囊蚴、童虫和成虫 8 个阶段;宿主主要是鸟、禽类,其次是哺乳类、爬行类动物,少数寄生于鱼类,也可寄生于人类,第一中间宿主为淡水螺类,第二中间宿主为淡水鱼、蛙或蝌蚪。

2. **感染阶段**　囊蚴。

3. **在人体内移行途径及寄生部位**　人因食入含囊蚴的第二中间宿主而感染→囊蚴在小肠脱囊→7~9d 发育为成虫。成虫主要寄生在人体的小肠上段。

4. **致病性**　轻度感染者常无明显症状,或者仅出现腹痛、腹泻或其他胃肠道症状,严重感染者可有厌食、下肢水肿、贫血、消瘦、发育不良,甚至死亡。

【实验室病原学检查】

常用粪便检查方法,如直接涂片法、沉淀法等,但多种棘口吸虫卵在形态上都很相似,不易区分,若能获得成虫,则有助于定种。

【各阶段形态】

1. **成虫**　棘口吸虫为肠道寄生的小型吸虫,如日本棘隙吸虫虫体大小为（1.16~1.76）mm×（0.33~0.50）mm,见图 3-6-2。虫体呈长形,体表有棘,雌雄同体。口吸盘位于体前端亚腹面,周围有环口圈或头冠,环口圈或头冠之上有 1 或 2 圈头棘。腹吸盘发达,位于体前部或中部的腹面。

2. **虫卵**　呈较大椭圆形,壳薄,有卵盖,见图 3-6-3。

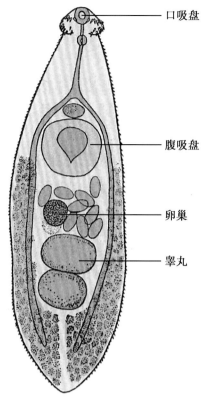

图 3-6-2　日本棘口吸虫模式图

口吸盘

腹吸盘

卵巢

睾丸

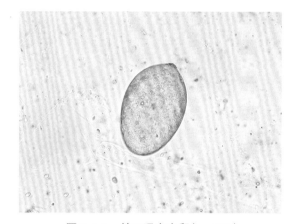

图 3-6-3　棘口吸虫虫卵（×400）

（柏世玉　莫云钧）

三、徐氏拟裸茎吸虫

【概述】

1. **发育阶段与宿主**　生活史尚未完全明确,已知阶段包括虫卵、毛蚴、囊蚴、尾蚴、后尾蚴和成虫 6 个阶段;终宿主为人类与涉水候鸟蛎鹬,第一中间宿主未知,第二中间宿主是牡蛎。

2. **感染阶段**　后尾蚴。

3. **在人体内移行途径及寄生部位**　人因食入含后尾蚴的牡蛎而感染→在小肠发育成成虫。主要寄生在人体的小肠,也可寄生于胰管、胆囊及胆管。

4. **致病性**　成虫在肠道寄生可引起肠绒毛萎缩和腺窝增生。感染者有肠胃不适和不同程度的消化不良,可侵犯胆囊、胰管,引起相应症状。

【实验室病原学检查】

由于虫体非常小且产卵量较少,容易漏检,可以通过回收粪便中的虫卵来诊断,但由于不同种的拟裸茎吸虫卵在形态上很难区别,所以确诊尚需要驱虫后进行成虫鉴定。

【各阶段形态】

1. **成虫**　虫体较小,其特征是存在腹凹。呈短卵圆形,前端椭圆,后端略尖,体长0.33~0.50mm,中部宽 0.23~0.33mm,雌雄同体,口吸盘大,两边各有一明显的侧凸。腹吸盘位于虫体后端 1/5~1/4 处。腹凹位于腹吸盘之前。见图 3-6-4。

79

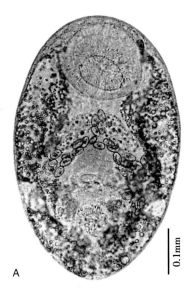
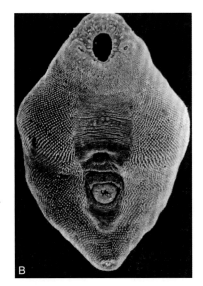

图 3-6-4　徐氏拟裸茎吸虫成虫

A：成虫腹面观；B：成虫扫描电镜图（显示口腹吸盘和腹凹）。

2. **虫卵**　椭圆形，长 0.020~0.025mm，宽 0.011~0.015mm，壳薄而透明，有明显的卵盖，见图 3-6-5，与本科不同种的其他虫卵不易鉴别。

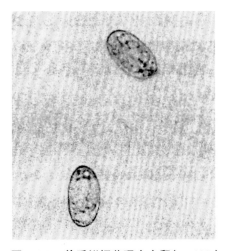

图 3-6-5　徐氏拟裸茎吸虫虫卵（×400）

（柏世玉　龚道元）

四、猫后睾吸虫

【概述】

1. **发育阶段与宿主**　生活史包括虫卵、毛蚴、胞蚴、雷蚴、尾蚴、囊蚴、后尾蚴和成虫 8 个阶段；终宿主是人和哺乳动物（如猫、犬、狐及野猪等）。第一中间宿主是李氏豆螺，第二中间宿主是淡水鱼类（主要是鲤科鱼类）。

2. **感染阶段**　囊蚴。

3. **在人体内移行途径及寄生部位**　人食入含活囊蚴的淡水鱼而感染→在消化液的作用下后尾蚴脱囊→逆胆汁流动方向进入肝胆管,发育为成虫,寄生于终宿主的肝胆管和胆囊内。

4. **致病性**　成虫寄生于人体的胆道,可以引起门脉周围性肝硬化、肝大及黄疸,个别可能发展为肝癌。轻度感染者无明显临床症状,感染较重时可出现腹痛、腹胀、腹泻或恶心、食欲减退等。

【实验室病原学检查】

诊断本病应询问有无生食或半生食鱼肉的习惯。病原学诊断主要是检查患者粪便中的虫卵,但与麝猫后睾吸虫虫卵难以区分。

【各阶段形态】

1. **成虫**　外形似华支睾吸虫,但略小,长 7~12mm,宽 1.5~2.5mm,雌雄同体。新鲜虫体为淡红色,体表光滑,前端较细,后端钝圆。口吸盘和腹吸盘几乎等大,直径为 0.25mm,结构见图 3-6-6。

2. **虫卵**　大小为（26~32）μm×（11~15）μm,黄褐色,长椭圆形,壳厚,有的虫卵不对称,有卵盖,无肩峰,小棘很少见到,卵内含有 1 个成熟的毛蚴,见图 3-6-7。

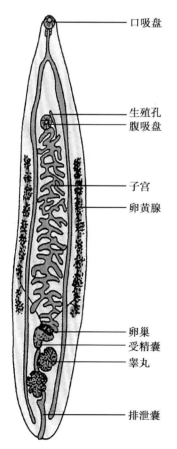

图 3-6-6　猫后睾吸虫成虫模式图

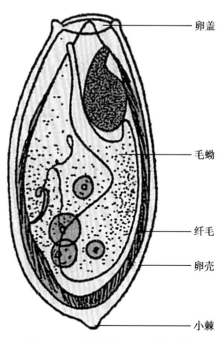

图 3-6-7　猫后睾吸虫虫卵模式图

（柏世玉　龚道元）

五、麝猫后睾吸虫

【概述】

1. **发育阶段与宿主**　生活史包括虫卵、毛蚴、胞蚴、雷蚴、尾蚴、囊蚴、后尾蚴和成虫8个阶段；终宿主是人和哺乳动物。第一中间宿主是豆螺,第二中间宿主是淡水鱼类。

2. **感染阶段**　囊蚴。

3. **在人体内移行途径及寄生部位**　人食入含活囊蚴的鱼肉而感染→在消化液的作用下后尾蚴脱囊→逆胆汁流动方向进入肝胆管,发育为成虫;寄生于终宿主的肝胆管和胆囊内。

4. **致病性**　致病机制和猫后睾吸虫相同,临床表现为腹泻、腹胀、肝大、肝区疼痛。

【实验室病原学检查】

诊断方法与猫后睾吸虫相同。

【各阶段形态】

1. **成虫**　形态与猫后睾吸虫相似,大小为(5.4~10.2)mm×(0.8~1.9)mm。雌雄同体,见图3-6-8。

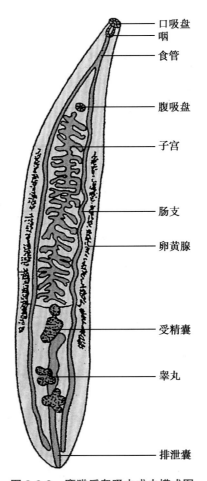

图 3-6-8　麝猫后睾吸虫成虫模式图

口吸盘
咽
食管
腹吸盘
子宫
肠支
卵黄腺
受精囊
睾丸
排泄囊

2. 虫卵 与华支睾吸虫卵相似,呈卵圆形或灯泡状,黄褐色,大小为(19~29)μm×(12~17)μm。一端有卵盖,另一端有突起,内含毛蚴,见图3-6-9。

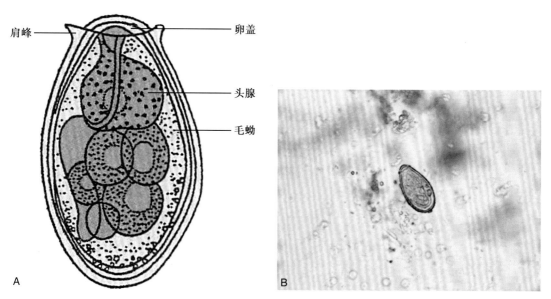

肩峰

卵盖

头腺

毛蚴

A

B

图 3-6-9 麝猫后睾吸虫虫卵
A:模式图;B:虫卵(×1 000)。

（柏世玉 龚道元）

第四章

医学绦虫检验形态学

第一节　链状带绦虫

【概述】

1. **发育阶段与宿主**　链状带绦虫俗称猪带绦虫或猪肉绦虫,其生活史包括虫卵、六钩蚴、囊尾蚴和成虫 4 个阶段;人是唯一终宿主,同时也可作为中间宿主;猪和野猪是中间宿主。

2. **感染阶段**　虫卵和囊尾蚴。

3. **在人体内移行途径及寄生部位**

(1)作为终宿主:人食入活囊尾蚴("米猪肉")→囊尾蚴在小肠头节外翻,吸盘和小钩固定在肠壁上,发育为成虫。

(2)作为中间宿主:人误食虫卵或孕节→六钩蚴在人体肠道内逸出→钻入小肠壁,随血流到达各组织内,形成囊尾蚴。

4. **致病性**　成虫和囊尾蚴均可致病。成虫引起链状带绦虫病,可有腹泻、恶心、腹部不适、消化不良等症状。囊尾蚴引起囊尾蚴病,俗称囊虫病。根据囊尾蚴寄生部位的不同,将囊尾蚴病分为皮下及肌肉型囊尾蚴病、脑囊尾蚴病、眼囊尾蚴病等。

【实验室病原学检查】

怀疑为绦虫病的患者,取粪便标本,可采用直接涂片法、饱和盐水浮聚法、沉淀法,低倍镜检查虫卵,高倍镜鉴别。另外还可在粪便中发现头节和孕节,将头节夹在两张载玻片之间轻压后,观察头节上的吸盘、顶突和小钩。孕节也可通过用墨汁染色压片法检查,肉眼计数孕节子宫分支,鉴别虫种。皮下及肌肉型囊尾蚴病可在皮下、浅表部位手术摘除结节,肉眼查找椭圆形白色半透明黄豆粒大小颗粒,用显微镜观察头节形态。眼囊尾蚴病、脑囊尾蚴病需要结合检眼镜、影像学设备来辅助诊断。

【各阶段形态】

1. **成虫**　雌雄同体,呈乳白色,略透明。扁平带状,从前向后逐渐变宽,长为 2~4m,由 700~1 000 个节片组成,可分头节、颈部和链体 3 部分,见图 4-1-1。

(1)头节:近似球形,直径为 0.6~1mm,有 4 个吸盘和 1 个顶突,顶突上有 25~50 个小钩,排成内、外两圈,见图 4-1-2。

(2)颈部:具有生发功能,可不断长出新节片。

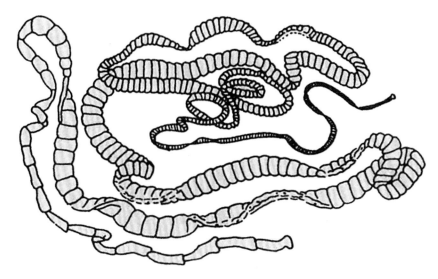

图 4-1-1　链状带绦虫成虫

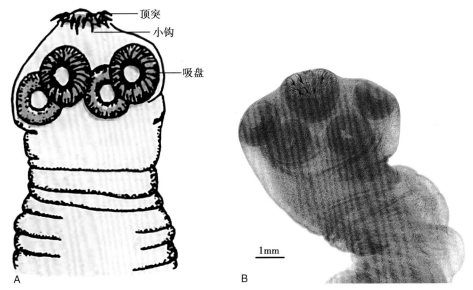

图 4-1-2　链状带绦虫头节
A：模式图；B：卡红染色。

（3）链体：分为幼节、成节和孕节。幼节短而宽，成节呈近方形，见图 4-1-3；孕节呈竖长方形，仅见充满虫卵的树枝状子宫分支，每侧 7~13 支，见图 4-1-4。

2. **囊尾蚴**　亦称囊虫。白色半透明，椭圆形，黄豆粒大小，大小为（8~10）mm×5mm，囊内充满透明囊液，内有乳白色头节，见图 4-1-5。

3. **虫卵**　链状带绦虫虫卵和肥胖带绦虫虫卵的形态在显微镜下难以区分，统称带绦虫虫卵。直径为 50~60μm，完整带绦虫虫卵呈圆形或近似球形，卵壳薄而透明，易破碎，卵壳脱落后形成不完整带绦虫虫卵，直径为 31~43μm，胚膜为棕黄色，较厚，具有放射状条纹，内含六钩蚴，见图 4-1-6。

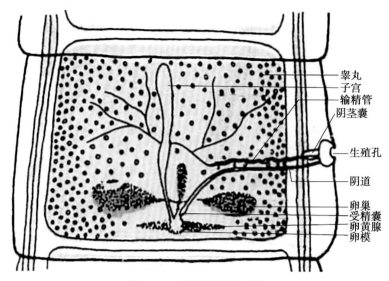

图 4-1-3　链状带绦虫成节

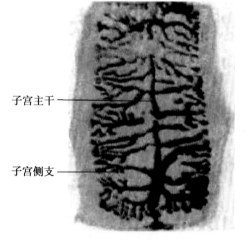

图 4-1-4　链状带绦虫孕节

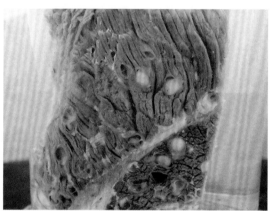

图 4-1-5　"米猪肉"中的囊尾蚴

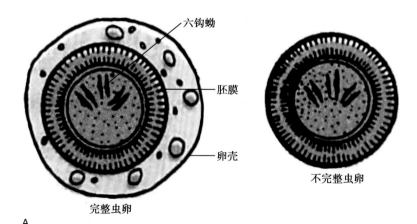

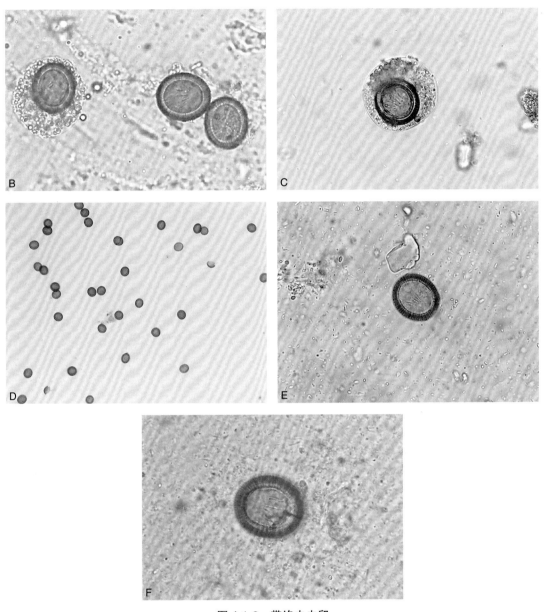

图 4-1-6　带绦虫虫卵

A:模式图;B:未染色(×400);C:完整带绦虫虫卵(×400);D:不完整带绦虫虫卵(×100);E:不完整带绦虫虫卵(×400);F:不完整带绦虫虫卵(×1 000)。

（罗　嫚　莫云钧）

第二节　肥胖带绦虫

【概述】

1. **发育阶段与宿主**　肥胖带绦虫俗称牛带绦虫、牛肉绦虫或无钩绦虫等,其生活史包括虫卵、六钩蚴、囊尾蚴和成虫 4 个阶段。人是肥胖带绦虫唯一的终宿主,牛、羊等是其中间宿主。

2. **感染阶段**　囊尾蚴。

3. **在人体内移行途径及寄生部位**　人食入含有牛囊尾蚴的牛肉→囊尾蚴经肠道消化液的作用,翻出头节并吸附于肠壁→经 8~10 周发育为成虫,寄生在小肠内→孕节逐节脱离链体→随粪便排出。

4. **致病性**　成虫寄生于人体小肠,引起肥胖带绦虫病。患者多无明显症状,或有轻微腹部症状。由于孕节活动力较强,常从肛门逸出,引起肛周瘙痒,多数患者都能自己发现排出的节片。脱落的孕节在回盲瓣处移动受阻时,因肠道蠕动加强,可引起回盲部剧痛。偶可导致阑尾炎、肠腔阻塞、肠穿孔等并发症。偶有节片在其他部位(如子宫腔、耳咽管等)的异位寄生报道。

【实验室病原学检查】

采用粪便涂片或肛门拭子法检查虫卵,用低倍镜查找,用高倍镜确认形态。患者直接排出的节片,可采用粪便淘洗法查找孕节和头节,肉眼观察孕节和头节,制片观察子宫分支数目和特征,以判定虫种和疗效。

【各阶段形态】

1. **成虫**　与链状带绦虫较相似,鉴别要点见表 4-2-1,成虫见图 4-2-1。

(1)头节及颈部:略呈方形,有 4 个杯状的吸盘,无顶突及小钩,颈部细长、不分节,靠近颈部的幼节较细小,短而宽,见图 4-2-2。

(2)成节:链体中部的成节略呈方形,见图 4-2-3。

(3)孕节:长度大于宽度,节内的生殖器官大多已退化,子宫充满了虫卵,向两侧发出分支,每侧各有 15~30 个分支,排列较整齐,其末端可再分为小支,见图 4-2-4。

表 4-2-1　链状带绦虫与肥胖带绦虫的形态区别

鉴别点	链状带绦虫	肥胖带绦虫
虫体长	2~4m	4~12m
节片	700~1 000 节,较薄,略透明	1 000~2 000 节,较厚,不透明
头节	球形,直径约 1mm,有顶突和 2 圈小钩,小钩有 25~50 个	略呈方形,直径为 1.5~2.0mm,无顶突
成节	卵巢分为 3 叶,即左右两叶和中央小叶	卵巢只分 2 叶,子宫前端常可见短小的分支
孕节	子宫分支不整齐,每侧为 7~13 支	子宫分支较整齐,每侧 15~30 支,支端多有分叉
囊尾蚴	头节有顶突和小钩,可寄生于人体,导致囊尾蚴病	头节无顶突及小钩,不寄生于人体

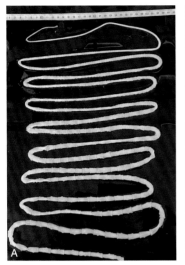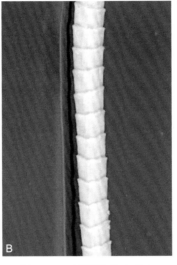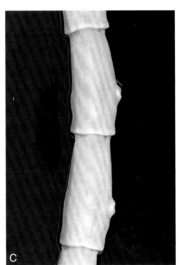

图 4-2-1　肥胖带绦虫成虫

A:虫体;B:成节;C:孕节。

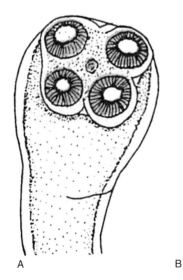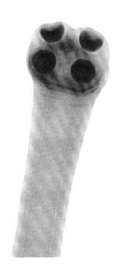

A　　　　　　　　　　B

图 4-2-2　肥胖带绦虫头节

A:模式图;B:卡红染色(× 100)。

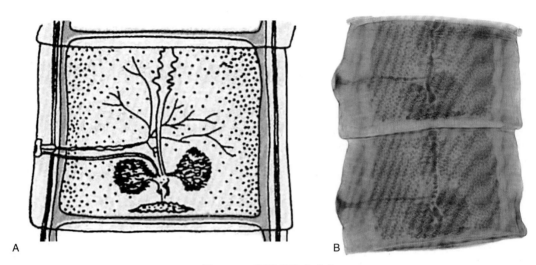

图 4-2-3 肥胖带绦虫成节

A：模式图；B：卡红染色（×40）。

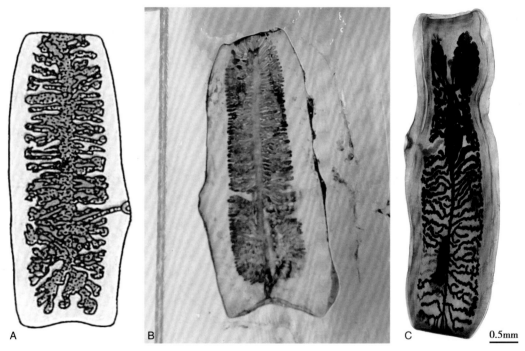

图 4-2-4 肥胖带绦虫孕节

A：模式图；B：墨汁注射染色；C：墨汁 - 卡红染色（×40）。

2. **虫卵** 肥胖带绦虫虫卵与链状带绦虫虫卵外形很难区分,形态相似,见图 4-2-5。

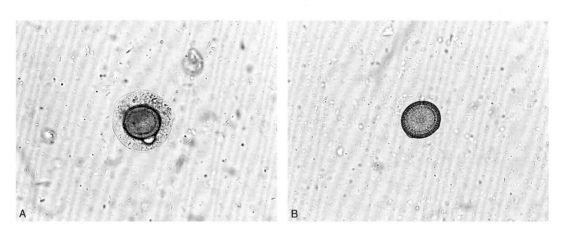

图 4-2-5 带绦虫虫卵(×400)
A:完整带绦虫虫卵;B:不完整带绦虫虫卵。

3. **囊尾蚴** 肥胖带绦虫囊尾蚴与链状带绦虫囊尾蚴相似,但头节无顶突与小钩。囊壁分内、外两层,内层有一处向囊内增厚,呈米粒大小白点,是向内翻卷收缩的头节,见图 4-2-6。

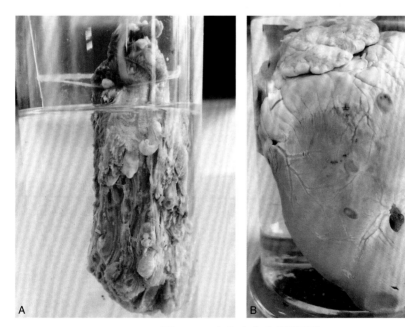

图 4-2-6 组织中寄生的囊尾蚴

(周玉利 茹进伟)

第三节　细粒棘球绦虫

【概述】

1. **发育阶段与宿主**　细粒棘球绦虫又称包生绦虫,其生活史包括虫卵、幼虫和成虫3个阶段。家畜等多种食草动物和人是中间宿主;犬、狼等犬科食肉动物是终宿主。

2. **感染阶段**　虫卵和孕节是中间宿主的感染阶段;棘球蚴是终宿主的感染阶段。

3. **在人体内移行途径及寄生部位**　虫卵经口进入消化道,六钩蚴孵出→进入肠壁,随血流到肝、肺、腹腔、胸腔、脾、脑、骨等组织器官处定植(寄生部位)→纤维性外囊包裹,囊内六钩蚴缓慢发育成棘球蚴。

4. **致病性**　幼虫(棘球蚴)致病,引起棘球蚴病(俗称"包虫病")。以机械损害为主,严重程度取决于棘球蚴的体积、数量、寄生时间和部位。常见症状有局部压迫和刺激症状,如累及肺部可出现呼吸急促、胸痛等呼吸道刺激症状;可出现毒性和过敏反应,常有荨麻疹、哮喘和血管神经性水肿等;棘球蚴囊破裂可造成继发性感染。

【实验室病原学检查】

可取手术后的棘球蚴囊液、疑似棘球蚴肿物的囊液直接涂片,胸腔积液、腹水、尿液等体液标本2 000r/min离心5~10min,取沉渣涂片,显微镜低倍镜检查棘球蚴砂、棘球蚴碎片,高倍镜鉴别。孕节和虫卵仅在终宿主粪便中检出。

【各阶段形态】

1. **成虫**　最小的绦虫之一,大小为(2~7)mm×(0.5~0.6)mm。虫体由头节、颈部和链体组成,链体由幼节、成节、孕节各一节组成。头节呈梨形,直径约0.3mm,含顶突和4个肌性吸盘,顶突有2圈放射状小钩,为28~60个,见图4-3-1。

2. **幼虫**　即棘球蚴,圆形囊状体,单发或多发,直径从不足1cm至40cm不等。棘球蚴囊壁分内、外两层,外层是角皮层,厚约1mm,乳白色、半透明,似粉皮状,较松脆,易破裂。内层是生发层(胚层),向囊内芽生出许多原头蚴和生发囊。原头蚴呈椭圆形或圆形,结构与成虫头节相似,但较小,大小约170μm×122μm。生发囊又称育囊,囊壁仅一个胚层,直径约1mm,内含5~40个原头蚴。从囊壁上脱落的原头蚴、育囊可悬浮于无色透明或微带黄色的棘球蚴液中,统称棘球蚴砂。见图4-3-2~图4-3-11。

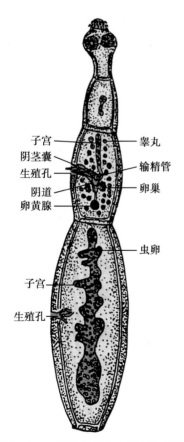

子宫
睾丸
阴茎囊
生殖孔
输精管
阴道
卵巢
卵黄腺
虫卵
子宫
生殖孔

图4-3-1　细粒棘球绦虫成虫模式图

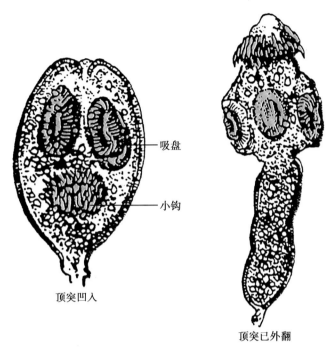

吸盘

小钩

顶突凹入

顶突已外翻

图 4-3-2 细粒棘球绦虫原头蚴模式图

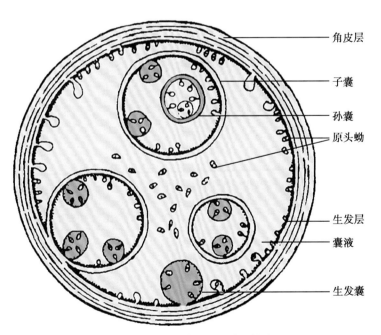

角皮层

子囊

孙囊

原头蚴

生发层

囊液

生发囊

图 4-3-3 细粒棘球绦虫棘球蚴模式图

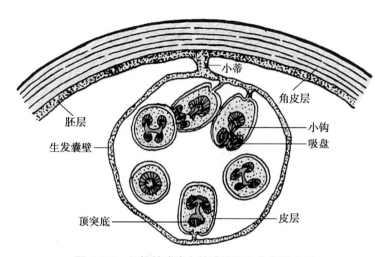

图 4-3-4 细粒棘球绦虫棘球蚴及生发囊模式图

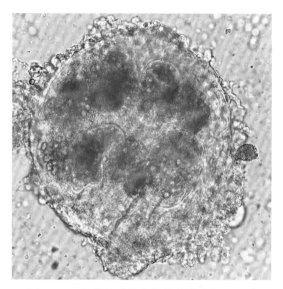

图 4-3-5 细粒棘球绦虫散落生发囊（×400）

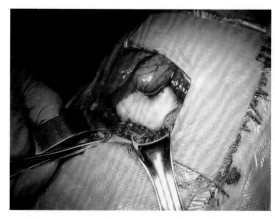

图 4-3-6 手术中见到的细粒棘球绦虫棘球蚴

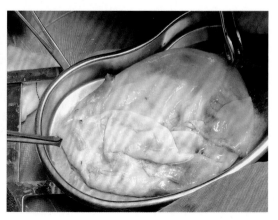

图 4-3-7 手术剥离

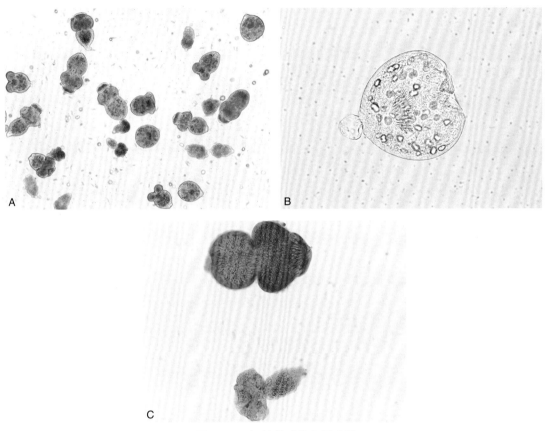

图 4-3-8　细粒棘球绦虫原头蚴

A: 未染色（ ×100); B: 未染色（ ×400); C: 卡红染色（ ×400 ）。

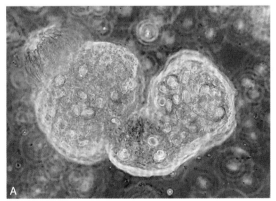
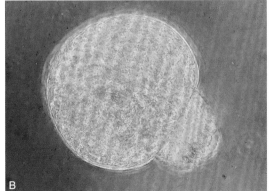

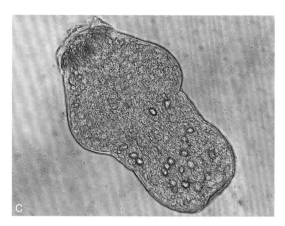

图 4-3-9　细粒棘球绦虫原头蚴（相差显微镜，×400）

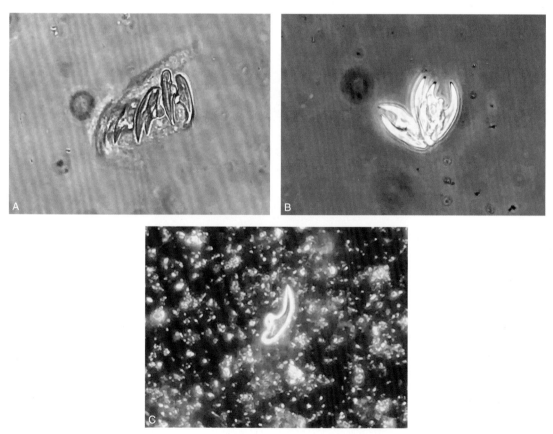

图 4-3-10　细粒棘球绦虫棘球蚴液中散落的小钩

A：普通显微镜（×400）；B：相差显微镜（×400）；C：暗视野显微镜（×400）。

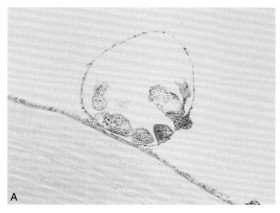
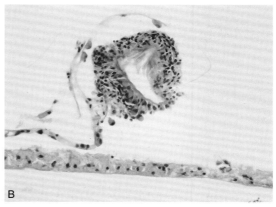
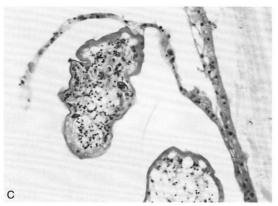

图 4-3-11 棘球蚴组织切片（HE 染色）

A：棘球蚴组织（×100）；B：棘球蚴组织（×400）；C：棘球蚴组织（×400）。

3. **虫卵** 在光镜下的形态特征与链状、肥胖带绦虫虫卵基本相同，难以区别。

（曹 科 李启欣）

第四节 多房棘球绦虫

【概述】

1. **发育阶段与宿主** 多房棘球绦虫生活史与细粒棘球绦虫相似，发育阶段包括虫卵、泡球蚴和成虫。常见的终宿主是狐，其次是犬、狼、獾和猫等；中间宿主是野生啮齿类或食虫类动物；人是其非适宜宿主。

2. **感染阶段** 虫卵。

3. **在人体移行途径及寄生部位** 人因误食虫卵而感染→泡球蚴的寄生部位主要是肝脏→通过血液循环→进入肺、脑等其他脏器，引起继发感染。

4. **致病性** 人泡球蚴病主要原发于肝脏，病死率较高，泡球蚴的致病机制主要包括直接侵蚀、毒性损害和机械压迫 3 个方面。泡球蚴在肝实质内呈弥漫性浸润生长，导致肝功能严重受损，可引起肝衰竭甚至肝性脑病；或诱发肝硬化和胆管细胞型肝癌；亦可通过血液循环转移至肺、脑等其他脏器，引起相应的呼吸道和神经系统等症状。

【实验室病原学检查】

病原学检查与细粒棘球绦虫相同。

【各阶段形态】

1. **成虫** 与细粒棘球绦虫相似，但更小，长仅为1.2~3.7mm，平均2.13mm，头节、顶突、小钩和吸盘等都偏小，顶突有13~34个小钩。虫体常有4~5个节片。孕节子宫为简单的囊状，无侧囊，内含虫卵。见图4-4-1。

2. **虫卵** 与链状带绦虫、肥胖带绦虫、细粒棘球绦虫虫卵在光镜下难以区别。

3. **泡球蚴** 为淡黄色或白色的囊泡状团块，常见多个大、小囊泡相互连接、聚集，见图4-4-2。囊泡呈圆形或椭圆形，直径为0.1~0.7cm，内含透明囊液和许多原头蚴，或含胶状物而无原头蚴，见图4-4-3。泡球蚴多以外生性出芽生殖方式，不断产生新囊泡，长入组织，似蜂窝状。

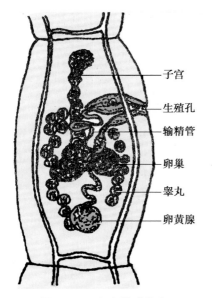

图 4-4-1 多房棘球绦虫

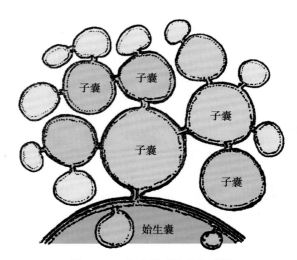

图 4-4-2 多房棘球绦虫泡球蚴

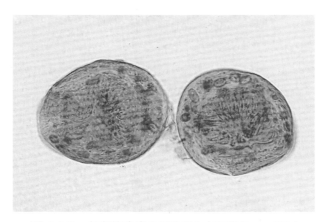

图 4-4-3 多房棘球绦虫原头蚴（卡红染色，×400）

（周玉利 冯琦）

第五节　曼氏迭宫绦虫

【概述】

1. **发育阶段与宿主**　发育阶段包括虫卵、钩球蚴、原尾蚴、裂头蚴和成虫 5 个阶段。终宿主主要是猫和犬等。第一中间宿主是剑水蚤,第二中间宿主主要是蛙。蛇、鸟类和猪等多种脊椎动物可作为其转续宿主。

2. **感染阶段**　裂头蚴或原尾蚴。

3. **在人体移行途径及寄生部位**　原尾蚴或裂头蚴经皮肤或黏膜侵入人体→寄生于人体各种组织(皮下、生殖系统、脑和内脏等)→引起裂头蚴病,少数甚至还可侵入肠道并发育为成虫。

4. **致病性**　成虫较少寄生于人体,可因虫体造成的机械和化学刺激引起轻微症状。裂头蚴寄生于人体引起的曼氏裂头蚴病,危害远比成虫大,其严重程度因裂头蚴移行和寄居部位不同而异,可归纳为 5 型:眼裂头蚴病、皮下裂头蚴病、口腔颌面部裂头蚴病、脑裂头蚴病、内脏裂头蚴病。

【实验室病原学检查】

成虫感染可以通过粪便检到虫卵而确诊。曼氏裂头蚴病则主要靠从局部检出虫体作出诊断,询问病史有一定参考价值。

【各阶段形态】

1. **成虫**　长 60~100cm,宽 0.5~0.6cm。头节细小,长 1~1.5mm,宽 0.4~0.8mm,呈指状,其背、腹面各有一条纵行的吸槽。颈部细长,链体约有 1 000 个节片,节片一般宽度均大于长度,但远端的节片长、宽几近相等,成节和孕节的结构基本相似,见图 4-5-1。

2. **裂头蚴**　为长带形,白色,大小为(0.5~30.0)cm × (0.3~1.0)cm,头端膨大,中央有一凹陷,与成虫的头节相似,体不分节,但有不规则横皱褶,后端多呈钝圆形,见图 4-5-2。

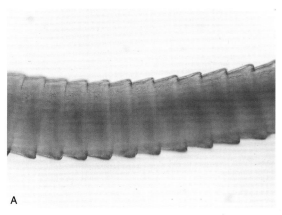

A

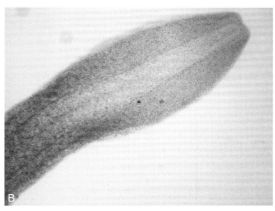

B

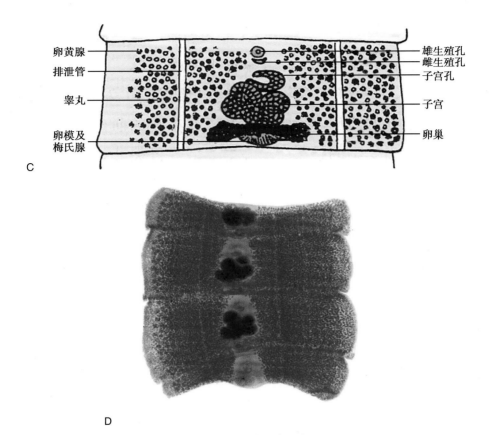

C

D

图 4-5-1　曼氏迭宫绦虫成虫
A：成虫节片（×100）；B：头节（卡红染色，×40）；C：成节模式图；D：成节（卡红染色，×40）。

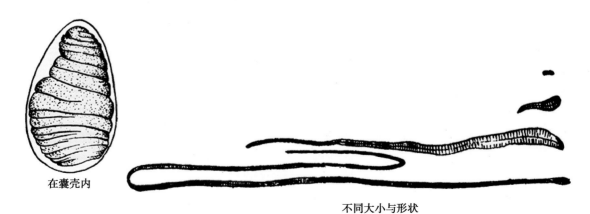

在囊壳内

不同大小与形状

图 4-5-2　曼氏迭宫绦虫裂头蚴

3. **虫卵** 呈椭圆形,两端稍尖,长 52~76μm,宽 31~44μm,呈浅灰褐色,卵壳较薄,一端有卵盖,内有一个卵细胞和若干个卵黄细胞,见图 4-5-3。

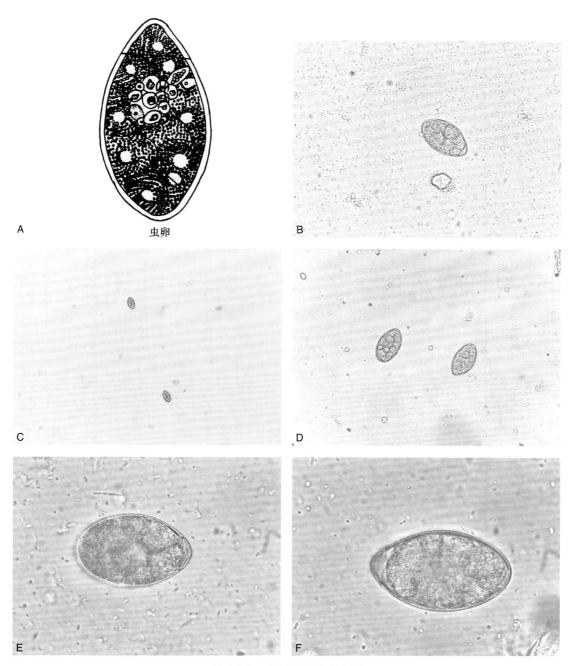

图 4-5-3 曼氏迭宫绦虫虫卵

A:模式图;B:虫卵(×400);C:虫卵(×100);D:虫卵(×400);E:虫卵(×1 000);F:虫卵(×1 000)。

（周玉利 冯 琦）

第六节 微小膜壳绦虫

【概述】

1. **发育阶段与宿主** 微小膜壳绦虫俗称短膜壳绦虫,其生活史包括虫卵、六钩蚴、似囊尾蚴和成虫4个阶段;人和鼠作为终宿主,多种蚤类作为中间宿主;微小膜壳绦虫既可以无中间宿主,也可以有中间宿主。

2. **感染阶段** 虫卵或似囊尾蚴。

3. **在人体内移行途径及寄生部位**

(1)无中间宿主:人误食孕节或虫卵→六钩蚴在人体小肠内逸出→钻入肠绒毛,发育为似囊尾蚴→似囊尾蚴返回肠腔,发育为成虫。

(2)有中间宿主:人误食含似囊尾蚴的中间宿主→似囊尾蚴进入肠腔,发育为成虫。

4. **致病性** 成虫是主要致病阶段,人体感染少量微小膜壳绦虫时,可无明显症状。感染严重者可出现胃肠道和神经系统症状,如恶心、呕吐、食欲减退、腹痛、腹泻,以及头痛、头晕、烦躁甚至惊厥等。有的患者还可出现皮肤瘙痒和荨麻疹等过敏表现。

【实验室病原学检查】

取粪便直接涂片,低倍显微镜检查有无虫卵,高倍镜观察结构,进行鉴别;采用饱和盐水浮聚法或沉淀法检出率更高。还可在粪便中发现孕节,孕节非常细小,用显微镜观察孕节内排出的虫卵形态,即可确诊。

【各阶段形态】

1. **成虫** 雌雄同体,呈白色,为小型绦虫,体长5~80mm,宽0.5~1mm,见图4-6-1。头节呈球形,直径为0.13~0.4mm,具有4个吸盘和1个顶突,顶突上有20~30个小钩,排成一圈,见图4-6-2。颈部细长,链体由100~200个节片组成,节片均宽大于长,并逐渐增大,成节见图4-6-3。孕节中子宫呈袋状,其内充满虫卵,见图4-6-4。

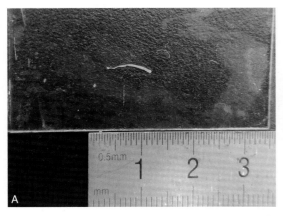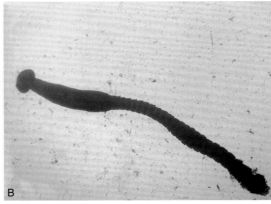

图4-6-1 微小膜壳绦虫成虫

A:肉眼观;B:成虫(×40)。

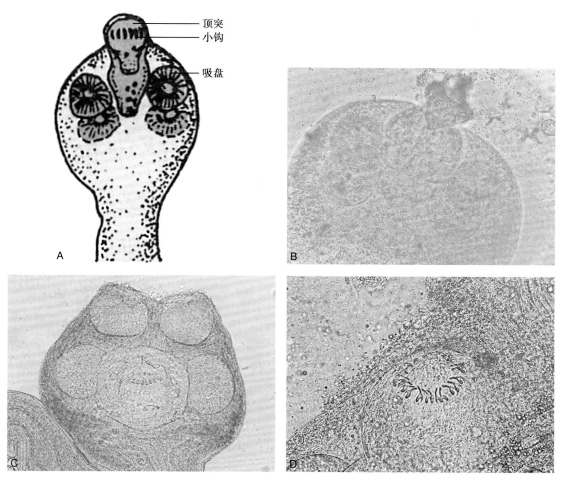

图 4-6-2 微小膜壳绦虫头节
A：模式图；B：头节（×200）；C：头节（×200）；D：顶突和小钩（×400）。

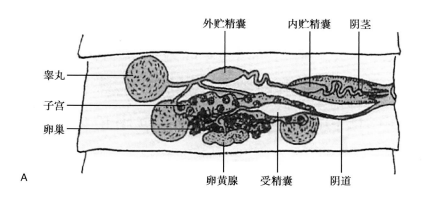

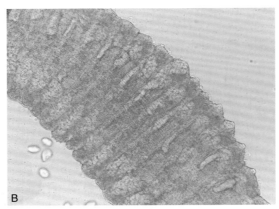

图 4-6-3　微小膜壳绦虫成节

A：模式图；B：成节（×200）。

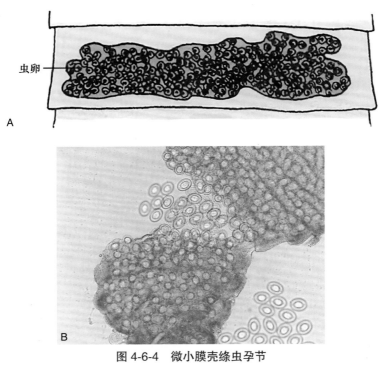

图 4-6-4　微小膜壳绦虫孕节

A：模式图；B：孕节（×200）。

2. **虫卵**　大小为（48~60）μm×（36~48）μm，圆形或椭圆形，无色透明。卵壳很薄，其内有较厚的透明胚膜，胚膜两端略凸起，并由该处各发出 4~8 根丝状物，弯曲地延伸在卵壳和胚膜之间，内含有 1 个六钩蚴，见图 4-6-5。

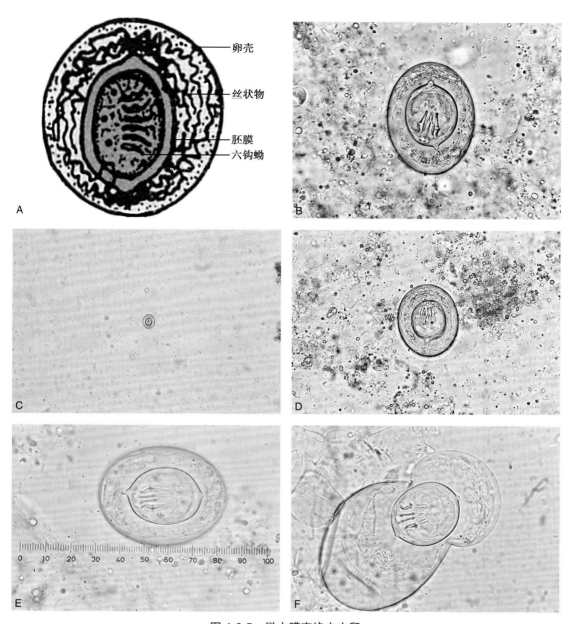

图 4-6-5 微小膜壳绦虫虫卵

A：模式图；B：虫卵（×1 000）；C：虫卵（×100）；D：虫卵（×400）；E：虫卵（×1 000）；F：虫卵脱壳（×1 000）。

（罗 嫚 周玉利）

第七节 缩小膜壳绦虫

【概述】

1. **发育阶段与宿主** 缩小膜壳绦虫俗称长膜壳绦虫，其生活史包括虫卵、六钩蚴、似囊尾蚴和成虫4个阶段；人和鼠类作为终宿主，蚤类、甲虫等作为中间宿主；缩小膜壳绦虫的生活史必须经过中间宿主才能完成。

2. 感染阶段 似囊尾蚴。

3. 在人体内移行途径及寄生部位 人吞食了带有似囊尾蚴的中间宿主→似囊尾蚴进入人体小肠寄生,并发育为成虫。

4. 致病性 感染者一般无明显症状,或仅有轻微的神经系统和消化系统症状,如头痛、失眠、磨牙、恶心、腹胀和腹痛等。严重者可出现眩晕、精神呆滞或恶病质。

【实验室病原学检查】

取粪便直接涂片,低倍显微镜检查有无虫卵,高倍镜观察结构,进行鉴别;采用沉淀法检出率更高。还可在粪便中发现孕节,用显微镜观察孕节排出的虫卵形态,即可确诊。

【各阶段形态】

1. 成虫 与微小膜壳绦虫基本相同,二者鉴别见表4-7-1,见图4-7-1。

表 4-7-1 微小膜壳绦虫与缩小膜壳绦虫形态鉴别

鉴别点	微小膜壳绦虫	缩小膜壳绦虫
虫体	小型绦虫,长 5~80mm	中型绦虫,长 200~600mm
节片数	100~200 节	800~1 000 节
头节顶突	发育良好,可自由伸缩,上有小钩 20~30 个	发育不良,藏在头顶凹中不易伸出,上无小钩
孕节	子宫呈袋状	子宫呈袋状,但四周向内凹陷呈瓣状
虫卵	较小,圆形或近圆形,(48~60)μm×(36~48)μm,无色透明,卵壳较薄,胚膜两端有4~8 根丝状物	稍大,多为长圆形,(72~76)μm×(60~70)μm,黄褐色,卵壳较厚,胚膜两端无丝状物,但卵壳与胚膜间有透明胶状物

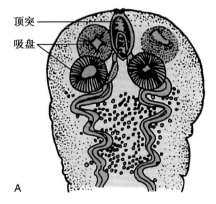
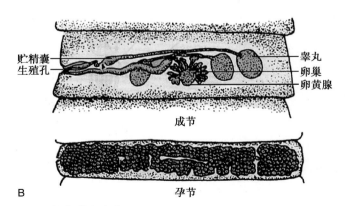

图 4-7-1 缩小膜壳绦虫

A:头节模式图;B:成节、孕节模式图。

2. 虫卵 圆形,大小为(72~76)μm×(60~70)μm,黄褐色,卵壳厚,胚膜两端无丝状物,内含 1 个六钩蚴,见图4-7-2。

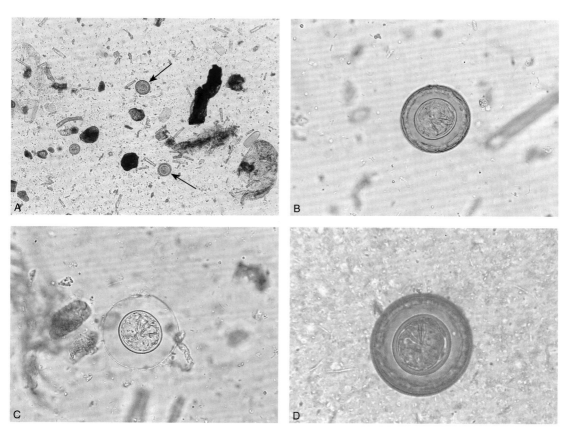

图 4-7-2　缩小膜壳绦虫虫卵

A：虫卵（×100）；B：虫卵（×400）；C：虫卵脱壳（×400）；D：虫卵（×1 000）。

（罗　嫚　刘首明）

第八节　阔节裂头绦虫

【概述】

1. **发育阶段与宿主**　生活史包括虫卵、钩球蚴、原尾蚴、裂头蚴和成虫 5 个阶段；成虫主要寄生于人，以及犬、猫、熊、狐等动物，第一中间宿主是剑水蚤，第二中间宿主是各种淡水鱼类，人是主要的终宿主。

2. **感染阶段**　裂头蚴。

3. **在人体移行途径及寄生部位**　人食用生的或者未煮熟的含裂头蚴的鱼，经 5~6 周发育成成虫，寄生在人体小肠内。

4. **致病性**　多数感染者并无明显症状，仅间或有疲倦、乏力、四肢麻木、腹泻或便秘，以及饥饿感、嗜食盐等较轻微症状，但有时虫体可扭结成团，导致肠道、胆道口阻塞，甚至出现

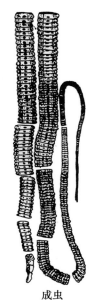

成虫

图 4-8-1 阔节裂头绦虫

肠穿孔等。另外,还有阔节裂头蚴在人肺部和腹膜外寄生的报道。约有 2% 的阔节裂头绦虫病患者并发绦虫性贫血。

【实验室病原学检查】

采用粪便生理盐水涂片法,低倍镜查找虫卵,高倍镜根据形态特征鉴定虫卵类型。如果卵盖不容易看见,涂片标本可以加盖玻片,盖玻片的压力会使卵盖打开,便于发现卵盖;刚排出粪便中的虫卵不含胚胎。孕节常成串排出,显微镜观察玫瑰花样的子宫结构有利于阔节裂头绦虫的鉴定。

【各阶段形态】

1. **成虫** 长可达 10m,最宽处 20mm,具有 3 000~4 000 个节片,见图 4-8-1。头节细小,呈匙形,长 2~3mm,宽 0.7~1.0mm,其背、腹侧各有 1 条较窄而深凹的吸槽,颈部细长,见图 4-8-2。成节的宽度显著大于长度,为宽扁的矩形,结构见图 4-8-3。孕节长 2~4mm,宽 10~12mm,最宽处 20mm,但末端孕节长、宽相近,结构与成节基本相同,见图 4-8-4。

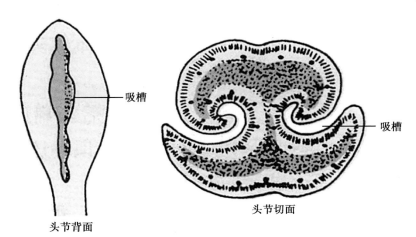

吸槽

吸槽

头节背面

头节切面

图 4-8-2 阔节裂头绦虫头节模式图

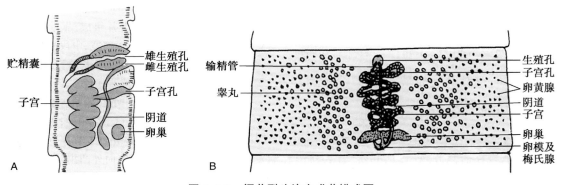

贮精囊
雄生殖孔
雌生殖孔
子宫
子宫孔
阴道
卵巢
A

输精管
睾丸
生殖孔
子宫孔
卵黄腺
阴道
子宫
卵巢
卵模及梅氏腺
B

图 4-8-3 阔节裂头绦虫成节模式图

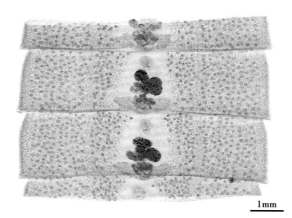

<u>1mm</u>

图 4-8-4　阔节裂头绦虫孕节（卡红染色）

2. **虫卵**　近卵圆形，长 55~76μm，宽 41~56μm，呈浅灰褐色，卵壳较厚，一端有明显的卵盖，另一端有一小棘；虫卵排出时，卵内胚胎已开始发育，见图 4-8-5。

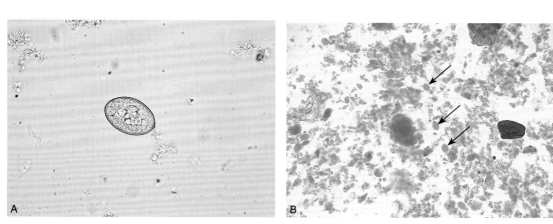

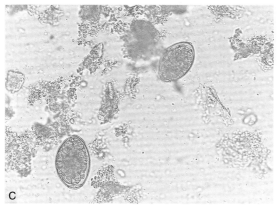

图 4-8-5　阔节裂头绦虫虫卵

A：×400；B：×100；C：×400。

（刘首明　茹进伟）

第九节 其他医学绦虫

一、亚洲带绦虫

【概述】

1. 发育阶段与宿主 亚洲带绦虫生活史包括虫卵、囊尾蚴和成虫3个阶段;人是唯一终宿主,中间宿主是家猪、野猪、牛、羊及一些野生动物。

2. 感染阶段 囊尾蚴。

3. 在人体内移行途径及寄生部位 亚洲带绦虫的生活史与肥胖带绦虫很相似,人因食入含活囊尾蚴的内脏而感染,囊尾蚴在肠腔内发育为成虫,并寄生于肠腔。

4. 致病性 成虫是主要致病阶段。临床表现有排节片史、肛门瘙痒,并伴有恶心、呕吐、腹痛、头晕、头痛等症状,有的食欲亢进或减退。尚无亚洲带绦虫引起囊尾蚴病的报道。

【实验室病原学检查】

取粪便标本。粪便直接涂片法检获的虫卵无法确定虫种,只能通过患者排出的节片或试验性驱虫获得的虫体来确定虫种。

【各阶段形态】

1. 成虫、幼虫 亚洲带绦虫与肥胖带绦虫成虫、幼虫在形态上非常相似。区别见表4-9-1。

2. 虫卵 与带绦虫虫卵无法区分。

表 4-9-1 亚洲带绦虫与肥胖带绦虫形态的鉴别

鉴别点	亚洲带绦虫	肥胖带绦虫
成虫		
长 /m	4~8	4~12
节片数	260~1 016 节	1 000~2 000 节
头节直径 /μm	1 430~1 760	1 500~2 000
成节丸数	630~1 190 个	765~1 059 个
孕节子宫分支数	11~32 支	15~30 支
囊尾蚴		
长 /μm	1 290（450~2 000）	3 410（1 650~5 720）
宽 /μm	1 160（580~1 850）	2 240（1 160~3 580）
头节大小 /μm	640（580~1 850）	1 720（590~3 410）
头节小钩	有2圈发育不良的小钩	无

（章亚惊 刘首明）

二、犬复孔绦虫

【概述】

1. **发育阶段与宿主** 生活史包括虫卵、六钩蚴、似囊尾蚴和成虫4个阶段;中间宿主为蚤类,犬栉首蚤、猫栉首蚤和致痒蚤是重要的中间宿主,终宿主是犬、猫和人。

2. **感染阶段** 似囊尾蚴。

3. **在人体移行途径及寄生部位** 虫卵→在蚤类的幼虫肠腔内孵出六钩蚴→钻过肠壁,进入血腔内发育成似囊尾蚴→病蚤被终宿主犬、猫舔毛时食入,似囊尾蚴在犬、猫小肠内释出,发育为成虫,人的感染常因与猫、犬接触时误食病蚤所致。成虫寄生于人小肠内。

4. **致病性** 临床表现与感染的数量有关。一般可无明显症状,感染严重者尤其是儿童可表现为食欲减退或亢进、消化不良、腹部不适等,间或有腹痛、腹泻,因孕节自动从肛门逸出而引起肛门瘙痒和烦躁不安等症状。个别病例可出现轻度贫血、嗜酸性粒细胞增高。

【实验室病原学检查】

粪便检查发现虫卵或孕节即可确诊。询问犬、猫接触史有助于诊断。

【各阶段形态】

1. **成虫** 为小型绦虫,长10~15cm,宽0.3~0.4cm,约有200个节片。头节近似菱形,横径约0.4mm,具有4个吸盘和1个发达的、呈棒状且可伸缩的顶突,其上有约60个玫瑰刺状的小钩,见图4-9-1。每个节片都具有雌、雄生殖器官各2套,呈两侧对称排列,见图4-9-2。孕节子宫呈网状,内含若干个贮卵囊,贮卵囊内含2~40个虫卵,见图4-9-3。

2. **虫卵** 呈圆球形,直径为35~50μm,具有两层薄的卵壳,内含1个六钩蚴,见图4-9-4。

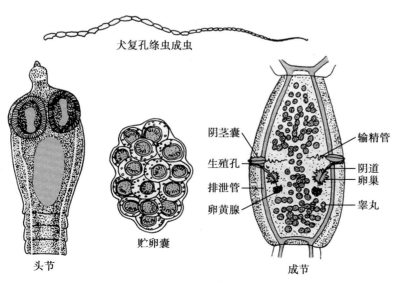

图 4-9-1　犬复孔绦虫模式图

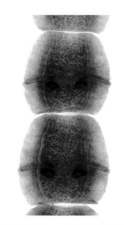

图 4-9-2　犬复孔绦虫成节(苏木素染色,×40)

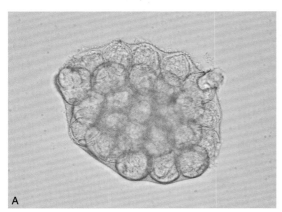
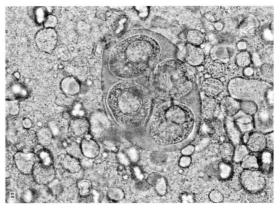

图 4-9-3　犬复孔绦虫贮卵囊（×400）

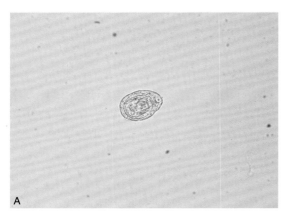
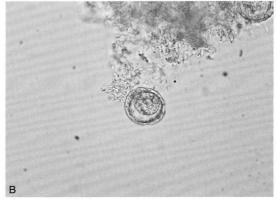

图 4-9-4　犬复孔绦虫虫卵（×400）

（冯琦　莫云钧）

三、猪巨吻棘头虫

【概述】

1. **发育阶段与宿主**　猪巨吻棘头虫的生活史阶段包括虫卵、棘头蚴、棘头体、感染性棘头体和成虫。主要终宿主是猪和野猪，人不是其适宜宿主，偶尔可在人、犬、猫体内寄生。中间宿主为多种天牛和金龟子等鞘翅目昆虫（甲虫）。

2. **感染阶段**　感染性棘头体。

3. **在人体内移行途径及寄生部位**　人、猪等吞食含感染性棘头体的甲虫→在小肠发育为成虫并寄生。

4. **致病性**　主要寄生于猪小肠内，偶尔寄生于人体，引起猪巨吻棘头虫病。多寄生于人回肠的中、下段,患者出现消化不良、食欲减退、乏力、消瘦、腹泻和黑便等;严重者可导致外科并发症,如肠穿孔、腹膜炎、腹腔脓肿、肠梗阻甚至休克。

【实验室病原学检查】

因人不是本虫的适宜宿主,故在患者粪便内极少能查出虫卵。可根据流行病学史及临床表现,做诊断性驱虫。急诊手术发现虫体也是确诊的依据。

【各阶段形态】

1. **成虫** 呈乳白色或淡红色,活体时背腹略扁,固定后为圆柱形,体表有明显的横纹。虫体由吻突、颈部和躯干 3 部分组成。吻突呈类球形,可伸缩,其周围有 5~6 排尖锐透明的吻钩,每排 5~6 个。雄虫体长 5~10cm,尾端有 1 钟形交合伞;雌虫长 20~65cm,尾端钝圆,见图 4-9-5。

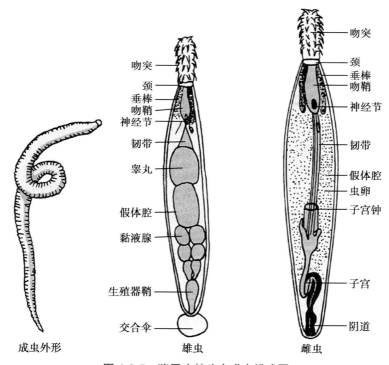

成虫外形　　　　雄虫　　　　雌虫

图 4-9-5　猪巨吻棘头虫成虫模式图

2. **虫卵** 大小为（67~110）μm×（40~65）μm,椭圆形,棕褐色,卵壳厚,一端闭合不全,呈透明状,易破裂,成熟卵内含 1 个具有小钩的幼虫,称棘头蚴,见图 4-9-6。

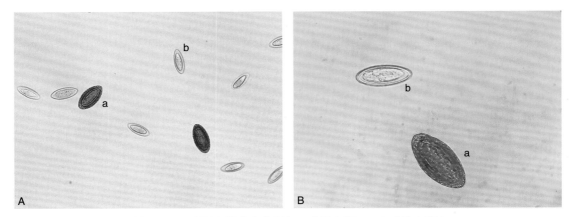

图 4-9-6 猪巨吻棘头虫虫卵（a：成熟虫卵；b：未成熟虫卵）

A：未染色（×100）；B：未染色（×400）。

（章亚惊 龚道元）

四、西里伯瑞列绦虫

【概述】

1. 发育阶段与宿主 发育阶段包括虫卵、似囊尾蚴和成虫 3 个阶段；终宿主主要为鼠类，偶尔寄生于人体；蚂蚁为其中间宿主和传播媒介。

2. 感染阶段 似囊尾蚴。

3. 在人体内移行途径及寄生部位 带似囊尾蚴的蚂蚁被鼠、人吞食→似囊尾蚴经口感染→在肠道内发育为成虫。成虫寄生于人体肠腔。

4. 致病性 偶然寄生于人体，感染者一般并无明显的临床症状，可有腹痛、腹泻、肛门痒及夜间磨牙、食欲减退、消瘦，甚至出现贫血、白细胞增多等现象。

【实验室病原学检查】

取粪便标本，显微镜检查虫卵或粪便中的白色、能伸缩活动的米粒状孕节。

【各阶段形态】

1. 成虫 大小为 32cm×0.2cm，节片约 180 节。头节钝圆，有顶突和 4 个吸盘，吸盘缀有细刺；顶突上有约 72 个长短相间的斧形小钩，呈两排排列。成节呈略方形。孕节外形略呈椭圆，各节连续似串珠状，见图 4-9-7。

2. 虫卵 大小为 45μm×27μm，呈舟形，壳薄，分内、外两层，内含圆形的六钩蚴，见图 4-9-7。

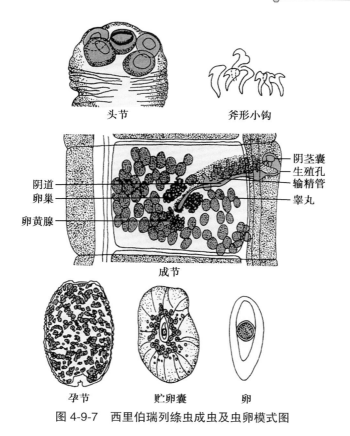

图 4-9-7　西里伯瑞列绦虫成虫及虫卵模式图

（章亚惊　龚道元）

五、克氏假裸头绦虫

【概述】

1. **发育阶段与宿主**　生活史包括虫卵、似囊尾蚴和成虫 3 个发育阶段；中间宿主是赤拟谷盗,终宿主是猪、野猪、褐家鼠和人。

2. **感染阶段**　似囊尾蚴。

3. **在人体移行途径及寄生部位**　虫卵或孕节随终宿主粪便排出→被赤拟谷盗吞食→在体腔内发育为似囊尾蚴→终宿主食入带有似囊尾蚴的赤拟谷盗,在终宿主小肠内发育为成虫。成虫寄生于人小肠内。

4. **致病性**　轻度感染的病例常无明显症状。感染虫数较多时可有腹痛、腹泻、恶心、呕吐、食欲减退、乏力、消瘦、失眠和情绪不安等症状。腹痛多为阵发性隐痛,以脐周较明显。腹泻一般每日 3~4 次,大便中可见黏液。

【实验室病原学检查】

诊断主要依靠从粪便中检获虫卵或孕节,该虫节片、虫卵都与缩小膜壳绦虫相似,但可根据其虫体和虫卵体积都偏大、成节中睾丸数较多的特征进行鉴别。

【各阶段形态】

1. **成虫**　乳白色,外形与缩小膜壳绦虫相似,但虫体较大,长 97~167cm 或更长,宽

0.31~1.01cm,约有 2 000 个节片。头节呈近圆形,有 4 个吸盘和不发达的顶突,无小钩。全部节片都为宽扁的矩形。见图 4-9-8、图 4-9-9。

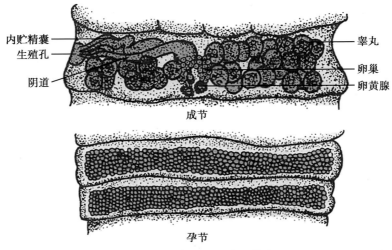

内贮精囊 / 睾丸
生殖孔 / 卵巢
阴道 / 卵黄腺

成节

孕节

图 4-9-8　克氏假裸头绦虫模式图

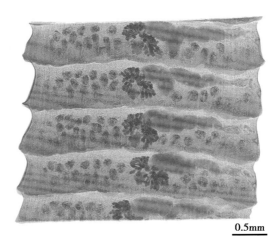

0.5mm

图 4-9-9　克氏假裸头绦虫成熟节片(卡红染色)

2. **虫卵**　近圆形,棕黄色,与缩小膜壳绦虫虫卵相似,但较大,直径为 84~108μm,卵壳较厚,表面有颗粒状突起,易破裂,内层为胚膜,胚膜与卵壳内充满胶质体,胚膜内含 1 个六钩蚴。

(冯琦　高海燕)

六、司氏伯特绦虫

【概述】

1. **发育阶段与宿主**　生活史包括虫卵、似囊尾蚴和成虫 3 个发育阶段;中间宿主是甲螨,终宿主是猿、猩猩、猴和人。

2. **感染阶段**　似囊尾蚴。

3. **在人体移行途径及寄生部位**　虫卵被螨类吞食→卵内的六钩蚴发育为似囊尾蚴→含有似囊尾蚴的螨类被终宿主食入而感染。人误食含有似囊尾蚴的螨而感染。成虫寄生于人小肠内。

4. **致病性**　成虫在肠内寄生时可无任何症状,少数可出现腹痛和呕吐等胃肠炎症状。

【实验室病原学检查】

粪便中检出虫卵或孕节可确诊。

【各阶段形态】

1. **成虫**　长150~450mm,个别的可长达700mm,最宽处为10mm。头节稍扁,顶端有已退化的顶突,有4个卵圆形的吸盘。颈节长0.5mm。成节长0.75mm,宽6mm,每节有雌、雄生殖器官各1套。孕节中子宫里充满虫卵。

2. **虫卵**　呈不规则的卵圆形,大小为(45~46)μm×(49~50)μm。卵壳透明,其下有1层蛋白膜包绕的梨形结构,此结构一端具有双角的突起,内有六钩蚴,见图4-9-10。

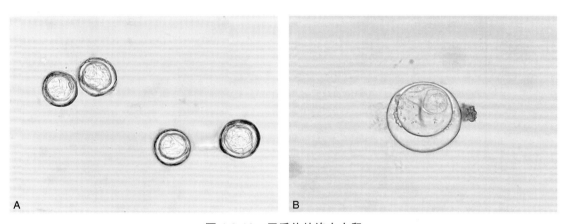

图 4-9-10　司氏伯特绦虫虫卵

A:虫卵(×400);B:虫卵(×1 000)。

（冯　琦　高海燕）

七、巨颈带绦虫

【概述】

1. **发育阶段与宿主**　生活史包括虫卵、六钩蚴、链尾蚴和成虫4个发育阶段;中间宿主是鼠、兔和人等,终宿主是猫和犬。

2. **感染阶段**　虫卵。

3. **在人体移行途径及寄生部位**　虫卵被鼠、兔等中间宿主吞食→六钩蚴在消化道逸出,钻入小肠壁,随血流到肝,发育成链尾蚴→带有链尾蚴的鼠等中间宿主被终宿主捕食→链尾蚴进入小肠,发育为成虫。人体因误食虫卵而感染。链尾蚴寄生于肝脏。

4. **致病性**　人体感染后可引起肝囊肿。

【实验室病原学检查】

手术取肝囊肿,检查链尾蚴。

【各阶段形态】

1. **成虫** 体长 15~60cm,头节外观粗壮,顶突肥大、呈半球形突出,4 个吸盘也呈半球形,向外侧突出,头节后颈部极不明显。

2. **链尾蚴** 呈长链状,头节裸露不内嵌,后接一假分节的链体,后端为一小伪囊。

（冯 琦 龚道元）

八、泡状带绦虫

【概述】

1. **发育阶段与宿主** 生活史包括虫卵、六钩蚴、细颈囊尾蚴和成虫 4 个发育阶段;中间宿主是人、家畜和野生动物,终宿主是犬、猫、狼、狐狸等。

2. **感染阶段** 虫卵。

3. **在人体移行途径及寄生部位** 虫卵被中间宿主吞食→在消化道孵出六钩蚴,然后钻入血管,随血流至肝表面和腹腔内,发育为细颈囊尾蚴→被终宿主食入,在小肠内发育为成虫。人因误食虫卵而感染。细颈囊尾蚴寄生在人体肝脏浆膜、腹腔网膜、肠系膜及肺等处。

4. **致病性** 幼虫可感染人体,引起细颈囊尾蚴病。

【实验室病原学检查】

手术取肝囊肿,检查细颈囊尾蚴。

【各阶段形态】

1. **成虫** 属于较大型的虫体,体长为 75~500cm,白色或微带黄色。链体有 250~300 个节片,头节稍宽于颈部,顶突上有 30~40 个小钩,排成两圈（大钩为 170~220μm,小钩为 110~160μm）。

2. **细颈囊尾蚴** 俗称水铃铛,呈囊泡状,囊壁为乳白色,泡内充满透明液体。囊泡从黄豆大小至鸡蛋大。若使结节的内部翻转出来,即能见到一个相当细长的颈部和其游离端的头节。但在组织中寄生时,由于其囊泡外通常有一层由宿主组织反应形成的厚膜包裹,故在外观上常容易与棘球蚴相混淆。

3. **虫卵** 近似椭圆形,大小为 38~39μm,内含六钩蚴。

（冯 琦 李 锐）

九、线中殖孔绦虫

【概述】

1. **发育阶段与宿主** 生活史包括虫卵、六钩蚴、四盘蚴和成虫 4 个发育阶段;第一中间宿主可能是粪食性昆虫或甲螨类,第二中间宿主包括两栖类动物、爬行类动物、鸟类或哺乳动物。终宿主是人、犬、狐、猫和野生食肉动物。

2. **感染阶段** 四盘蚴。

3. **在人体移行途径及寄生部位** 虫卵→被第一中间宿主食入,在体内发育为六钩蚴→

第一中间宿主被第二中间宿主吞食,六钩蚴发育成四盘蚴→带有四盘蚴的第二中间宿主被人吞食后,四盘蚴进入小肠,发育为成虫。成虫寄生在人小肠处。

4. 致病性 人体感染线中殖孔绦虫后,轻者无明显临床症状。主要临床表现为胃肠道症状,如消化不良、恶心、呕吐、上腹胀满、腹痛、腹泻、厌食、饥饿感、消瘦、乏力等,少数患者有发热伴寒战等症状。

【实验室病原学检查】

粪便检查找到虫卵或孕节,根据形态特征诊断,口服驱虫药后驱出虫体也可做出诊断。询问有无误食中间宿主、排节片史有助诊断。

【各阶段形态】

1. 成虫 长 30~250cm,最宽处 3mm。链体节片数为 800~1 000 节。头节大而略方,顶端平而稍凹陷,具 4 个椭圆形的吸盘,无顶突和小钩。颈部细短。成节宽略大于长,或呈近方形,生殖孔位于腹面正中是其显著特点。孕节似桶状,长 4~6mm,见图 4-9-11。

2. 四盘蚴 虫体细长,伸缩性很强,长数毫米到 9cm,有的可长达 35cm。虫体前段长 1.5~3.0mm,呈白色,不透明,具有不规则的皱纹,顶端有一长的裂缝,头节位于其内。头节具有 4 个长圆形、颜色较深的吸盘。

3. 虫卵 呈椭圆形,无色透明,具有两层薄膜,内含六钩蚴,难以与其他绦虫虫卵相鉴别。

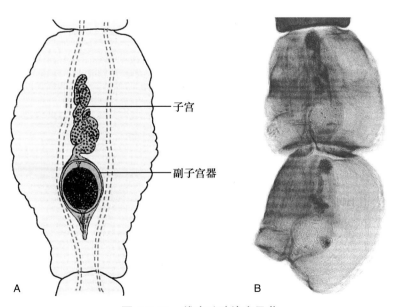

子宫

副子宫器

A B

图 4-9-11 线中殖孔绦虫孕节
A:模式图;B:卡红染色(×40)。

（冯琦 李锐）

119

第五章

医学原虫检验形态学

第一节　溶组织内阿米巴

【概述】

1. 发育阶段与宿主　发育阶段包括滋养体和包囊。人是唯一适宜宿主,猴、猫、犬和鼠等可作为偶然的宿主。

2. 感染阶段　成熟包囊。

3. 人体内移行途径和寄生部位　成熟包囊经口摄入→在回肠末端脱囊并分裂发育为滋养体→在结肠上段再次增殖→侵入肠黏膜,或随血流进入其他组织或器官;部分形成包囊排出体外。寄生于结肠,也可寄生在肝、肺、脑、皮肤及其他脏器。

4. 致病性　侵袭肠壁,引起肠阿米巴病;也可通过肠黏膜下层或肌层进入静脉,经血行播散至其他器官,引起肠外阿米巴病。

【实验室病原学检查】

粪便生理盐水涂片查找滋养体,碘染色查找包囊,碘染色和铁苏木素染色有助于形态鉴别;在脓肿穿刺液中查找滋养体;活组织经固定、HE 染色后,查找滋养体。

【各阶段形态】

溶组织内阿米巴各阶段形态见图 5-1-1。

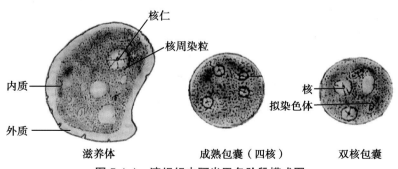

图 5-1-1　溶组织内阿米巴各阶段模式图

1. 滋养体　未吞噬红细胞的滋养体大小为 12~30μm,摄入红细胞或组织细胞的滋养体可增大为 20~60μm,低倍镜下较易发现,见图 5-1-2A。滋养体活动时形态不规则,内、外质分界明显,外质透明、似玻璃状,内质致密、呈细颗粒状,见图 5-1-2B。滋养体呈活泼的定向运动,自外质伸出"指状"或"舌状"伪足;细胞核常常不易见到;被吞噬的红细胞呈黄绿色,常被消化而大小不一,见图 5-1-2C、图 5-1-2D。生理盐水涂片油镜下观察有时可见泡状核(箭头所示),且可见吞噬的多个红细胞,见图 5-1-2E。铁苏木素染色可见核膜上染色质粒分布均匀,核仁位于核的中央(箭头所示),胞质内红细胞着色较深,见图 5-1-2F。

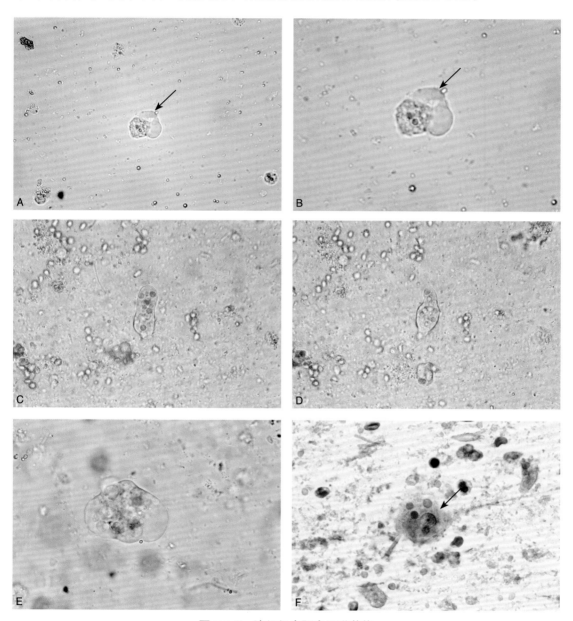

图 5-1-2　溶组织内阿米巴滋养体

A:未染色(×100);B:未染色(×400);C:未染色(×400);D:未染色(×400);E:生理盐水涂片(×1 000);
F:铁苏木素染色(×1 000)。

2. **包囊**　圆球形,直径为 10~20μm,通常为 12~15μm,未成熟包囊有 1 个或 2 个核,成熟包囊有 4 个核,前者常含有糖原泡和短棒状的拟染色体,随着包囊的成熟而消失,见图 5-1-3。溶组织内阿米巴滋养体和包囊见图 5-1-4。

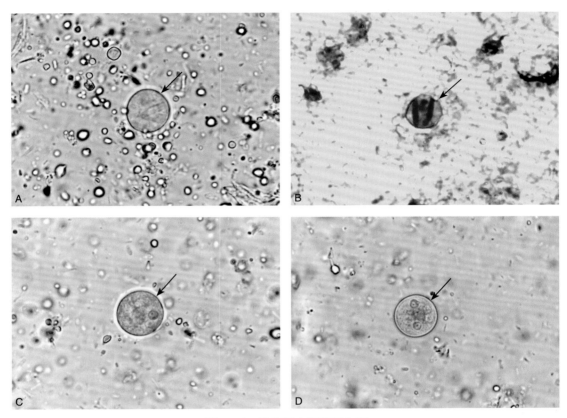

图 5-1-3 溶组织内阿米巴包囊

A：未成熟包囊（×1000）；B：未成熟包囊（2核,瑞-吉染色,×1000）；C：未成熟包囊（2核,碘染色,×1000）；
D：成熟包囊（4核,碘染色,×1000）。

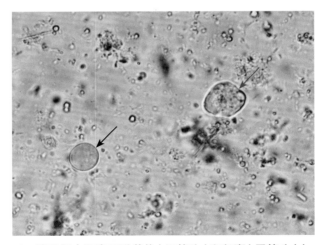

图 5-1-4 溶组织内阿米巴滋养体（红箭头）和包囊（黑箭头）（×400）

（刘士广 李启欣）

第二节　其他消化道阿米巴

寄生于人体消化道内的阿米巴除溶组织内阿米巴外,均为肠腔共栖型原虫,不具有致病性。见图 5-2-1。

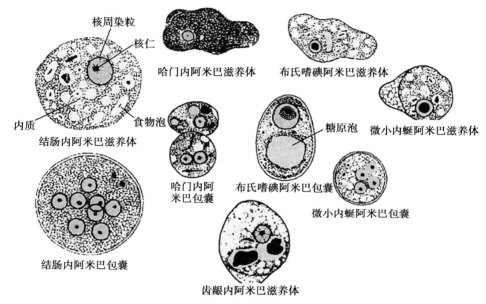

图 5-2-1　其他消化道内非致病性阿米巴模式图

一、迪斯帕内阿米巴

【概述】

1. **发育阶段与宿主**　分滋养体和包囊两个阶段。人是适宜宿主。

2. **感染阶段**　成熟包囊。

3. **人体内移行途径及生存部位**　成熟包囊被人摄入→在回肠末端或结肠脱囊→分裂形成滋养体,存在于结肠。

4. **致病性**　对人无致病性。

【实验室病原学检查】

可采用粪便生理盐水涂片、碘液染色、铁苏木素染色等方法观察滋养体和包囊形态。迪斯帕内阿米巴包囊与溶组织内阿米巴包囊形态相似,显微镜下无法区分,可通过同工酶分析、ELISA、PCR 等方法鉴别。

【各阶段形态】

1. **滋养体**　大小为 12~30μm,活动时形态不规则,内、外质分界明显,外质透明、似玻璃状,内质致密、呈细颗粒状,呈较活泼的定向运动。碘染色法可见染色质粒分布均匀,核仁位于核的中央。滋养体不吞噬红细胞,食物泡内可见细菌颗粒。见图 5-2-2。

2. **包囊**　与溶组织内阿米巴相似。

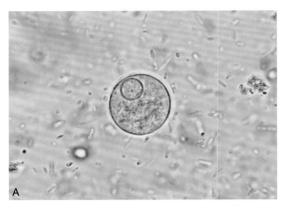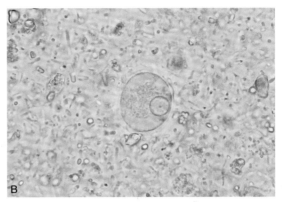

图 5-2-2　迪斯帕内阿米巴滋养体

A：碘染色（×1 000）；B：未染色（×1 000）。

（罗　嫚　龚道元）

二、结肠内阿米巴

【概述】

1. **发育阶段与宿主**　分滋养体和包囊两个阶段。宿主是人和多种动物。

2. **感染阶段**　成熟包囊。

3. **人体内移行途径及生存部位**　成熟包囊被人体吞食→在小肠内形成后囊滋养体→移行至结肠，形成成熟滋养体。

4. **致病性**　肠道常见共栖原虫，对人无致病性。

【实验室病原学检查】

采用粪便生理盐水涂片、碘液染色、铁苏木素染色等方法观察滋养体和包囊形态。

【各阶段形态】

1. **滋养体**　结肠内阿米巴滋养体直径为 15~50μm，胞质呈颗粒状，内、外质分界不明显。外质仅在伪足形成时才能看到，伪足短小，运动迟缓。胞质内有多个食物泡，含细菌、酵母菌、淀粉颗粒等，一般不含红细胞。核周染色质粒粗大、排列不整齐，分布不均匀，核仁大，略偏位。见图 5-2-3。

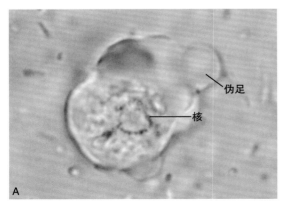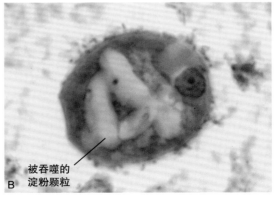

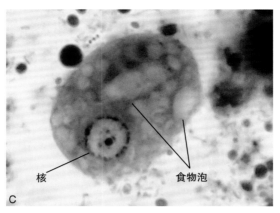

图 5-2-3　结肠内阿米巴滋养体（×1 000）

A：未染色；B：铁苏木素染色；C：铁苏木素染色。

2. **包囊**　直径为 10~35μm，成熟包囊具有 8 个核，偶有 16 个核或更多。未成熟包囊胞质含糖原泡和两端呈尖细草束状的拟染色体。见图 5-2-4。

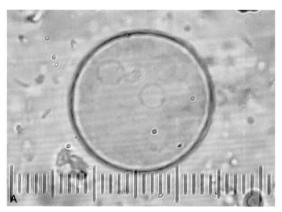

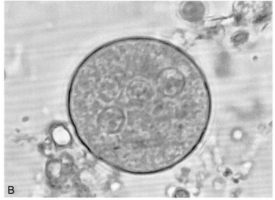

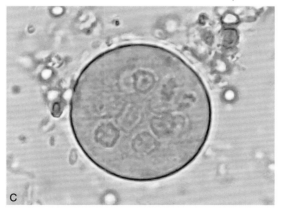

图 5-2-4　结肠内阿米巴包囊（×1 000）

A：未染色；B：8 核包囊（碘染色）；C：16 核包囊（碘染色）。

（罗　嫚　龚道元）

三、哈门内阿米巴

【概述】

1. **发育阶段与宿主**　分滋养体和包囊两个阶段。宿主是人和动物。

2. **感染阶段**　成熟包囊。

3. **人体内移行途径及生存部位**　人摄入成熟包囊污染的水或食物→进入人体肠道内生存。

4. **致病性**　对人无致病性。

【实验室病原学检查】

采用粪便生理盐水涂片、碘液染色、铁苏木素染色等方法观察滋养体和包囊形态。

【各阶段形态】

1. **滋养体**　直径为 4~12μm，胞质内含有多个食物泡，食物泡内含细菌、酵母菌等，但不含红细胞。核周染色质粒分布不均匀，核仁大，偏位。见图 5-2-5。

2. **包囊**　椭圆形，直径为 4~10μm，有 1~4 个核，拟染色体较小，有 4~6 个，糖原泡不明显，见图 5-2-5。

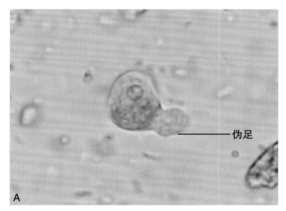

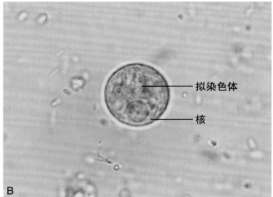

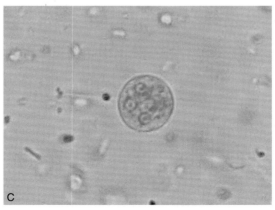

图 5-2-5　哈门内阿米巴（碘染色，×1 000）

A：滋养体；B：未成熟包囊；C：成熟包囊。

（罗　嫚　龚道元）

四、微小内蜒阿米巴

【概述】

1. **发育阶段与宿主** 分滋养体和包囊两个阶段。宿主为人、猿、猴、猪等。

2. **感染阶段** 四核包囊。

3. **人体内移行途径及生存部位** 四核包囊被人摄入→进入大肠繁殖。

4. **致病性** 对人无致病性。

【实验室病原学检查】

采用粪便生理盐水涂片、碘液染色、铁苏木素染色等方法观察滋养体和包囊形态。

【各阶段形态】

1. **滋养体** 大小为 6~12μm,一般为 8~10μm,呈无定向迟缓运动,伪足较多;细胞内、外质不分明,呈颗粒状,有小食物泡,含细菌和碎屑等;有 1 个核,碘染色和铁苏木素染色均可见 1 个大的核仁,无核周染色质粒,见图 5-2-6。

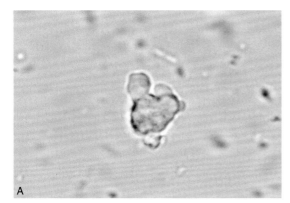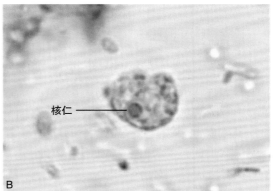

核仁

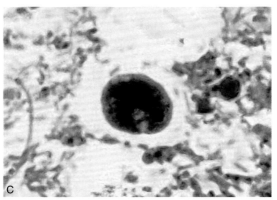

图 5-2-6 微小内蜒阿米巴滋养体(×1 000)

A:未染色;B:碘染色;C:铁苏木素染色。

2. **包囊** 直径为 5~10μm,通常为 6~8μm,呈椭圆形或长椭圆形,成熟包囊有 4 个核,未成熟包囊有 1 个或 2 个核,生理盐水涂片中隐约可见。碘染色和铁苏木素染色可见大核仁,呈折射性斑点状,看不到核膜,无核周染色质粒。见图 5-2-7。

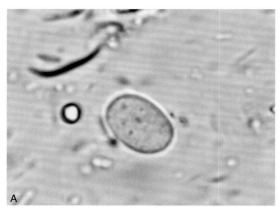
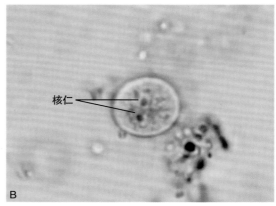
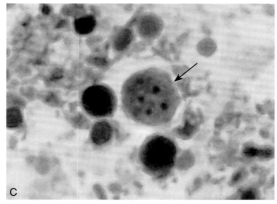

图 5-2-7 微小内蜒阿米巴包囊（×1 000）

A：未染色；B：碘染色；C：铁苏木素染色。

（刘士广 龚道元）

五、布氏嗜碘阿米巴

【概述】

1. **发育阶段与宿主** 分滋养体和包囊两个阶段。宿主为人、犬、猫等。

2. **感染阶段** 包囊。

3. **人体内移行途径及生存部位** 包囊被人摄入→进入大肠繁殖。

4. **致病性** 对人无致病性。

【实验室病原学检查】

采用粪便生理盐水涂片、碘液染色、铁苏木素染色等方法观察滋养体和包囊形态。

【各阶段形态】

1. **滋养体** 大小为 8~20μm，一般为 12~15μm，呈缓慢无定向运动，伪足呈钝圆或指状，欠透明；细胞内、外质不分明，有较多食物泡，含细菌或酵母菌等；核多为 1 个，生理盐水涂片中不易见。碘染色可见在一团颗粒旁有一个大的卵圆形核仁。永久染色可见核仁粗大，其周围有一层较淡的、排列为环状的颗粒（非染色质粒）。

2. **包囊** 包囊直径为 5~20μm，通常为 10~12μm，呈卵圆形、圆形、三角形或不规则形，有 1 个核,偶有 2 个。碘染色可见一簇细小颗粒旁的较大核仁,糖原泡大,边缘清晰,染为棕色或红棕色。铁苏木素染色见染成蓝黑色的大核仁和非染色质粒,糖原泡融化成空泡,无拟染色体。见图 5-2-8。

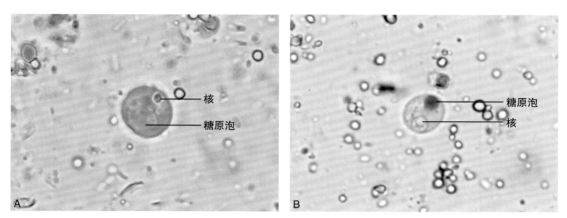

图 5-2-8　布氏嗜碘阿米巴包囊(×1 000)
A:未染色;B:碘染色。

消化道阿米巴原虫形态特征的主要鉴别依据见表 5-2-1。

表 5-2-1　消化道阿米巴原虫的形态特征

形态特征	溶组织内阿米巴	迪斯帕内阿米巴	结肠内阿米巴	哈门内阿米巴	微小内蜒阿米巴	布氏嗜碘阿米巴
滋养体						
大小 /μm	12~60	12~30	15~50	4~12	6~12	8~20
运动	非常活泼	活泼	迟缓	活泼	迟缓	较活泼
细胞外质	丰富	丰富	少	丰富	少	少
伪足	指状,清晰	指状,清晰	形钝,颗粒状	指状,清晰	形钝,颗粒状	形钝
食物泡	可见被消化红细胞	无红细胞	有食物颗粒、细菌等	无红细胞	有食物颗粒、细菌等	有细菌、酵母菌等
细胞核	一般不可见	一般不可见	折光环状	一般不可见	一般不可见	一般不可见
包囊						
大小 /μm	10~20	10~20	10~35	4~10	5~10	5~20
形状	球形	球形	球形	球形	卵圆形	不规则
囊壁	薄	薄	厚	薄	薄	薄
糖原块	偶尔出现	偶尔出现	弥散状	偶尔出现	无	显著、泡状
拟染色体	偶尔出现	偶尔出现	通常无	偶尔出现	无	无
铁苏木素染色						
细胞质	黑色(包括红细胞)	浅蓝灰和黑色	浅蓝灰和黑色	浅蓝灰和黑色	浅蓝灰和黑色	浅蓝灰和黑色

续表

形态特征	溶组织内阿米巴	迪斯帕内阿米巴	结肠内阿米巴	哈门内阿米巴	微小内蜓阿米巴	布氏嗜碘阿米巴
细胞膜	清晰	清晰	厚	清晰	薄	厚
核周	清晰,颗粒状	清晰,颗粒状	粗糙	清晰,颗粒状	无	偶为颗粒状
染色质粒						
核仁	小,中心位	小,中心位	大,偏于一侧	小,中心位	大,不规则	大,偏位

（刘士广　龚道元）

六、齿龈内阿米巴

【概述】

1. **发育阶段与宿主**　齿龈内阿米巴生活史仅有滋养体阶段,以二分裂法繁殖,为人及许多哺乳类动物如犬、猫等口腔齿龈部的共栖型阿米巴。

2. **感染阶段**　滋养体。

3. **在人体生存部位**　齿龈内阿米巴主要存在于牙齿间柔软的牙垢中。在扁桃体隐窝也能检出该虫,并且该虫可以在支气管黏膜中增殖,因此可以出现在痰液中。齿龈内阿米巴还可出现在口外组织中,如女性外生殖道。

4. **致病性**　齿龈内阿米巴无致病作用,在有口腔疾病患者和正常人口腔中均能检出,但以前者居多;在牙周炎和牙周疾病患者口腔中的检出率为50%以上,且与常见口腔疾患,如牙周炎、牙髓炎、龋齿及坏疽性口腔炎等有密切关系。齿龈内阿米巴的感染率与年龄呈现正比关系,且有性别差异,男性多于女性。

【实验室病原学检查】

取牙垢、龈间隙组织或脓溢液做生理盐水直接涂片,查找滋养体,也可涂片后用吉姆萨-瑞氏染色法或铁苏木素染色法予以鉴定。

【各阶段形态】

滋养体大小为10~20μm,形态呈圆形、长椭圆形及不规则葫芦形等,见图5-2-9。滋养体内、外质分明,少数内、外质分界不清,外质透明,常可见大小不同的舌状、叶状及指状伪足;内质呈颗粒状,含有较多的食物泡,在高倍镜下不易看清食物泡内含物,核看不清,见图5-2-10、图5-2-11。

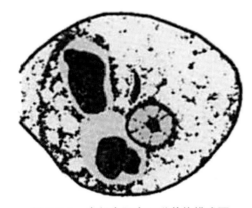

图5-2-9　齿龈内阿米巴滋养体模式图

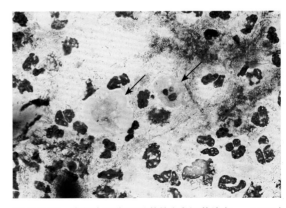

图5-2-10　齿龈内阿米巴滋养体(吉姆萨染色,×1000)

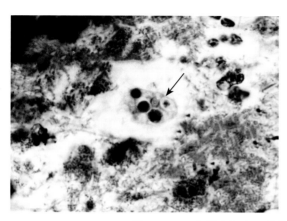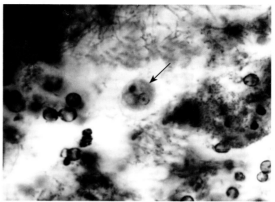

图 5-2-11 齿龈内阿米巴滋养体（铁苏木素染色，×1 000）

（冯琦 龚道元）

第三节 致病性自生生活阿米巴

【概述】

自然界存在多种不依赖宿主传播的自生生活的阿米巴，其中致病性阿米巴包括耐格里属阿米巴、棘阿米巴属阿米巴和狒狒巴拉姆希阿米巴等。

1. **发育阶段与宿主** 包括滋养体和包囊。终宿主为人。

2. **感染阶段** 滋养体。

3. **在人体内移行途径及寄生部位** 耐格里属阿米巴滋养体侵入人鼻腔黏膜增殖→沿嗅神经通过筛状板进入颅内。棘阿米巴属阿米巴和狒狒巴拉姆希阿米巴滋养体经皮肤黏膜、呼吸道等进入人体→寄生于眼、脑等部位，也可通过血行播散至中枢神经系统。

4. **致病性** 耐格里属阿米巴引起原发性阿米巴脑膜脑炎，病死率高。棘阿米巴属阿米巴一般引起角膜炎，严重者可致角膜溃疡、穿孔，侵入中枢神经系统引起亚急性或慢性肉芽肿性阿米巴性脑炎。狒狒巴拉姆希阿米巴感染引起的肉芽肿性阿米巴性脑炎常呈急性过程，多见于抵抗力低下人群，严重者可死亡。

【实验室病原学检查】

脑脊液离心直接涂片、组织切片检查滋养体（包囊）；眼部排泄物、角膜刮取物、病变角膜等标本检查棘阿米巴属阿米巴和狒狒巴拉姆希阿米巴。

【各阶段形态】

1. **滋养体**

（1）耐格里属阿米巴滋养体：有阿米巴型和鞭毛型。只有阿米巴型可寄生于人体组织中，阿米巴型滋养体呈狭长或椭圆形，直径为 10~35μm，内含一个泡状核，核仁大而致密、居中，胞质呈颗粒状，含有食物泡等，一端有钝伪足，见图 5-3-1。

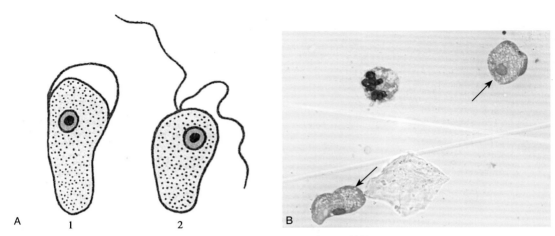

图 5-3-1 耐格里属阿米巴滋养体

A：模式图；B：瑞 - 吉染色（×1 000）。

（2）棘阿米巴属阿米巴滋养体：呈长圆形，直径为 15~45μm，表面尚有许多不断形成与消失的伪足，呈细小棘刺状，可做无定型缓慢运动，内有泡状胞核，核的中央含有一个大而黑的球状核仁，见图 5-3-2。

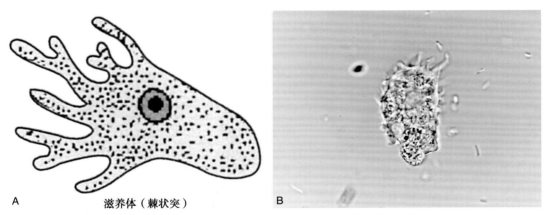

滋养体（棘状突）

图 5-3-2 棘阿米巴属阿米巴滋养体

A：模式图；B：未染色（×1 000）。

（3）狒狒巴拉姆希阿米巴滋养体：直径为 12~60μm，有指状伪足，滋养体内有 1 个泡状胞核（偶有 2 个），核仁居中，见图 5-3-3。

2. 包囊

（1）耐格里属阿米巴包囊：呈圆形，直径为 7~10μm，囊壁为双层，厚而光滑有孔，胞核与滋养体相似，见图 5-3-4。

（2）棘阿米巴属阿米巴包囊：呈圆形，双层囊壁，外壁有皱褶或呈波状，内壁光滑且呈多形性，见图 5-3-5。

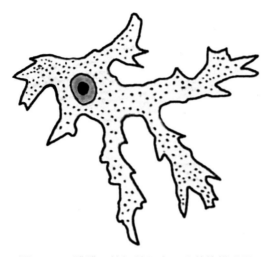

图 5-3-3　狒狒巴拉姆希阿米巴滋养体模式图

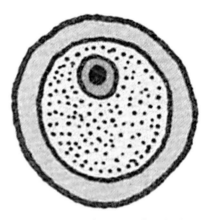

图 5-3-4　耐格里属阿米巴包囊

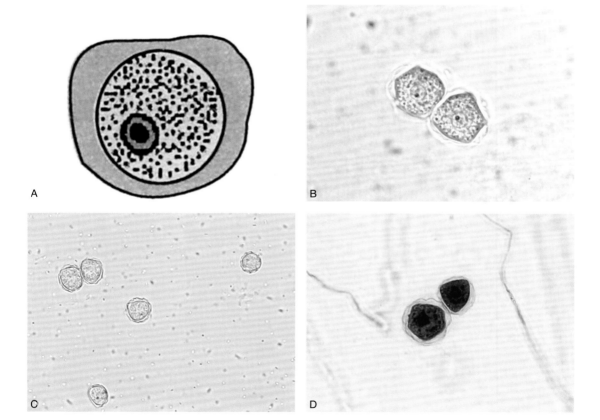

图 5-3-5　棘阿米巴属阿米巴包囊

A：模式图；B：碘液染色（×1 000）；C：未染色（×100）；D：乳酸棉酚胺蓝染色（×1 000）。

（3）狒狒巴拉姆希阿米巴包囊：呈不规则圆形，直径为 6~30μm，外壁可见皱褶，内壁较薄呈圆形，核一般为 1 个，见图 5-3-6。

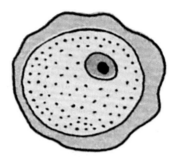

图 5-3-6　狒狒巴拉姆希阿米巴包囊模式图

（曹　喻　高海燕）

第四节　杜氏利什曼原虫

【概述】

1. **发育阶段与宿主**　发育阶段包括前鞭毛体和无鞭毛体两个时期。人为脊椎动物宿主,白蛉为非脊椎动物宿主,犬为重要的保虫宿主。

2. **感染阶段**　前鞭毛体。

3. **在人体内移行途径及寄生部位**　前鞭毛体随雌性白蛉唾液进入人皮下组织→部分被单核巨噬细胞吞噬,转化为无鞭毛体→大量增殖,引起巨噬细胞破裂→侵入其他巨噬细胞。杜氏利什曼原虫寄生于人体单核巨噬细胞内。

4. **致病性**　引发内脏利什曼病、淋巴结型内脏利什曼病、黑热病后皮肤利什曼病和皮肤利什曼病。

【实验室病原学检查】

在骨髓穿刺涂片、血液、淋巴结、皮肤组织等处查找无鞭毛体。

【各阶段形态】

1. **前鞭毛体**　成熟时虫体呈长梭形,大小为（14.3~20）μm×（1.5~1.8）μm,体内含有核、动基体和基体,核位于虫体中部,基体和动基体位于虫体前部,鞭毛由最前部的基体发出,见图 5-4-1。

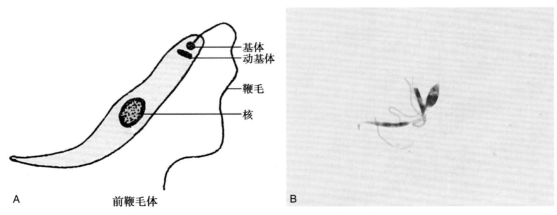

图 5-4-1　杜氏利什曼原虫前鞭毛体

A:模式图;B:卡红染色（×1 000）。

2. **无鞭毛体**　又称利杜体,呈卵圆形,虫体小,大小为(2.9~5.7)μm×(1.8~4.0)μm,瑞-吉染色无鞭毛体细胞质呈淡蓝或淡红色,内含一较大的核,近圆形,呈红色或淡紫色。核旁的动基体近深紫色,细小,呈杆状。染色较好时可见动基体旁的基体呈红色颗粒状,位于虫体前段,红色根丝体由基体发出,即鞭毛,见图5-4-2。

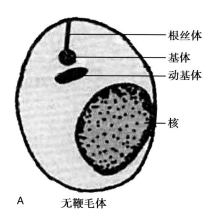

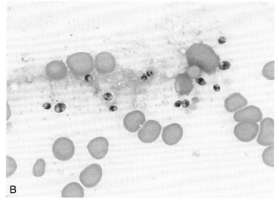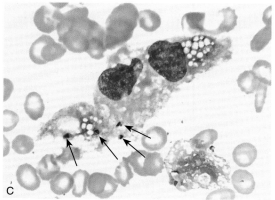

图 5-4-2　杜氏利什曼原虫无鞭毛体

A:模式图;B:细胞外无鞭毛体(瑞-吉染色,×1 000);C:细胞内无鞭毛体(瑞-吉染色,×1 000)。

（莫云钧　曹喻）

第五节　锥　　虫

一、布氏冈比亚锥虫与布氏罗得西亚锥虫

布氏冈比亚锥虫与布氏罗得西亚锥虫同属布氏锥虫复合体,两者在形态、生活史、致病性及临床表现等方面具有共同特征,简称布氏锥虫。

【概述】

1. **发育阶段与宿主**　包括锥鞭毛体、上鞭毛体、前鞭毛体和无鞭毛体 4 个阶段。中间宿主为舌蝇,终宿主是人和哺乳动物。

2. **感染阶段**　循环后期锥鞭毛体。

3. **在人体内移行途径及寄生部位**　循环后期锥鞭毛体随舌蝇涎液注入人体→在人体皮下组织局部增殖→进入血液和组织间淋巴液→数月后可侵入中枢神经系统。寄生部位为皮下组织、血液、淋巴液和脑脊液等。

4. **致病性**　形成锥虫下疳；出现锥虫血症,引起发热、头痛等症状；引起弥漫性软脑膜炎、脑皮质充血等；进而出现异常反射、深部感觉过敏、共济失调、嗜睡等,最后昏睡。

【实验室病原学检查】

查找锥鞭毛体。可对锥虫下疳进行穿刺,直接显微镜检查或干燥、固定、吉姆萨染色后用显微镜检查；外周血制成厚血膜和薄血膜,用湿片或吉姆萨染色的方法观察；采用微量血细胞容积比离心技术、暗视野/定量白细胞层技术、微阴离子交换沉积技术将血液浓缩后检测；取肿大淋巴结穿刺物检测；感染晚期取脑脊液检测。

【各阶段形态】

锥鞭毛体经吉姆萨或瑞氏染色后,胞质呈淡蓝色,有1个居中的核,呈红色或红紫色,动基体为点状,深红色,波动膜为淡蓝色。细胞质内有深蓝色的异染质颗粒。锥鞭毛体可分为细长型和短粗型。细长型长20~40μm,宽1.5~3.5μm,前端较尖细,有一长达6μm的游离鞭毛,动基体位于虫体后部近末端；短粗型长12~25μm,宽3.5μm,鞭毛不游离或短于1μm,动基体位于虫体近后端。鞭毛与虫体表膜相连,运动时表膜伸展,即成波动膜。见图5-5-1。

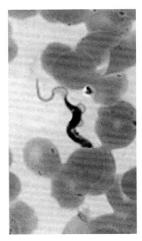 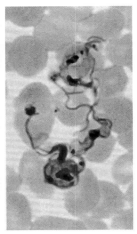 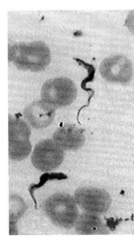 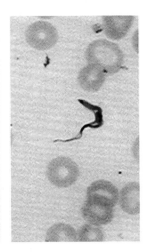

图5-5-1　布氏锥虫锥鞭毛体(吉姆萨染色,×1 000)

（曹喻　段朝晖）

二、枯氏锥虫

【概述】

1. **发育阶段与宿主**　包括锥鞭毛体、上鞭毛体和无鞭毛体3个阶段。中间宿主为锥蝽属、全圆蝽属和红猎蝽属的昆虫,终宿主为人和哺乳动物。

2. **感染阶段**　循环后期锥鞭毛体。

3. **在人体内移行途径及寄生部位**　循环后期锥鞭毛体随锥蝽粪便经皮肤伤口或黏膜进入人体→进入末梢血或网状内皮细胞,转变为无鞭毛体→增殖后形成假包囊→假包囊内部分无鞭毛体经上鞭毛体转变为锥鞭毛体→假包囊破裂,锥鞭毛体进入血液,侵入新的组织细胞。寄生部位为血液和组织。

4. **致病性**　急性期引起恰加斯肿、急性恰加斯病、脑膜炎或心肌炎等,慢性期可形成巨食管、巨结肠和心肌炎等,可引起死亡。

【实验室病原学检查】

查找锥鞭毛体。外周血制成厚血膜和薄血膜,染色后用显微镜检查,也可离心后,取棕黄层涂片,染色,显微镜检查。

【各阶段形态】

锥鞭毛体大小为(11.7~30.4)μm×(0.7~5.9)μm,游离鞭毛自核的后方发出,在血液内,外形弯曲如新月状,见图5-5-2。

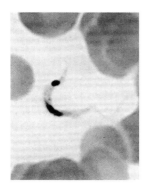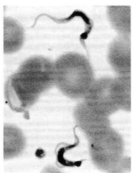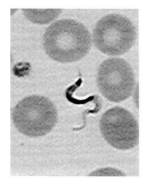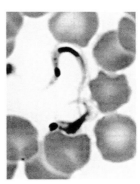

图5-5-2　枯氏锥虫锥鞭毛体(吉姆萨染色,×1 000)

（茹进伟　陈丽惠）

第六节　蓝氏贾第鞭毛虫

【概述】

1. **发育阶段与宿主**　包括滋养体和包囊。宿主是人和某些哺乳动物。

2. **感染阶段**　成熟包囊。

3. **在人体内移行途径及寄生部位**　成熟期包囊被人摄入→在十二指肠内脱囊,形成滋养体,寄生于人体十二指肠或小肠上段。

4. **致病性**　可无明显临床症状,或表现为急、慢性腹泻,后者常伴吸收不良综合征。偶可侵入胆道系统,引起胆囊炎或胆管炎。

【实验室病原学检查】

粪便生理盐水涂片可用低倍镜观察有无可疑虫体,高倍镜观察形态。用硫酸锌浮聚法或醛-醚浓集法等检查包囊,碘液染色有助于包囊特征的观察。可采用隔日查1次,1周内连续查3次的方法,提高包囊检出率;十二指肠液引流和小肠活体组织检查也可提高检出率。用瑞 - 吉染色或铁苏木素染色的方法观察滋养体和包囊形态。

【各阶段形态】

1. **滋养体**　呈纵切为半的倒置梨形,长 9~21μm,宽 5~15μm,厚 2~4μm。两侧对称,前端宽钝,后端尖细,腹面扁平,背部隆起。一对细胞核位于虫体前端 1/2 靠近吸盘的部位,虫体有 4 对鞭毛,分别为前侧、后侧、腹和尾鞭毛,活虫体借助鞭毛摆动,做活泼的翻滚运动。1 对呈爪锤状的中体与该部分 1/2 处相交。见图 5-6-1。

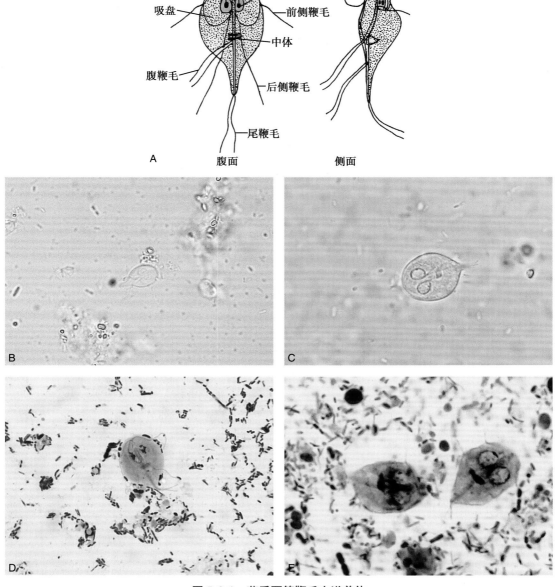

图 5-6-1　蓝氏贾第鞭毛虫滋养体

A:模式图;B:未染色(×400);C:未染色(×1 000);D:瑞 - 吉染色(×1 000);E:铁苏木素染色(×1 000)。

2. **包囊** 呈椭圆形,长 8~14μm,宽 7~10μm,囊壁较厚,与虫体间有明显的间隙。未成熟包囊含 2 个细胞核,成熟包囊含 4 个细胞核。胞质内可见中体和鞭毛的早期结构。见图 5-6-2。

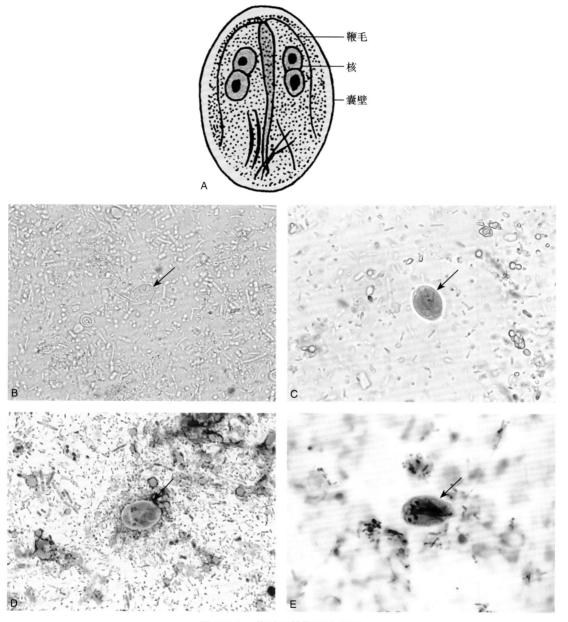

图 5-6-2 蓝氏贾第鞭毛虫包囊

A:模式图;B:未染色(×400);C:碘染色(×1 000);D:瑞 - 吉染色(×1 000);E:铁苏木素染色(×1 000)。

（茹进伟　莫云钧）

第七节 阴道毛滴虫

【概述】

1. **发育阶段与宿主** 仅有滋养体阶段。人是唯一自然宿主。

2. **感染阶段** 滋养体。

3. **在人体移行途径及寄生部位** 滋养体通过直接或间接接触的方式传播。女性主要寄生于阴道后穹隆,偶可侵入尿道;男性一般寄生于尿道、前列腺,也可侵及睾丸、附睾及包皮下组织。

4. **致病性** 女性可导致阴道炎症,侵及尿道时,有尿频、尿急和尿痛等症状;男性可导致尿痛、夜尿、前列腺炎及附睾炎等;可引起不育症。

【实验室病原学检查】

阴道后穹隆分泌物、尿液沉淀物或前列腺分泌物直接涂片,检查滋养体的运动;用瑞-吉染色、铁苏木素染色等方法观察虫体结构。

【各阶段形态】

滋养体活体无色透明,有折光性,虫体借助鞭毛摆动前进,以波动膜的波动做旋转式运动,活动力强。固定染色后呈梨形,体长 7~23μm,前端有 1 个泡状核,有 4 根前鞭毛和 1 根后鞭毛。1 根纤细透明的轴柱纵贯虫体并伸出体外。体外侧前 1/2 处有一波动膜,其外缘与后鞭毛相连。胞质内可见深染的氢化酶体颗粒。见图 5-7-1、图 5-7-2。

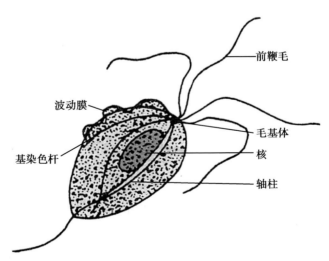

图 5-7-1 阴道毛滴虫滋养体模式图

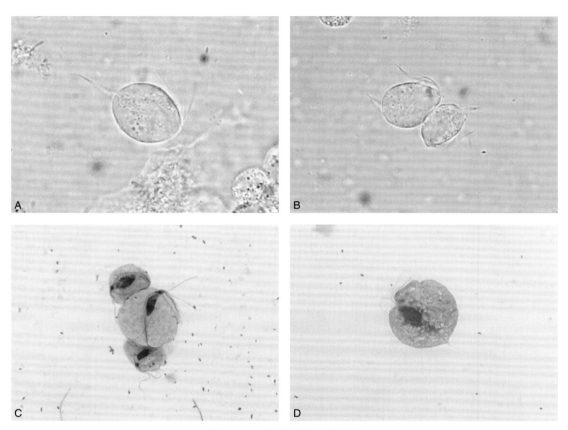

图 5-7-2 阴道毛滴虫滋养体
A：未染色（×400）；B：未染色（×400）；C：瑞 - 吉染色（×1 000）；D：革兰氏染色（×1 000）。

（陈丽惠 章亚倞）

第八节 其他鞭毛虫

一、人毛滴虫

【概述】

1. **发育阶段与宿主** 只有滋养体期，无包囊期；宿主为人。

2. **感染阶段** 滋养体。

3. **人体内移行途径及寄生部位** 滋养体被人摄入→在肠道内以纵二分裂法繁殖。寄生部位为人体的盲肠和结肠。

4. **致病性** 一般认为对人体无致病性。

【实验室病原学检查】

粪便生理盐水涂片低倍镜下观察有无活动的滋养体，高倍镜或油镜观察虫体结构；采用瑞 - 吉染色、铁苏木素染色等方法有利于虫种鉴别。

【形态】

滋养体外观呈梨形或卵圆形,大小为(5~15)μm×(7~10)μm;前鞭毛有 3~5 根,后鞭毛有 1 根;尚可见基染色杆、轴柱、与虫体等长的波动膜;核位于虫体前端,核仁大而明显;细胞质呈细颗粒状,内有空泡,见图 5-8-1、图 5-8-2。

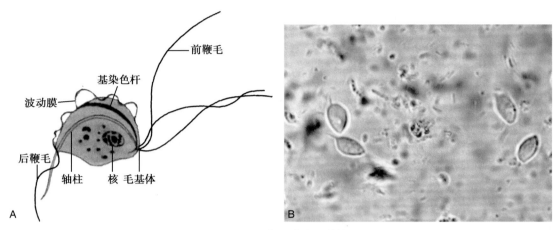

图 5-8-1 人毛滴虫滋养体

A:结构模式图;B:未染色(×400)。

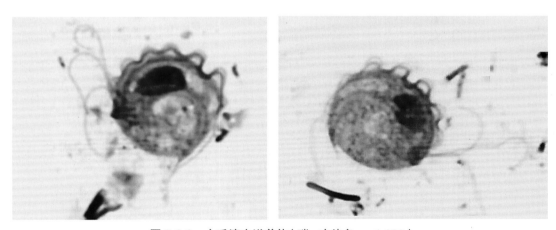

图 5-8-2 人毛滴虫滋养体(瑞-吉染色,×1 000)

（刘士广 刘首明）

二、梅氏唇鞭毛虫

【概述】

1. **发育阶段与宿主** 分滋养体和包囊两个阶段,宿主是人和某些哺乳动物。

2. **感染阶段** 包囊。

3. **人体内移行途径及寄生部位** 包囊被人摄入→在大肠内发育为滋养体→以纵二分裂法增殖。寄生部位为人体的空肠、回肠、盲肠和结肠。

4. 致病性 无致病性。

【实验室病原学检查】

粪便生理盐水涂片低倍镜下观察有无可疑虫体或包囊,高倍镜或油镜观察结构;用碘液染色、瑞-吉染色、铁苏木素染色等方法有利于虫种鉴别。

【形态】

梅氏唇鞭毛虫滋养体和包囊见图 5-8-3。

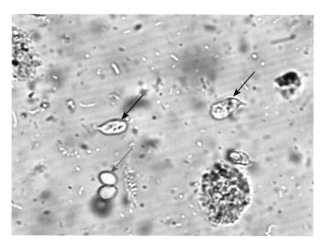

图 5-8-3 梅氏唇鞭毛虫(未染色,×400;黑箭头为滋养体,红箭头为包囊)

1. 滋养体 大小为(6~20)μm×(3~10)μm,呈梨形,前端钝圆,末端尖锐;按一定方向作旋转运动。顶端有一核,呈类圆形,核膜薄,核仁略扁,核前方的毛基体发出 3~5 根鞭毛;胞口位于前端,长度约占虫体一半;虫体表面可见一螺旋沟;细胞质呈颗粒状,内含多个食物泡。见图 5-8-4。

2. 包囊 大小为(7~10)μm×(4~6)μm,似柠檬形,囊壁较薄,前端呈透明圆形的小泡状,核一般为 1 个,核仁居中或偏位,包囊可见胞口纤丝,见图 5-8-5。

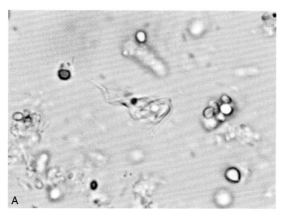

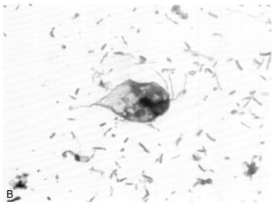

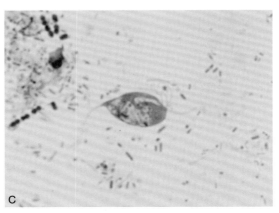

图 5-8-4　梅氏唇鞭毛虫滋养体（×1 000）
A：未染色；B：瑞 - 吉染色；C：铁苏木素染色。

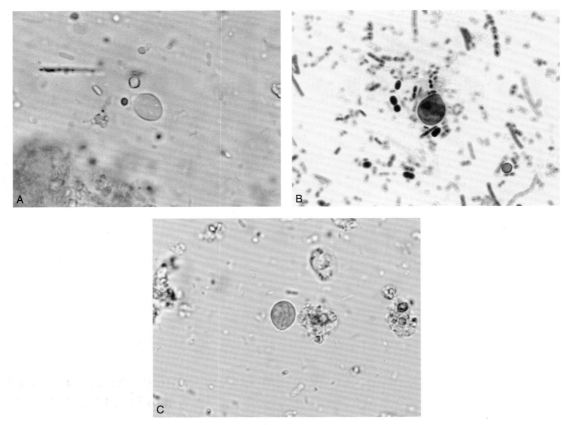

图 5-8-5　梅氏唇鞭毛虫包囊（×1 000）
A：未染色；B：瑞 - 吉染色；C：碘染色。

（刘士广　龚道元）

三、口腔毛滴虫

【概述】

1. 发育阶段与宿主　只有滋养体,无包囊。宿主是人。

2. 感染阶段　滋养体。

3. 在人体内移行途径及寄生部位　常寄生在口腔,也可经口腔咽部→呼吸道→肺→胸腔异位寄生。

4. 致病性　尚无定论。有学者认为它是口腔共栖性原虫,也有学者认为它与牙周炎、牙龈炎、龋齿等口腔疾病有关。异位寄生时可导致肺炎及胸膜炎。

【实验室病原学检查】

取牙龈基部、牙周袋、牙洞等病灶内及其附近的牙垢或分泌物、痰液、支气管冲洗液、支气管肺泡灌洗液、胸腔积液等新鲜标本,生理盐水直接涂片,在低倍镜下检查,可见滋养体运动活跃,高倍镜下鉴别。涂片干燥后行瑞 - 吉染色或革兰氏染色,油镜下观察滋养体形态。

【滋养体形态】

外形似阴道毛滴虫,呈梨形,大小为(5~16)μm ×(2~15)μm。有 4 根前鞭毛和 1 根无游离端的后鞭毛。波动膜稍长于阴道毛滴虫,有 1 个核,位于虫体前部中央,呈卵圆形,含丰富染色质颗粒。轴柱较纤细,自前向后伸出体外,见图 5-8-6、图 5-8-7。

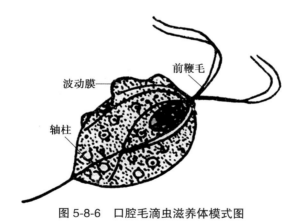

前鞭毛
波动膜
轴柱

图 5-8-6　口腔毛滴虫滋养体模式图

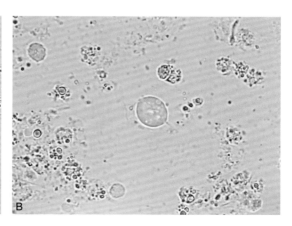

A　　B

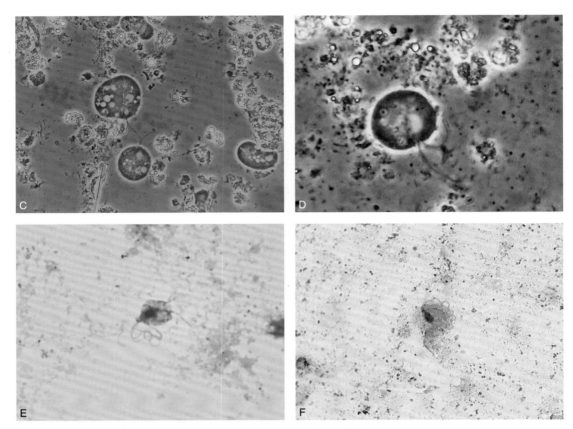

图 5-8-7 口腔毛滴虫滋养体

A、B: 未染色(×400); C、D: 未染色(相差显微镜, ×1 000); E: 革兰氏染色(×1 000); F: 瑞-吉染色(×1 000)。

（曹　科　龚道元）

四、脆弱双核阿米巴

【概述】

1. **发育阶段与宿主**　多年来,普遍认为脆弱双核阿米巴只有滋养体期,据文献报道,2014 年科学家在人类标本中发现了包囊。滋养体进行二分裂繁殖。人及灵长目动物是其宿主。

2. **感染阶段**　滋养体。

3. **在人体内移行途径及寄生部位**　生活史尚未完全阐明,滋养体寄生于消化道内的盲肠和结肠上段。

4. **致病性**　发病机制尚未阐明,可引起消化道功能紊乱,尤其是儿童,会出现间歇性腹泻、腹痛、呕吐、胃肠胀气、厌食、体重减轻,不明原因的嗜酸性粒细胞增多等表现。

【实验室病原学检查】

取新鲜粪便标本,生理盐水直接涂片或稀碘液直接涂片显微镜低倍镜下检查可疑滋养体,高倍镜下与白细胞鉴别。涂片干燥后可进行瑞-吉染色、铁苏木素染色或三色染色,显微镜下观察滋养体形态。

【各阶段形态】

滋养体无鞭毛,形状不规则,直径为 4~20μm,通常为 5~15μm。内、外质分明,细胞质颗粒纤细,灰白色,伪足透明,形成较快,呈片状、角状或锯齿状,体内有食物泡,含细菌和酵母菌。虫体大多两个核,单核、三核或四核少见。核膜清晰,无核周染色质粒。核仁大而居中,由 4~8 个相互分开且呈对称排列的染色质粒组成,铁苏木素染色可清晰见到分开的染色质颗粒。新鲜粪便中的滋养体运动活跃,伸出伪足,遇冷后迅速变成圆形。生理盐水涂片中的脆弱双核阿米巴极易与白细胞混淆,见图 5-8-8、图 5-8-9。

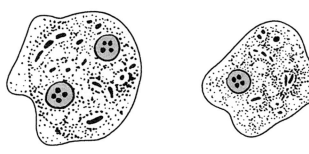

图 5-8-8 脆弱双核阿米巴滋养体模式图

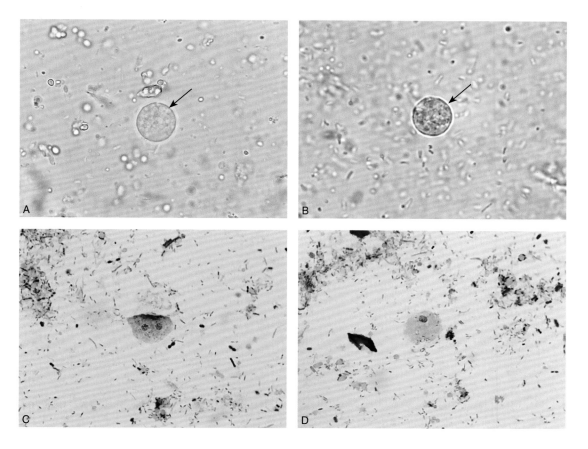

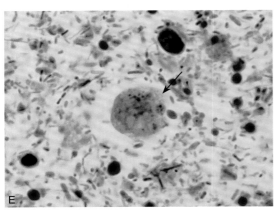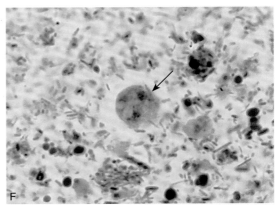

图 5-8-9　脆弱双核阿米巴滋养体

A：未染色（×1 000）；B：碘染色（×1 000）；C、D：瑞 - 吉染色（×1 000）；E、F：铁苏木素染色（×1 000）。

（陈丽惠　龚道元）

第九节　疟　原　虫

【概述】

疟原虫在脊椎动物的细胞内寄生,感染后可引起疟疾,已报道的疟原虫种类有 150 多种。寄生在人体内的疟原虫常见的有间日疟原虫、恶性疟原虫、三日疟原虫和卵形疟原虫 4 种。2004 年发现了诺氏疟原虫也可以感染人。

1. **发育阶段与宿主**　4 种疟原虫的生活史基本相同,其生长、发育分 2 个阶段,需要人和按蚊 2 个宿主。在人体内进行无性增殖,所以人是中间宿主;在蚊体内进行有性生殖和孢子增殖,按蚊是终宿主。

疟原虫在人体内的发育分为红细胞外期和红细胞内期,红细胞外期分为裂殖体和裂殖子;在红细胞内期的发育阶段有环状体（早期滋养体）、大滋养体（晚期滋养体）、裂殖体及雌雄性配子体;在蚊体内的发育阶段主要有雌雄性配子体结合形成合子、动合子、卵囊、子孢子。

2. **感染阶段**　蚊唾液腺内的子孢子。

3. **在人体内移行途径及寄生部位**

（1）红细胞外期:按蚊叮咬人体,子孢子入血→进入肝细胞,子孢子在肝细胞内发育成裂殖体,并以二分裂方式进行裂体增殖,产生大量裂殖子,约 1 周成熟,裂殖子胀破肝细胞,散出→进入血液循环,一部分被吞噬细胞吞噬,另一部分进入红细胞内发育。

间日疟及卵形疟原虫的子孢子有速发型和迟发型 2 种不同类型。速发型子孢子进入肝细胞后迅速发育繁殖,产生许多裂殖子,感染 7~8d 后进入血液红细胞。迟发型子孢子进入肝细胞后发育慢,经过数月至数年的休眠期后,才发育为裂殖体并分裂为裂殖子,再进入红细胞,这与疟疾复发有关。

（2）红细胞内期:裂殖子在红细胞内进行裂体增殖→先发育为早、晚期滋养体→再发育为未成熟裂殖体→核和胞质继续分裂,形成许多裂殖子,称为成熟繁殖体→红细胞破裂→裂殖子入血,部分被吞噬→侵入红细胞,重复裂体增殖→部分裂殖子发育为雌雄配子体。

间日疟及卵形疟原虫主要寄生于新生红细胞即网织红细胞中,三日疟原虫多寄生于较衰老的红细胞中,而恶性疟原虫寄生于各发育期的红细胞。

4. 在蚊体内移行途径及寄生部位　雌性按蚊吸人血→红细胞内各期疟原虫随血液进入蚊体内,除雌雄配子体外,其他各期疟原虫死亡→雌雄配子体进入蚊胃腔内进行有性生殖(配子生殖),形成合子→发育为动合子→在蚊胃壁弹性纤维膜下形成卵囊→卵囊进行孢子增殖,形成子孢子→卵囊破裂,释放子孢子→子孢子进入蚊唾液腺,具有传染性。

5. 致病性　疟原虫导致疟疾,疟疾的一次典型发作表现为周期性的寒战、高热和出汗退热 3 个连续阶段,可致贫血、肝脾肿大、脑型和超高热型凶险疟疾、疟性肾病等,另外可见先天性疟疾及输血疟疾。典型的间日疟和卵形疟 48h 发作 1 次,三日疟 72h 发作 1 次,恶性疟隔 36~48h 发作 1 次。

【实验室病原学检查】

疑为疟原虫感染,主要取外周血制片,也可用骨髓样本检查。最常用的方法是制备厚、薄血膜,经吉姆萨染色或瑞 - 吉染色后,用显微镜检查找疟原虫。薄血膜中疟原虫形态完整、典型,容易识别和鉴别虫种;厚血膜中易检获疟原虫,但原虫形态有所改变,虫种鉴别较困难。

【各阶段形态】

疟原虫的基本结构包括细胞核、细胞质和细胞膜。血涂片经吉姆萨染色或瑞 - 吉染色后,细胞核呈紫红色,细胞质为天蓝至深蓝色,疟色素呈棕黄色、棕褐色或黑褐色。5 种疟原虫发育阶段的形态特点、被寄生的红细胞在形态上的变化、疟色素的形态及分布特点都对鉴别疟原虫种类很有帮助,鉴别见表 5-9-1。

表 5-9-1　薄血膜中 5 种疟原虫的主要形态比较

	间日疟原虫	恶性疟原虫	三日疟原虫	卵形疟原虫	诺氏疟原虫
被寄生红细胞的变化	除早期滋养体外,其余各期均胀大,色淡;大滋养体期开始出现较多鲜红色、细小的薛氏点	正常或略小;可有数颗粗大稍紫红色的茂氏点	正常或略小;偶见少量、淡红色、微细的齐氏点	正常或略胀大,色淡;多数为卵圆形,边缘呈伞矢状;常见较多红色、粗大的薛氏小点,且在早期滋养体期已出现	似三日疟原虫
早期滋养体(环状体)	胞质薄,淡蓝色;环较大,约占红细胞直径的 1/3;核 1 个,偶有 2 个;无疟色素	小环状体较小,约占红细胞直径的 1/5;大环状体与间日疟原虫的相似;核 1~2 个;红细胞内可含 2 个以上原虫,原虫常位于红细胞边缘	胞质为深蓝色,环较粗,约为红细胞直径的 1/3;核 1 个;红细胞内很少含 2 个以上原虫	似三日疟原虫环状体	似恶性疟原虫,但环稍粗、稍大,为红细胞直径的 1/5~1/4

续表

	间日疟原虫	恶性疟原虫	三日疟原虫	卵形疟原虫	诺氏疟原虫
晚期滋养体(大滋养体)	核1个;胞质增多,形状不规则,呈阿米巴样,空泡明显;疟色素呈棕黄色,细小杆状,分散于胞质内	体小,圆形;胞质深蓝色,空泡不明显;疟色素呈黑褐色,集中	体小,圆形或带状,空泡小或无,亦可呈大环状;核1个;疟色素呈深褐色、粗大颗粒状,常分布于虫体边缘	体较三日疟原虫大,圆形,空泡不明显;核1个;疟色素似间日疟原虫,但较少,粗大	似三日疟原虫
未成熟裂殖体	核开始分裂为2个以上;胞质随核的分裂渐呈圆形或不规则;空泡消失;疟色素开始集中	较小,圆形,空泡消失,或虫体仍似大滋养体,但核开始分裂为2个以上;疟色素黑褐色,集中	体小,圆形,空泡消失;核开始分裂;疟色素深褐色,分布不匀	体小,圆形或卵圆形,空泡消失;核开始分裂;疟色素棕黄色,分布不匀	似三日疟原虫
成熟裂殖体	虫体充满胀大的红细胞,裂殖子为12~24个,常为16~18个,排列不规则;疟色素黄褐色,常聚集一侧	虫体小于正常红细胞;裂殖子为8~26个,常为8~18个,排列不规则;疟色素黑褐色,集中成团	裂殖子为6~12个,常为8个,常排列成菊花状;疟色素深褐色,常聚集在中央	裂殖子为6~14个,常为8个,排列不规则;疟色素棕黄色,聚集在中央或一侧	似三日疟原虫,但裂殖子可多至16个
雌配子体	虫体圆或卵圆形,占满胀大的红细胞,胞质蓝色;核小而致密,深红色,偏于一侧;疟色素分散	新月形,两端较尖,胞质蓝色;核坚实,深红色,位于中央;疟色素黑褐色,紧密分布于核周围	如正常红细胞大,圆形;胞质深蓝色;核较小而致密,深红色,偏于一侧;疟色素深褐色,多而分散	虫体似三日疟原虫,疟色素似间日疟原虫	似间日疟原虫,疟色素呈黑色颗粒状
雄配子体	虫体圆形,胞质蓝而略带红色;核大而疏松,位于中央;疟色素分散	腊肠形,两端钝圆,胞质蓝而略带红色;核疏松,淡红色,位于中央;疟色素松散分布于核周围	略小于正常红细胞,圆形;胞质浅蓝色;核较大,疏松,淡红色,位于中央;疟色素分散	虫体似三日疟原虫,疟色素似间日疟原虫	似间日疟原虫,疟色素呈黑色颗粒状,核淡红色

1. **子孢子**　侵入肝细胞内的子孢子形状细长,长约 11μm,直径为 1.0μm,常弯曲成 C 形或 S 形,体表光滑,结构见图 5-9-1。

2. **滋养体**　早期滋养体胞核小,胞质少,中间有空泡,虫体多呈环状,称为环状体。虫体发育长大,胞核亦增大,胞质增多,有时伸出伪足,胞质中开始出现疟色素,此时称为晚期滋养体,亦称为大滋养体。

3. **裂殖体**　滋养体发育成熟,核开始分裂,即为早期裂殖体,也称为未成熟裂殖体。胞核反复分裂,胞质随之分裂,每一个核都被部分胞质包裹,成为裂殖子,此时称为成熟裂殖体。

4. **配子体**　疟原虫经过数次裂体增殖后,部分裂殖子核增大而不分裂,胞质增多而无伪足、无空泡,从胞体规则的幼稚配子体发育成为圆形、卵圆形或新月形的个体,称为配子体。

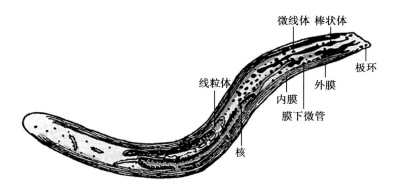

图 5-9-1 疟原虫子孢子内部结构

4 种疟原虫红细胞内各期形态特征,见图 5-9-2、图 5-9-3、图 5-9-4、图 5-9-5、图 5-9-6。

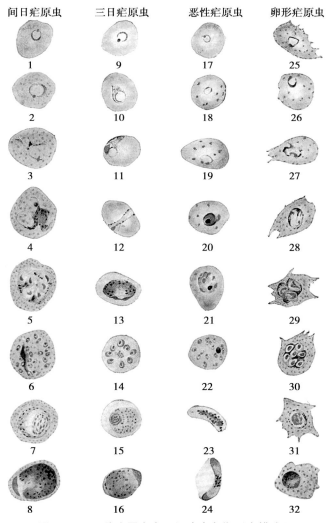

图 5-9-2 4 种疟原虫在红细胞内各期形态模式图

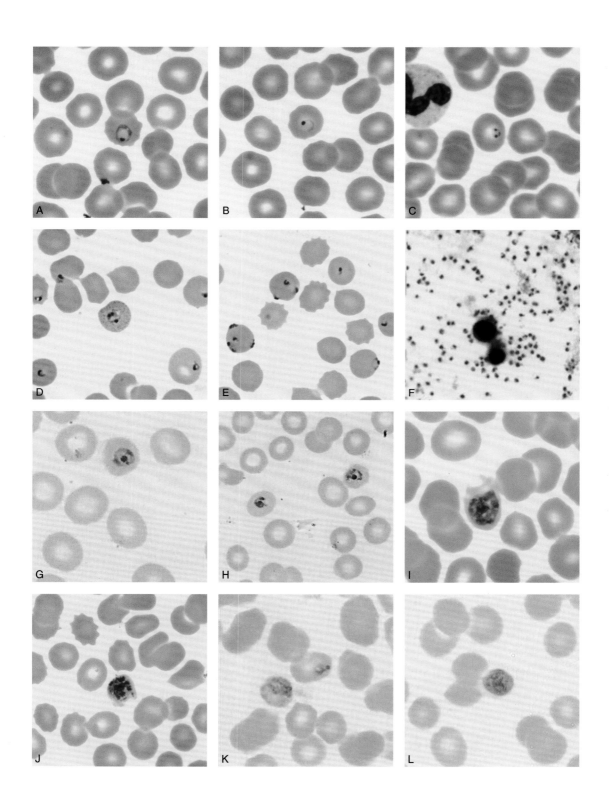

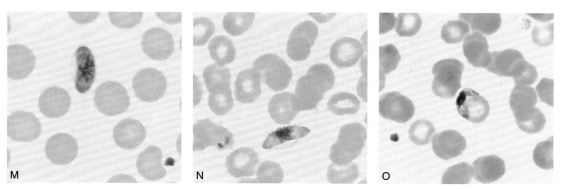

图 5-9-3　恶性疟原虫红细胞内期形态（图 F 为吉姆萨染色，其余为瑞 - 吉染色，×1 000）

A：大环状体；B：小环状体；C：耳麦状环状体；D：环状体及茂氏点；E：多个环状体；F：厚血膜；G~H：大滋养体；
I~J：裂殖体；K~L：幼稚配子体；M：雄配子体；N~O：雌配子体。

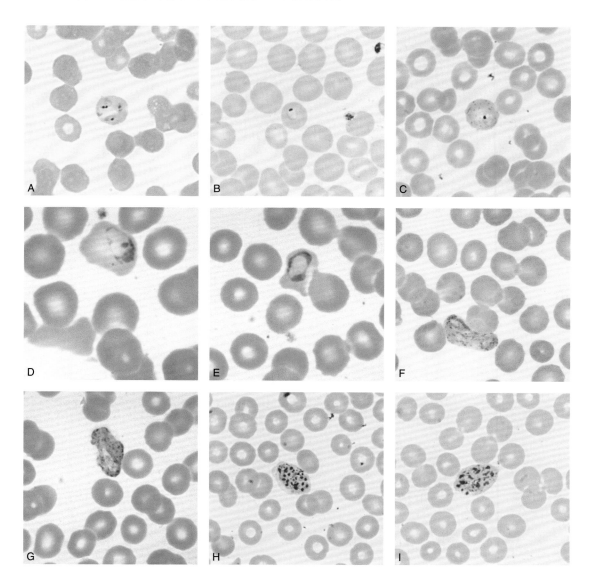

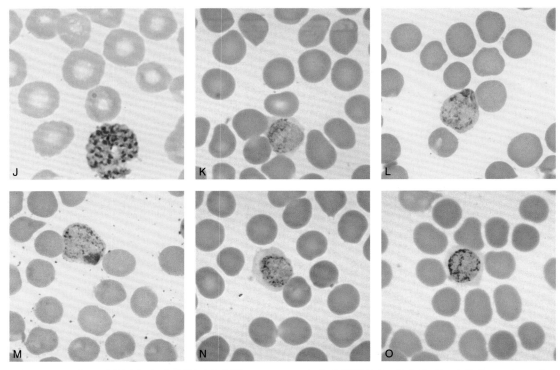

图 5-9-4 间日疟原虫红细胞内期形态（图 A~C、H~J、O 为吉姆萨染色，其余为瑞 - 吉染色，×1 000）
A~C：环状体；D~G：大滋养体；H~I：未成熟裂殖体；J：裂殖体；K~M：雌配子体；N~O：雄配子体。

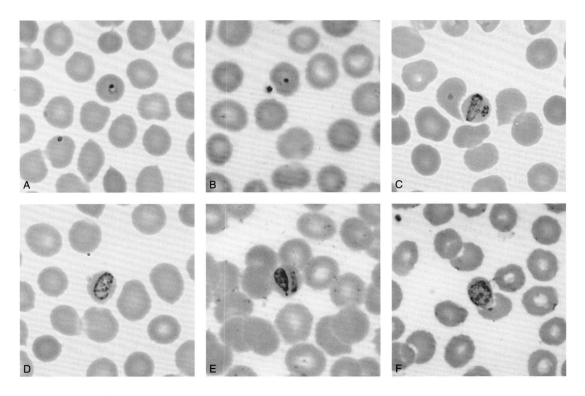

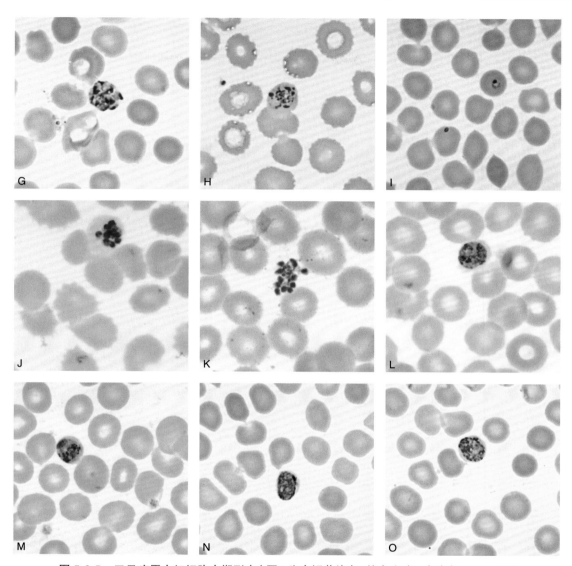

图 5-9-5　三日疟原虫红细胞内期形态（图 I 为吉姆萨染色，其余为瑞 - 吉染色，×1 000）
A~B:环状体;C~E:大滋养体;F:未成熟裂殖体;G~J:成熟裂殖体;K:游离裂殖子;L~M:雌配子体;N~O:雄配子体。

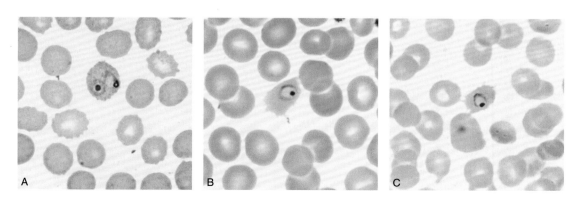

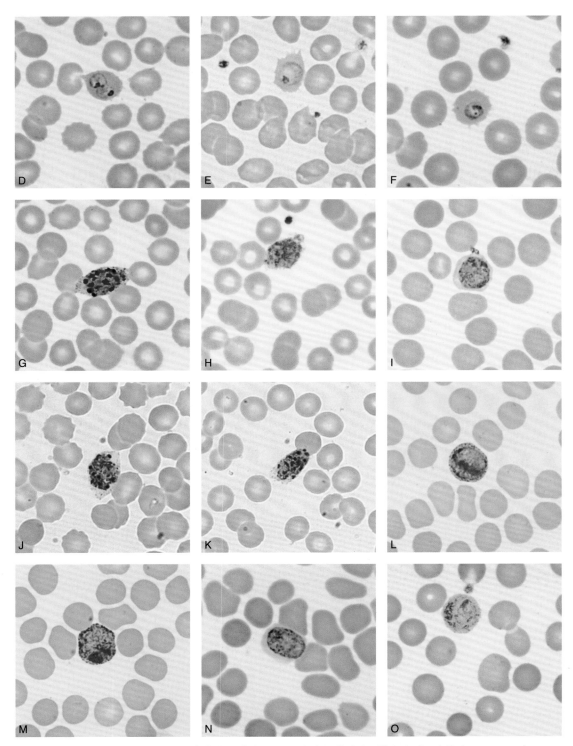

图 5-9-6　卵形疟原虫红细胞内期形态（图 J~K 为吉姆萨染色，其余为瑞 - 吉染色，×1 000）

A~C：环状体；D~F：大滋养体；G~I：未成熟裂殖体；J~K：成熟裂殖体；L~M：雌配子体；N~O：雄配子体。

（柏世玉　周玉利）

第十节 巴 贝 虫

【概述】

1. **发育阶段与宿主** 巴贝虫生活史目前尚不清楚,主要包括在蜱体内的有性繁殖和在哺乳动物(啮齿类动物、牛马等家畜及人类)体内的无性繁殖,历经子孢子、滋养体、裂殖体和配子体阶段。蜱是终宿主,哺乳动物(啮齿类动物、牛马等家畜及人类)是中间宿主。

2. **感染阶段** 子孢子。

3. **在人体内移行途径及寄生部位** 蜱虫叮咬人体时,子孢子从伤口进入红细胞→裂殖体→滋养体→配子体,寄生于红细胞内。

4. **致病性** 巴贝虫病是一种由蜱传播的人畜共患血液寄生虫病。患者主要临床表现有贫血、不同程度的出汗、发热、寒战、疲乏、严重头痛、黑色尿、肌肉关节痛、恶心呕吐、食欲减退、气短、情绪不振或改变,严重时可致死。

【实验室病原学检查】

怀疑为巴贝虫病,主要取外周血涂片染色镜检,感染初期尽可能检查多张涂片,观察红细胞内滋养体、裂殖体。

【各阶段形态】

巴贝虫感染的红细胞大小正常,无外形变化。通常可以看到滋养体,胞质为蓝色、纤细,有1或2个染色质点,注意有时胞质纤细,几乎不可见,只能看到紫红色染色质点。显微镜下巴贝虫滋养体和恶性疟原虫的环状体期难以区分。裂殖子可以呈空泡状、多形性或梨形。单个红细胞内多个虫体的感染很常见。偶发的经典四联体形式(马耳他十字)或红细胞外滋养体也可能存在。与疟原虫属不同,巴贝虫裂殖体内均无色素颗粒,这也是区别于疟原虫的鉴别点。薄血膜巴贝虫形态见图5-10-1。

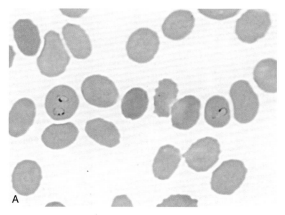

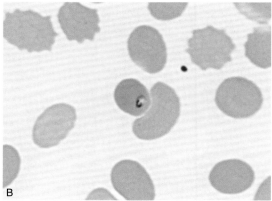

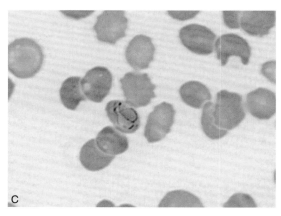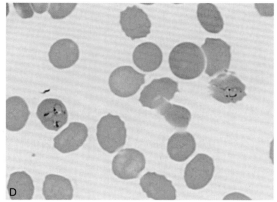

图 5-10-1 巴贝虫红细胞内期形态（瑞 - 吉染色，×1 000）

A：滋养体；B：滋养体；C：裂殖体；D：裂殖体。

（柏世玉 周玉利）

第十一节 刚地弓形虫

【概述】

1. **发育阶段与宿主** 刚地弓形虫生活史的阶段包括滋养体、包囊、裂殖体、配子体和卵囊。终宿主为猫和其他猫科动物，中间宿主为人及猪、鼠、猫、牛、羊等脊椎动物。

2. **感染阶段** 包囊、假包囊、滋养体（速殖子和缓殖子）和卵囊。

3. **在人体内移行途径及寄生部位** 人吞食感染阶段的刚地弓形虫→子孢子、缓殖子或速殖子在肠内逸出→侵入肠壁，经血或淋巴进入单核巨噬细胞系统的细胞内寄生→扩散至全身各器官组织细胞内，形成假包囊→速殖子胞膜破裂，侵入新细胞，反复增殖，部分转化为缓殖子，形成包囊→包囊可长时间存活，并在机体免疫力下降时破裂，释放出缓殖子，感染组织。弓形虫可寄生于除红细胞外的几乎所有有核细胞中。

4. **致病性** 弓形虫病一般分先天性弓形虫病和获得性弓形虫病。先天性弓形虫病为孕妇在孕期初次感染弓形虫，虫体经胎盘传播给胎儿；在妊娠期的前 3 个月内感染，可造成流产、早产、畸胎或死胎；若孕妇在妊娠后期感染，胎儿多为隐性感染，出生后数月甚至数年才出现症状，典型表现为脑积水、大脑钙化灶、运动障碍或视网膜脉络膜炎等。获得性弓形虫病的感染者为免疫力正常的个体，一般无明显的临床表现；急性感染阶段患者常表现为低热、头痛、浅表淋巴结肿大（多见于颌下和颈后淋巴结），可出现中枢神经系统损害或弓形虫眼病。

【实验室病原学检查】

疑为弓形虫感染时，取急性期患者的腹水、胸腔积液、羊水、脑脊液、骨髓穿刺物或血液等，离心后取沉淀物做涂片，或采用活组织穿刺物涂片，经吉姆萨染液染色，镜检弓形虫滋养体；隐性感染者病原学检查检出率低。培养法、免疫荧光法也是常用的检查方法。

【各阶段形态】

1. **速殖子** 游离的速殖子呈香蕉形或半月形，一端较尖，另一端钝圆；一边扁平，另一边较膨隆。速殖子长 4~7μm，最宽处为 2~4μm。经吉姆萨染色后可见胞质呈蓝色，胞核呈紫红色,位于虫体中央。细胞内寄生的虫体呈纺锤形或椭圆形,可含 20 多个虫体,这种由宿主细胞膜包绕的速殖子虫体集合体称为假包囊。见图 5-11-1、图 5-11-2。

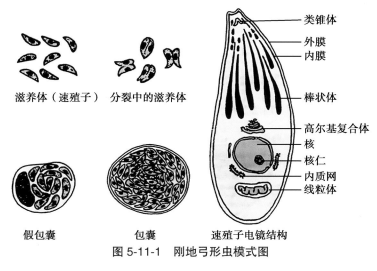

滋养体(速殖子) 分裂中的滋养体

假包囊 包囊 速殖子电镜结构

类锥体
外膜
内膜
棒状体
高尔基复合体
核
核仁
内质网
线粒体

图 5-11-1 刚地弓形虫模式图

图 5-11-2 刚地弓形虫滋养体(吉姆萨染色,×1 000)

2. **包囊** 呈圆形或椭圆形,直径为 $5\sim100\mu m$,具有一层富有弹性的坚韧囊壁。囊内含数个至数百个缓殖子,见图 5-11-1。

3. **卵囊** 呈圆形或椭圆形,大小为 $10\sim12\mu m$,具有两层光滑透明的囊壁,其内充满均匀小颗粒。成熟卵囊内含 2 个孢子囊,分别含有 4 个新月形的子孢子。

(冯 琦 茹进伟)

第十二节 隐 孢 子 虫

【概述】

1. **发育阶段与宿主** 生活史包括滋养体、裂殖体、配子体、合子和卵囊 5 个阶段,生活史过程只需 1 个宿主,人和多种脊椎动物均是其易感宿主。

2. **感染阶段** 成熟卵囊。

3. 人体内移行途径及寄生部位　宿主吞食成熟卵囊→子孢子脱囊,侵入小肠上皮细胞→滋养体→Ⅰ型裂殖体→释放裂殖子,侵入其他上皮细胞→第二代滋养体→Ⅱ型裂殖体→释放裂殖子,侵入肠上皮细胞→雌、雄配子体→合子→薄壁卵囊和厚壁卵囊→薄壁卵囊在肠腔逸出子孢子,继续繁殖,形成自体感染,厚壁卵囊在肠腔内孢子化,随粪便排出体外。虫体寄生在小肠上皮细胞内,亦可寄生在呼吸道、肺、扁桃体、胰腺、胆囊及胆管等器官。

4. 致病性　滋养体、裂殖子、裂殖体、配子体、子孢子及卵囊均可致病,主要引起腹泻,临床症状的严重程度取决于宿主的免疫功能和营养情况。免疫功能正常者多为自限性,或转为慢性反复发作。免疫缺陷者症状严重,常为持续性霍乱样水泻。还可并发肠外隐孢子虫病。

【实验室病原学检查】

疑为隐孢子虫病者,主要取粪便涂片染色,查找卵囊,由于虫体过小,需要使用油镜检查。常用染色方法有改良抗酸染色法、金胺-酚染色法及金胺-酚改良抗酸染色法等。

【各阶段形态】

卵囊直径为4~6μm,呈圆形或椭圆形,囊壁光滑无色,成熟卵囊含有4个月牙形子孢子和残留体,残留体由颗粒状物和空泡组成。在改良抗酸染色标本中,卵囊为玫瑰红色,背景为蓝绿色,卵囊内子孢子排列不规则,形态多样,残留体为暗黑(棕)色颗粒状,见图5-12-1。

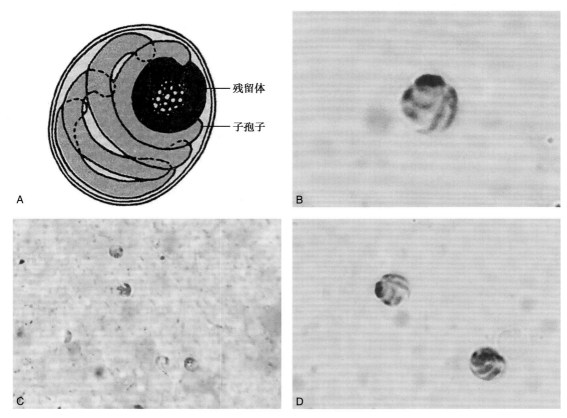

图 5-12-1　隐孢子虫卵囊

A:模式图;B:隐孢子虫卵囊;C:改良抗酸染色(×400);D:改良抗酸染色(×1 000)。

(潘巍　周玉利)

第十三节　芽　囊　原　虫

【概述】

1. **发育阶段与宿主**　芽囊原虫可非特异感染不同物种,光镜下无法通过形态观察区分虫体基因型。因此,不再使用物种种名"人"。在粪便寄生虫检查报告上只需要报告"芽囊原虫"。体外培养可见空泡型、颗粒型、阿米巴型、复分裂型、包囊型等。宿主为人、猪、犬、猫等。

2. **感染阶段**　包囊或囊前期虫体(尚不明确)。

3. **人体内移行途径及寄生部位**　包囊等被人摄入→肠腔内发育(通过多种增殖方式,过程尚不完全明了)。主要寄生于回肠、盲肠、结肠。

4. **致病性**　约55%感染者无症状;感染重者可出现痉挛性腹痛、腹泻,大便次数增多,解水样便,还可有低热、胀气、恶心、呕吐、食欲缺乏和乏力等临床表现;免疫功能低下人群感染症状较重。

【实验室病原学检查】

粪便生理盐水涂片低倍镜观察有无可疑虫体,高倍镜或油镜观察结构;碘液染色、瑞 - 吉染色、铁苏木素染色等方法有利于虫种鉴别。

【各阶段形态】

1. **空泡型**　亦称中心体型,此型最常见。圆形或卵圆形,直径为2~200μm,多为4~15μm,平均为13.7μm,虫体中央有一个大空泡,可达细胞体积90%的区域,空泡与细胞膜间常形成1~2个"月牙"状间隙,细胞质位于"月牙"状区域内并环绕中心体,其间可见多个闪光的圆形颗粒,核的结构不易看清,见图5-13-1A。瑞 - 吉染色虫体可见大的中央空泡;核呈块状,紫红色,常位于细胞边缘,数量不等,常为1~4个,见图5-13-1B。铁苏木素染色,核清晰可辨,空泡明显,见图5-13-1C。

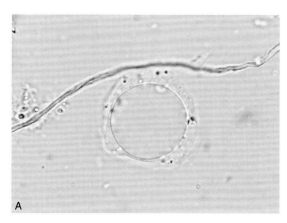

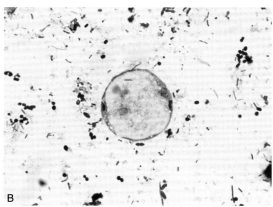

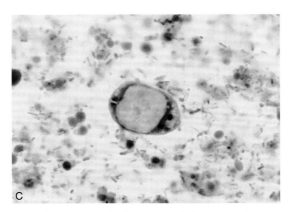

图 5-13-1　芽囊原虫空泡型（×1 000）
A：未染色；B：瑞 - 吉染色；C：铁苏木素染色。

2. **颗粒型**　由空泡型发育而成，呈卵圆形或圆球形，虫体充满颗粒状物质。高倍镜下可见圆形或椭圆形闪光小体；油镜观察虫体内含大小不均、数目不等的亮绿色折光颗粒，充满细胞质，有的虫体颗粒呈空泡状。该型一般较少见。见图 5-13-2A。

3. **阿米巴型**　该虫体形态多变，可有伪足伸出，但几乎看不到虫体移动。伪足可见空泡或小泡状突起，可脱离母体形成子代虫体。该型较多见于培养物中，见图 5-13-2B、图 5-13-2C。

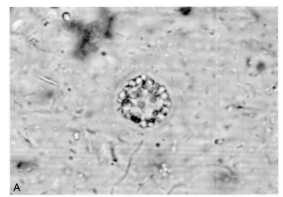

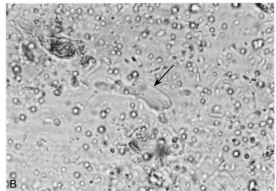

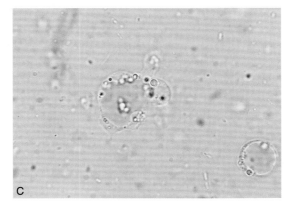

图 5-13-2　芽囊原虫（×1 000）
A：颗粒型；B：阿米巴型；C：阿米巴型。

4. **复分裂型**　复分裂型也是由空泡型发育而成,细胞核分裂形成多个核,核与核之间有少量细胞质相连。当细胞外膜内陷,复分裂虫体可分裂为 2 至 4 个或更多大小不一的虫体,见图 5-13-3。

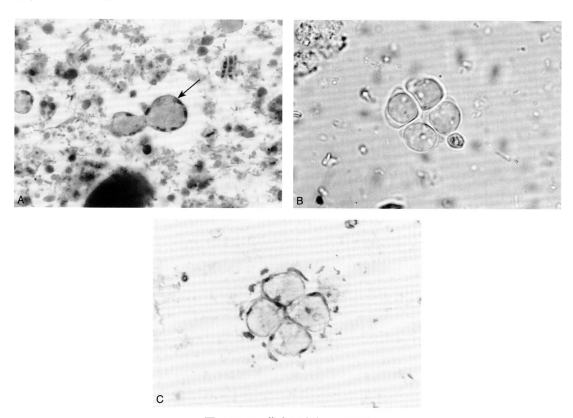

图 5-13-3　芽囊原虫(×1 000)

A:二分裂型(铁苏木素染色);B:复分裂型(未染色);C:复分裂型(瑞 - 吉染色)。

5. **包囊**　类圆形,直径 3~8μm(也有 12μm 以上者),胞质内有 1~3 个线粒体和多个大小不一的糖原泡(碘染色染为棕黄色),见图 5-13-4A,有时可见表面被膜,见图 5-13-4B;吉姆萨染色可见核常为 1~2 个,染为紫红色,常居中,胞质为深蓝色,见图 5-13-4C。

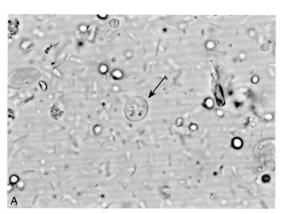
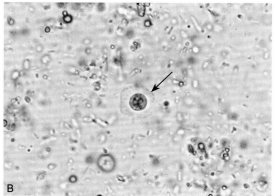

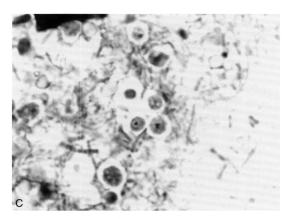

图 5-13-4 芽囊原虫包囊（×1 000）
A：未染色；B：碘染色（带被膜的包囊）；C：瑞 - 吉染色。

（刘士广 李 锐）

第十四节 其他孢子虫

一、肉孢子虫

【概述】

1. 发育阶段与宿主 目前已知寄生人体的肉孢子虫有 3 种，牛人肉孢子虫、猪人肉孢子虫、人肌肉肉孢子虫，生活史包括肉孢子囊、卵囊和孢子囊 3 个阶段。牛人肉孢子虫和猪人肉孢子虫统称为人肠肉孢子虫，人肠肉孢子虫的中间宿主分别是牛和猪，终末宿主为人、猕猴、黑猩猩。人肌肉肉孢子虫，又名林氏肉孢子虫，中间宿主是人，终宿主尚未明确。

2. 感染阶段 人肠肉孢子虫的感染阶段是肉孢子囊；人肌肉肉孢子虫的感染阶段是成熟卵囊和孢子囊。

3. 人体内移行途径及寄生部位 中间宿主吞食卵囊或孢子囊→子孢子穿过肠壁侵入血流→在血管内皮细胞内裂体增殖→裂殖子移行至肌细胞内寄生→发育成肉孢子囊→终宿主生食或半生食含肉孢子囊的猪肉或牛肉→缓殖子侵入小肠固有层寄生→雌、雄配子→合子→卵囊发育成熟，排出体外。

4. 致病性

（1）人肠肉孢子虫的致病性与宿主感染肉孢子囊的数量和宿主的免疫状态有关，感染人体后大多无明显的临床症状，少数人可出现腹痛、腹泻、恶心、呕吐等消化道症状，严重者可引起贫血、坏死性肠炎等。

（2）人肌肉肉孢子虫可破坏肌细胞，其临床症状与寄生部位有关，如寄生在心肌可引起心肌炎。

【实验室病原学检查】

怀疑为人肠肉孢子虫感染者，可用直接涂片法、蔗糖浮聚法和硫酸锌浮聚法高倍镜检查粪便中的卵囊或孢子囊；人肌肉肉孢子虫则需要肌肉活检，检查肉孢子囊。

【各阶段形态】

1. **卵囊与孢子囊** 成熟卵囊为长椭圆形,大小为 9~16μm,内含 2 个孢子囊。孢子囊呈椭圆形或卵圆形,有双层透明的囊壁,每个孢子囊内含有 4 个新月形的子孢子和 1 个颗粒状残留体,见图 5-14-1。

2. **包囊** 包囊亦称肉孢子囊。肉孢子囊因虫种不同,大小差异较大,典型包囊呈圆柱形或纺锤形,长为 1~5cm,宽为 0.1~1cm,囊壁内有许多间隔,把囊内的缓殖子分隔成簇,见图 5-14-2。

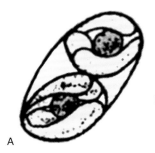
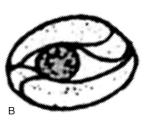
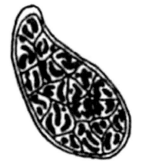

图 5-14-1 肉孢子虫
A:卵囊模式图;B:孢子囊模式图。

图 5-14-2 肉孢子虫肉孢子囊

二、贝氏囊等孢球虫

【概述】

1. **发育阶段与宿主** 包括滋养体、裂殖体、配子体、合子和卵囊 5 个阶段。普遍认为仅感染人,尚未发现其他贮存宿主。

2. **感染阶段** 成熟卵囊。

3. **人体内移行途径及寄生部位** 成熟卵囊被人摄入→在小肠中子孢子脱囊而出并侵入肠黏膜上皮细胞→发育为滋养体→增殖形成裂殖体→释放裂殖子,侵入其他上皮细胞,进入下一轮增殖,或形成雌、雄配子体→结合成合子→形成卵囊,排出体外。寄生在人小肠上皮细胞。

4. **致病性** 一般不引起明显症状或呈自限性感染,也可表现为慢性感染。婴幼儿、低龄儿童的症状比成人严重;免疫功能受损者或艾滋病患者可出现持续性腹泻、脱水、体重减轻、发热等;艾滋病患者还可引起肠外感染,出现进行性呼吸困难和发热等,甚至死亡。

【实验室病原学检查】

粪便直接或浓缩后生理盐水涂片,检查卵囊,可进行抗酸染色或改良抗酸染色加以鉴别。感染早期粪便无法检出卵囊时,可做十二指肠黏膜活检。

【各阶段形态】

卵囊呈长椭圆形,大小为(20~33)μm×(10~19)μm。囊壁较薄、光滑、无色,有时可见一个很小的胚孔。新鲜粪便中的卵囊仅含 1 个孢子体,经 48h 后发育为成熟卵囊,形成两个孢子体,每个孢子体内含 4 个半月形子孢子和 1 个残留体,见图 5-14-3。

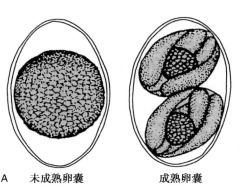
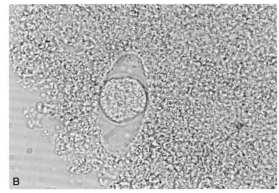

A 未成熟卵囊　　　成熟卵囊

图 5-14-3　贝氏囊等孢球虫卵囊
A：卵囊模式图；B：未成熟卵囊（×400）。

三、微孢子虫

【概述】

1. **发育阶段与宿主**　包括裂殖体、孢子体、成孢子细胞和孢子等阶段。主要寄生于节肢动物、鸟类、哺乳类及人类等大多数动物。

2. **感染阶段**　成熟孢子。

3. **人体内移行途径及寄生部位**

（1）裂体生殖阶段：成熟孢子被人摄入→孢子伸出极管，将感染性孢子质注入宿主细胞→形成分裂体→增殖后扩散到其他细胞或组织器官。

（2）孢子生殖阶段：分裂体→在宿主细胞内转化成孢子体→增殖形成成孢子细胞→形成大量孢子→发育为感染性孢子→进而感染其他细胞。

（3）寄生在消化系统、呼吸系统、泌尿生殖系统，以及眼、脑、骨、肌肉、皮肤等处。

4. **致病性**　致病与虫株毒力和宿主免疫状态相关，免疫正常的患者症状较轻，往往出现慢性感染，引起慢性腹泻、水样便、肝炎、肾炎等，而免疫功能缺陷的患者可引起严重的疾病甚至死亡。

【实验室病原学检查】

采集粪便、尿液、十二指肠液和胆汁等标本，通过直接涂片法或浓缩后检查孢子，用吉姆萨染色、韦伯染色（改良三色染色）和 Uvitex2B 等方法染色后，用油镜观察孢子形态，电子显微镜可鉴定虫种。

【各阶段形态】

成熟孢子呈圆形或椭圆形，通常为（2.0~3.0）μm×（1.5~5.0）μm。光学显微镜下呈绿色，有折光性，孢子壁光滑；革兰氏染色阳性，吉姆萨染色或苏木精-伊红染色着色较淡，韦伯染色染成粉红色。电子显微镜下可根据极管的螺旋数鉴定虫种。见图 5-14-4。

（潘巍　龚道元）

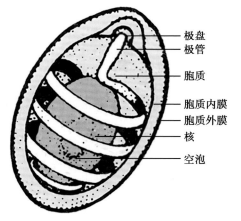

极盘
极管
胞质
胞质内膜
胞质外膜
核
空泡

图 5-14-4　微孢子虫孢子模式图

第十五节 结肠小袋纤毛虫

【概述】

1. **发育阶段与宿主** 包括滋养体和包囊。宿主为人和多种哺乳动物,阳性猪是本病的重要传染源。

2. **感染阶段** 包囊。

3. **在人体移行途径及寄生部位** 包囊被人摄入→在胃肠道中脱囊,逸出滋养体→定居于结肠并繁殖。寄生于结肠、回肠,亦可侵袭某些肠外组织。

4. **致病性** 引起消化功能紊乱,侵犯结肠黏膜引起溃疡,并侵袭肝、肺、泌尿生殖器官等肠外组织。

【实验室病原学检查】

粪便生理盐水涂片,低倍镜下观察有无可疑虫体,高倍镜或油镜下观察结构;可采用碘液涂片法、铁苏木素染色法等观察虫体特征,反复送检新鲜粪便可提高检出率。

【各阶段形态】

1. **滋养体** 呈椭圆形或卵圆形,无色透明,或淡灰略带绿色,大小为(30~150)μm×(25~120)μm,其体积一般比受精蛔虫卵大,见图5-15-1。虫体表面有许多斜纵形的纤毛,活

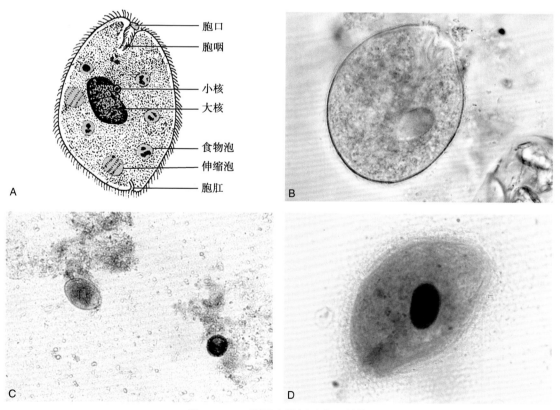

图 5-15-1 结肠小袋纤毛虫滋养体

A:模式图;B:未染色(×1 000);C:结肠小袋纤毛虫滋养体与受精蛔虫卵;D:铁苏木素染色(×1 000)。

滋养体借助纤毛摆动,做快速旋转式运动。前端有一凹陷的胞口,下接漏斗状的胞咽。虫体中、后部各有一伸缩泡。铁苏木素染色后可见一个肾形的大核和一个圆形的小核,后者常位于前者凹陷处,见图 5-15-1。

2. **包囊** 呈圆形或卵圆形,直径为 40~60μm,淡黄或浅绿色,囊壁厚而透明,染色后可见一明显的腊肠形大核,见图 5-15-2A。铁苏木素染色可见小核覆于大核之上,见图 5-15-2B (右侧包囊)。

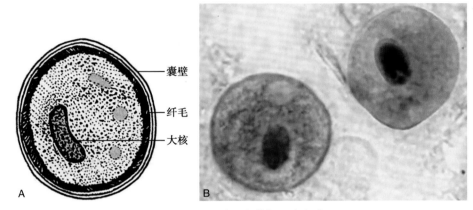

图 5-15-2 结肠小袋纤毛虫包囊
A:模式图;B:铁苏木素染色(×1 000)。

(刘士广 龚道元)

第六章

医学节肢动物检验形态学

第一节　蚊

【概述】

蚊属于双翅目、蚊科,是重要的医学病媒节肢动物。蚊的分布广泛、种类繁多,与疾病传播关系最密切的蚊种大多属于按蚊属、库蚊属、伊蚊属。

1. **发育阶段与宿主**　蚊属于完全变态昆虫,生活史包括卵、幼虫(孑孓)、蛹和成蚊4个阶段;前3个时期生活于水中,成蚊则营陆上生活。人是其暂时性宿主。

2. **感染阶段**　成蚊。

3. **致病性**　蚊主要致病性包括吸血和传播疾病。雄蚊不吸血,以花蜜和植物汁液为食。雌蚊必须吸食人或动物的血液来促进体内卵的成熟。蚊吸血习性与疾病的传播密切相关,通常成为蚊媒疾病的传播媒介。造成疟疾传播的主要蚊种包括中华按蚊、嗜人按蚊、微小按蚊、大劣按蚊;引起丝虫病传播的主要蚊种包括中华按蚊、嗜人按蚊、淡色库蚊、致倦库蚊;引起流行性乙型脑炎的主要蚊种包括淡色库蚊、致倦库蚊、三带喙库蚊;引起登革热的主要蚊种包括白纹伊蚊、埃及伊蚊。

【实验室病原学检查】

主要通过解剖显微镜观察成蚊标本;或低倍显微镜检查虫卵、幼虫进行病原学诊断。

【各阶段形态】

1. **成蚊**　体细,长1.6~12.6mm,可分为头、胸、腹3部分,见图6-1-1、图6-1-2。

(1)头部:呈半球形,两侧有1对复眼、1对分节的触角。头前下方为1根刺

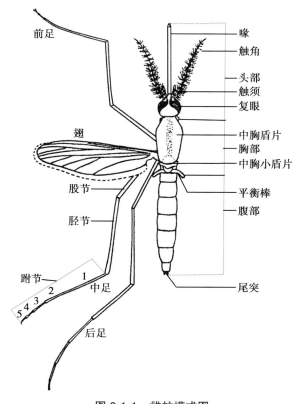

图 6-1-1　雌蚊模式图

喙
触角
头部
触须
复眼
中胸盾片
胸部
中胸小盾片
平衡棒
腹部
尾突
前足
翅
股节
胫节
跗节
中足
后足

169

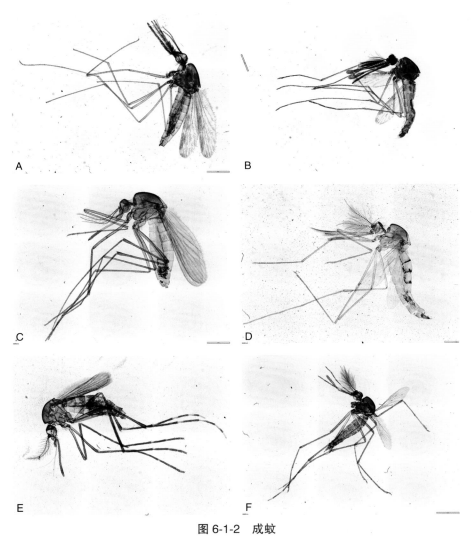

图 6-1-2 成蚊

A：按蚊（雌）；B：按蚊（雄）；C：库蚊（雌）；D：库蚊（雄）；E：伊蚊（雌）；F：伊蚊（雄）。

吸式口器，称为喙。喙两侧有 1 对触须。蚊的触须常作为分类的依据，按蚊的触须均与喙等长，但雄蚊的触须末端膨大且向外弯曲；库蚊、伊蚊的雌蚊触须短，不足喙之一半；库蚊的雄蚊触须长于喙，伊蚊的雄蚊触须与喙等长，见图 6-1-3。

（2）胸部：分 3 节，为前胸、中胸和后胸。中胸发达，有 1 对狭长的翅，翅脉简单，每胸节有 1 对足，足及翅上常有鳞片覆盖，形成特殊的斑纹，为蚊种重要的分类特征之一。

（3）腹部：分 10 节，雄蚊腹部末端为钳状的抱器，雌蚊则有 1 对尾须，为蚊种重要的分类特征之一。

2. **虫卵** 长不足 1mm，外有卵壳，按蚊卵呈舟形，两侧有浮囊，产出后漂浮在水面；库蚊卵呈圆锥形，无浮囊，产出后粘在一起，形成筏，漂浮在水面；伊蚊卵呈橄榄形，无浮囊，产出后单个沉入水底，见图 6-1-3。

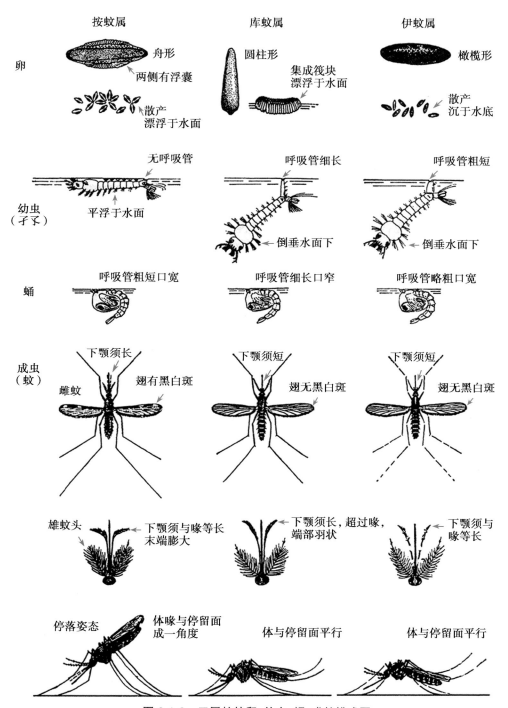

图 6-1-3　三属蚊的卵、幼虫、蛹、成蚊模式图

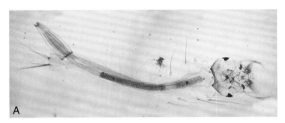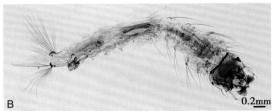

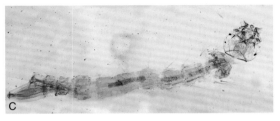

图 6-1-4　三属蚊幼虫

A：库蚊幼虫；B：按蚊幼虫；C：伊蚊幼虫。

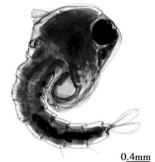

0.4mm

图 6-1-5　按蚊蛹

3. **幼虫**　蚊幼虫体分为头、胸、腹 3 部，见图 6-1-4。头部似梨形而略扁，有触角。胸部略呈方形，腹部细长，有 9 节。按蚊第 8 节背面为气门，库蚊和伊蚊为呼吸管，但是库蚊呼吸管细长，伊蚊呼吸管较粗短，为幼虫期蚊种分类的重要依据，见图 6-1-4。

4. **蛹**　蚊蛹似逗点状，分为头胸部和腹部，头胸部两侧的呼吸管形态可作为鉴别蚊种的依据，见图 6-1-3。按蚊呼吸管粗短，呈漏斗状，口阔，有深裂隙，见图 6-1-5；库蚊呼吸管细长，口小，无裂隙；伊蚊呼吸管长短不一，口呈斜向或三角形，无裂隙。

（赵晋英　周玉利）

第二节　白　　蛉

【概述】

1. **发育阶段和宿主**　属于完全变态发育，生活史包括虫卵、幼虫、蛹和成虫 4 个阶段。人是其暂时性宿主。

2. **感染阶段**　成虫。

3. **致病性**　仅雌蛉吸血，在我国可传播杜氏利什曼原虫，导致内脏利什曼病。

【实验室病原学检查】

主要通过肉眼观察白蛉成虫标本，或低倍显微镜检查虫卵、幼虫进行病原学诊断。

【各阶段形态】

1. **成虫**　体长 1.5~4.0mm，多呈灰褐色，全身密被细毛；头部有 1 对复眼，大而黑，触角细长，且雄性长于雌性。口器为刺吸式；胸背部隆起，呈驼背状，翅狭长且被有细毛，胸部腹侧有 3 对细长的足；雌蛉腹部尾端有 1 对尾须，见图 6-2-1。

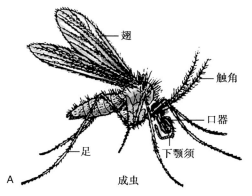
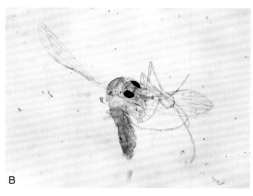

图 6-2-1　白蛉成虫
A:模式图;B:成虫(×4)。

2. **幼虫**　分 4 龄,为白色,呈小毛虫状,第 1 龄幼虫长 1.0~1.5mm,尾端有 1 对尾鬃,第 2~4 龄幼虫有 2 对尾鬃,第 4 龄幼虫长约 3mm,见图 6-2-2。

3. **蛹**　为乳白色、淡黄色或灰黄色。长约 4mm,形似鼓槌,可透过蛹皮见到发育的成虫,尾端附有第 4 龄幼虫蜕下的皮。2 对尾鬃清晰可见,此为白蛉蛹的特征,见图 6-2-3。

4. **卵**　呈长椭圆形,大小为(0.2~0.5)mm×(0.1~0.15)mm,两端钝圆,产出时卵呈灰白色,接触空气不久后呈深褐或黑色,卵壳表面有规则的网纹小区,见图 6-2-4。

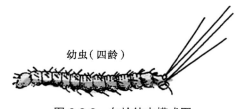

图 6-2-2　白蛉幼虫模式图

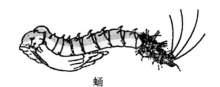

图 6-2-3　白蛉蛹模式图

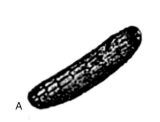
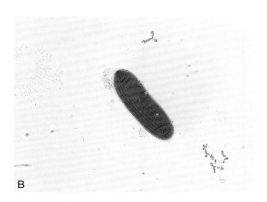

图 6-2-4　白蛉卵
A:模式图;B:卵(×100)。

(曹喻　冯琦)

173

第三节　蝇

【概述】

蝇属于双翅目,环裂亚目,全世界已知有 34 000 余种,我国记录有 4 200 余种。其中我国与人疾病有关的蝇类多属于蝇科、丽蝇科、麻蝇科、厕蝇科、狂蝇科及皮蝇科等。

1. **发育阶段与宿主**　蝇属于完全变态发育,生活史包括卵、幼虫、蛹和成虫 4 个时期。人一般是其暂时性宿主。

2. **感染阶段**　虫卵、幼虫、成虫。

3. **在人体寄生部位**　根据寄生特性分为 3 种。

(1) 专性寄生:幼虫在宿主活组织中寄生,部位无选择性。

(2) 兼性寄生:腐食性或尸食性蝇种幼虫在特殊条件下营寄生生活,多寄生在坏死组织中。

(3) 偶然性寄生:蝇卵或幼虫被误食入消化道或幼虫入侵泌尿生殖道寄生。

4. **致病性**　主要包括骚扰吸血、传播疾病、幼虫寄生于人的组织或腔道内而导致蝇蛆病。根据寄生部位,蝇蛆病可分为皮肤蝇蛆病、眼蝇蛆病、胃肠道蝇蛆病、泌尿生殖器蝇蛆病、创伤蝇蛆病,以及耳、鼻、喉和口腔蝇蛆病。

【实验室病原学检查】

从患处取出蝇幼虫是诊断蝇蛆病的主要方法。将幼虫固定、逐级乙醇脱水、透明、封片后作鉴定即可确诊。鉴定的主要依据是第 3 龄幼虫后气门的形状、构造及两个后气门之间的距离。必要时,可将获得的活幼虫置于泥土中培养为成蝇,以便进一步鉴定。

【各阶段形态】

1. **成虫**　体长 4~14mm,呈暗灰、黑、黄褐、暗褐等色,或有蓝绿、青、紫等金属光泽。全身被有鬃毛,见图 6-3-1。

(1) 头部:呈半球形,有一对较大复眼。非吸血蝇类的口器为舐吸式,口器可伸缩折叠,见图 6-3-2;吸血蝇类的口器为刺吸式。

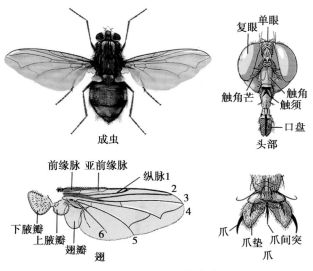

图 6-3-1　蝇形态结构模式图

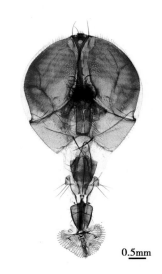

0.5mm

图 6-3-2　蝇舔吸式口器

（2）胸部：中胸发达，背板上鬃毛的排列及条纹特征是分类依据。翅上的第4纵脉末端的弯曲形状为分类鉴别特征。

（3）腹部：圆筒形，末端尖圆，转化为外生殖器。雄蝇外生殖器是蝇种鉴定的重要依据。

2. **蛹**　呈圆筒形，初为黄白色，后转成棕褐色至黑色，长5~8mm。

3. **幼虫**　又称为蛆，呈乳白色，无眼也无足，多数为圆柱形，前尖后钝。幼虫分3龄，长1~13mm不等。幼虫后气门的形状是分类的重要依据。常见蝇种的成虫及其第3龄幼虫后气门，见图6-3-3、图6-3-4。

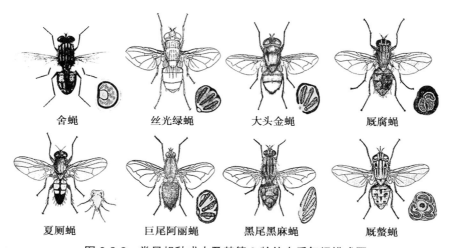

舍蝇　　　　丝光绿蝇　　　　大头金蝇　　　　厕腐蝇

夏厕蝇　　　巨尾阿丽蝇　　　黑尾黑麻蝇　　　厕蝥蝇

图6-3-3　常见蝇种成虫及其第3龄幼虫后气门模式图

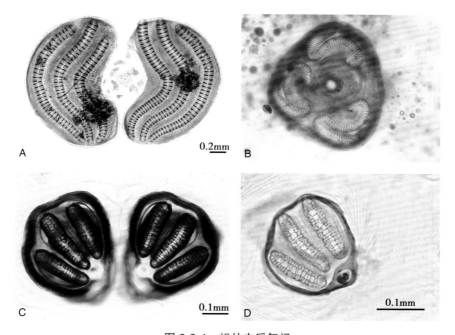

图6-3-4　蝇幼虫后气门

A：肠胃蝇幼虫后气门；B：厕蝥蝇幼虫后气门；C：蛆症金蝇幼虫后气门；D：丝光绿蝇幼虫后气门。

4. 卵　呈乳白色,椭圆形或香蕉形,长约 1mm,卵粒常堆积成块。

（茹进伟　冯琦）

第四节　虱

【概述】

寄生于人体的虱属于虱目、吸虱亚目,是虱科和阴虱科中的人虱和耻阴虱。其中人虱又分为两个亚种,即人体虱和人头虱。

1. 发育阶段与宿主　虱生活史为不完全变态发育,包括卵、若虫和成虫 3 期;人是其暂时性宿主。

2. 感染阶段　若虫和成虫。

3. 在人体内移行途径及寄生部位　卵→孵出若虫,若虫分 3 龄→成虫。人头虱寄生在人头上毛发的位置,产卵于发根。人体虱主要生活在贴身衣裤的衣缝、皱褶处,卵多产于衣服皱褶的纤维上。耻阴虱寄生于体毛较粗而稀疏之处,主要在阴部及肛周等处,也可寄生在眼睫毛上。

4. 致病性　虱叮咬后,局部皮肤可出现瘙痒和丘疹,搔破后可继发感染。寄生于睫毛上的耻阴虱引起眼睑奇痒、睑缘充血等。虱还可以传播流行性斑疹伤寒、战壕热和虱媒回归热等疾病。

【实验室病原学检查】

在头发、内衣、内裤及阴毛等处用肉眼或放大镜检获虱卵、若虫或成虫便可确诊,可根据形态特征进一步确定虫种。吸食了血液的耻阴虱呈铁锈色,最容易被发现,还可使受损处出现青色灰斑,这可能与耻阴虱唾液中的色素进入血液有关。睫虱病可用放大镜或裂隙镜观察睫毛及痂皮中是否有虱,也可拔下含物（虫）的睫毛,在显微镜下进行观察验证。

【各阶段形态】

1. 成虫　寄生于人体的虱主要有人虱（人体虱、人头虱）和耻阴虱,二者形态鉴别见表 6-4-1。

表 6-4-1　人体虱、人头虱和耻阴虱的形态鉴别

鉴别点	人体虱	人头虱	耻阴虱
大小	较大	较小	最小
体形	狭长	狭长	短粗似蟹状
颜色	灰白,色较浅	灰黑,色较深	灰白
触角	较细长,节Ⅲ通常长大于宽	较短粗,节Ⅲ通常长宽相等	
腿Ⅲ股节腹距	不明显	大而明显	
雄性腹部刚毛	背部的比腹部的稍粗长	背腹面的长短粗细相同	
腹部侧缘节间凹	凹入不明显	凹入明显	
雌虱长 /mm	2.4~3.6	2.4~3.3	1.5~2.0

续表

鉴别点	人体虱	人头虱	耻阴虱
雄虱长 /mm	2.3~3.9	2.6~3.1	0.8~1.2
前足及爪	粗壮,3 对足大致相等		前足比后 2 对足细小
腹部	较长,占体长 2/3		宽短,占体长 1/2
腹部分节	明显,见 8 节		前 4 腹节融合
锥状突及毛	无		有,位于第 5~8 腹节
卵大小	较大	较小	最小
寄生部位	体表,藏于内衣	头发	会阴毛、睫毛、腋毛
产卵部位	织物纤维上	发根	毛基部
好发年龄	各年龄	学龄女孩	青壮年

（1）人虱:成虫背腹扁平,体狭长,呈灰白色。雌虫偏大,雄虫稍小。头部小,略呈菱形,眼只具一个小眼面,口器为刺吸式。足粗壮,其末端有一弯曲的爪,见图 6-4-1。

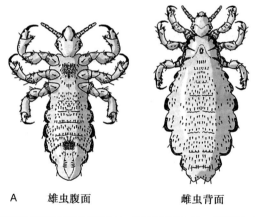

A　　　雄虫腹面　　　　　　　　雌虫背面

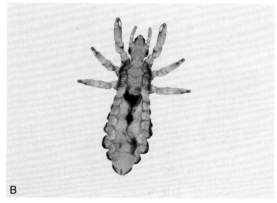
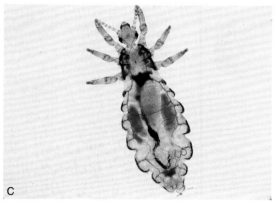

图 6-4-1　人虱

A:人虱模式图;B:雄性人头虱(×40);C:雌性人头虱(×40)。

（2）耻阴虱：成虫为灰白色,体形宽短似蟹。雌虱偏大,雄性稍小。胸部宽而短。前足及爪均较细小,中、后足胫节和爪明显粗壮。腹部前宽后渐窄,雌虫腹部较宽,末端呈"W"形;雄虫腹部较窄,末端钝圆,见图6-4-2。

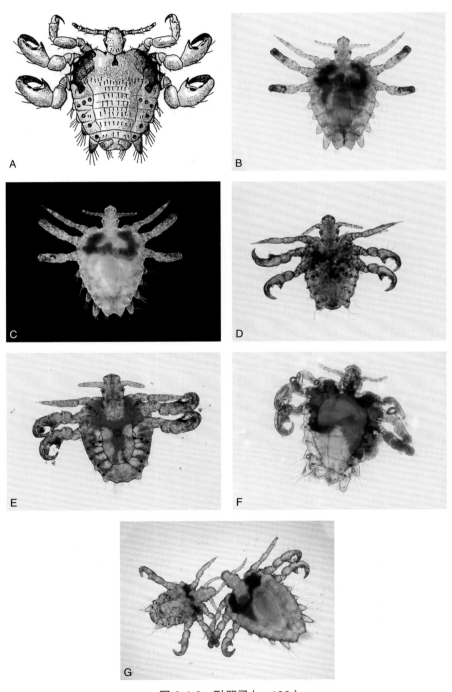

图 6-4-2　耻阴虱(×100)

A：雌性耻阴虱模式图；B：雌性耻阴虱；C：雌性耻阴虱（暗视野）；D：雄性耻阴虱；E：吸血后的雄性耻阴虱；F：吸血后的雌性耻阴虱；G：雄性耻阴虱（左）,雌性耻阴虱（右）。

2. **若虫** 外形与成虫相似,体较小,尤以腹部较短,生殖器官未发育成熟。

3. **卵** 呈乳白色,长 0.8mm,呈椭圆形,有卵盖,卵盖相对的部位有胶液黏着毛发或衣物纤维,见图 6-4-3。

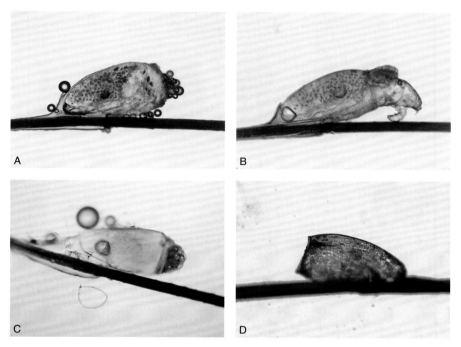

图 6-4-3 虱卵

A:人头虱卵(×100);B:人头虱蚴虫出壳(×100);C:耻阴虱卵(×100);D:耻阴虱孵化后卵壳(×100)。

（茹进伟　段爱军）

第五节　蚤

【概述】

蚤属于蚤目,是哺乳动物和鸟类的体外寄生虫。全世界已知有约 2 500 种(亚种),我国记录有 650 余种(亚种)。重要传媒多属于蚤科、角叶蚤科、多毛蚤科和细蚤科等。

1. **发育阶段与宿主** 蚤生活史为全变态发育,发育过程包括卵、幼虫、蛹和成虫 4 个阶段;蚤的宿主范围很广,包括哺乳类动物和鸟类,主要是小型哺乳动物,尤以啮齿类动物为多。

2. **感染阶段** 成虫。

3. **致病性** 蚤对人体的危害包括吸血、寄生和传播疾病。蚤叮咬后,局部皮肤可出现红斑或丘疹,重者可出现丘疹样荨麻疹。潜蚤的雌蚤可寄生于动物和人体皮下,引起潜蚤病。蚤传播的疾病有鼠疫、地方性斑疹伤寒和绦虫病等。

【实验室病原学检查】

主要是解剖显微镜下观察成虫、虫卵形态。

【各阶段形态】

1. 成虫　两侧扁平，棕黄至深褐色，体长为 3mm 左右。体表有向后方伸延的鬃、刺和栉。头部略似三角形，无翅，足长而发达。见图 6-5-1、图 6-5-2。

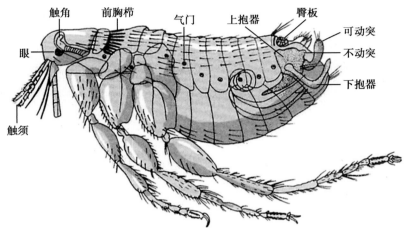

图 6-5-1　蚤成虫模式图

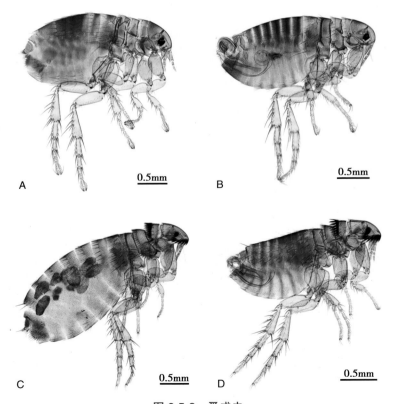

图 6-5-2　蚤成虫

A：雌性致痒蚤成虫；B：雄性致痒蚤成虫；C：雌性猫栉首蚤成虫；D：雄性猫栉首蚤成虫。

2. **蛹** 已具成虫雏形,头、胸、腹及足均已形成,并逐渐变为淡棕色,见图 6-5-3A。

3. **幼虫** 蛆形,体白色或淡黄色,见图 6-5-3B。

4. **虫卵** 椭圆形,长 0.4~2.0mm,暗黄色,表面光滑,见图 6-5-3C。

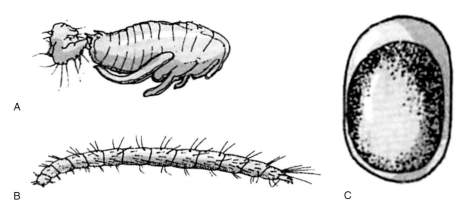

图 6-5-3 蚤各阶段模式图
A:蚤蛹;B:蚤幼虫;C:蚤卵。

（周玉利 段爱军）

第六节 臭 虫

【概述】

臭虫属于半翅目、异翅亚目、臭虫科,全世界已记录有 80 余种。其中温带臭虫和热带臭虫为吸食人血的家栖种。

1. **发育阶段与宿主** 臭虫生活史为不完全变态发育,发育过程有卵、若虫和成虫 3 期。臭虫对宿主无严格的选择性,除人外,也可吸啮齿类动物、禽类和家畜的血。

2. **感染阶段** 若虫和成虫。

3. **在人体内移行途径及寄生部位** 卵→6~10d 孵出若虫→若虫可在人体皮肤吸血→发育为成虫,也可在人皮肤吸血生存,属于暂时性寄生。

4. **致病性** 臭虫夜晚吸血骚扰,影响睡眠。叮咬后可使皮肤敏感性高的人局部皮肤出现红肿、痛痒。臭虫抗原与过敏性哮喘关系密切。

【实验室病原学检查】

主要通过解剖显微镜观察成虫标本,或低倍显微镜检查虫卵、幼虫,进行病原学诊断。

【各阶段形态】

1. **成虫** 虫体背腹扁平,呈卵圆形,红褐色,体长 4~6mm,遍体生有细毛,见图 6-6-1、图 6-6-2。温带臭虫呈卵圆形,长 5.6mm,热带臭虫呈长椭圆形,长 7.0mm,二者鉴别见表 6-6-1。

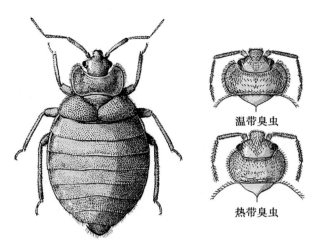

图 6-6-1 两种臭虫形态主要区别模式图

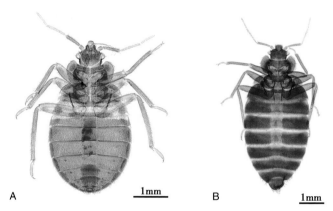

图 6-6-2 温带臭虫成虫

A：雌性；B：雄性。

表 6-6-1 温带臭虫与热带臭虫形态鉴别

鉴别	温带臭虫	热带臭虫
体型	卵圆形	长椭圆形
长 /mm	5.6	7.0
前胸背板	前胸背板前缘凹陷较深,两侧缘向外延伸成翼状薄边	前胸背板前缘的凹陷较浅,两侧缘不外延
腹部	腹部较短胖	腹部较瘦长
柏氏器	管状,外观不明显	块状,外观较明显

2. **若虫** 与成虫外形相似,体较小,色浅,体毛短而稀少,见图 6-6-3。

3. **卵** 长 0.8~1.3mm,呈乳白色或黄白色,长椭圆形,一端有略倾斜的小盖,卵壳上有网状纹,见图 6-6-4。

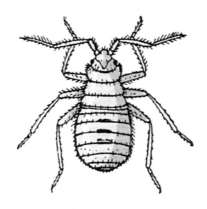

图 6-6-3　臭虫若虫

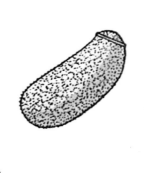

A

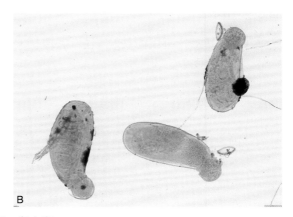

B

图 6-6-4　臭虫卵
A:模式图;B:卵(×40)。

（段爱军　茹进伟）

第七节　蜱

一、硬蜱

【概述】

蜱属于蛛形纲、蜱螨亚纲、寄螨目、后气门亚目、蜱总科,下分硬蜱科、软蜱科和纳蜱科。全世界已知有 900 余种(亚种),我国已记录的硬蜱科有 100 余种(亚洲),软蜱科 10 余种。

1. **发育阶段与宿主**　硬蜱的生活史分为卵、幼虫、若虫和成虫 4 个时期。硬蜱宿主范围广泛,涉及陆生哺乳类动物(包括人)、鸟类、爬行类动物和两栖类动物。

2. **感染阶段**　幼虫、若虫和成虫。

3. **在人体内移行途径及寄生部位**　卵→2~4 周孵化出幼虫→吸血后经 1~4 周蜕皮为若虫→吸血后再经 1~4 周蜕皮为成虫。硬蜱对宿主寄生部位有一定选择性,多寄生于皮肤较薄、不易被搔抓的部位,如动物或人的颈部、腋窝、耳后和大腿内侧等处。

4. 致病性

（1）直接危害：硬蜱叮刺宿主皮肤，可导致局部充血、水肿等急性炎症反应，亦可造成继发感染。有些硬蜱涎腺分泌的神经毒素，可经叮刺吸血注入宿主体内，导致运动性神经纤维传导阻滞，引起上行性肌肉萎缩性瘫痪或神经麻痹，称为蜱瘫痪，重者可致呼吸衰竭而死亡。

（2）传播疾病：蜱媒病包括森林脑炎、克里木 - 刚果出血热、莱姆病、Q 热、北亚蜱媒斑疹热、人巴贝西虫病和发热伴血小板减少综合征等。

【实验室病原学检查】

患者来自或去过有蜱活动的地区并有蜱咬史，是临床诊断和流行病学诊断的依据；仔细检查患者全身皮肤，特别要注意长发患者的头皮及发际处有无蜱；通过肉眼形态辨识，在患者身上发现躯体膨大的蜱是确诊的证据。

【各阶段形态】

1. **成虫** 硬蜱虫体呈圆形或长圆形，体长 2~10mm，雌蜱饱食后胀大可为 20~30mm，表皮呈革质，背面具有甲壳质化盾板，躯体呈袋状，左右对称。雄蜱背面的盾板几乎覆盖整个躯体，雌蜱盾板小。腹面具有足 4 对，分 6 节。见图 6-7-1、图 6-7-2。

2. **幼虫和若虫** 幼虫形似若虫，但体小，有足 3 对。若虫与成虫形态相似，有足 4 对，但生殖系统尚未发育成熟，无生殖孔。

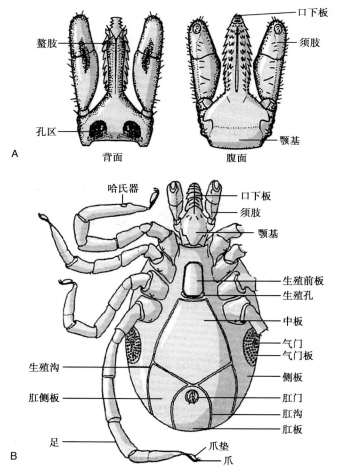

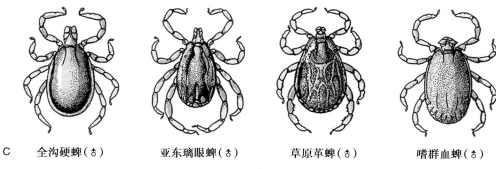

| C | 全沟硬蜱(♂) | 亚东璃眼蜱(♂) | 草原革蜱(♂) | 嗜群血蜱(♂) |

图 6-7-1　硬蜱模式图

A：硬蜱颚体模式图；B：硬蜱成虫腹面模式图；C：四种硬蜱成虫模式图。

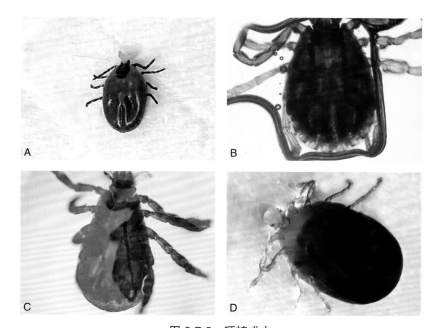

图 6-7-2　硬蜱成虫

A：硬蜱成虫（×4）；B：硬蜱吸血后（×10）；C：硬蜱吸血前（×10）；D：硬蜱吸血后（×10）。

3. **卵**　呈球形或椭圆形，直径为 0.5~1mm，呈淡黄色至褐色。

（冯　琦　闫立志）

二、软蜱

【概述】

1. **发育阶段与宿主**　软蜱的生活史分为卵、幼虫、若虫和成虫 4 个时期。软蜱多数是多宿主的，各龄若虫都需要更换宿主，成虫也多次更换宿主，主要寄生于鸟类和洞穴哺乳类动物等，有些种类可侵袭人体。

2. **感染阶段**　幼虫、若虫和成虫。

3. **在人体内移行途径及寄生部位**　同硬蜱。

4. 致病性 软蜱主要传播螺旋体,引起蜱媒回归热,又称地方性回归热。软蜱还可以传播人畜共患病土拉弗菌病,也是 Q 热和北亚蜱媒斑疹热的传播媒介。

【实验室病原学检查】

同硬蜱。

【各阶段形态】

1. **成虫** 软蜱颚体较小,位于躯体腹面的前部。须肢呈长杆状,躯体体壁柔韧,体形似扁囊,呈卵圆形,前端突起部分为顶突。躯体背面无盾板,体表多呈颗粒状小疣,或具有皱纹、盘状凹陷,见图 6-7-3。硬蜱与软蜱形态鉴别见表 6-7-1。

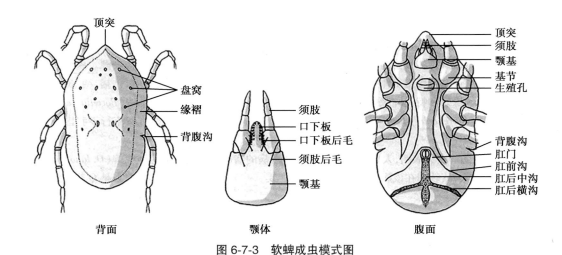

图 6-7-3 软蜱成虫模式图

表 6-7-1 硬蜱与软蜱形态特征

	硬蜱	软蜱
颚体	在躯体前端,从背面可见	在躯体前部腹面,从背面不可见
颚基背面	有 1 对孔区	无孔区
须肢	较短,第 4 节嵌在第 3 节上,各节运动不灵活	较长,各节运动较灵活
躯体背面	有盾板,雄性大,雌性小	无盾板;体表有许多小疣,或具有皱纹、盘状凹陷
基节腺	退化或不发达	发达;足基节Ⅰ、Ⅱ之间,通常有 1 对基节腺开口
雌、雄蜱区别	雄蜱体小,且盾板大,遮盖整个虫体背面;雌蜱体大,且盾板小,仅遮盖背面前部	雌、雄区别不明显

2. **幼虫** 同硬蜱。

3. **卵** 同硬蜱。

（茹进伟 闫立志）

第八节 革 螨

【概述】

革螨属于寄螨目,中气门亚目,与医学有关的包括皮刺螨总科中的皮刺螨科、巨刺螨科和厉螨科。全世界已知革螨有 800 余种,我国记录有 600 余种。

1. **发育阶段与宿主** 革螨生活史分为卵、幼虫、前若虫、后若虫和成虫 5 个阶段。革螨大多数营自生生活,少数营寄生生活,宿主广泛,包括哺乳类动物、鸟类、爬行类动物、两栖类及无脊椎动物等,亦可侵袭人。

2. **感染阶段** 成虫。

3. **寄生部位** 革螨并不在人体移行,主要是在寄生过程中叮刺吸血,造成人体损伤。营寄生生活的革螨多寄生于宿主体表,如厉螨属;少数寄生于呼吸道、外耳道、肺部等,如肺刺螨属等。

4. **致病性** 革螨叮刺吸血可造成局部皮肤损害及过敏性反应,称为革螨皮炎。少数体内寄生的革螨偶尔侵入人体,引起各种螨病,如肺螨病。革螨叮咬可传播肾综合征出血热和立克次体痘等疾病;同时革螨在森林脑炎、Q 热、地方性斑疹伤寒、土拉弗菌病、圣路易脑炎、淋巴细胞脉络丛脑膜炎等疾病的疫源地,参与病原体的循环和保存。

【实验室病原学检查】

若疑似革螨皮炎或由革螨传播的疾病,可就地从鼠窝、巢穴等孳生地取标本,显微镜下根据形态鉴定,以确定致病或传病的革螨种类。必要时,可从虫体分离病原体作病原学鉴定。

【各阶段形态】

1. **成虫** 呈卵圆形,黄色或褐色,体表膜质。体长 0.2~0.5mm,个别种类可为 1.5~3.0mm。虫体分颚体和躯体两部分。颚体位于躯体前端,由颚基、螯肢及须肢组成,见图 6-8-1。颚基形状是分类鉴定的依据。躯体呈卵圆形或椭圆形,背面隆起,有背板 1~2 块。背板上的刚毛数目和排列的毛序,因种而异,见图 6-8-2。

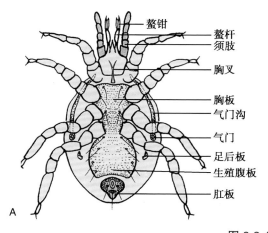
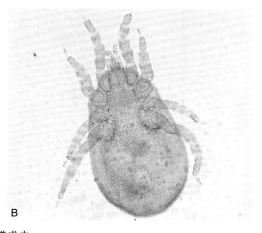

螯钳
螯杆
须肢
胸叉
胸板
气门沟
气门
足后板
生殖腹板
肛板

A   B

图 6-8-1 革螨成虫

A:模式图;B:成虫(×40)。

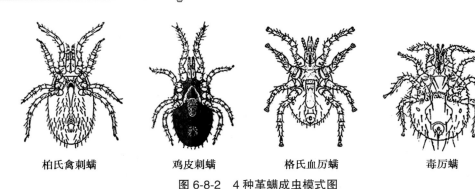

| 柏氏禽刺螨 | 鸡皮刺螨 | 格氏血厉螨 | 毒厉螨 |

图 6-8-2 4 种革螨成虫模式图

2. 幼虫和若虫 幼虫呈白色,有足 3 对,无气门;前若虫有足 4 对,气门沟较短;后若虫与成虫相似,但无生殖孔和生殖板。

3. 卵 椭圆形,乳白色,大小为(0.1~0.35)mm×(0.18~0.21)mm。卵单产或几个产在一起,略带胶性。

(茹进伟 潘 巍)

第九节 蠕 形 螨

【概述】

蠕形螨属于真螨目、前气门亚目、擒螨总科、蠕形螨科、蠕形螨属,已记录有 140 余种(亚种)。寄生于人体的主要有毛囊蠕形螨和皮脂蠕形螨。

1. 发育阶段与宿主 毛囊蠕形螨和皮脂蠕形螨的发育过程相似,包括卵、幼虫、前若虫、若虫和成虫 5 个阶段。宿主是人。

2. 感染阶段 成虫。

3. 在人体内移行途径及寄生部位 雌虫产卵于毛囊或皮脂腺内→经 2~3d 孵出幼虫→经 1~2d 后蜕皮为前若虫→3d 后蜕皮成若虫→经 2~3d 发育为成虫,人体蠕形螨主要寄生在皮脂腺发达的部位,以颜面为主,如前额、鼻、鼻沟、颊部、下颌、眼睑周围和外耳道,以及头皮、颈、肩背、胸部、乳头、睫毛、大阴唇、阴茎和肛门等处。

4. 致病性 多数感染者无明显症状,或局部有轻微痒感或灼烧感,虫体的机械刺激、代谢产物和分泌物的化学刺激可使局部出现炎症,使宿主毛囊扩大,上皮变性,甚至增生肥厚,形成鼻赘。患者表现为脸面瘙痒、粉刺、痤疮、毛细管扩张或潮红、睑缘炎、口周炎、脂溢性皮炎、脸或头皮丘疹、脓疱性皮疹、老年角化病、酒渣鼻等。

【实验室病原学检查】

根据患者症状和皮肤损伤情况,取皮肤刮取物,经显微镜检出蠕形螨,即可确诊。制作标本的常用方法有 3 种。

(1)透明胶纸法:嘱被检对象于睡前进行面部清洁后,用透明胶纸粘贴于面部的鼻、鼻沟、额、颧及颏部等处,至次晨取下,贴于载玻片上镜检。检出率与胶纸的黏性、粘贴的部位、面积和时间有关。

(2)直接刮拭法:用痤疮压迫器或蘸水笔尖后端等器具,从受检部位皮肤直接刮取皮脂腺和毛囊内容物。将刮出物置于载玻片上,滴加 1 滴甘油,涂开后,覆盖玻片镜检。

（3）挤压刮拭法:双手拇指相距 1cm 左右,先压后挤,取挤出物镜检。蠕形螨检出率夜间比白天高。

【各阶段形态】

1. **成虫**　毛囊蠕形螨和皮脂蠕形螨的形态基本相似,鉴别见表 6-9-1。螨体细长呈蠕虫状,乳白色,半透明,雌虫比雄虫略大。成虫分颚体和躯体两部分,颚体宽短,呈梯形;躯体分为足体和末体两部分,足体腹面具有 4 对粗短的足,呈芽突状;末体细长如指状,体表有环形皮纹。毛囊蠕形螨较细长,末体占虫体全长的 2/3~3/4,末端较钝圆。皮脂蠕形螨略短,末体约占躯体全长的 1/2,末端尖细呈锥状,见图 6-9-1、图 6-9-2。

表 6-9-1　寄生人体两种蠕形螨成螨的形态鉴别

鉴别点	毛囊蠕形螨	皮脂蠕形螨
平均大小	雄螨 280μm × 50μm 雌螨 294μm × 52μm	雄螨（148.10~166）μm × 46μm 雌螨（203.20~280）μm × 50μm
足体第 4 对足基节片	第 4 对足基节片在中线处相接近,但不愈合	第 4 对足基片在中线处左右愈合
末体长	末体（长）> 颚体 + 足体（长） 末体占躯体长度的 2/3~3/4	末体（长）≈ 颚体 + 足体（长） 末体约占躯体长度的 1/2
尾端	圆钝如指头	较尖,呈锥形
肛道	雌螨有,雄螨无	雄、雌螨均无

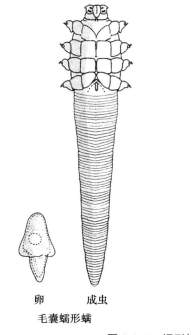
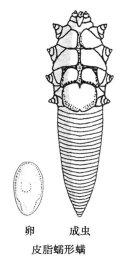

卵　　成虫　　　　　　　　　卵　　成虫
毛囊蠕形螨　　　　　　　　皮脂蠕形螨

图 6-9-1　蠕形螨模式图

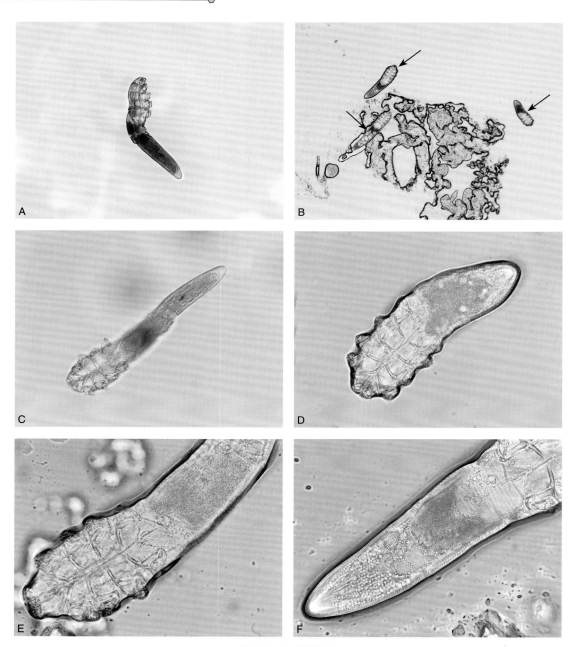

图 6-9-2 蠕形螨

A: 毛囊蠕形螨（×100）；B: 毛囊蠕形螨（×100）；C: 毛囊蠕形螨（×200）；D: 皮脂蠕形螨（×1 000）；E: 毛囊蠕形螨（×1 000）；F: 毛囊蠕形螨（×1 000）。

2. **幼虫及若虫** 幼虫体细长,大小平均为 283μm×34μm,足 3 对,末体环形皮纹不明显,无颚腹毛。若虫大小平均为 392μm×42μm,足 4 对,末体环纹清晰。

3. **卵** 无色透明,毛囊蠕形螨卵侧面观为箭头形、蝌蚪状或蘑菇状,大小约 40μm×100μm,皮脂蠕形螨卵呈椭圆形,大小约 30μm×60μm,见图 6-9-1。

（茹进伟 龚道元）

第十节 疥 螨

【概述】

疥螨属于真螨目、无气门亚目、疥螨总科、疥螨科、疥螨属。已记载的疥螨属有 28 种（亚种），寄生于人体的为人疥螨。

1. **发育阶段与宿主** 发育过程包括卵、幼虫、前若虫、后若虫和成虫 5 个阶段,为专性体表寄生,人疥螨的宿主是人。

2. **感染阶段** 雌性疥螨。

3. **在人体内移行途径及寄生部位** 雌虫在宿主皮肤角质层自掘的"隧道"内产卵→ 3~7d 在隧道中孵化为幼虫→经 3~4d 幼虫蜕皮为前若虫→雄性若虫经 2~3d 蜕皮为雄螨,雌性前若虫经 2~3d 蜕皮为后若虫→雌性后若虫和雄性成虫交配→交配后不久,多数雄螨即死亡,雌性后若虫则在交配后蜕皮变为雌性成螨→ 2~3d 后,雌螨即在隧道内产卵。疥螨多在指间、手背、腕屈侧、肘窝、腋窝前后、腹股沟等皮肤柔嫩皱褶处寄生,女性患者常见于乳房及乳头下方或周围,偶尔亦可在面部和头皮,尤其是耳后皮肤皱褶。儿童皮肤嫩薄,全身均可被侵犯,尤以足部最多。

4. **致病性** 疥螨可引起疥疮,最突出的临床表现是疥螨在人体皮肤上挖掘"隧道"时对角皮层的机械性刺激及其产生的排泄物、分泌物和死亡虫体的崩解物等引起的超敏反应,导致奇痒,夜间尤甚。并发感染后流脓、流水称为湿疥。病变多由手指间皮肤开始,可蔓延至手腕屈侧、腋前缘、乳晕、脐周、阴部、大腿内侧等部位。局部皮肤出现丘疹、水疱、脓疱、结节及"隧道",多呈散在分布。

【实验室病原学检查】

发现典型的皮下"隧道"可做出初步诊断,确诊则需要检获疥螨。常用的检查疥螨的方法包括:①用蓝墨水滴在可疑隧道皮损上,再用棉签揉擦 0.5~1min,然后用酒精棉球清除表面黑迹,即可见染成淡蓝色的"隧道"痕迹,亦可用四环素液,因其渗入"隧道"后,在紫外灯下呈亮黄绿色的荧光;②用消毒针尖挑破"隧道"的尽端,取出疥螨镜检;③先用消毒的矿物油滴于新发的炎性丘疹上,再用刀片平刮数次,待丘疹顶端角质部分至油滴内出现细小血点为止,将 6~7 个丘疹的刮取物混合,置于载玻片上镜检;④直接用解剖镜观察皮损部位,查找"隧道"中疥螨的排泄物及其盲端的疥螨轮廓后,用手术刀尖端挑出疥螨。

【各阶段形态】

1. **成虫** 呈近圆形或椭圆形,背面隆起,乳白或浅黄色,体柔软,雌螨体长 0.3~0.5mm,雄螨略小,见图 6-10-1、图 6-10-2。

2. **幼虫和若虫** 幼虫形似成虫,大小为（120~160）μm×（100~150）μm,3 对足。前若虫大小约 200μm×180μm。大型后若虫大小为 340μm×270μm,发育为雌螨;小型后若虫大小为 290μm×210μm,发育为雄螨。

3. **卵** 呈长椭圆形,淡黄色,壳薄,大小约 180μm×80μm。

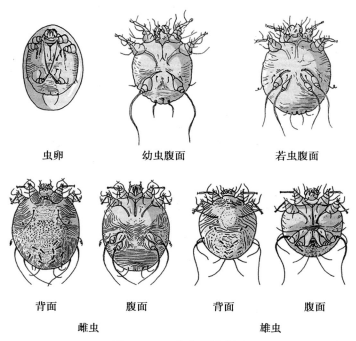

虫卵　　　　　　　幼虫腹面　　　　　　　若虫腹面

背面　　　　　　腹面　　　　　　背面　　　　　　腹面

雌虫　　　　　　　　　　　　　雄虫

图 6-10-1　人疥螨模式图

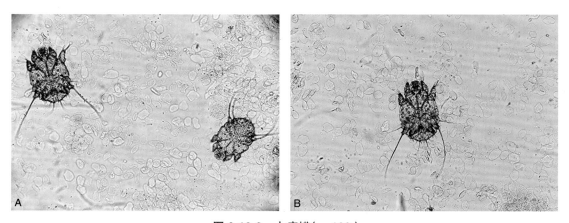

图 6-10-2　人疥螨（×100）

（茹进伟　冯　琦）

第十一节　粉　　螨

【概述】

粉螨属于真螨目、粉螨亚目,包括粉螨科、脂螨科、食甜螨科、嗜渣螨科、果螨科、麦食螨科和薄口螨科 7 科。

1. **发育阶段与宿主**　发育过程包括卵、幼虫、第一若虫、第二若虫、第三若虫、成虫 6 个阶段,其中第二若虫往往为休眠体,或完全消失。粉螨在自然界适应性强,食性也广,既可自由生活,又能在动物和人体表寄生。

2. 感染阶段　幼虫、若虫和成虫。

3. 在人体内移行途径及寄生部位　卵→幼虫→经过活动期、静息期,然后蜕皮为第一若虫→再经静息期蜕皮为第三若虫→再经过静息期蜕皮为成虫。粉螨的幼虫、若虫和成虫可寄生在人体表、呼吸系统、消化系统和泌尿系统。

4. 致病性　由粉螨与皮肤接触引起螨性皮炎,人被叮咬(螨唾液中含有毒素)或接触有毒排泄物,接触处出现丘疹、红斑,搔抓后变为疱疹,继发细菌感染成为脓疱。粉螨的分泌物、裂解物等可引起过敏性哮喘、过敏性鼻炎、过敏性皮炎等。粉螨若侵染呼吸系统,可引起患者咳嗽、咳痰、胸痛;若随食物进入消化系统,可引起患者腹痛、腹泻、脓血便、肛门烧灼感、乏力、精神不振、消瘦等;若侵染泌尿系统,可引起患者尿频、尿急、尿痛等症状。

【实验室病原学检查】

从患者的痰液、尿液和粪便中检获螨体或卵,显微镜观察形态即可确诊。

【各阶段形态】

1. 成虫　粉螨成虫呈椭圆形或卵圆形,大小多为 120~500μm,乳白色,粉末状,分为颚体和躯体两部分,足 4 对,躯体前端背面有一背沟和一块盾板,背腹面都着生各种刚毛,刚毛的长短、数量、位置、形状因种而异,见图 6-11-1。

2. 幼虫和若虫　幼虫有足 3 对。若虫与成虫形态相似,足 4 对。

3. 卵　卵呈球形或椭圆形,色较淡。

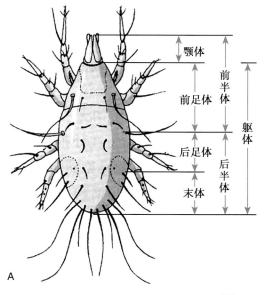
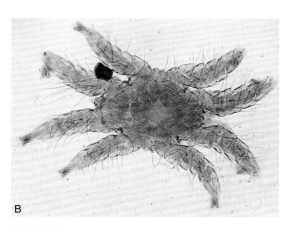

图 6-11-1　粉螨成蟎

A:粉螨及其体段划分模式图;B:粉螨(×40)。

（周玉利　冯　琦）

第十二节　恙　螨

【概述】

恙螨属于真螨目、前气门亚目、恙螨总科中的恙螨科、列螨科和无前螨科。全世界已知有 3 000 余种（亚种）。我国已记录的有 500 余种（亚种）。

1. **发育阶段与宿主**　生活史包括卵、前幼虫、幼虫、若蛹、若虫、成蛹和成虫 7 个阶段。幼虫的宿主广泛，包括哺乳类（以鼠类为主）、鸟类、爬行类、两栖类及无脊椎动物，有些种类亦可侵袭人。

2. **感染阶段**　幼虫。

3. **在人体内移行途径及寄生部位**　大多数幼虫主要寄生在宿主体表细嫩而湿润处，常寄生在人体腰、腋窝、腹股沟、阴部等处。

4. **致病性**

（1）恙螨皮炎：恙螨幼虫叮刺皮肤后，造成局部凝固性坏死及其周围组织炎症性反应。剧痒难忍，被叮刺处出现红色丘疹，继而形成水疱、坏死和出血，晚期结成黑色焦痂，焦痂脱落后形成浅表溃疡。

（2）恙虫病：又称丛林斑疹伤寒，病原体为东方立克次体，也称为恙虫东方体。

（3）肾综合征出血热：又称流行性出血热，病原体为汉坦病毒。在我国以黑线姬鼠为主要保虫宿主，小盾纤恙螨是其体外优势螨种，为陕西疫区野鼠型肾综合征出血热传播媒介。

【实验室病原学检查】

人体体表或毛囊刮取物找到幼虫确诊。

【各阶段形态】

1. **成虫和若虫**　成虫体长 1.0~2.0mm，外形呈"8"字形，通常为红色，全身密布绒毛；若虫形似成虫，体长 0.5~1.0mm，体表覆盖的绒毛相对稀疏。成虫和若虫均具有 4 对足，足末端有 1 对爪。见图 6-12-1。

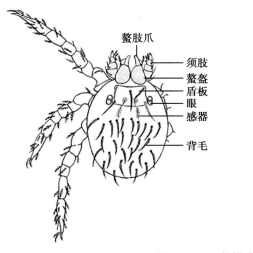
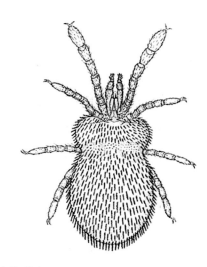

螯肢爪
须肢
螯盔
盾板
眼
感器
背毛

图 6-12-1　恙螨成虫和若虫

2. **幼虫**　呈椭圆形,细沙粒大小,长 0.2~0.5mm,饱食后可为 1mm 以上。体色多为沙红色,也有呈淡黄、橙或乳白色,体毛稀疏,躯体背面前部有盾板,是重要分类依据。

3. **卵**　呈球形,淡黄色,直径约 0.2mm,成堆产于土壤浅表缝隙中。

（周玉利　冯　琦）

第十三节　尘　螨

【概述】

尘螨属于真螨目、粉螨亚目、麦食螨科、尘螨亚科、尘螨属,常见种类为屋尘螨、粉尘螨和小角尘螨。

1. **发育阶段**　生活史包括卵、幼虫、第一若虫、第三若虫和成虫 5 个阶段,无第二若虫期。

2. **感染阶段**　成虫。

3. **滋生场所**　大多营自生生活,非人体寄生螨,以居室、仓库和工厂等温暖潮湿的地方为主要滋生场所。

4. **致病性**　尘螨的排泄物、分泌物和死亡虫体的分解产物等是人体的过敏原,人体吸入后引起尘螨性哮喘、过敏性鼻炎、特应性湿疹（皮炎）和慢性荨麻疹等疾病。

【实验室病原学检查】

临床常用检测螨过敏原或螨特异性抗体的方法进行免疫学诊断,不做病原学检查。

【各阶段形态】

尘螨成虫共同特征为椭圆形,白色至淡黄色,体表有皮纹,躯体背面前端有狭长盾板,雄虫体背后部还有后盾板,躯体肩部有 1 对长鬃,后端有 2 对长鬃,4 对足。常见的尘螨包括屋尘螨、粉尘螨和小角尘螨。

1. **屋尘螨**　体呈长圆形。雌螨长 290~380μm,雄螨稍小,体长 240~280μm。雌螨背部中央有纵行皮纹,雄螨具有后盾板,长大于宽,见图 6-13-1、图 6-13-2。

2. **粉尘螨**　体呈椭圆形。体型饱满,比屋尘螨大,雌螨长 370~440μm,雄螨长 285~360μm。雌螨背部中央皮纹横行,末端呈拱形;雄螨后盾板短宽,见图 6-13-3、图 6-13-4。

3. **小角尘螨**　体呈椭圆形。雄螨大小和形态特征与粉尘螨相似。

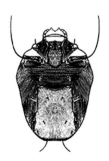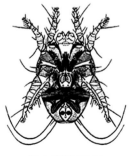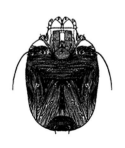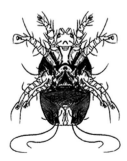

屋尘螨背面（♂）　　屋尘螨腹面（♂）　　屋尘螨背面（♀）　　屋尘螨腹面（♀）

图 6-13-1　屋尘螨模式图

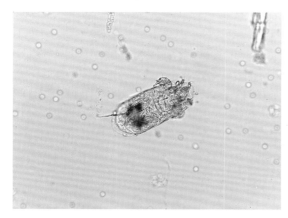

图 6-13-2　屋尘螨背面（×400）

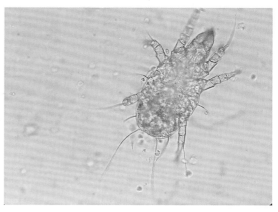

图 6-13-3　粉尘螨腹面（×400）

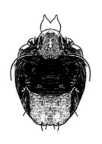

粉尘螨背面（♂）

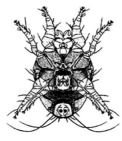

粉尘螨腹面（♂）

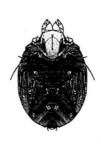

粉尘螨背面（♀）

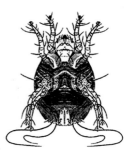

粉尘螨腹面（♀）

图 6-13-4　粉尘螨模式图

（孔　虹　冯　琦）

第十四节　蚋

【概述】

蚋属于双翅目、长角亚目、蚋科。全世界已知有 1 660 余种。我国已知约有 210 种，其中重要种类有斑布蚋、黄足纺蚋、宽足纺蚋、双齿蚋等。

1. 发育阶段与宿主　生活史为完全变态，包括卵、幼虫、蛹和成虫 4 个阶段，幼虫有 6~9 龄。人是其暂时性宿主。

2. 感染阶段　仅雌蚋。

3. 致病性　蚋叮刺可引起皮炎、超敏反应及"蚋热"，严重者可引起过敏性休克。同时，蚋可传播人的盘尾丝虫病和奥氏丝虫病。

【实验室病原学检查】

肉眼辨识形态，显微镜下观察细微结构。

【各阶段形态】

1. 成虫　短粗，体长 1.2~2.5mm，呈黑色或棕黑色。雄蚋两眼相连；雌蚋两眼分离。触角粗短，如牛角状，有 9~12 节。口器为刺吸式。胸部背面隆起。翅宽短，末端圆。足短粗。

见图 6-14-1。

2. **幼虫**　呈圆柱形,后端膨大,为深黄色,以后颜色变暗。第一龄幼虫长 0.5~1.0mm。成熟幼虫小型种长 3.5~7.7mm,大型种为 8~10mm,见图 6-14-1。

3. **蛹**　形似成虫,前端两侧有 1 对呼吸腮,茧体的后端黏附于水中石块或植物上,见图 6-14-1。

4. **卵**　大小为（0.15~0.45）mm×（0.10~0.19）mm。呈长卵形、圆角的三角形或蛤形,为淡黄色,通常排列成鳞状或成堆,见图 6-14-1。

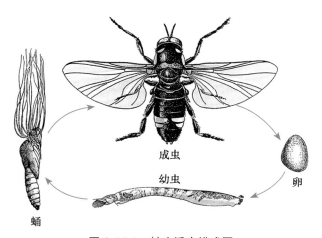

成虫

幼虫

卵

蛹

图 6-14-1　蚋生活史模式图

（曹　越　周玉利）

第十五节　虻

【概述】

虻属于双翅目、短角亚目、虻科。全世界已知约有 4 230 种,我国已记录约有 420 种。国内常见种类有四裂斑虻、华广原虻、骚扰黄虻、中华麻虻等。

1. **发育阶段与宿主**　虻生活史为全变态,发育过程有卵、幼虫、蛹和成虫 4 个阶段。人是其暂时性宿主。

2. **感染阶段**　幼虫和成虫。

3. **致病性**　虻幼虫叮咬可引起皮肤损伤。成虫叮咬可引起荨麻疹样皮炎。虻传播人畜共患的土拉弗氏菌病和炭疽,在非洲可传播罗阿丝虫病。

【实验室病原学检查】

主要通过肉眼或解剖镜观察成虫标本,进行病原学诊断。

【各阶段形态】

1. **成虫**　成虫粗壮,为中大型昆虫,呈棕褐色或黑色,多数有鲜艳色斑和光泽,体长 6~30mm,体表多软毛。头部有胛。雄虻两眼相接,雌虻两眼分离。口器为舐吸式。翅较宽,具有横带、云雾斑或暗斑。见图 6-15-1。

2. **幼虫及蛹**　幼虫细长,淡黄色,腹部第1~7节有伪足,尾部有长呼吸管和气门。蛹为裸蛹,早期呈黄棕色,而后逐渐加深,可见明显的头胸部和腹部,见图6-15-1。

3. **卵**　呈纺锤形,长1.5~2.5mm,黄白色,多聚集成堆排列,见图6-15-1。

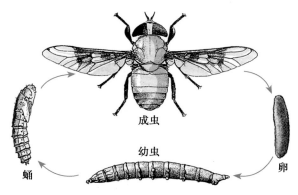

图6-15-1　虻生活史示意图

（柏世玉　周玉利）

第十六节　蜚　蠊

【概述】

蜚蠊俗称蟑螂,属于网翅目、蜚蠊亚目,世界已知有5 000余种,我国记录有250余种。室内常见的有姬蠊科、蜚蠊科、光蠊科、地鳖科等。

1. **发育阶段与宿主**　蜚蠊生活史为不完全变态,发育过程有卵、若虫和成虫3个阶段。

2. **致病阶段**　成虫。

3. **致病性**　蜚蠊可携带数十种病原体,包括细菌、病毒、真菌以及寄生虫虫卵和原虫包囊等,也是美丽筒线虫、东方筒线虫、念珠棘头虫和缩小膜壳绦虫等的中间宿主。其分泌物和粪便可引起过敏性哮喘、皮炎等。

【实验室病原学检查】

主要通过肉眼观察成虫标本进行病原学诊断。

【各阶段形态】

1. **成虫**　呈椭圆形,背腹扁平,为淡灰色、棕褐色或黑褐色,体表具有油亮光泽,体长2~90mm。头部小,触角细长,呈丝状,其节数可达100余节。口器为咀嚼式。触须有5节。前胸背板宽扁,略呈扇形,翅有2对,前翅为革质,后翅为膜质。有的种类翅退化或消失,翅的有无及形状、大小是蜚蠊分类的依据之一。腹部扁宽,最末腹节背板上有1对尾须。见图6-16-1。

2. **若虫**　形似成虫,但体积小而无翅。刚蜕皮的幼虫和刚羽化的成虫呈白色,以后颜色逐渐变深。见图6-16-2。

3. **卵荚**　雌虫产卵先排泄坚硬、暗褐色的长约1cm的卵荚,卵成对垂直排列于其内,卵荚形态及其内含卵数因种而异。见图6-16-3。

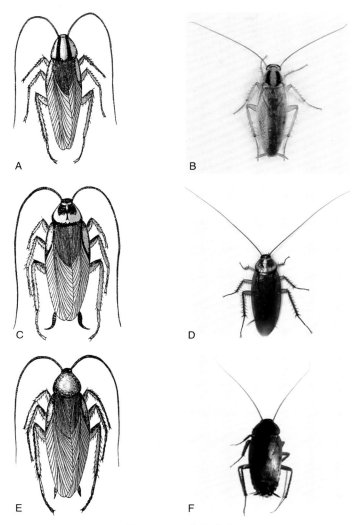

图 6-16-1　蜚蠊成虫

A:德国小蠊模式图;B:德国小蠊;C:美洲大蠊模式图;D:美洲大蠊;E:黑胸大蠊模式图;F:东方小蠊。

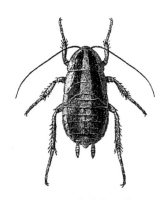

图 6-16-2　蜚蠊若虫模式图

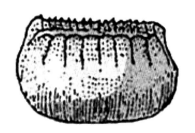

图 6-16-3　蜚蠊卵荚模式图

（柏世玉　茹进伟）

第十七节 毒隐翅虫

【概述】

毒隐翅虫属于鞘翅目,隐翅虫科,毒隐翅虫亚科,毒隐翅虫属。该属世界已知有 600 余种,我国约有 20 种,其中褐足毒隐翅虫和黑足毒隐翅虫等常见且毒性较强,为农业害虫的重要天敌。

1. 发育阶段与宿主 生活史为全变态,发育过程有卵、幼虫（两龄）、蛹和成虫 4 个阶段。人是其暂时性宿主。

2. 感染阶段 成虫。

3. 致病性 其发育各期都含有剧烈的接触性毒素,即毒隐翅虫素,其毒素有 3 种,隐翅虫毒素、拟隐翅虫毒素、毒隐翅虫酮,为强酸性,触及皮肤可导致隐翅虫皮炎,出现红肿痒痛、水疱、脓疱等,与皮肤烧伤相似,触及眼睑导致隐翅虫性眼睑炎。

【实验室病原学检查】

主要通过肉眼或解剖显微镜观察成虫标本进行病原学诊断。

【各阶段形态】

1. 成虫 多体型小,鞘翅较短,腹部外露,呈蚁状,体长 6.5~7.0mm。头、胸、腹部为黑色和橘红色相间,头和尾端呈青黑色,有光泽;前胸、腹基部均为橘黄色,有翅 2 对,前腹部覆盖蓝黑色、有光泽的鞘翅,腹部全裸;有足 3 对,全身被覆短毛。头、前胸及鞘翅均布刻点,见图 6-17-1。

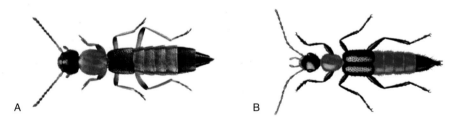

图 6-17-1 毒隐翅虫成虫
A:褐足毒隐翅虫;B:黑足毒隐翅虫。

2. 幼虫和蛹 幼虫呈柄式,体型细长,呈圆锥形,3 对胸足发达,头部为红褐色,骨质化;蛹长 4.5~5.0mm,淡黄色,头大于腹,将羽化时,头部和腹部末端呈黑色,翅呈灰黑色。

3. 卵 黄白色,略呈球形,大小约 0.6mm。

（柏世玉 孔 虹）

第十八节 蠓

【概述】

蠓属于双翅目、长角亚目、蠓科。其中库蠓、细蠓和铗蠓等属是嗜吸人畜血液的类型,通称吸血蠓。世界已知的吸血蠓有 1 670 余种,我国有 410 余种。我国分布范围最广的是同体库蠓,其次是许氏库蠓。

1. **发育阶段和宿主**　生活史为完全变态,分卵、幼虫、蛹和成虫 4 个阶段,幼虫分 4 龄。人是其暂时性宿主。

2. **致病性**　仅雌蠓吸血,可引起皮炎,某些库蠓可传播丝虫病。

【实验室病原学检查】

主要通过肉眼或解剖显微镜观察成虫标本进行病原学诊断。

【各阶段形态】

1. **成虫**　细小,褐色或黑色,长 1~6mm;头部近球形,胸部背面隆起;翅短宽,常有斑和微毛,为分类依据;足细长;腹部末端,雌蠓有 1 对尾须,雄蠓则形成外生殖器,见图 6-18-1。

2. **幼虫**　细长,分为 4 龄,第 1 龄幼虫长约 1mm,第 4 龄幼虫长 5~6mm。头部为深褐色,胸、腹部为淡黄色,见图 6-18-1。

3. **蛹**　为裸蛹,长 1~4mm,深褐色或黑色,分头胸部和腹部,头胸部前端有眼 1 对,末端有 2 个尖突,见图 6-18-1。

4. **卵**　大小为(0.35~0.65)mm×(0.02~0.07)mm,似"舟"形或香蕉形,为白或灰色,见图 6-18-1。

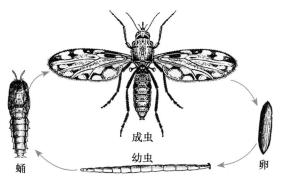

图 6-18-1　蠓各阶段形态模式图

（刘士广　冯　琦）

第七章

球菌检验形态学

球菌是一大类常见的细菌,广泛分布于自然界。对人类有致病性的球菌主要包括葡萄球菌属、链球菌属、肠球菌属和奈瑟菌属 4 个属的部分细菌。其中革兰氏阳性球菌主要有葡萄球菌、链球菌和肠球菌等;革兰氏阴性球菌主要有脑膜炎奈瑟菌和淋病奈瑟菌等。

第一节 葡萄球菌属

葡萄球菌属是一群革兰氏阳性球菌,常排列成不规则葡萄串状,广泛存在于人和动物的体表、与外界相通的腔道及空气、土壤、物品等处,种类很多,多不致病。对人类致病的主要是金黄色葡萄球菌。

一、金黄色葡萄球菌

【概述】

正常人鼻咽部金黄色葡萄球菌带菌率为 20%~50%,医务人员可达 70%。金黄色葡萄球菌是医院感染的重要病原体,可引起局部或全身化脓性感染、食物中毒(肠毒素)、菌血症或败血症等。

【细菌及菌落形态】

1. **染色与形态** 金黄色葡萄球菌为革兰氏阳性,球形,直径为 0.5~1.5μm,呈单个、成对、四联、短链、不规则葡萄串状或成簇排列,无鞭毛、无芽孢、无荚膜或少数菌株细胞壁外层可见有荚膜样黏液物质。某些临床分离的葡萄球菌呈卵圆形,成双或短链排列,易判断为链球菌,连续传代培养可恢复正圆形。金黄色葡萄球菌血琼脂平板培养 1d 后,取纯菌染色可见其成对、短链、不规则葡萄串状排列,见图 7-1-1A。取血培养阳性培养物直接涂片染色,可见四联、不规则葡萄串状排列的革兰氏阳性球菌,见图 7-1-1B。

2. **培养菌落形态** 金黄色葡萄球菌为需氧或兼性厌氧菌,对营养要求不高,在普通培养基培养 18~24h,形成直径约 2mm、圆形、凸起、湿润、表面光滑、边缘整齐、不透明的黄色菌落。在血琼脂平板上 35℃培养 18~24h,形成直径为 1~3mm、圆形、凸起、湿润、边缘整齐、牛奶样瓷白或浅黄色至橙黄色的菌落。该菌根据抗原不同可产生 4 种溶血素,对人致病的主要是 α 和 β 溶血素,不同溶血素由于溶血能力和分子量大小不同,导致培养菌落周围的溶血环的大小和透明程度不同,血琼脂平板上常见菌落周围有明显、完全透明的 β 溶血环,产

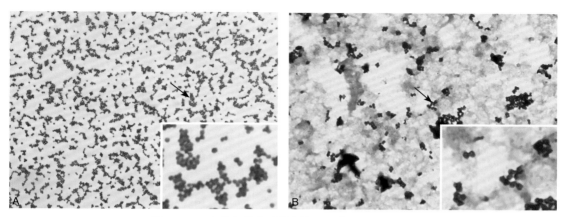

图 7-1-1 金黄色葡萄球菌（革兰氏染色，×1 000）

A：纯培养；B：血培养。

生黄色色素，见图 7-1-2A、图 7-1-2B。少数菌株因产生不同的溶血素而形成双溶血环的菌落，通常内环为狭窄的 β 溶血环，外环为宽大的 α 溶血环；部分菌株培养 24h 溶血现象不明显，还有部分菌株受到某些外界环境（如氨基糖苷类抗生素诱导）作用后，产生生长显著慢于普通菌株的变异体，称为小菌落变异株（small colony variations，SCVs），其特点为菌落小（直径约为普通菌株 1/10）、金黄色色素产生减少、溶血性降低，见图 7-1-2C；还有部分菌株为了适应生存环境和逃避抗生素或机体的免疫作用，产生大量生物膜包裹菌体以增加对抗生素的耐药性，形成黏液型菌落，拉丝试验阳性，见图 7-1-2D、图 7-1-2E。

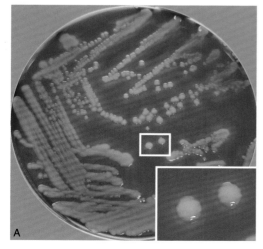
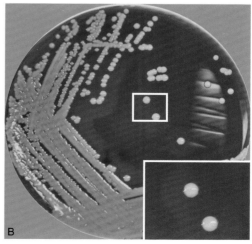

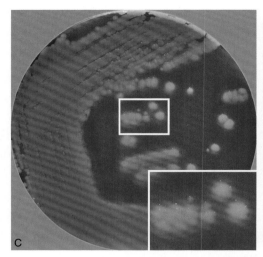
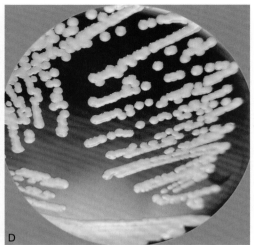
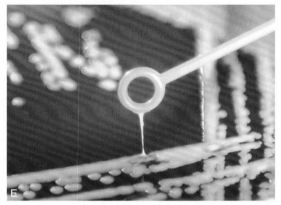

图 7-1-2　金黄色葡萄球菌菌落（血琼脂平板，培养 24h）

A：β 溶血环；B：黄色色素；C：菌落大小不一，小菌落为 SCVs 变异株；D：黏液型菌落；E：拉丝试验（阳性）。

二、凝固酶阴性葡萄球菌

【概述】

凝固酶阴性葡萄球菌是人体皮肤表面的正常菌群，如果标本采集过程中未严格按照无菌操作可污染标本，同时也是重要的机会致病菌和院内感染病原菌。常见菌种有表皮葡萄球菌、腐生葡萄球菌、溶血葡萄球菌、人葡萄球菌、头葡萄球菌等 30 多种。

【细菌及菌落形态】

1. **染色与形态**　显微镜下形态与金黄色葡萄球菌相似。血培养阳性培养物涂片染色后可见不规则葡萄串状排列的革兰氏阳性球菌，见图 7-1-3A；痰标本直接涂片染色后可见革兰氏阳性球菌，成双、四联和葡萄串状排列，见图 7-1-3B。腐生葡萄球菌、表皮葡萄球菌、溶血葡萄球菌的镜下形态见图 7-1-3C~图 7-1-3E。

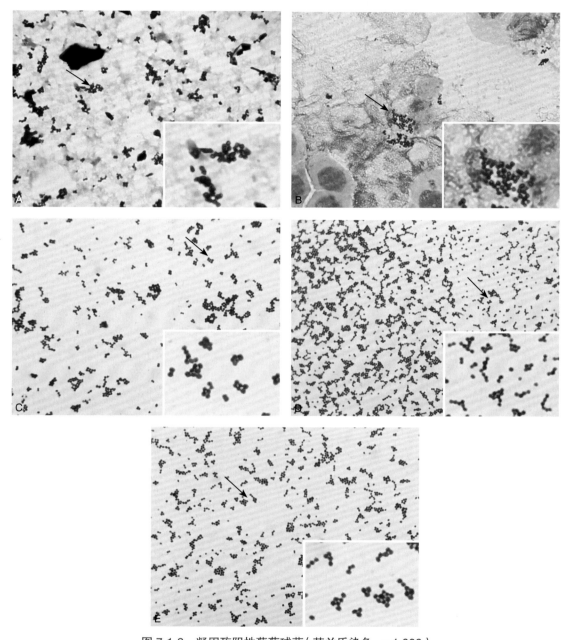

图 7-1-3　凝固酶阴性葡萄球菌（革兰氏染色，×1 000）

A：溶血葡萄球菌（血培养）；B：表皮葡萄球菌（痰标本）；C：腐生葡萄球菌（纯培养）；D：表皮葡萄球菌（纯培养）；E：溶血葡萄球菌（纯培养）。

2. **培养菌落形态**　需氧或兼性厌氧，在血琼脂平板上 35 ℃ 培养 18~24h 形成直径 1~3mm、圆形、凸起、湿润、边缘整齐的菌落，可呈白色、乳白色或柠檬色等多种色素表现，常见有表皮葡萄球菌和腐生葡萄球菌。有些菌种可产生 β 溶血环，如溶血性葡萄球菌；部分菌株亦能形成 SCVs 菌株。凝固酶阴性葡萄球菌的菌落形态特征见图 7-1-4。

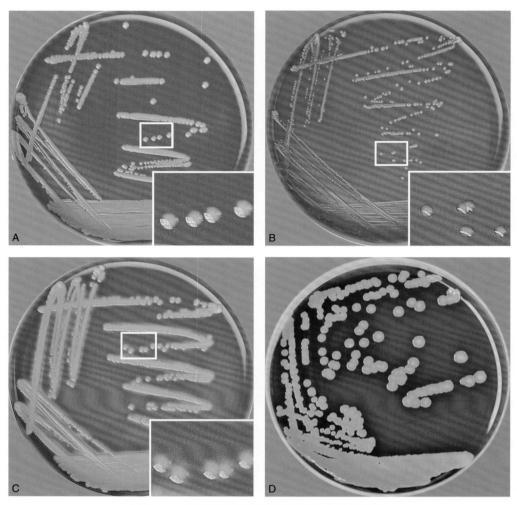

图 7-1-4 凝固酶阴性葡萄球菌菌落（血琼脂平板）

A：表皮葡萄球菌（培养 24h）；B：腐生葡萄球菌（培养 24h）；C：溶血葡萄球菌（培养 24h）；D：溶血葡萄球菌（培养 48h）。

三、路邓葡萄球菌

【概述】

路邓葡萄球菌又译为里昂葡萄球菌，是一种凝固酶阴性葡萄球菌。近年来研究发现，作为人类皮肤微生物群的一个组成成分，与其他凝固酶阴性葡萄球菌所不同的是，它能引起类似于金黄色葡萄球菌的严重感染，如心内膜炎、骨髓炎、皮肤软组织感染、血流感染等。

【细菌及菌落形态】

1. **染色与形态** 路邓葡萄球菌为革兰氏阳性，球形，直径 0.8~1.0μm，呈簇状或短链状排列，无芽孢、无鞭毛，无荚膜，见图 7-1-5。

2. **培养菌落形态** 需氧或兼性厌氧。普通培养基培养后，形成圆形、凸起、湿润、表面光滑、边缘整齐、不透明的菌落，直径为 1~2mm。在血琼脂平板上 35℃培养 18~24h，形成直

径 1~4mm、圆形、边缘整齐、凸起、湿润、表面光滑有光泽或粗糙暗淡、黄色、金黄色、乳白色
或无色的菌落;继续培养至 48h 可出现 β 溶血环,见图 7-1-6。

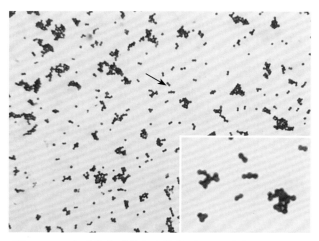

图 7-1-5　路邓葡萄球菌(纯培养,革兰氏染色,×1 000)

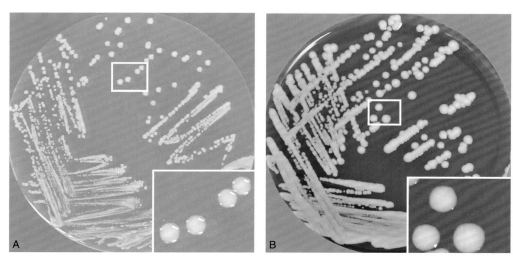

图 7-1-6　路邓葡萄球菌菌落(培养 48h)
A:营养琼脂平板;B:血琼脂平板。

(刘　艳　蒋月婷)

第二节　链 球 菌 属

　　链球菌属是一群革兰氏阳性球菌,多数呈链状排列,有的可呈短链状或双球状,广泛存
在于自然界、人和动物肠道、泌尿生殖道、健康人鼻咽部,是人和某些动物的寄生菌。种类
多,多数不致病。对人类致病的主要有化脓性链球菌、无乳链球菌、肺炎链球菌、甲型溶血性
链球菌、猪链球菌等。

一、化脓性链球菌

【概述】

化脓性链球菌具有 Lancefield A 群抗原,故又称 A 群链球菌,是链球菌属中致病性最强的细菌,占链球菌感染的 90% 以上。化脓性链球菌短暂或长期定居于上呼吸道,在干燥物体表面或尘埃中可生存数月,通过飞沫、直接接触传染或污染物传播。15 岁以下儿童感染后主要表现为咽喉炎;既往感染过的儿童或老人再感染与超敏反应性疾病发生有关;皮肤感染与较差的个人卫生状况有关。

【细菌及菌落形态】

1. **染色与形态** 化脓性链球菌为革兰氏阳性菌,菌体呈球形或椭圆形,直径为 0.6~1.0μm,呈链状排列,长短不一,无芽孢、无鞭毛,幼龄菌(培养 2~4h)多有荚膜,见图 7-2-1。取患者痰液、咽拭子、脓液、血液等标本直接涂片革兰氏染色后镜检,发现革兰氏阳性球菌呈链状排列可初步诊断。

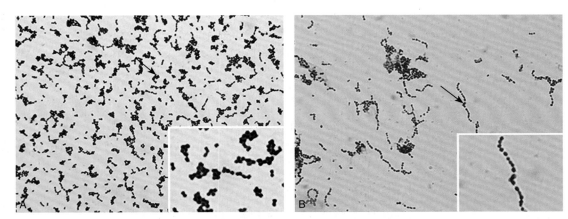

图 7-2-1　化脓性链球菌(革兰氏染色,×1 000)
A:纯培养;B:营养肉汤培养。

2. **培养菌落形态** 兼性厌氧,脓汁或咽拭子等标本可直接接种于血琼脂平板,在 35℃培养 18~24h,形成直径 1mm 的圆形、表面光滑、边缘整齐、凸起、有光泽、半透明、灰白色小菌落,菌落周围有较宽的完全透明的溶血环(β 溶血环),见图 7-2-2。液体培养基中呈絮状或颗粒状沉淀生长,见图 7-2-3A。杆菌肽敏感试验阳性,见图 7-2-3B。

二、无乳链球菌

【概述】

无乳链球菌具有 Lancefield B 群抗原,故又称为 B 群链球菌,是上呼吸道正常菌群,正常妇女阴道和直肠带菌率为 30% 左右,是新生儿感染的主要病原菌,引起新生儿肺炎、败血症、脑膜炎等。无乳链球菌对成人侵袭力弱,但机体防御功能低下时,亦可引起皮肤感染、心内膜炎、产后感染、肾盂肾炎等。

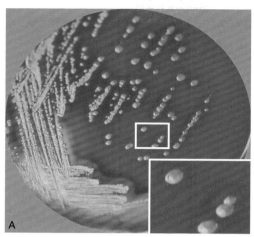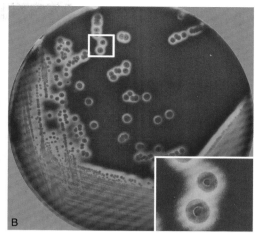

图 7-2-2　化脓性链球菌菌落（血琼脂平板,培养 24h）

A:化脓性链球菌;B:化脓性链球菌 β 溶血环。

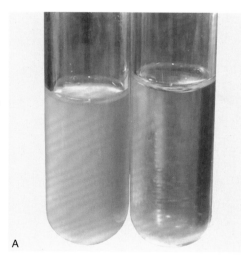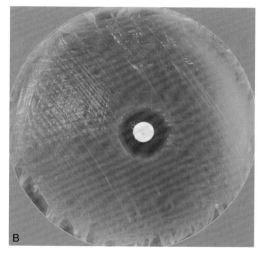

图 7-2-3　化脓性链球菌（培养 24h）

A:液体培养基生长现象;B:杆菌肽敏感（抑菌圈 >10mm,血琼脂平板）。

【细菌及菌落形态】

1. **染色与形态**　无乳链球菌为革兰氏阳性球菌,菌体呈球形或椭圆形,直径为 0.5~2.0μm,呈单个、成双或链状排列,长短不一,无芽孢、鞭毛,有荚膜,见图 7-2-4。取患者尿液、血液等标本进行直接涂片染色镜检,可发现革兰氏阳性球菌。

2. **培养菌落形态**　需氧或兼性厌氧,在血琼脂平板上 35℃培养 18~24h,形成圆形、表面光滑、边缘整齐、凸起、有光泽、灰白色小菌落,菌落周围有完全透明的溶血环,部分菌株可无 β 溶血环,见图 7-2-5A。液体培养基中生长初期呈均匀浑浊,后期上清液变为透明,管底有絮状沉淀,易摇散。在 B 群链球菌显色培养基上生长,菌落呈红色,见图 7-2-5B。该菌能产生 CAMP 因子,可促进金黄色葡萄球菌的溶血能力,两菌交界处出现协同溶血作用,为 CAMP 试验阳性,见图 7-2-6。

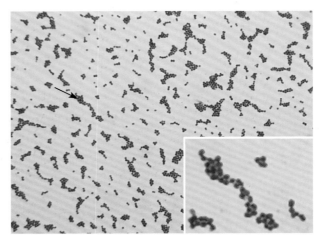

图 7-2-4 无乳链球菌（纯培养，革兰氏染色，×1 000）

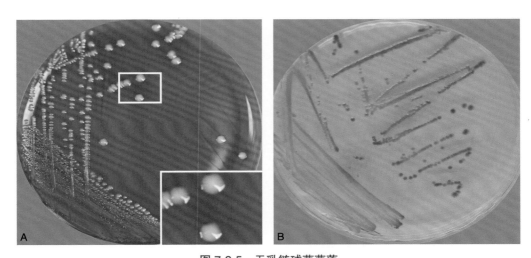

图 7-2-5 无乳链球菌菌落

A：无乳链球菌（血琼脂平板，培养 24h）；B：无乳链球菌（显色平板，红色菌落，培养 24h）。

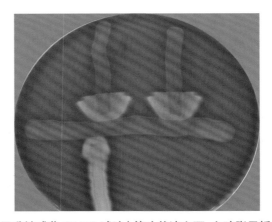

图 7-2-6 无乳链球菌 CAMP 试验（箭头状溶血环，血琼脂平板，培养 24h）

三、肺炎链球菌

【概述】

肺炎链球菌为口腔和鼻咽部正常菌群,多数不致病或致病力弱,仅少数有致病力,可引起大叶性肺炎或支气管肺炎,还可引起化脓性脑膜炎、中耳炎、鼻窦炎、脑脓肿、菌血症和心内膜炎等,是社区获得性肺炎(CAP)最常分离出的呼吸道病原体,约30%的CAP患者血液中可检出。肺炎链球菌也是引起儿童与成人脑膜炎的重要病原体。肺炎链球菌属于缓症链球菌群,其临床特征与缓症链球菌群的其他链球菌差异较大。

【细菌及菌落形态】

1. **染色与形态**　肺炎链球菌为革兰氏阳性球菌,直径为 0.5~1.25μm,菌体呈矛头状,多成双排列,宽端相对,尖端向外,在痰液、脓液、肺组织病变中亦可呈单个或短链状,无鞭毛,无芽孢,见图7-2-7。在机体内或含血清的培养基中能形成荚膜,见图7-2-8。

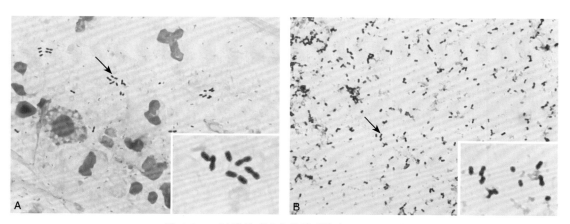

图 7-2-7　肺炎链球菌(革兰氏染色,×1 000)
A:痰标本;B:纯培养。

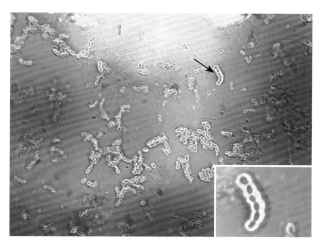

图 7-2-8　肺炎链球菌(纯培养,荚膜染色,×1 000)

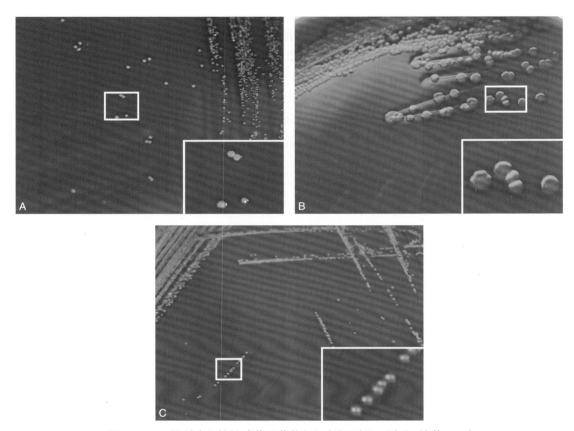

图 7-2-11　甲型溶血性链球菌群菌落（血琼脂平板，α 溶血，培养 48h）
A：咽峡炎链球菌；B：缓症链球；C：星座链球菌。

五、猪链球菌

【概述】

猪链球菌可引起人畜共患的急性传染病，主要通过伤口感染，引起猪的多种疾病。部分菌株可引起人类感染，造成细菌性脑炎或中毒性休克综合征。根据菌体荚膜抗原的差异，猪链球菌可分成 35 个血清型，部分血清型有致病性。该菌引起的猪链球菌病是国家规定的二类动物疫源性疾病，是否能通过呼吸道，借助气溶胶由病猪而感染人仍有待深入研究，实验室人员易发生交叉感染，因此在处理疑似猪链球菌感染的标本时均应在二级以上的生物安全柜内进行。

【细菌及菌落形态】

1. **染色与形态**　猪链球菌为革兰氏阳性球菌，菌体呈卵圆形，单个或成双、短链排列，无芽孢，有荚膜。新分离的猪链球菌，形态较典型，链长可达 20 多个菌体；二代培养后细菌形态不典型，可变为球杆菌，不成链状，见图 7-2-12。

2. **培养菌落形态**　猪链球菌在羊血琼脂平板上 35℃培养 18~24h，形成直径 0.5~1mm、圆形、凸起、光滑、边缘整齐、无色、半透明的细小菌落，表现为 α 溶血，见图 7-2-13。部分菌株在马血琼脂平板上呈 β 溶血。

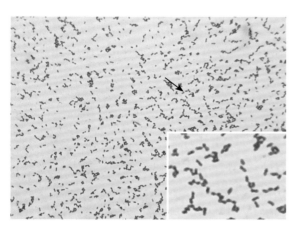

图 7-2-12　猪链球菌（纯培养，
革兰氏染色，×1 000）

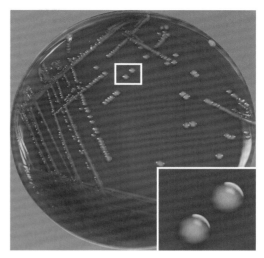

图 7-2-13　猪链球菌菌落
（血琼脂平板,培养 48h）

（蒋月婷　谢宁）

第三节　肠 球 菌 属

　　肠球菌属是一群革兰氏阳性链球菌。肠球菌属曾经与链球菌属关系密切,随着分子生物学技术的发展,在 1984 年作为独立的属从链球菌属分离出来。肠球菌属隶属于细菌域,厚壁菌门,芽孢菌纲,乳杆菌目,肠球菌科。截至 2021 年 2 月,肠球菌属已经鉴定出 70 个种。肠球菌属对理化因素具有强大的抵抗力,可在恶劣的环境生存并形成一些生态小环境,分布广泛,存在于泥土、植物、水、食物及哺乳类、鸟类、昆虫等动物中,是人体胃肠道中数量最多的革兰氏阳性球菌。肠球菌属于机会致病菌,在临床上最常分离到的是粪肠球菌和屎肠球菌。

一、粪肠球菌

【概述】

　　肠球菌是人体的共生微生物,粪肠球菌又是人体肠道中最常见的菌种,作为机会致病菌可引起多种感染。最常见的是从胃肠道中迁移而引起的感染,临床常见泌尿道、血液、心内膜、烧伤、手术、腹部感染以及其他与侵入性操作医疗设备相关的感染。

【细菌及菌落形态】

　　1. 染色与形态　革兰氏阳性球菌,圆形或卵圆形,直径为 0.6~2μm,呈单个、成双或短链排列,无芽孢、无荚膜。血琼脂平板培养 24h,取纯菌涂片染色,可在显微镜下观察到单个、成双或短链排列的卵圆形菌体,见图 7-3-1A;在液体培养基中,链状排列更加明显,例如血培养阳性培养物直接涂片染色镜检可见长链状排列的圆形菌体,见图 7-3-1B。

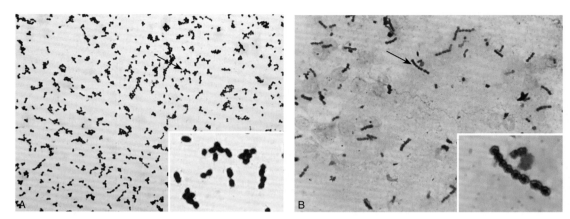

图 7-3-1　粪肠球菌（革兰氏染色，×1 000）

A：纯培养；B：血培养。

2. **培养菌落形态**　兼性厌氧，在血琼脂平板上 35℃培养 18~24h，形成直径 1~2mm、圆形、边缘整齐、凸起、湿润、表面光滑、灰白色、不透明的 α 溶血菌落，见图 7-3-2。

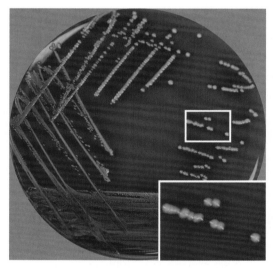

图 7-3-2　粪肠球菌菌落（血琼脂平板，培养 24h）

二、屎肠球菌

【概述】

屎肠球菌和粪肠球菌都是人肠道和女性生殖道的正常菌群，是医院感染的重要病原菌，临床常见的感染类型与粪肠球菌相同。以往数据显示临床分离的肠球菌以粪肠球菌占绝对优势（80%~90%），但 2020 中国细菌耐药监测网（CHINET）数据显示，屎肠球菌的临床分离数量已超过粪肠球菌，成为引起临床感染最常见的肠球菌。

【细菌及菌落形态】

1. **染色与形态** 革兰氏阳性球菌，为圆形或卵圆形，直径为 0.6~2μm，无芽孢、无荚膜，在血琼脂平板上培养 24h，取纯菌涂片染色，显微镜下可见单个、成双或短链排列的卵圆形菌体，见图 7-3-3A；在液体培养基中链状排列更加明显，例如菌血症或脓毒血症患者的血培养物涂片染色可见呈长链排列的菌体，见图 7-3-3B。

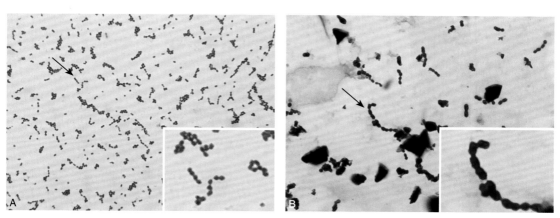

图 7-3-3 屎肠球菌（革兰氏染色，×1 000）
A：纯培养；B：血培养。

2. **培养菌落形态** 屎肠球菌为兼性厌氧，在血琼脂平板上 35℃培养 18~24h 形成直径 0.5~1mm、圆形、边缘整齐、凸起、湿润、表面光滑、灰白色、不透明的 α 溶血菌落，见图 7-3-4。

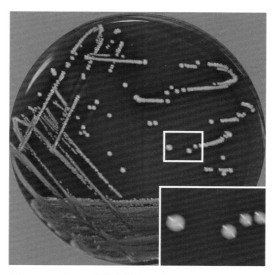

图 7-3-4 屎肠球菌菌落（血琼脂平板，培养 24h）

（刘 雅 蒋月婷）

第四节　微球菌属

微球菌属主要存在于泥土、水等环境以及人和动物皮肤表面,在临床标本中分离到的微球菌主要定植在人和哺乳动物的皮肤,一般情况下为无害的腐生菌,某些情况下可成为机会致病菌,如在免疫功能不全的患者中,微球菌可引起心内膜炎、肺炎、脓毒血症等。微球菌属隶属于细菌域,放线菌门,放线菌纲,放线菌亚纲,放线菌目,微球菌亚目,微球菌科。微球菌属的模式菌种包括藤黄微球菌和里拉微球菌,其中尤以藤黄微球菌为代表。

藤黄微球菌

【概述】

在大多数人群中,藤黄微球菌是皮肤表面定植数量最多的微球菌,为机会致病菌,临床感染多与侵入性操作或患者免疫功能低下有关,可引起菌血症、心内膜炎、肺炎等。

【细菌及菌落形态】

1. **染色与形态**　革兰氏阳性球菌,呈圆形或卵圆形,直径为 1~1.8μm,比葡萄球菌略大,多数为成对、四联、成簇排列,无鞭毛,无芽孢,见图 7-4-1。

2. **培养菌落形态**　专性需氧,在血琼脂平板或营养琼脂平板上 35℃培养 24h 形成直径小于葡萄球菌、圆形、凸起、表面光滑、边缘整齐、不同深浅的黄色或黄绿色、不溶血菌落,见图 7-4-2A。微球菌由于和葡萄球菌具有相似的革兰氏染色镜下形态、菌落形态以及触酶试验呈阳性等特点,会引起一定的混淆,临床注意进行鉴别,见图 7-4-2B、图 7-4-2C。

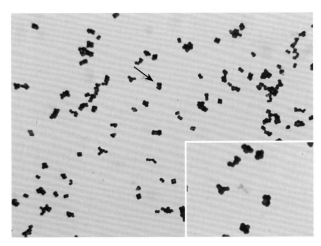

图 7-4-1　藤黄微球菌(纯培养,革兰氏染色,×1 000)

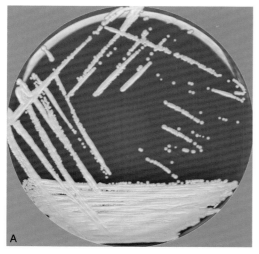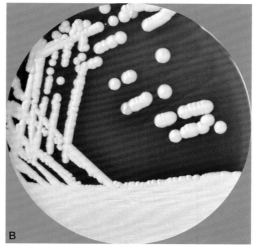

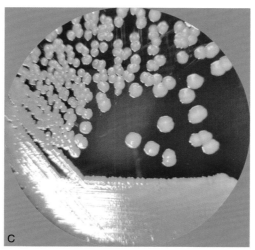

图 7-4-2 藤黄微球菌与金黄色葡萄球菌菌落（血琼脂平板）

A：藤黄微球菌（培养 24h）；B：藤黄微球菌（培养 48h）；C：金黄色葡萄球菌（培养 48h）。

（刘 雅 蒋月婷）

第五节 奈瑟菌属

　　奈瑟菌属是一群革兰氏阴性球菌,常成双排列,无鞭毛,无芽孢,有荚膜和菌毛,专性需氧,能产生氧化酶和触酶。奈瑟菌属包括多个种和亚种,人类是奈瑟菌属细菌的自然宿主,脑膜炎奈瑟菌和淋病奈瑟菌对人致病,其余均为鼻、咽喉和口腔黏膜的正常菌群。

一、脑膜炎奈瑟菌

【概述】

　　脑膜炎奈瑟菌是流行性脑脊髓膜炎（流脑）的病原体,寄居于鼻咽部,感染者多为 5 岁以下儿童,经飞沫传播。采集标本时应在菌血症期取血液,有出血点或瘀斑者取瘀斑渗出液,出现脑膜刺激症状时取脑脊液,上呼吸道感染、带菌者取鼻咽分泌物等。该菌对体外环境抵抗力极低,标本采集后应立即送检,注意保温,或床边接种后立即置于35℃培养。

【细菌及菌落形态】

1. **染色与形态**　脑膜炎奈瑟菌为革兰氏阴性双球菌,直径为0.6~0.8μm,呈肾形或咖啡豆形,两菌的接触面较平坦或略向内陷,排列较不规则,单个、成双或4个相连,无芽孢,无鞭毛,见图7-5-1。新分离株多有荚膜和菌毛。在患者脑脊液中,多位于中性粒细胞内。

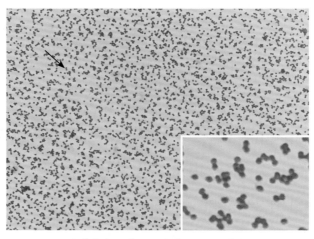

图7-5-1　脑膜炎奈瑟菌(纯培养,革兰氏染色,×1 000)

2. **培养菌落形态**　脑膜炎奈瑟菌对营养要求较高,需在含有血清、血液等的培养基中方能生长。脑膜炎奈瑟菌为专性需氧,初次分离需在5%~10% CO_2 的环境中。在血琼脂平板上35℃培养18~24h,形成直径1~2mm、圆形、凸起、光滑、湿润、边缘整齐、不透明、不溶血的灰白色菌落,见图7-5-2A。在巧克力琼脂平板上形成圆形、凸起、光滑、湿润、边缘整齐、透明或半透明、无色、似露滴状的菌落,见图7-5-2B。在血清肉汤中呈混浊生长。产生自溶酶,人工培养超过48h常死亡。

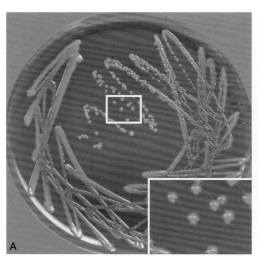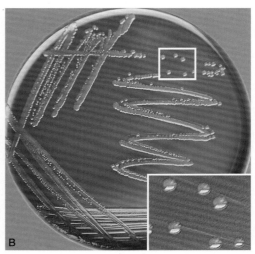

图7-5-2　脑膜炎奈瑟菌菌落
A:血琼脂平板(培养24h);B:巧克力琼脂平板(培养24h)。

二、淋病奈瑟菌

【概述】

淋病奈瑟菌俗称淋球菌,是引起人类泌尿生殖系统黏膜化脓性感染(淋病)的常见病原菌。人类是淋病奈瑟菌的唯一宿主,主要通过性接触侵入尿道和生殖道而感染。当母体患有淋菌性阴道炎或子宫颈炎时,婴儿出生时易患上淋球菌性结膜炎。采集尿道分泌物时用无菌拭子蘸取脓性分泌物,采集女性患者宫颈分泌物时用无菌拭子深入宫颈内1cm处旋转取出分泌物。因该菌对体外环境抵抗力极低且易自溶,故采集标本后应立即送检,注意保温。

【细菌及菌落形态】

1. **染色与形态**　淋病奈瑟菌为革兰氏阴性双球菌,直径为0.6~1.0μm,呈肾形或咖啡豆形,凹面相对,常成双排列,无芽孢,无鞭毛,有荚膜和菌毛,见图7-5-3。淋球菌性尿道炎时取尿道分泌物直接涂片染色镜检,急性期淋病奈瑟菌常位于中性粒细胞内,慢性期多位于中性粒细胞外,见图7-5-4。女性阴道有许多正常菌群寄居,当女性宫颈拭子标本涂片镜检发现白细胞内、外有大量革兰氏阴性双球菌时,须进行培养加以证实。

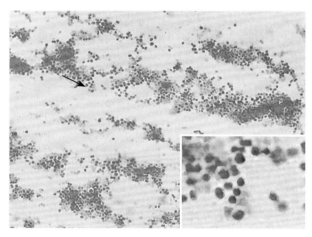

图 7-5-3　淋病奈瑟菌(纯培养,革兰氏染色,×1 000)

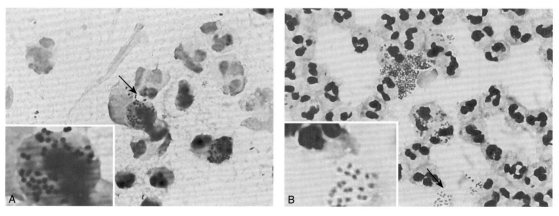

图 7-5-4　淋病奈瑟菌(分泌物标本,革兰氏染色,×1 000)
A:白细胞内的淋病奈瑟菌;B:白细胞内、外大量的淋病奈瑟菌。

2. 培养菌落形态　淋病奈瑟菌对营养要求高,专性需氧,初次分离培养时需在 5% CO_2 的环境下,巧克力琼脂平板是适宜培养基,35℃培养 18~24h 后,形成直径 0.5~1.0mm、圆形、凸起、光滑、湿润、边缘整齐、半透明呈露滴状的灰褐色菌落,见图 7-5-5A。在血琼脂平板上形成细小、光滑、无色半透明的或灰白色的菌落,见图 7-5-5B。为提高阳性检出率,常采用含万古霉素、多黏菌素、制霉菌素等多种抗菌药物的选择性培养基,如 TM 培养基。菌落易自溶,不易保存。

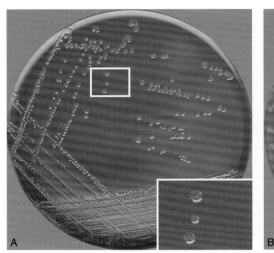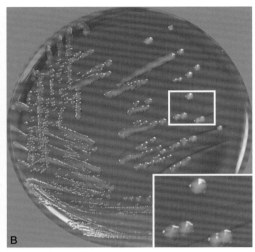

图 7-5-5　淋病奈瑟菌菌落

A: TM 平板(培养 48h); B: 血琼脂平板(培养 48h)。

（林勇平　蒋月婷）

第六节　莫拉菌属

莫拉菌属归为奈瑟菌科,包括腔隙莫拉菌、犬莫拉菌、非液化莫拉菌、亚特兰大莫拉菌、卡他莫拉菌、林肯莫拉菌和奥斯陆莫拉菌等。其中非液化莫拉菌、卡他莫拉菌、林肯莫拉菌和奥斯陆莫拉菌是人类呼吸道的正常菌群。原苯丙酮酸莫拉菌现已从莫拉菌属分出,划归到嗜冷杆菌属,并命名为苯丙酮酸嗜冷杆菌。

卡他莫拉菌

【概述】

卡他莫拉菌曾属于布兰汉菌属,又称卡他布兰汉菌,是最常见的与人类感染有关的莫拉菌,存在于健康人的上呼吸道,是导致中耳炎、鼻窦炎、慢性阻塞性肺炎的病原体。在免疫功能受抑制和 ICU 的患者中,卡他莫拉菌可导致菌血症,是社区呼吸道感染的主要病原体之一。

【细菌及菌落形态】

1. **染色与形态**　卡他莫拉菌为革兰氏阴性双球菌,形态似奈瑟菌,菌体直径为 0.5~1.5μm,

呈咖啡豆形,无芽孢,无荚膜,无鞭毛,有时革兰氏染色不易脱色。痰标本直接涂片革兰氏染色,显微镜下出现多个中性粒细胞、柱状上皮细胞以及大量革兰氏阴性双球菌,可怀疑卡他莫拉菌感染。卡他莫拉菌的镜下形态特征见图7-6-1。

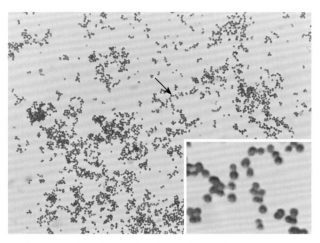

图 7-6-1　卡他莫拉菌(纯培养,革兰氏染色,×1 000)

2. **培养菌落形态**　卡他莫拉菌对营养要求不高,在血琼脂或巧克力琼脂平板上生长良好,在血琼脂平板上 35℃培养 18~24h 后,形成直径 1~3mm,圆形、凸起、光滑、较干燥、边缘整齐、不透明、不溶血的灰白色菌落,见图7-6-2。继续培养后菌落表面干燥、坚硬,可用接种环推动整个菌落在平板表面移动。该菌不易乳化,在生理盐水中自凝。

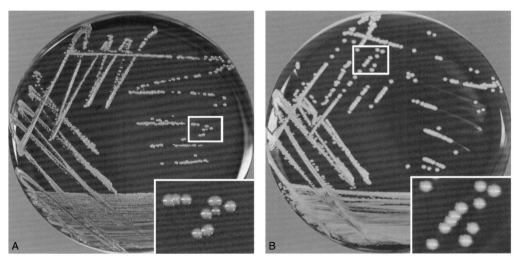

图 7-6-2　卡他莫拉菌菌落(培养 24h)

A:巧克力琼脂平板;B:血琼脂平板。

（林勇平　蒋月婷）

第八章

肠杆菌目检验形态学

肠杆菌目细菌是寄居在人和动物的肠道内的一大群形态、生物学性状相似的革兰氏阴性杆菌,分布广泛,多数为肠道正常菌群,是机会致病菌。2016 年以前,肠杆菌目下只有 1 个科,即肠杆菌科。2016 年,Adeolu M 基于全基因组系统发育数据,将肠杆菌目分成了 7 个科,即肠杆菌科、欧文菌科、溶果胶菌科、耶尔森菌科、哈夫尼亚菌科、摩根菌科和布杰约维采菌科。

第一节　肠　杆　菌　科

肠杆菌科内与人类感染有关的菌属较多,主要有埃希菌属、克雷伯菌属、沙门菌属、志贺菌属等,可引起人类多种感染,包括菌血症、脑膜炎、呼吸道和泌尿道感染等。

一、埃希菌属

埃希菌属为人体和动物肠道内的正常菌群,以大肠埃希菌为主要代表,主要引起人类泌尿系统感染、菌血症、脓毒症等。

【概述】

大肠埃希菌广泛分布于自然界,是人体和动物肠道内的正常菌群,是引起社区感染和医院感染的常见病原菌。大肠埃希菌可引起肠道内感染和肠道外感染。所引起的肠道内感染以腹泻为主。肠道外感染以泌尿系统感染为主,也可引起腹膜炎、菌血症、新生儿脑膜炎、伤口感染等。

【细菌及菌落形态】

1. 染色与形态　革兰氏阴性杆菌,大小为(1.1~1.5)μm×(2.0~6.0)μm,多单个存在。多数菌株具有周鞭毛,有动力,有菌毛,无芽孢,见图 8-1-1。

2. 培养菌落形态　兼性厌氧,营养要求不高,在普通营养琼脂平板上生长良好,最适生长温度为 35℃。在血琼脂平板上,35℃培养 18~24h,呈较大菌落,直径为 2~3mm。菌落呈圆形,边缘整齐,为灰白色,不透明,光滑湿润,见图 8-1-2A。某些菌株可产生 β 溶血环,个别菌株可呈黏液型菌落,见图 8-1-2B、图 8-1-2C。在麦康凯琼脂平板上呈粉红色或红色不透明菌落,见图 8-1-2D。在中国蓝琼脂平板上,菌落呈蓝色,迟缓发酵乳糖菌株呈粉色,见图 8-1-2E、图 8-1-2F。

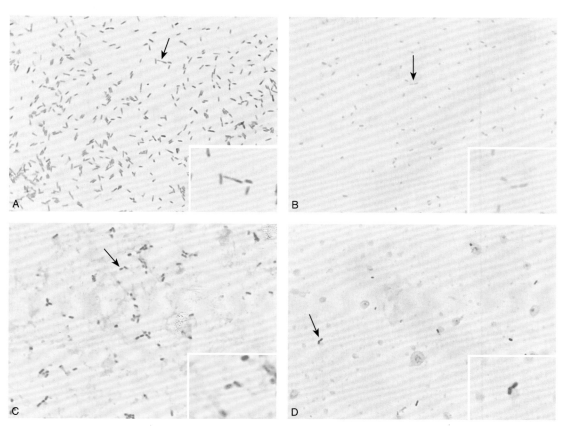

图 8-1-1 大肠埃希菌（革兰氏染色，×1 000）
A：纯培养；B：尿液标本；C：血液标本；D：引流液标本。

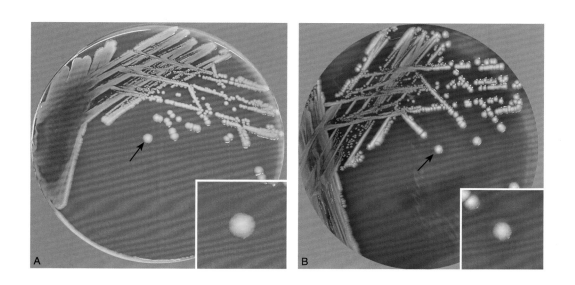

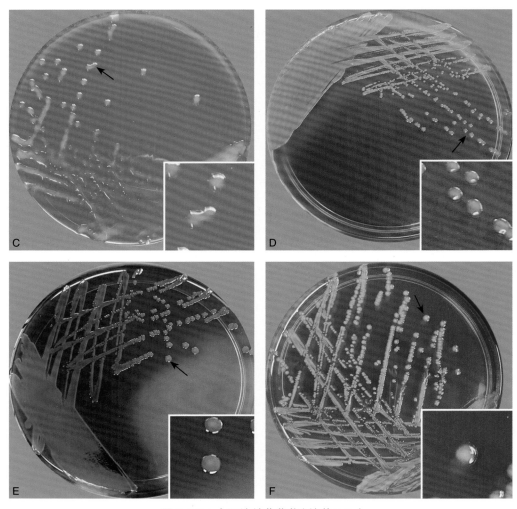

图 8-1-2　大肠埃希菌菌落（培养 24h）

A：不溶血菌落（血琼脂平板）；B：β 溶血菌落（血琼脂平板）；C：黏液型菌落（血琼脂平板）；D：麦康凯琼脂平板；E：中国蓝琼脂平板；F：迟缓发酵乳糖菌落（中国蓝琼脂平板）。

二、克雷伯菌属

克雷伯菌属是肠杆菌科中的一属，属于机会致病菌，临床感染中以肺炎克雷伯菌多见，近年来，因本细菌对超广谱 β- 内酰胺酶、碳青霉烯酶等的耐药机制的产生，导致其对常用的 β- 内酰胺类抗菌药物耐药，是造成医院感染的重要病原菌。

【概述】

肺炎克雷伯菌广泛分布于自然界的水和土壤中，亦存在于人类呼吸道和肠道等处，是一种机会致病菌，当机体免疫力下降或长期应用广谱抗生素导致菌群失调时可引起感染。常见泌尿系统感染、肺炎、伤口感染等；还可引起脑膜炎、腹膜炎、脓毒症等。高毒力（高黏性）肺炎克雷伯菌（hyper-virulent *Klebsiella pneumoniae*，hvKP）是造成社区获得性肝脓肿的重要病原体。

【细菌及菌落形态】

1. **染色与形态** 革兰氏阴性杆菌,大小为(0.3~1.0)μm×(0.6~6.0)μm,单个、成双或短链状排列,见图 8-1-3A。无芽孢,无鞭毛,有荚膜,见图 8-1-3B。菌体可呈卵圆形或球杆状,有时可见长丝状,见图 8-1-3C。

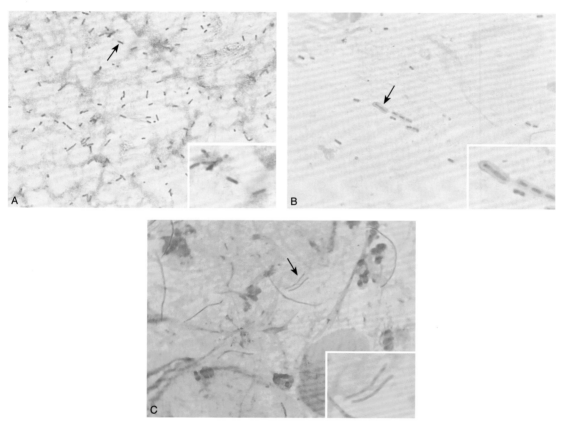

图 8-1-3 肺炎克雷伯菌(革兰氏染色,×1 000)

A:血培养标本;B:黏液型荚膜(血标本);C:长丝状(痰标本)。

2. **培养菌落形态** 兼性厌氧,营养要求不高,在普通营养琼脂平板上生长良好。在血琼脂平板上 35℃培养 18~24h,可形成灰白色、圆形、凸起、有光泽、不溶血的大菌落,见图 8-1-4A。在中国蓝琼脂平板上可形成蓝色或蓝白色、圆形、凸起、湿润的菌落,见图 8-1-4B。在麦康凯琼脂平板上可形成粉红色的菌落,见图 8-1-4C。某些菌株可形成较大的黏液型菌落,见图 8-1-5,随着培养时间的延长,易融合成片,形成胶水样菌苔,用接种环挑取,可呈现丝状粘连,称为拉丝试验阳性,见图 8-1-6。

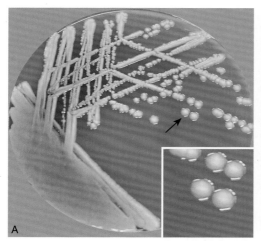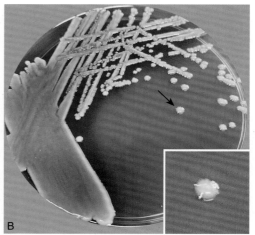

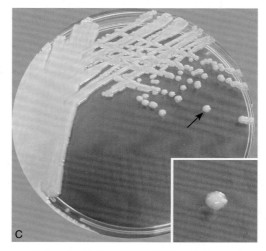

图 8-1-4 肺炎克雷伯菌菌落(培养 24h)

A：血平板；B：中国蓝琼脂平板；C：麦康凯琼脂平板。

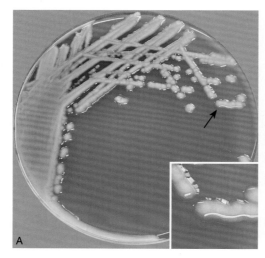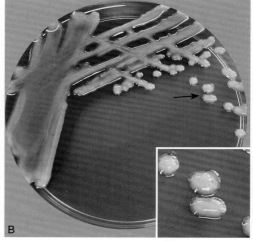

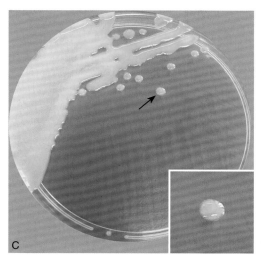

图 8-1-5 肺炎克雷伯菌黏液型菌落（培养 24h）
A：血平板；B：中国蓝琼脂平板；C：麦康凯琼脂平板。

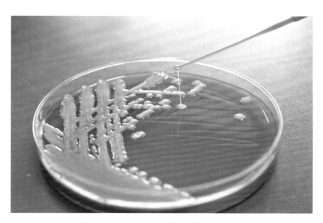

图 8-1-6 肺炎克雷伯菌拉丝试验

三、志贺菌属

志贺菌属与沙门菌属一样，是主要的肠道病原菌之一，引起人类细菌性痢疾。志贺菌属
分为 4 个血清群（种）：A 群为痢疾志贺菌，B 群为福氏志贺菌，C 群为鲍氏志贺菌，D 群为
宋氏志贺菌，在我国以福氏志贺菌和宋氏志贺菌引起的细菌性痢疾最为常见。

【概述】

患者可表现为腹痛、腹泻、脓血便、发热等。多通过人传人的方式感染，或摄入被污染的
食物和水而导致感染。相较于痢疾志贺菌，福氏志贺菌引起的感染相对较轻，有一定自限性。

【细菌及菌落形态】

1. **染色与形态** 福氏志贺菌为革兰氏阴性杆菌，菌体大小为（1.0~3.0）μm×（0.7~1.0）μm，
无芽孢，无荚膜，无鞭毛，有菌毛。

2. 培养菌落形态　福氏志贺菌为兼性厌氧菌,营养要求不高,在普通营养琼脂平板上生长良好。在血琼脂平板上 35℃,培养 18~24h,形成灰白色、中等大小的菌落。菌落边缘整齐、光滑、湿润、不溶血,见图 8-1-7A。在中国蓝、麦康凯、SS(Salmonella-Shigella)等选择性培养基上因不发酵乳糖,形成无色透明或半透明的中等大小的菌落,见图 8-1-7B、图 8-1-7C、图 8-1-7D。

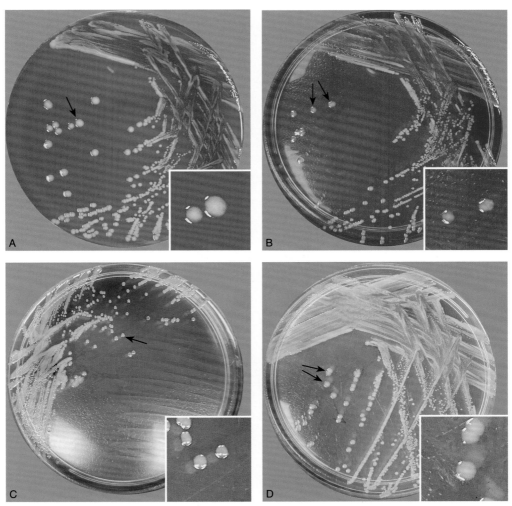

图 8-1-7　福氏志贺菌菌落(培养 24h)
A:血平板;B:中国蓝琼脂平板;C:麦康凯琼脂平板;D:SS 琼脂平板。

四、沙门菌属

沙门菌属可从人和动物中分离,存在许多血清型,其致病性有种属特异性。沙门菌可引起多种感染,如自限性肠炎、致死性伤寒、脑膜炎、心脏疾病、骨髓炎和其他局部感染。临床上分离率较高的沙门菌是肠炎沙门菌。

【概述】

可存在于人类、哺乳类动物及禽类的肠道中,可引起禽类及人类的胃肠炎和食物中毒。

肠炎沙门菌引起的感染主要表现为胃肠炎,患者可表现为黏液便或脓血便等。

【细菌及菌落形态】

1. **染色与形态**　肠炎沙门菌为革兰氏阴性杆菌,无芽孢,无荚膜,大部分有鞭毛,动力阳性,见图 8-1-8。

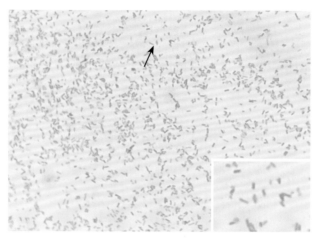

图 8-1-8　肠炎沙门菌(纯培养,革兰氏染色,×1 000)

2. **培养菌落形态**　肠炎沙门菌为兼性厌氧菌,无特殊营养需求,最适生长温度为 35~37℃。在血琼脂平板上孵育 18~24h,可呈现圆形、灰白色、边缘整齐、湿润、中等大小的菌落,见图 8-1-9A。在中国蓝、麦康凯琼脂平板上,可形成透明或半透明的无色、边缘整齐的、湿润的小菌落,见图 8-1-9B、图 8-1-9C。由于产 H_2S,在 SS 培养基上形成中心黑色、边缘透明的菌落,见图 8-1-9D。

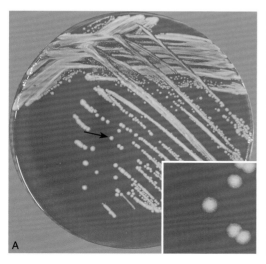
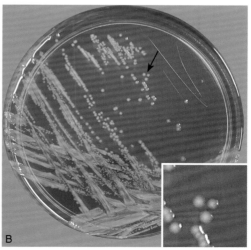

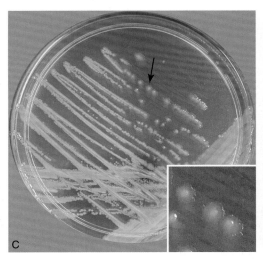
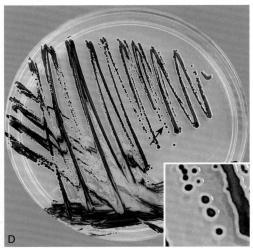

图 8-1-9 肠炎沙门菌菌落（培养 24h）

A：血平板；B：中国蓝琼脂平板；C：麦康凯琼脂平板；D：SS 琼脂平板。

五、肠杆菌属

肠杆菌属细菌广泛存在于污水、土壤和蔬菜中，是肠道正常菌群的成员。医院内肠杆菌属细菌的定植和感染与医疗仪器设备污染密切相关，临床感染以阴沟肠杆菌复合群多见。

【概述】

阴沟肠杆菌广泛分布于自然界以及人类肠道中，是机会致病菌，可引起泌尿系统感染、伤口感染以及脓毒血症等。

【细菌及菌落形态】

1. **染色与形态** 阴沟肠杆菌为革兰氏阴性杆菌，有 4~6 根周鞭毛，无荚膜，无芽孢，见图 8-1-10。

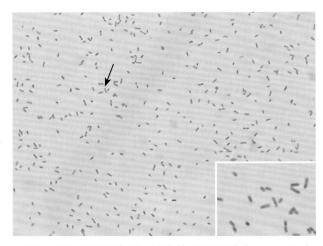

图 8-1-10 阴沟肠杆菌（纯培养，革兰氏染色，×1 000）

2. 培养菌落形态 阴沟肠杆菌为兼性厌氧菌,营养要求不高,在普通营养琼脂平板上生长良好。在血琼脂平板上 35℃孵育 18~24h,可形成灰白色、圆形、不溶血的中等大小菌落,见图 8-1-11A。在中国蓝琼脂平板上,形成中等大小菌落,见图 8-1-11B。在麦康凯琼脂平板上,因发酵乳糖,可形成粉色、中等大小菌落,见图 8-1-11C。也有少数可形成黏液型菌落。

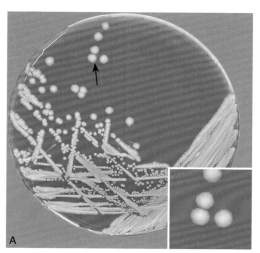
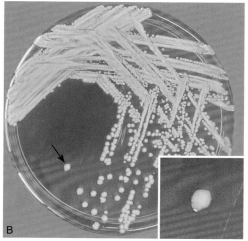
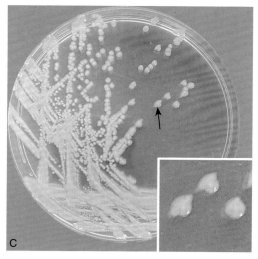

图 8-1-11 阴沟肠杆菌菌落(培养 24h)

A:血平板;B:中国蓝琼脂平板;C:麦康凯琼脂平板。

六、枸橼酸杆菌属

枸橼酸杆菌属是人和动物肠道的正常菌群,也是机会致病菌,主要引起医院感染,包括腹泻和肠道外感染,如菌血症、脑膜炎和脑脓肿等,常见的是弗劳地枸橼酸杆菌,又称弗劳地柠檬酸杆菌、弗氏柠檬酸杆菌。

【概述】

弗劳地枸橼酸杆菌存在于人和动物的肠道内,是消化道的正常菌群,为机会致病菌,可引起腹泻、泌尿系统感染、菌血症等。

【细菌及菌落形态】

1. **染色与形态**　革兰氏阴性杆菌,有周身鞭毛,无芽孢,无荚膜,见图 8-1-12。

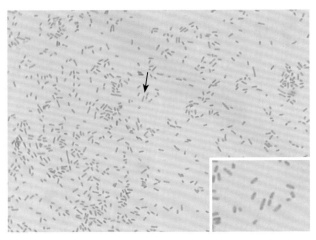

图 8-1-12　弗劳地枸橼酸杆菌(纯培养,革兰氏染色,×1 000)

2. **培养菌落形态**　兼性厌氧菌,营养要求不高,在普通营养琼脂平板上生长良好。在血琼脂平板上 35℃孵育 18~24h,可形成灰白色、圆形、不溶血的中等大小菌落,见图 8-1-13A。在中国蓝琼脂平板上,形成湿润的蓝色菌落,见图 8-1-13B。在麦康凯琼脂平板上,可形成红色、中等大小菌落,见图 8-1-13C。在 SS 平板上,由于其产生 H_2S,可形成中心黑色、边缘较透明的菌落,见图 8-1-13D。

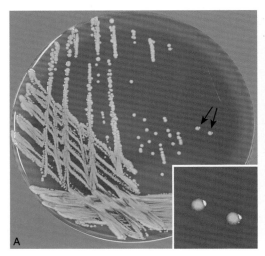
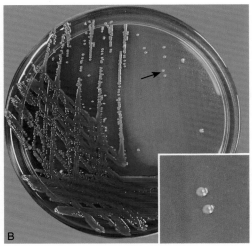

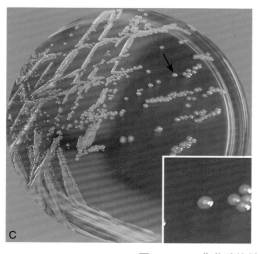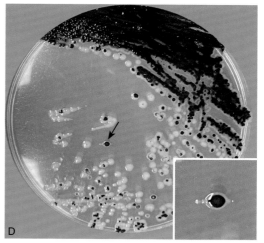

图 8-1-13　弗劳地枸橼酸杆菌菌落（培养 24h）

A：血平板；B：中国蓝琼脂平板；C：麦康凯琼脂平板；D：SS 琼脂平板（大便标本）。

（郑佳佳　张伟铮）

第二节　耶尔森菌科

一、耶尔森菌属

【概述】

耶尔森菌属包括 11 个菌种,其中 3 种与人类疾病密切相关:鼠疫耶尔森菌、小肠结肠炎耶尔森菌和假结核耶尔森菌。本属细菌一般先引起啮齿类动物和鸟类等感染,人类经由吸血节肢动物叮咬或食入污染食物等途径被感染。

【细菌及菌落形态】

1. **染色与形态**　鼠疫耶尔森菌为革兰氏阴性菌,呈直杆状或球杆状,菌体大小为（0.5~0.8）μm×（1~3）μm,两端钝圆,两极浓染,有荚膜,无芽孢,无鞭毛,见图 8-2-1。在内脏新鲜的压印标本中形态典型,可见到吞噬细胞内、外均有本菌。在陈旧培养物或生长在高盐琼脂上呈多形态,如球状、棒状或哑铃状等。小肠结肠炎耶尔森菌为革兰氏阴性球杆菌,偶有两极浓染,无芽孢,无荚膜,22~25℃培养有周鞭毛,35℃时无动力。

2. **培养菌落形态**　兼性厌氧,耐低温,在 4~43℃均能生长,最适生长温度为 25~28℃,最适 pH 为 6.9~7.2。鼠疫耶尔森菌在血琼脂和许多肠道培养基上生长良好,但经过 24h 孵育后仅形成针尖大的菌落,比其他肠杆菌科细菌的菌落皆小得多。经 48h 孵育后形成直径 1~1.5mm、灰白色、较黏稠的粗糙型菌落。在肉汤培养基中开始时为混浊生长,24h 后表现为沉淀生长,48h 后逐渐形成菌膜,稍加摇动后菌膜呈钟乳石状下垂。当穿刺培养时,培养物表面呈膜状生长,细菌沿穿刺线呈纵树状发育。

小肠结肠炎耶尔森菌为兼性厌氧,耐低温,在普通营养琼脂上生长良好。血琼脂平板生长良好,见图 8-2-2,某些菌株在血琼脂平板上可出现溶血环,在肠道培养基（如麦康凯培养基）和新耶尔森菌选择琼脂（NyE）上形成乳糖不发酵、无色、半透明、扁平、较小的菌落。

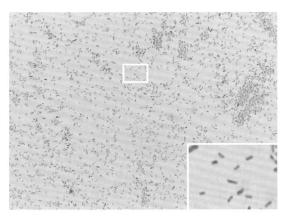

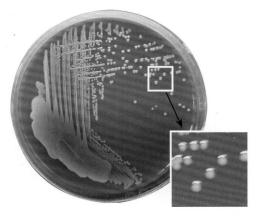

图 8-2-1 常见耶尔森菌形态

图 8-2-2 小肠结肠炎耶尔森菌血琼脂平板上菌落

（吴 庆 尹铁球）

二、沙雷菌属

沙雷菌属具有侵袭性,并对许多常见抗菌药具有耐药性,是一种重要的机会致病菌,与院内感染的暴发流行相关,可致肺炎、菌血症、手术部位感染及泌尿系统感染等,临床常见的是黏质沙雷菌。

【概述】

黏质沙雷菌是一种机会致病菌,是常见的医源性感染的病原菌,可引起院内感染的暴发。人与人之间的接触、医疗器械、静脉输液、留置导管等均可导致该菌的传播。该菌可引起肺炎、泌尿道感染、手术伤口感染、静脉导管相关感染等。除了通过隐形眼镜引起的急性红眼病外,黏质沙雷菌极少引起社区获得性感染。

【细菌及菌落形态】

1. **染色与形态** 革兰氏阴性杆菌,菌体大小为（0.5~0.8）μm×（0.9~2.0）μm,是肠杆菌目中体积最小的细菌。可呈单个或短链状排列。无荚膜,无芽孢,有周鞭毛,见图 8-2-3。

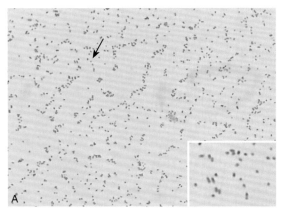

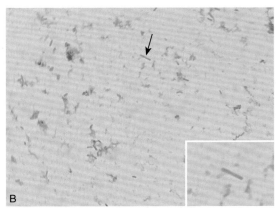

图 8-2-3 黏质沙雷菌形态（革兰氏染色,×1 000）

A:黏质沙雷菌（纯培养）;B:黏质沙雷菌（血培养标本）。

2. 培养菌落形态 兼性厌氧菌,无特殊营养需求。黏质沙雷菌的部分菌株(A1、A2 亚群)可产生一种脂溶性红色色素——灵菌红素,使菌落呈现红色。某些菌株(A4 亚群)可产生水溶性红色色素——吡羧酸,使培养基变为红色。在血琼脂平板上 35℃孵育 18~24h,可形成湿润的灰白色或红色较大菌落,见图 8-2-4A。在中国蓝琼脂平板上菌落呈红色,在麦康凯琼脂平板上菌落呈红色,部分菌落呈无色,见图 8-2-4B、图 8-2-4C。

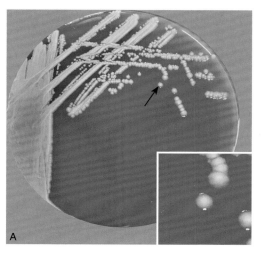
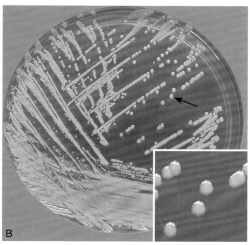
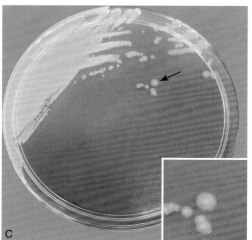

图 8-2-4 黏质沙雷菌菌落

A:血平板;B:中国蓝琼脂平板;C:麦康凯琼脂平板(培养 24h)。

(郑佳佳 张伟铮)

第三节 摩 根 菌 科

普鲁威登菌、摩根菌属、变形杆菌属广泛分布于环境中,是消化道的正常定植菌,在临床实验室也比较常见,在一定条件下引起各种感染,是医源性感染的重要致病菌。

一、普鲁威登菌属

普鲁威登菌可分离于腹泻大便、尿道感染、伤口、烧伤和菌血症标本。

【概述】

普鲁威登菌包括5个种,产碱普鲁威登菌、拉氏普鲁威登菌、雷氏普鲁威登菌、斯氏普鲁威登菌。斯氏普鲁威登菌的临床分离率相对较高。雷氏普鲁威登菌可导致泌尿系统感染,该菌可能会促使尿液中结晶的形成,可能与泌尿系统结石的形成有关。

【细菌及菌落形态】

1. **染色与形态**　革兰氏阴性杆菌,一般散在排列,无荚膜,无芽孢,有周鞭毛,见图8-3-1。

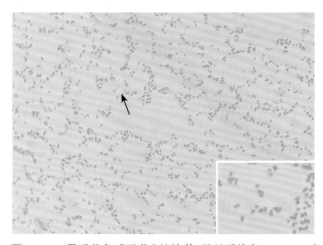

图8-3-1　雷氏普鲁威登菌(纯培养,革兰氏染色,×1 000)

2. **培养菌落形态**　雷氏普鲁威登菌为兼性厌氧菌,营养要求不高,在普通营养琼脂上生长良好。在血琼脂平板上35℃孵育18~24h,形成灰白色、凸起、中等大小的湿润菌落,无溶血,见图8-3-2A。在中国蓝琼脂平板上形成粉色、中等大小的湿润菌落,见图8-3-2B。在麦康凯琼脂平板上形成无色光滑的菌落,见图8-3-2C。

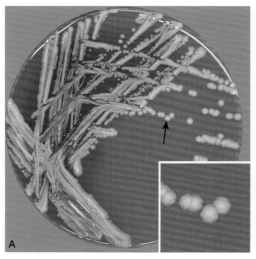
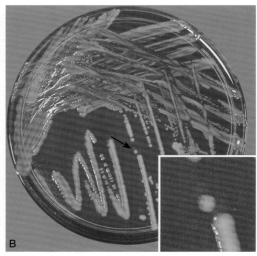

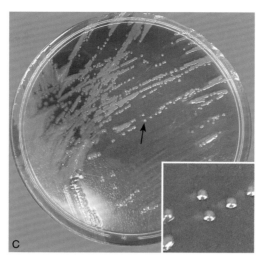

图 8-3-2 雷氏普鲁威登菌菌落（培养 24h）

A：血平板；B：中国蓝琼脂平板；C：麦康凯琼脂平板。

二、摩根菌属

摩根菌存在于人和哺乳动物的肠道内，是机会致病菌，可导致院内感染。

【概述】

摩根菌属只有 1 个种——摩氏摩根菌，分为 2 个亚种，可引起呼吸道、泌尿道和伤口感染等。

【细菌及菌落形态】

1. **染色与形态** 革兰氏阴性杆菌，大小为（0.6~0.7）μm×（1.0~1.7）μm。有周身鞭毛，无荚膜，无芽孢，见图 8-3-3。

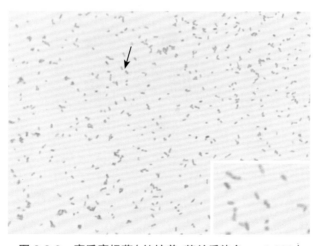

图 8-3-3 摩氏摩根菌（纯培养，革兰氏染色，×1 000）

2. **培养菌落形态**　兼性厌氧,无特殊营养需求,在营养琼脂上生长良好。生长温度范围为 2~45℃,个别菌株在 0℃也可生长。在血琼脂平板上 35℃培养 18~24h,可形成中等大小、灰白色、光滑、湿润的菌落,有些菌株可产生 α 溶血,见图 8-3-4A。在中国蓝琼脂平板上,由于不分解乳糖,形成粉色菌落,见图 8-3-4B。在麦康凯琼脂平板上形成无色菌落,见图 8-3-4C。

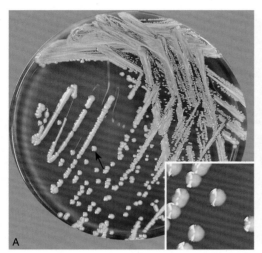
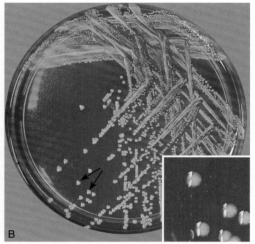
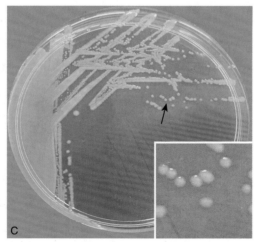

图 8-3-4　摩氏摩根菌菌落(培养 24h)

A:血平板;B:中国蓝琼脂平板;C:麦康凯琼脂平板。

三、变形杆菌属

变形杆菌属是一群动力活泼、产 H₂S、成迁徙生长、苯丙氨酸脱氨酶和脲酶均阳性的细菌。广泛存在于泥土、水和被粪便污染的物质中,能引起食物中毒、腹泻和泌尿系统感染等。

【概述】

变形杆菌属目前有 4 个种:普通变形杆菌、奇异变形杆菌、产黏变形杆菌和潘氏变形杆菌。奇异变形杆菌是引起泌尿系统感染的主要致病菌之一,肾结石和膀胱结石的形成可能与变形杆菌的感染有关,该菌还可以引起脓毒症、腹膜炎、伤口感染等。

【细菌及菌落形态】

1. **染色与形态**　革兰氏阴性杆菌,散在排列。有周鞭毛,能运动,无芽孢,无荚膜,见图 8-3-5。

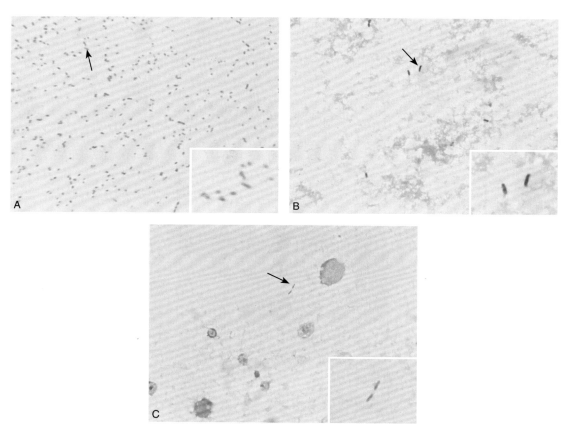

图 8-3-5　奇异变形杆菌(革兰氏染色,×1 000)
A:纯培养;B:血培养标本;C:组织标本。

2. **培养菌落形态**　兼性厌氧,营养要求不高。在血琼脂平板、营养琼脂平板上可呈扩散性生长,蔓延成波纹状的湿润薄膜样菌苔,布满整个平板,称为迁徙生长现象,见图 8-3-6。个别菌株可无迁徙生长现象,形成单个菌落。在麦康凯琼脂平板上形成无色半透明菌落。由于产 H_2S,在 SS 培养基上,形成中心黑色、边缘半透明样菌落。奇异变形杆菌纯培养后会产生特殊气味,有利于对该菌的识别。

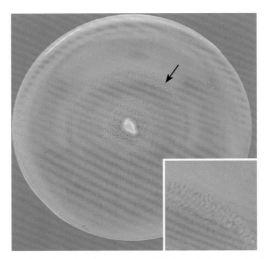

图 8-3-6　奇异变形杆菌迁徙生长现象（血琼脂平板，培养 24h）

（郑佳佳　尹铁球）

第九章

弧菌属和相关菌属检验形态学

本章主要介绍弧菌属和气单胞菌属，两者在形态学上均为直或弯曲的革兰氏阴性细菌，具有鞭毛，运动迅速，通常见于淡水或海水环境中，主要引起人类腹泻，也可以引起肠道外的血流感染。在分类学上，弧菌属和气单胞菌属均隶属于 γ - 变形菌门，但弧菌属隶属于弧菌目的弧菌科，而原先分类为弧菌科的气单胞菌属现已重新归类为气单胞菌目的气单胞菌科。

第一节 弧 菌 属

弧菌属是一类兼性厌氧、无特殊营养要求的革兰氏阴性细菌，菌体直或弯曲，有鞭毛和动力；氧化酶阳性，发酵葡萄糖。目前包括 130 多个种，通常见于淡水或海水中，部分菌种对于人类和鱼类有致病性，其中霍乱弧菌和副溶血弧菌可引起人体肠道感染，而创伤弧菌可引起人伤口感染和血流感染等。

一、霍乱弧菌

【概述】

霍乱弧菌是烈性肠道传染病霍乱的病原体，俗称 Ⅱ 号菌。该菌主要存在于淡水环境中，在较差的卫生环境中一般通过粪 - 口途径传播并引起霍乱暴发流行。根据 O 抗原的不同，目前至少将霍乱弧菌分成 155 个血清群，按阿拉伯数字 1、2、3、4……进行编码。O1 群和 O139 群可引起霍乱，其主要临床表现为呕吐和剧烈腹泻，大便呈特征性的"米泔水"样；并且剧烈的腹泻可导致患者出现体液丢失，进而引起水、电解质紊乱，如果不及时进行治疗可导致患者死亡。而非 O1 群和非 O139 群弧菌菌株不产生毒素，因此不会引起霍乱，但可引起非流行性的腹泻和肠道外感染。

【细菌及菌落形态】

1. **染色与形态** 革兰氏阴性，菌体为直或弯曲的杆状，见图 9-1-1。有端极鞭毛，运动活泼。采用悬滴法在显微镜下观察患者"米泔水"样粪便，可见呈"鱼群"样、运动活泼的细菌。

2. **培养菌落形态** 霍乱弧菌为需氧或兼性厌氧菌，在氧气充分时生长快速，在厌氧条件下也可以生长；对营养要求简单，能够在实验室常用培养基上生长良好；该菌不耐酸，当 pH 低于 6 时就会快速死亡，但对碱性条件耐受，故临床上常采用碱性蛋白胨水对可疑的腹泻标本进行增菌，并进一步采用硫代硫酸钠 - 枸橼酸盐 - 胆盐 - 蔗糖（thiosulfate citrate bile

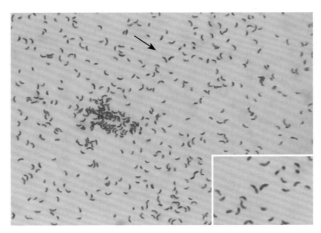

图 9-1-1　霍乱弧菌（纯培养,革兰氏染色,×1 000）

sucrose agar, TCBS）培养基或含选择性抗生素的庆大霉素平板进行分离培养。在羊血琼脂平板上 35℃培养 18~24h,可形成直径 2mm 以上、圆形、凸起、光滑、湿润、β 溶血的菌落,见图 9-1-2。在选择性 TCBS 琼脂上,霍乱弧菌可分解蔗糖产酸,形成黄色菌落,见图 9-1-3A；而副溶血弧菌通常为较黏稠的、不易刮取的、不分解蔗糖的蓝绿色菌落,见图 9-1-3B。在含亚碲酸钾的 4 号平板或庆大霉素平板上,霍乱弧菌可将亚碲酸钾还原为金属碲并形成黑色菌落,见图 9-1-4。

二、副溶血弧菌

【概述】

副溶血弧菌通常存在于海洋环境中,也是引起腹泻的重要病原菌。该菌在世界范围内引起广泛的胃肠炎,且多与食用海鲜有关。

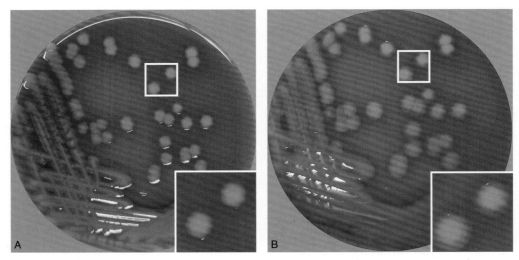

图 9-1-2　霍乱弧菌菌落（血琼脂平板,培养 24h）

A：β 溶血菌落图；B：β 溶血菌落特写图（背光）。

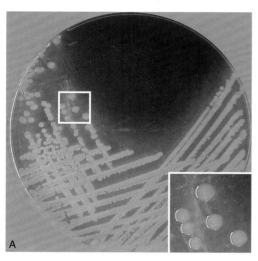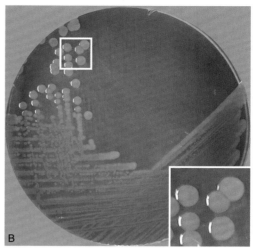

图 9-1-3　霍乱弧菌和副溶血弧菌在 TCBS 琼脂平板上的菌落形态比较（培养 24h）

A：霍乱弧菌；B：副溶血弧菌。

【细菌及菌落形态】

1. **染色与形态**　革兰氏阴性，菌体为杆状，末端微弯，与霍乱弧菌略有差异，见图 9-1-5。

2. **培养菌落形态**　在普通羊血琼脂平板上 35℃培养 18~24h，副溶血弧菌可形成直径约 2mm、圆形、凸起、光滑、湿润、不溶血的菌落，见图 9-1-6A；而在含人 O 型血或兔血的我妻琼脂（Wagatsuma agar）培养基上可产生 β 溶血，见图 9-1-6B，即神奈川现象。在 TCBS 琼脂上，副溶血弧菌通常为较黏稠的、不易刮取的、不分解蔗糖的蓝绿色菌落，与霍乱弧菌明显不同，见图 9-1-3B。在 4 号平板或庆大霉素平板上，副溶血弧菌的菌落亦通常较黏稠，不易刮取，可还原亚碲酸钾，使菌落中心呈黑色，见图 9-1-7。

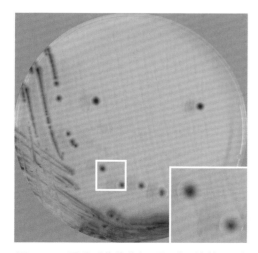

图 9-1-4　霍乱弧菌菌落（4 号平板，培养 48h）

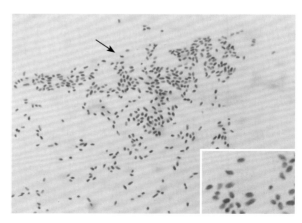

图 9-1-5　副溶血弧菌（纯培养，革兰氏染色，×1 000）

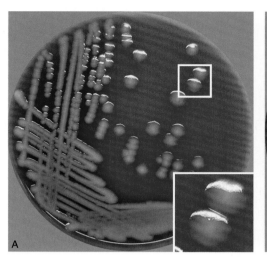
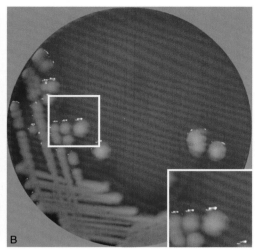

图 9-1-6　副溶血弧菌的神奈川现象

A：羊血琼脂平板（不溶血，培养 24h）；B：人 O 型红细胞血琼脂平板（β 溶血，培养 48h）。

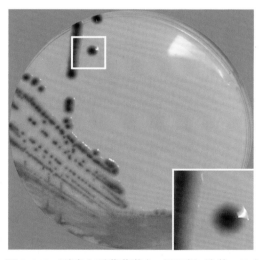

图 9-1-7　副溶血弧菌菌落（4 号平板，培养 48h）

（屈平华　尹铁球）

第二节　气单胞菌属

气单胞菌属是氧化酶阳性，兼性厌氧，具有单端鞭毛的革兰氏阴性直杆菌。气单胞菌属隶属于气单胞菌目、气单胞菌科，目前包括 30 多个种。与人类疾病有关的主要是嗜水气单胞菌、豚鼠气单胞菌、简达气单胞菌、舒伯特气单胞菌、脆弱气单胞菌和威隆气单胞菌等，后者包括威隆气单胞菌威隆生物变种和威隆气单胞菌温和生物变种。依据氧化酶试验、O/129 的敏感性试验等，气单胞菌属可与其他肠杆菌科细菌进行鉴别。

【概述】

气单胞菌属为水中的常居菌,普遍存在于淡水、污水、淤泥、土壤、食品和粪便中。进食由细菌污染的水和食物等会导致肠内感染,多见于 5 岁以下儿童和中年成人。肠道外感染主要为伤口感染和菌血症,主要由嗜水气单胞菌和威隆气单胞菌引起。90% 以上的菌血症由嗜水气单胞菌和威隆气单胞菌所引起,通常发生在免疫低下的人群。

【细菌及菌落形态】

1. **染色与形态** 气单胞菌属为革兰氏阴性短杆菌,具有单端鞭毛,有荚膜,两端钝圆,无芽孢,见图 9-2-1。

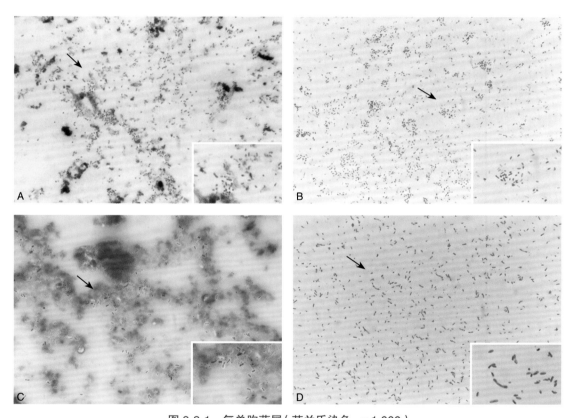

图 9-2-1 气单胞菌属(革兰氏染色,×1 000)
A:嗜水气单胞菌(血培养);B:嗜水气单胞菌(纯培养);C:威隆气单胞菌(血培养);D:威隆气单胞菌(纯培养)。

2. **培养菌落形态** 气单胞菌属对营养要求不高,在普通培养基上可以生长,但在 TCBS 上不生长。初次分离常用血琼脂平板、麦康凯平板,在 35℃ 环境中培养。气单胞菌属在血琼脂平板上 35℃ 培养 18~24h 通常形成直径约 2mm、圆形、凸起、不透明的菌落,通常呈灰白色或淡灰色,除豚鼠气单胞菌种的部分菌株不溶血外,见图 9-2-2A;大多数临床分离的致病性菌株在血琼脂平板上培养有 β 溶血现象,见图 9-2-2B、图 9-2-3A、

图 9-2-4A；在麦康凯平板上通常形成无色、半透明菌落，见图 9-2-3B、图 9-2-4B。也可使用 CIN（cefxulodinirpasan-novobiocin）琼脂平板分离，含菌量较少的标本可用碱性胨水进行增菌培养。此外，对庆大霉素敏感的气单胞菌属细菌也可以在分离霍乱弧菌的庆大霉素平板上生长，并形成黑色菌落。

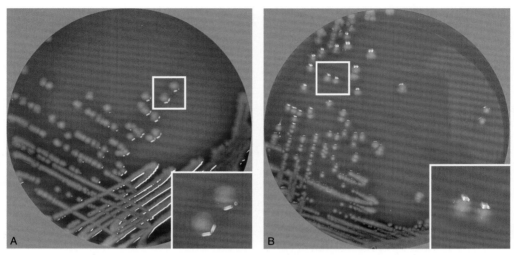

图 9-2-2　豚鼠气单胞菌菌落（血琼脂平板，培养 24h）
A：不溶血菌落；B：β 溶血菌落。

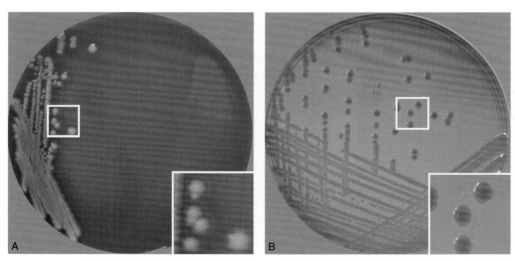

图 9-2-3　嗜水气单胞菌菌落
A：血琼脂平板（培养 24h）；B：麦康凯平板（培养 24h）。

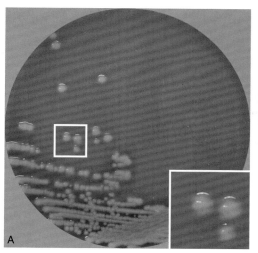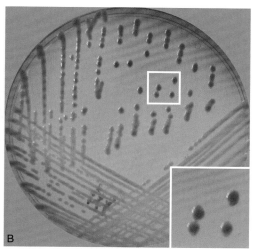

图 9-2-4 威隆气单胞菌菌落

A：血琼脂平板（培养 24h）；B：麦康凯平板（培养 24h）。

（屈平华 尹铁球）

第十章

弯曲菌属和螺杆菌属检验形态学

弯曲菌属和螺杆菌属均为微需氧菌,革兰氏阴性,菌体为直或弯曲,在分类学上均隶属于弯曲目,但以其大小及形态上较难以区分。螺杆菌早期归属于弯曲菌属,后由于发现其16SrRNA序列、细胞脂肪酸谱、生长特征等与弯曲菌属差异较大,将其划分出来,而成立一个新的螺杆菌属。其中与人类疾病相关的弯曲菌属主要有空肠弯曲菌和胎儿弯曲菌,与人类疾病相关的螺杆菌属主要有幽门螺杆菌。

第一节　弯　曲　菌　属

弯曲菌属是一类直或弯曲的、微需氧的革兰氏阴性细菌,广泛分布于温血动物、家禽及野鸟的肠道内。摄入烹煮不当或被污染的食物、牛奶和水,可引起人的感染性腹泻和肠炎,该属还可在人体肠道内长期定植以及引起肠道外感染。该属目前至少有30个种和亚种,其中肠道感染主要由空肠弯曲菌引起,而肠道外感染以胎儿弯曲菌最为常见。

一、空肠弯曲菌

【概述】

空肠弯曲菌是弯曲菌属中最为常见的肠道病原菌,主要引起婴幼儿和成人腹泻,也被认为是急性感染性多发性神经炎或吉兰-巴雷综合征(Guillain-Barre syndrome)的主要病因。

【细菌及菌落形态】

1. **染色与形态**　革兰氏阴性,但着色较淡。无芽孢,有鞭毛,可进行自主运动。新鲜菌体呈逗点状、"S"形、螺旋状或海鸥展翅状,见图10-1-1A、图10-1-1B。在陈旧培养物中或长期暴露于空气中,可形成球杆形或球形菌体。由于革兰氏染色着色较淡,建议对于血培养阳性培养物采取瑞-吉染色,此时菌体为淡紫色,从而有利于与背景中的红细胞相区分,见图10-1-1C。

2. **培养菌落形态**　空肠弯曲菌初次分离培养时须含 5% O_2、10% CO_2、85% N_2。生长温度为 35~42℃,4℃下不生长。对于可疑粪便标本的培养,可采用的培养基包括活性炭-头孢哌酮-去氧胆酸钠-琼脂培养基(charcoal cefoperazone deoxycholate agar, CCDA)、碳基质选择性培养基(charcoal based selective medium, CSM)、Campy-CVA培养基(含头孢哌酮、万古霉素和两性霉素)和Skirrow培养基等,其中CCDA和CSM的选择性较强,在37℃即表现出良好的选择性,而Campy-CVA培养基和Skirrow培养基的选择性较弱,须采用42℃培

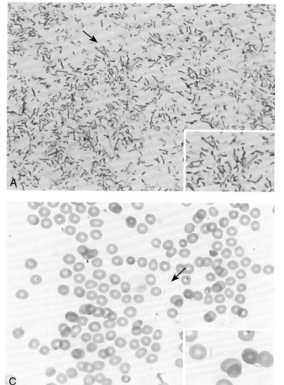

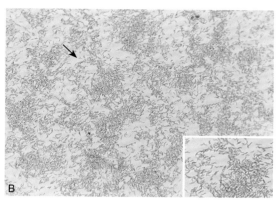

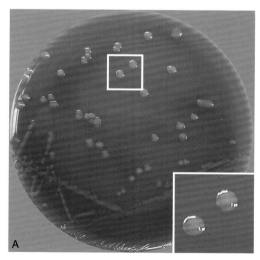

图 10-1-1　空肠弯曲菌（ ×1 000 ）

A: 大便标本（加强革兰氏染色）；B: 纯培养（加强革兰氏染色）；C: 血培养阳性培养物（瑞 - 吉染色）。

养以抑制粪便中的其他杂菌生长。该菌在含血液或血清的培养基上生长良好，并形成两种不同形态的菌落，前者是扁平、灰色、边缘不规则、有细颗粒的半透明菌落，可沿平板划线的方向扩散和聚集，见图 10-1-2A；后者是直径为 1~2mm、圆形、凸起、光滑、有光泽、边缘整齐的菌落，其菌落边缘半透明，但菌落中心较暗、不透明，见图 10-1-2B。

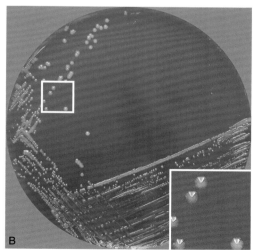

图 10-1-2　空肠弯曲菌菌落（血琼脂平板，微需氧，培养 4d ）

A: 扁平、灰色、边缘不规则菌落；B: 圆形、凸起、光滑、有光泽、边缘整齐菌落。

二、胎儿弯曲菌

【概述】

胎儿弯曲菌主要与菌血症和肠外感染有关,包括孕妇宫内感染和新生儿流产、新生儿脑膜炎和败血症、关节炎、心内膜炎和腹膜炎等。

【细菌及菌落形态】

1. 染色与形态 革兰氏阴性,但着色较淡,故血培养的阳性培养物建议采用瑞-吉染色,此时菌体为淡紫色,从而有利于与背景中的红细胞相区分。无芽孢,有鞭毛,可进行自主运动。新鲜菌体呈逗点状、"S"形、螺旋状或海鸥展翅状,见图 10-1-3。在陈旧培养物中或长期暴露于空气中,可形成球杆形或球形菌体。

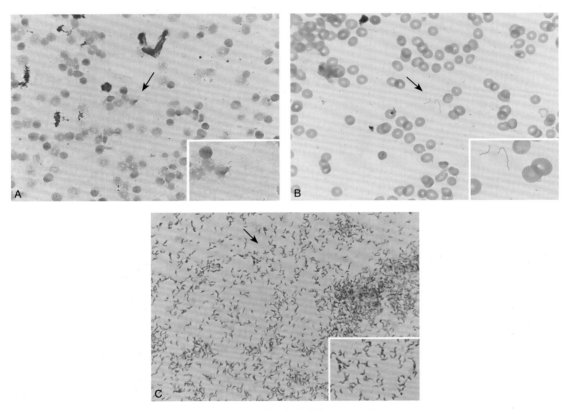

图 10-1-3 胎儿弯曲菌(×1 000)
A:血培养(加强革兰氏染色);B:血培养(瑞-吉染色);C:纯培养(加强革兰氏染色)。

2. 培养菌落形态 胎儿弯曲菌初次分离培养时须含 5% O_2、10% CO_2、85% N_2。生长温度为 35~40℃。除个别耐热型菌株外,42℃通常不生长。对头孢菌素敏感。不能在培养空肠弯曲菌常用的 Skirrow、Campy-CVA、CCDA 和 CSM 等培养基上生长。在含血琼脂平板上生长良好,形成直径 1~2mm 大小、圆形、凸起、光滑、有光泽、边缘整齐的菌落,见图 10-1-4。

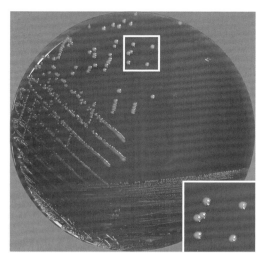

图 10-1-4 胎儿弯曲菌菌落（血琼脂平板，微需氧，培养 4d）

（屈平华 陈 鑫）

第二节 螺 杆 菌 属

螺杆菌属是一类直或弯曲的不分枝细菌，隶属于弯曲菌目的螺杆菌科。螺杆菌属主要发现于人和动物的肠道、口腔、内脏，部分菌种为人畜共患病的病原体。与人体疾病相关的螺杆菌主要是寄生在人体胃部的幽门螺杆菌。

幽门螺杆菌

【概述】

幽门螺杆菌为人类胃部疾病的重要致病菌之一，主要存在于胃黏膜，近年来我国人群感染率呈上升趋势。目前认为幽门螺杆菌与胃溃疡、十二指肠溃疡、萎缩性胃炎的发展，以及胃癌密切相关。

【细菌及菌落形态】

1. **染色与形态** 革兰氏阴性，但着色较淡。无芽孢，有鞭毛，可进行自主运动。新鲜菌体呈螺旋状或弯曲状，见图 10-2-1，且螺旋形菌体有时缠绕紧密，有时疏松，具体取决于培养的环境和时间。而在陈旧培养物中或长期暴露于空气中，螺旋形可消失，并形成球杆形或球形菌体。

2. **培养菌落形态** 幽门螺杆菌为微需氧菌，初次分离培养时须含 5% O_2、10% CO_2、85% N_2，最适生长温度为 35~37℃。营养要求高，分离培养常用含 5%~10% 羊血或小牛血清的哥伦比亚琼脂培养基，或专用的活性炭固体培养基。生长速度缓慢，培养 3d 可见细小、针尖状、半透明菌落；培养 6d，菌落直径约为 1mm，见图 10-2-2。将研碎的活检组织放入装有尿素培养基的瓶内，35℃培养 2h，幽门螺杆菌产生的高活性脲酶可将尿素分解，使培养基由黄色变为红色。

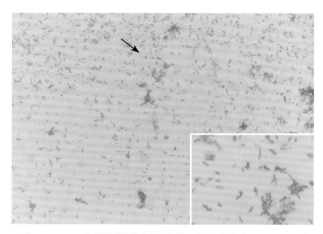

图 10-2-1　幽门螺杆菌（纯培养，革兰氏染色，×1 000）

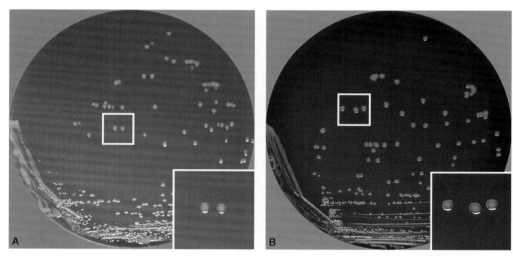

图 10-2-2　幽门螺杆菌菌落（微需氧，培养 6d）

A：厌氧血琼脂平板；B：活性炭平板。

（屈平华　陈　鑫）

第十一章

非发酵菌检验形态学

非发酵菌是一群不发酵葡萄糖或仅以氧化形式利用葡萄糖的需氧或兼性厌氧、无芽孢的革兰氏阴性杆菌,广泛分布于人体、医院环境及自然界中,多为机会致病菌。与人类疾病相关的非发酵菌主要包括假单胞菌属、不动杆菌属、窄食单胞菌属、伯克霍尔德菌属、产碱杆菌属、无色杆菌属、伊丽莎白菌属和金黄杆菌属等。

第一节　假单胞菌属

假单胞菌属为一群有动力、氧化酶阳性(浅黄假单胞菌和栖稻假单胞菌除外)、可氧化分解葡萄糖的革兰氏阴性杆菌,广泛存在于空气、水、土壤等自然环境以及医院环境中。与临床相关的主要为铜绿假单胞菌。

一、铜绿假单胞菌

【概述】

广泛分布于自然环境、人体和医院环境中,是医院感染的病原菌之一,可引起烧伤创面感染、呼吸道感染、手术切口感染、植入物感染、尿路感染等。黏液型铜绿假单胞菌还可引起囊性纤维变性。

【细菌及菌落形态】

1. **染色与形态**　革兰氏阴性,呈直杆状或微弯曲,大小为(0.5~1.0)μm×(1.0~5.0)μm,散在排列,有单端鞭毛(1根或数根),无芽孢,无荚膜,见图11-1-1A。黏液型铜绿假单胞菌有由藻酸盐组成的类似荚膜的外膜结构,通过革兰氏染色和抗酸染色均能看到,见图11-1-1B。

2. **培养菌落形态**　专性需氧,在血琼脂平板上35℃,培养24h可形成圆形、湿润、大而扁平、边缘不规则、有金属光泽、不透明、灰绿色、有特殊气味的典型菌落。某些铜绿假单胞菌呈现变异的菌落形态,如干燥型、黏液型、侏儒型等,见图11-1-2。该菌在麦康凯琼脂平板和普通琼脂平板上均能生长,生长过程中可产生各种水溶性色素,见图11-1-3。

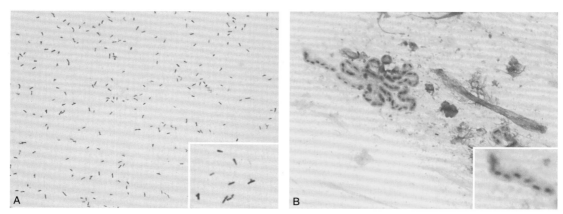

图 11-1-1 铜绿假单胞菌（革兰氏染色，×1 000）

A：纯培养；B：痰液标本。

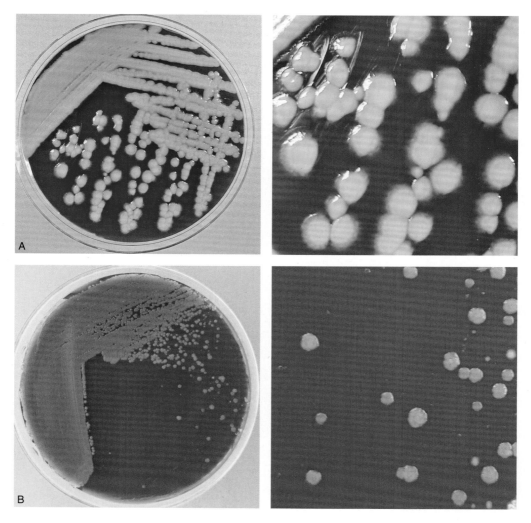

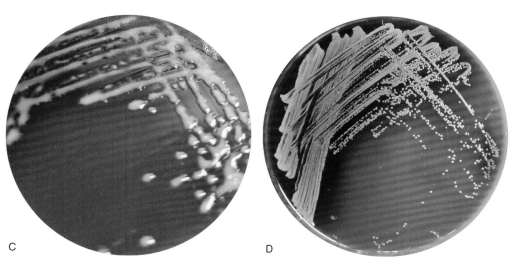

图 11-1-2　铜绿假单胞菌菌落（血琼脂平板，培养 48h）

A：典型菌落（右图为左图的局部放大图）；B：干燥型菌落（右图为左图的局部放大图）；C：黏液型
菌落；D：侏儒型菌落。

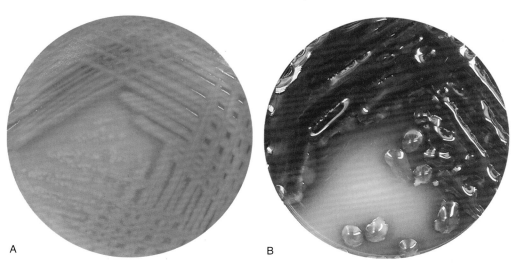

图 11-1-3　铜绿假单胞菌产生的色素（MH 平板，培养 48h）

A：绿脓素；B：黑脓素。

二、其他假单胞菌

其他假单胞菌导致感染的情况不多见，革兰氏染色形态似铜绿假单胞
菌，见图 11-1-4；菌落也可呈现变异的多种菌落形态，如斯氏假单胞菌的粗糙菌落和恶臭假
单胞菌的光滑菌落，见图 11-1-5。

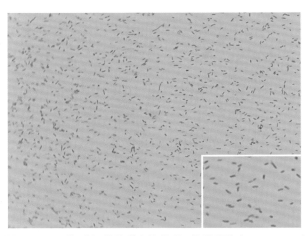

图 11-1-4　斯氏假单胞菌（纯培养，革兰氏染色，×1 000）

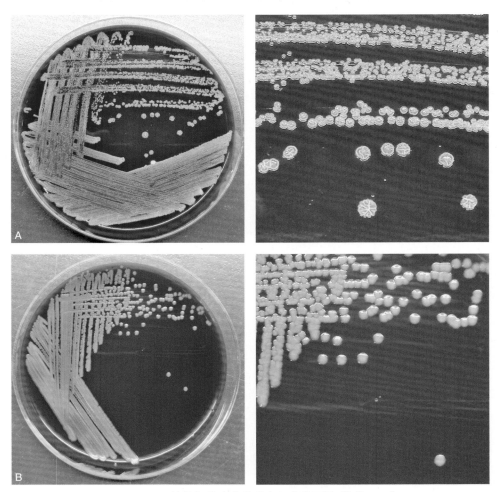

图 11-1-5　其他假单胞菌菌落（血琼脂平板，培养 48h）

A：斯氏假单胞菌的粗糙菌落（右图为左图的局部放大图）；B：恶臭假单胞菌的光滑菌落（右图为左图的局部放大图）。

（谢　宁　林梨平）

第二节 不动杆菌属

不动杆菌属为一群无动力、氧化酶阴性、不分解或氧化分解葡萄糖的革兰氏阴性杆菌，广泛存在于自然环境以及医院环境中，可定植于人体皮肤、黏膜、鼻咽、呼吸道、胃肠道及泌尿生殖道等部位。与临床相关的主要为鲍曼不动杆菌复合群。

【概述】

鲍曼不动杆菌复合群，包括鲍曼不动杆菌、溶血不动杆菌、醋酸钙不动杆菌、皮特不动杆菌、医院不动杆菌、塞弗特不动杆菌和戴克肖不动杆菌，各菌种因表型相似，生化试验无法区分。临床标本中分离到的主要为鲍曼不动杆菌，存在于人体皮肤、腔道，自然环境和医院环境中，主要引起医院感染，可引起呼吸道感染、尿路感染、皮肤伤口感染、脑膜炎、心内膜炎等。

【细菌及菌落形态】

1. **染色与形态** 革兰氏阴性，球状或球杆状，大小为（0.9~1.6）μm×（1.5~2.5）μm，成双排列，有荚膜、菌毛，无鞭毛，无芽孢。革兰氏染色不易脱色，易误认为革兰氏阳性球菌，见图 11-2-1。

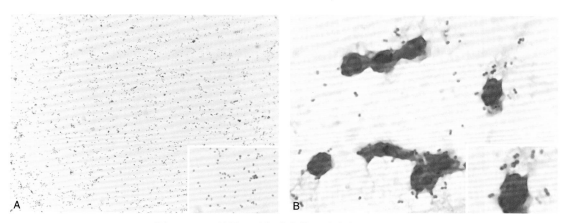

图 11-2-1 鲍曼不动杆菌（革兰氏染色，×1 000）
A：纯培养；B：肺泡灌洗液。

2. **培养菌落形态** 专性需氧，大多在血琼脂平板上 35℃培养 24h 形成直径 2~3mm 的菌落，圆形、光滑、边缘整齐、凸起、不透明，见图 11-2-2。部分也可形成黏液型、粗糙型、扩展样菌落。在麦康凯琼脂平板上呈无色或淡粉红色菌落，见图 11-2-3。

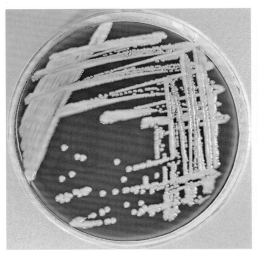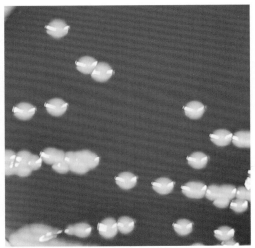

图 11-2-2　鲍曼不动杆菌菌落（血琼脂平板,培养 48h,
右图为左图的局部放大图）

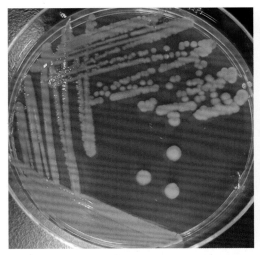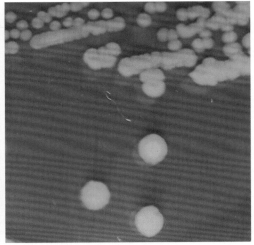

图 11-2-3　鲍曼不动杆菌菌落（麦康凯平板,培养 48h,
右图为左图的局部放大图）

（谢　宁　林梨平）

第三节　窄食单胞菌属

窄食单胞菌属为一群有动力、氧化酶阴性、可氧化分解葡萄糖的革兰氏阴性杆菌,广泛存在于水、土壤和植物等自然环境以及医院环境中。与临床相关的主要为嗜麦芽窄食单胞菌。

【概述】

可定植在人和动物的体表、呼吸道、消化道以及伤口上,是医院感染的主要机会致病菌之一,可引起呼吸道感染、血流感染和腹腔感染等。

【细菌及菌落形态】

1. **染色与形态**　革兰氏阴性,直或微弯曲杆菌,大小为 $0.5\mu m \times 1.5\mu m$,单个或成对排列,有极端丛鞭毛,无芽孢,见图 11-3-1。

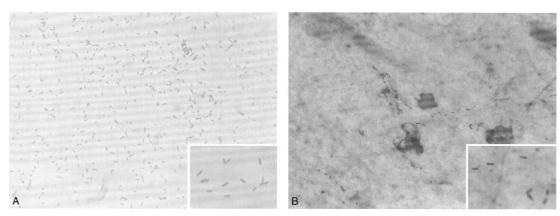

图 11-3-1　嗜麦芽窄食单胞菌(革兰氏染色,×1 000)
A:痰液标本;B:纯培养。

2. **培养菌落形态**　需氧,在血琼脂平板上 35℃培养 18~24h,形成圆形、光滑、边缘整齐、凸起、湿润、浅黄色、不溶血的菌落,见图 11-3-2A;培养 48h 后菌落增大,呈灰白色、黄色或绿色,见图 11-3-2B;培养 48h 以上,菌落中心可有变透明的趋势,称为"猫眼"现象,见图 11-3-2C。在麦康凯琼脂平板上形成淡黄色菌落,见图 11-3-2D。

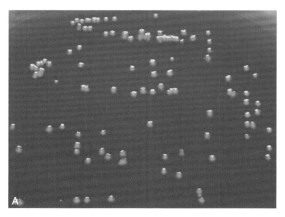
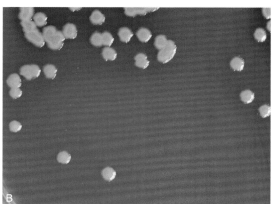

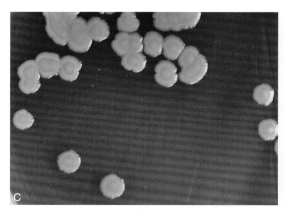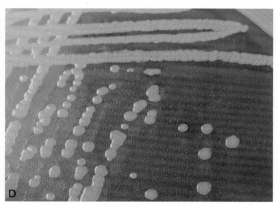

图 11-3-2　嗜麦芽窄食单胞菌菌落

A：血琼脂平板（培养 24h）；B：血琼脂平板（培养 48h）；C：血琼脂平板上"猫眼"样菌落（培养 72h）；D：麦康凯琼脂平板（培养 48h）。

（杨烨建　林梨平）

第四节　伯克霍尔德菌属

伯克霍尔德菌属为一群多数有动力、氧化酶阳性的、可氧化分解葡萄糖的革兰氏阴性杆菌，广泛存在于水、土壤、植物和动物等自然环境以及医院环境中。与临床相关的主要为洋葱伯克霍尔德菌。

【概述】

广泛分布于土壤、植物和人体，常存在于医院的自来水、体温计、喷雾器和导尿管等，是医院感染的病原菌之一，主要引起呼吸道感染、血流感染和尿路感染等。

【细菌及菌落形态】

1. **染色与形态**　革兰氏阴性，直或微弯曲杆状，大小为（0.5~1.0）μm×（1.0~5.0）μm，单个或成对排列，有极端鞭毛，无芽孢。洋葱伯克霍尔德菌血琼脂平板上培养 18~24h 后，革兰氏染色可见成单或成双排列的革兰氏阴性杆菌，见图 11-4-1。

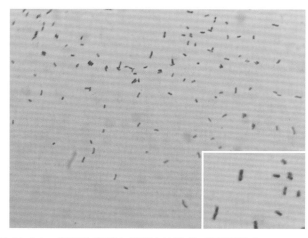

图 11-4-1　洋葱伯克霍尔德菌（纯培养，革兰氏染色，×1 000）

2. **培养菌落形态**　需氧,在血琼脂平板上 35℃培养 18~24h 形成中等大小菌落,圆形、光滑、边缘整齐、凸起、湿润、不透明、不溶血;某些菌株可产生黄色、棕色、红色或紫色等色素;培养 72h 后,某些菌株有皱落状、黏液样等特殊的菌落形态;在麦康凯琼脂平板上形成中等大小湿润菌落,见图 11-4-2。

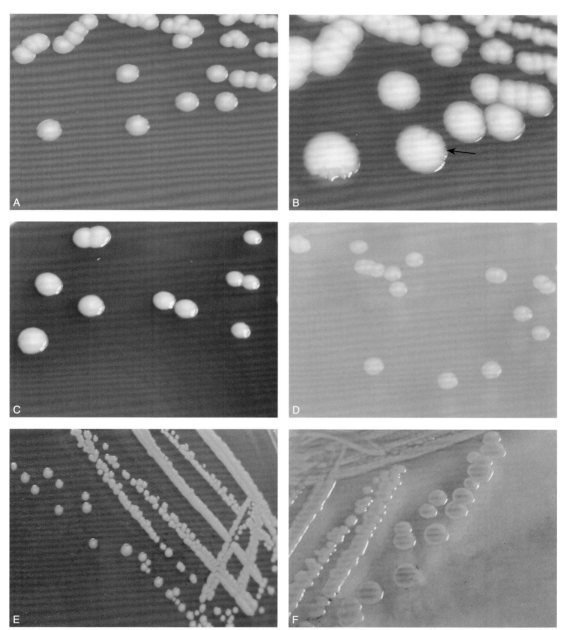

图 11-4-2　洋葱伯克霍尔德菌菌落

A:血琼脂平板(培养 48h);B:"皱落状"菌落(血琼脂平板,培养 120h);C:黄色菌落(血琼脂平板,培养 96h);D:黄色菌落(MH 平板,培养 48h);E:麦康凯琼脂平板(培养 48h);F:麦康凯琼脂平板(培养 120h)。

(杨烨建　林梨平)

第五节　产碱杆菌属和无色杆菌属

产碱杆菌属和无色杆菌属均为一群有动力、氧化酶阳性、不分解糖类的革兰氏阴性杆菌，广泛存在于人和动物肠道中，以及水、土壤等自然界中，是人体的正常菌群，也是医院感染的病原菌之一。与临床相关的主要有粪产碱杆菌和木糖氧化无色杆菌。

一、粪产碱杆菌

【概述】

广泛分布于自然界、水和土壤中，也存在于人和动物的肠道中，并污染人体皮肤和医疗器材，是医院感染的病原菌之一，可引起外伤感染、心内膜炎和败血症等各种感染。

【细菌及菌落形态】

1. 染色与形态　革兰氏阴性短杆菌，呈单个、成对排列，有时为弧形。大小为（0.5~1.0）μm×（1.0~2.5）μm，具有周身鞭毛，能运动，无芽孢，多数菌株无荚膜，见图 11-5-1。

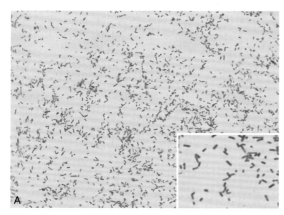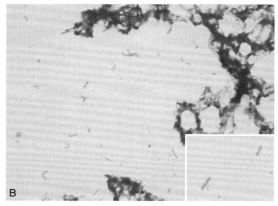

图 11-5-1　粪产碱杆菌（革兰氏染色，×1 000）
A：纯培养；B：血液标本。

2. 培养菌落形态　需氧或兼性厌氧，生长最适温度为 25~37℃，血琼脂平板上 35℃培养 18~24h 形成不规则、薄的、凸起、湿润、灰白色、不溶血的扩展状菌落，在麦康凯琼脂平板上呈无色透明或半透明、有水果味的菌落，葡萄糖氧化发酵试验为产碱型。粪产碱杆菌在血琼脂平板上可形成边缘不规则、薄的、扩展状菌落；某些菌株可见绿色变色区；某些菌株可产生水溶性褐色色素，见图 11-5-2。

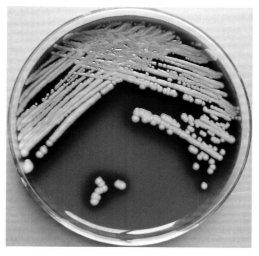
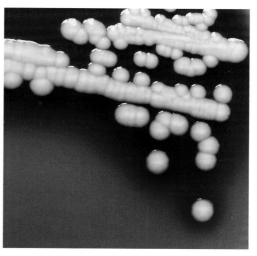

图 11-5-2　粪产碱杆菌菌落（血琼脂平板，培养 48h，右图为左图的局部放大图）

二、木糖氧化无色杆菌

【概述】

广泛分布于自然界、生活环境及医院环境中，易感染免疫力低下、有基础疾病、使用大量抗生素的人群，可引起菌血症、化脓性脑膜炎、泌尿道感染和伤口感染等临床感染。

【细菌及菌落形态】

1. **染色与形态**　革兰氏阴性，杆状，大小为（0.5~1.0）μm×（1.0~2.5）μm，呈单个、成对排列，有时呈弧形，有周鞭毛，无芽孢，多数菌株无荚膜。木糖氧化无色杆菌血琼脂平板培养，革兰氏染色可见单个、成双排列或呈弧形的革兰氏阴性杆菌，见图 11-5-3。

2. **培养菌落形态**　需氧或兼性厌氧，在血琼脂平板上 35℃培养 18~24h 形成灰白色、圆形、湿润、扁平、边缘整齐、有光泽、不溶血的小菌落，见图 11-5-4。在麦康凯琼脂平板上呈无色透明或半透明的菌落。

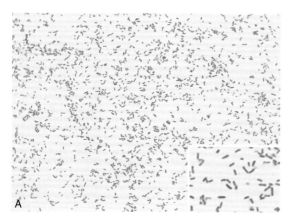
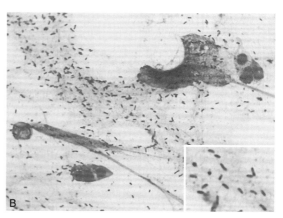

图 11-5-3　木糖氧化无色杆菌（革兰氏染色，×1 000）

A：纯培养；B：痰液标本。

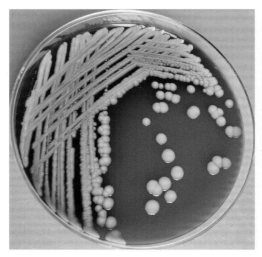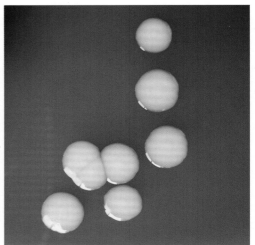

图 11-5-4　木糖氧化无色杆菌菌落（血琼脂平板，培养 48h，
右图为左图的局部放大图）

（周俊英　李一荣）

第六节　伊丽莎白菌属和金黄杆菌属

伊丽莎白菌属和金黄杆菌属均为一群无动力、氧化酶阳性、吲哚阳性的非发酵菌，广泛存在于水、土壤、植物中，也发现于食品中，是医院感染的常见菌。与临床相关的主要有脑膜炎败血伊丽莎白菌和产吲哚金黄杆菌。

一、脑膜炎败血伊丽莎白菌

【概述】

伊丽莎白菌属包括脑膜炎败血伊丽莎白菌和米尔伊丽莎白菌。代表菌种为脑膜炎败血伊丽莎白菌。脑膜炎败血伊丽莎白菌广泛分布于自然界和医院环境中，是医院感染的病原菌之一，可引起新生儿脑膜炎、菌血症，免疫力低下成人肺炎、心内膜炎等各种感染。

【细菌及菌落形态】

1. **染色与形态**　革兰氏阴性，杆状，大小为 0.5μm×（1.0~2.5）μm，菌体细长，无鞭毛、无动力、无芽孢、无荚膜，见图 11-6-1。

2. **培养菌落形态**　需氧，在血琼脂平板上 35℃培养 18~24h，形成直径 1.0~1.5mm、光滑、圆形、凸起、边缘整齐的菌落，菌落为白色、黄色或无色，72h 后菌落可变成黏液状，见图 11-6-2。大部分菌株在麦康凯平板上呈粉红色菌落。

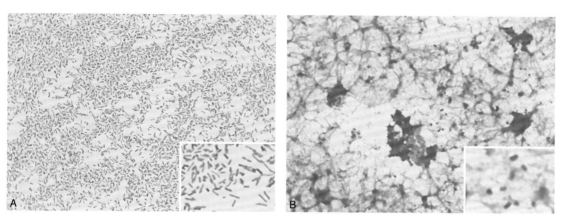

图 11-6-1　脑膜炎败血伊丽莎白菌（革兰氏染色，×1 000）

A：纯培养；B：血液标本。

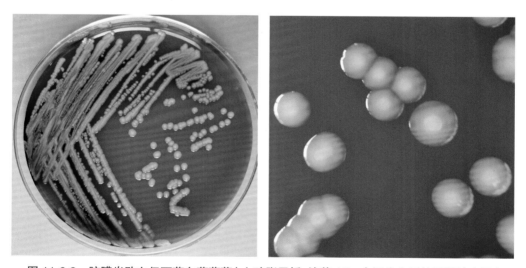

图 11-6-2　脑膜炎败血伊丽莎白菌菌落（血琼脂平板，培养 48h，右图为左图的局部放大图）

二、产吲哚金黄杆菌

【概述】

广泛分布于水、土壤、植物和食物中，也分布于医院环境中，是医院感染的常见菌之一，可引起包括腹腔感染、创面脓毒症、由导管引起的菌血症、神经系统感染等临床感染。

【细菌及菌落形态】

1. 染色与形态　革兰氏阴性，杆状，大小为 0.5μm×（1.0~3.0）μm，两边平行，两端略膨大，无鞭毛、无动力、无芽孢、无荚膜，见图 11-6-3。

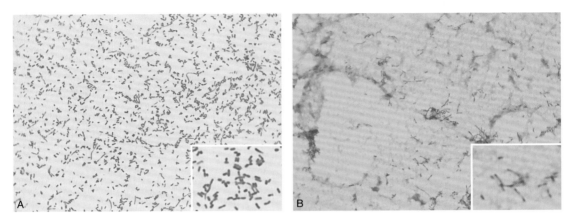

图 11-6-3　产吲哚金黄杆菌（革兰氏染色，×1 000）
A：纯培养；B：引流液标本。

2. **培养菌落形态**　需氧，在血琼脂平板上 35℃培养 18~24h，形成直径 1.0~1.5mm、光滑、圆形、凸起、有光泽的黄色菌落，有些菌株可呈 β 溶血，见图 11-6-4A、图 11-6-4B。在营养琼脂平板上生长，形成亮黄色菌落，见图 11-6-4C。在麦康凯琼脂平板上生长不佳或不生长，在 SS 琼脂平板上不生长。

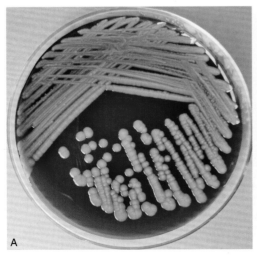

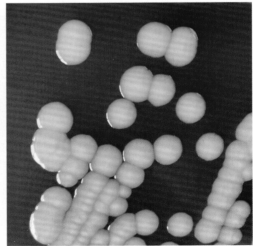

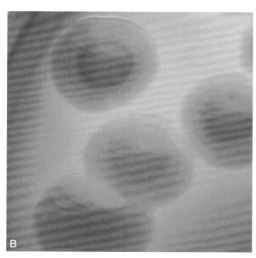
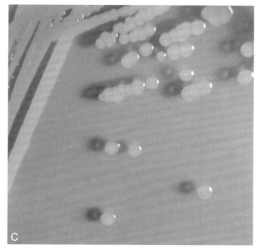

图 11-6-4 产吲哚金黄杆菌菌落

A:产吲哚金黄杆菌菌落(血琼脂平板,培养 48h,右图为左图的局部放大图);B:β 溶血菌落(血琼脂平板,培养 96h);C:产黄色素菌落(营养琼脂平板,培养 48h)。

(周俊英 李一荣)

第十二章

其他革兰氏阴性杆菌检验形态学

第一节 嗜血杆菌属

【概述】

嗜血杆菌属细菌对营养要求高,人工培养时必须供给新鲜血液或血液成分才能生长,故名"嗜血杆菌属"。嗜血杆菌属隶属于巴斯德菌科,有21个种,与临床有关的主要有流感嗜血杆菌、副流感嗜血杆菌、溶血嗜血杆菌等。嗜血杆菌属细菌寄生于人和动物的黏膜,在人体内主要寄生在上呼吸道,少数寄生于胃肠道和泌尿生殖道。可引起脑膜炎、会厌炎、眶蜂窝织炎以及菌血症等侵袭性感染,也可引起肺炎、急性结膜炎、急性中耳炎、慢性支气管炎急性发作等。

【菌体及菌落形态】

1. **染色与形态** 嗜血杆菌属是一群细小的、无动力、无芽孢、呈多形态的革兰氏阴性短杆菌或球杆菌,大小为$(0.3{\sim}0.5)\mu m \times (1{\sim}1.5)\mu m$,见图12-1-1A、图12-1-1B;在病灶标本中,多呈一致的球杆状,见图12-1-1C,也可呈球状,见图12-1-1D,还可呈长杆状或丝状等多种形态;由于嗜血杆菌属形态的多形性,革兰氏染色涂片须仔细观察以避免和其他革兰氏阴性菌混淆或漏检,见图12-1-1E。若革兰氏染色脱色时间不够,则易将菌株和肺炎链球菌或其他细小阳性菌株相混淆,见图12-1-1F。

2. **培养菌落形态** 嗜血杆菌属对营养要求较高,属于兼性厌氧菌,5%~10% CO_2的环境可促进生长,生长需要X因子和/或V因子。流感嗜血杆菌在血琼脂平板上不生长或者生长不良,见图12-1-2A,在巧克力培养基上生长良好,菌落呈圆形、浅灰色、半透明,见图12-1-2B。当嗜血杆菌与金黄色葡萄球菌一起培养时,金黄色葡萄球菌在血琼脂平板上生长时可破坏红细胞,释放出血红素(X因子),并且在生长过程中能合成V因子,释放于培养基中,这些因子促进了嗜血杆菌的生长,表现为靠近金黄色葡萄球菌菌落的嗜血杆菌菌落较大,而远离金黄色葡萄球菌菌落的嗜血杆菌菌落较小,这一现象称为"卫星现象",见图12-1-2C。当一个分离菌株提示可能是嗜血杆菌时,X和V因子的生长需求试验是非常重要的一个鉴别方法,将0.5麦氏浓度的菌液用棉拭子均匀涂抹在含有胰蛋白酶的平板上,贴上X、V和X+V因子纸片,35℃孵育20~24h,如果待检菌在纸片周围生长,而在远离纸片处不生长,出现纸片法"卫星现象",可以判定待检菌生长需要哪种因子,见图12-1-2D。

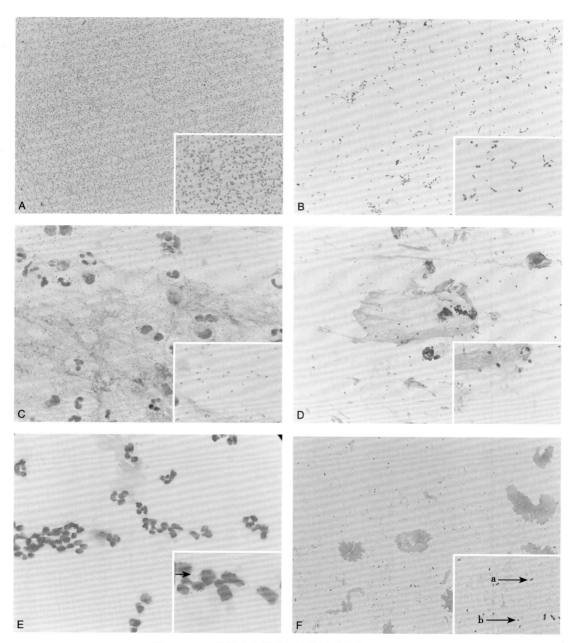

图 12-1-1 常见嗜血杆菌属（革兰氏染色，×1 000）

A：流感嗜血杆菌；B：副流感嗜血杆菌；C：球杆状流感嗜血杆菌 D：球状流感嗜血杆菌；E：脑脊液标本中的
流感嗜血杆菌；F：痰液标本中同时存在流感嗜血杆菌和肺炎链球菌。

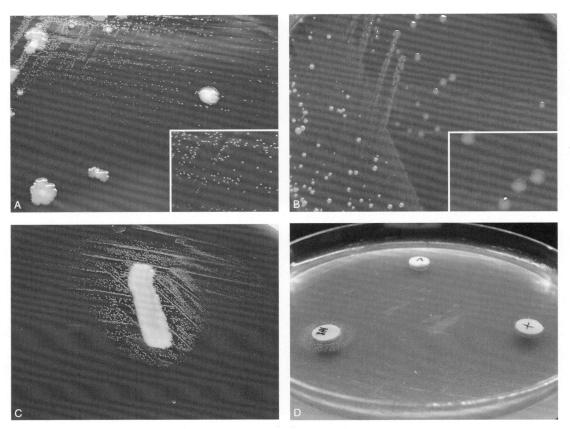

图 12-1-2　流感嗜血杆菌

A：血琼脂平板（培养 24h）；B：巧克力琼脂平板（培养 24h）；C：流感嗜血杆菌的"卫星现象"；D：流感嗜血杆菌因子需求试验。

（吴　庆　徐菲莉）

第二节　军 团 菌 属

【概述】

军团菌属是一类革兰氏阴性杆菌，广泛存在于水和土壤中，隶属于军团菌科，该属不断有新种发现，现已命名的有 58 个种和 3 个亚种，对人致病的主要是嗜肺军团菌，导致了 90% 以上的军团菌病；军团菌病是由嗜肺军团菌和其他军团菌种引起的一种细菌性肺炎，该型肺炎临床表现可轻微，也可致死，平均致死率为 12%。

【菌体及菌落形态】

1. **染色与形态**　革兰氏阴性杆菌，着色淡，菌体大小为（0.3~0.4）μm×（2~3）μm。来自培养基上的嗜肺军团菌为纤细杆菌，见图 12-2-1A；来自痰和肺组织活检标本中的菌体，为胞内寄生,形态很小,再加上革兰氏染色着色淡,见图 12-2-1B、图 12-2-1C,所以革兰氏染色直接镜检很难查见菌体,肺组织和痰中的嗜肺军团菌能查到的不足 0.1%。

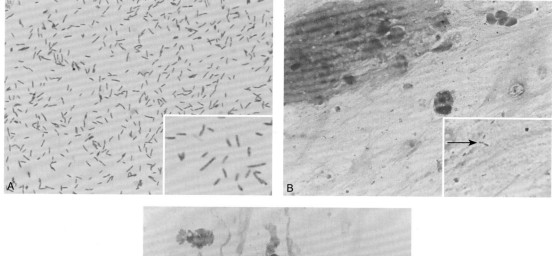

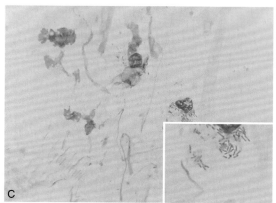

图 12-2-1　嗜肺军团菌(革兰氏染色,×1 000)

A:纯培养涂片;B:痰标本涂片;C:痰标本涂片。

2. 培养菌落形态　专性需氧,供给少量的(2%~5%)CO_2能够促进其生长,其最适生长温度为 35℃。营养要求苛刻,在普通培养基、血琼脂平板和巧克力琼脂平板上均不生长。初次分离时需 *L*- 半胱氨酸、铁离子等,常用活性炭 - 酵母浸出液琼脂(buffered charcoal yeast extract agar, BCYE)培养基,生长缓慢,一般孵育 3 天后开始出现菌落,菌落扁平、完整、直径 0.5~1mm,见图 12-2-2A。如果仔细记录孵育后第 1 天和第 2 天的菌落出现情况,就会发现军团菌在培养皿上出现得晚可视为一个极大的特点,孵育 2 天后出现的新菌落应考虑为军团菌,继续培养 2~3 天,菌落直径可增大为 5~7mm,见图 12-2-2B。

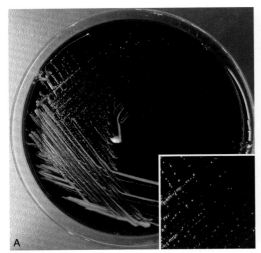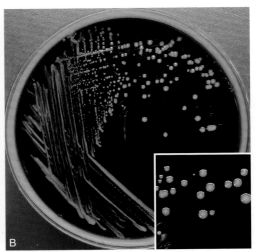

图 12-2-2　军团菌属菌落

A：BCYE（培养 72h）；B：BCYE（培养 120h）。

（吴庆　何难）

第三节　鲍特菌属

【概述】

鲍特菌属的细菌是一类革兰氏阴性小杆菌，隶属于产碱杆菌科，该属至少有 22 个种，其中百日咳鲍特菌、副百日咳鲍特菌、支气管败血鲍特菌与人类关系密切，前两者的唯一宿主是人，后者可存在于多种动物体内。百日咳鲍特菌是百日咳的病原菌，副百日咳鲍特菌也可引起百日咳及急性呼吸道感染，但症状轻，支气管败血鲍特菌主要感染猪，也可导致免疫缺陷患者的感染，引起轻度百日咳。

【菌体及菌落形态】

1. **染色与形态**　初代分离呈革兰氏阴性的小球杆菌，次代培养呈多形性。大小为（0.2~0.5）μm×（0.5~2.0）μm，无芽孢，百日咳鲍特菌和副百日咳鲍特菌无鞭毛。单个或成双排列，革兰氏染色极易脱色，用苯酚甲苯胺蓝染色时，两端浓染。与人类疾病关系密切的鲍特菌有 3 种，见图 12-3-1。

2. **培养菌落形态**　专性需氧，营养要求高，尤其是百日咳鲍特菌和副百日咳鲍特菌。百日咳鲍特菌初次分离培养用含甘油、马铃薯和血液的鲍 - 金（Bordet-Gengou，B-G）培养基，在添加 10% 去纤维马血的木炭 - 头孢氨苄血琼脂（CCBA）培养基上生长更为良好，副百日咳鲍特菌和支气管败血鲍特菌在血琼脂平板和巧克力琼脂平板上即可生长。最适生长温度 35℃，生长需要足够的湿度，生长速度缓慢，百日咳鲍特菌培养 3~5d，在 CCBA 琼脂平板上形成光滑、有珠光色泽、水银样菌落，见图 12-3-2A。副百日咳鲍特菌在血琼脂平板及巧克力琼脂平板上培养 2~3d 形成较小、光滑、隆起的灰白色菌落，在血琼脂平板上可出现 β 溶血环，见图 12-3-2B~ 图 12-3-2E，支气管败血鲍特菌的菌落相对生长较快，在血琼脂平板上培养24h形成细小、光滑、不明显溶血的灰白色菌落,延长培养时间,菌落逐渐增大,见图12-3-2F、图12-3-2G。

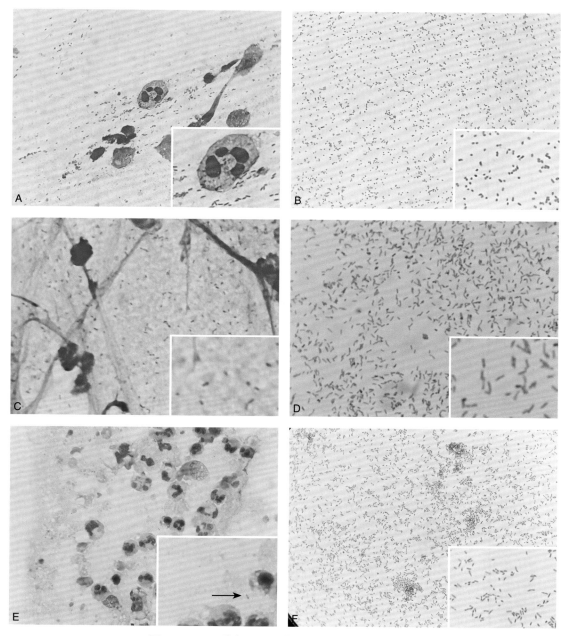

图12-3-1　3种常见鲍特菌(革兰氏染色,×1 000)

A:百日咳鲍特菌痰涂片;B:百日咳鲍特菌纯培养物涂片;C:副百日咳鲍特菌痰涂片;D:副百日咳鲍特菌纯培养物涂片;E:支气管败血鲍特菌痰涂片;F:支气管败血鲍特菌纯培养物涂片。

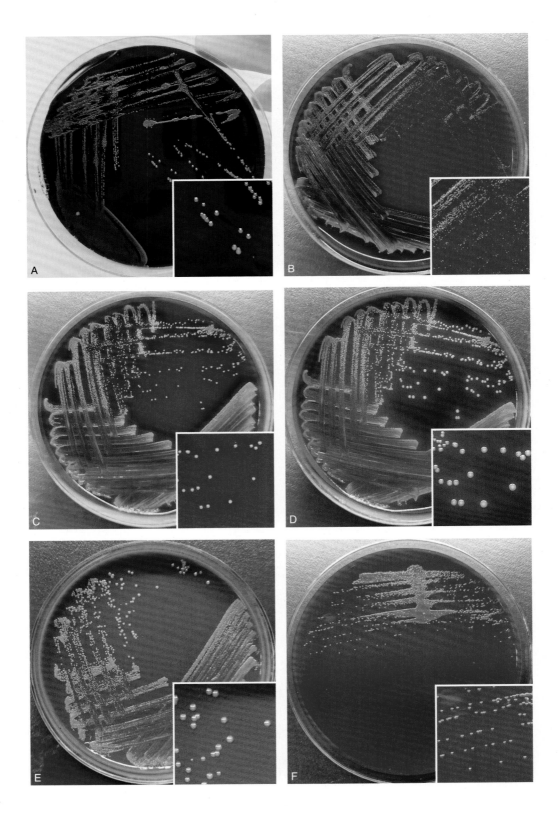

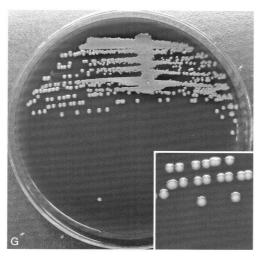

图 12-3-2　3 种常见鲍特菌属菌落

A：百日咳鲍特菌（CCBA 平板，培养 96h）；B：副百日咳鲍特菌（血琼脂平板，培养 48h）；C：副百日咳鲍特菌（血琼脂平板，培养 72h）；D：副百日咳鲍特菌（血琼脂平板，培养 168h）；E：副百日咳鲍特菌（巧克力琼脂平板，培养 96h）；F：支气管败血鲍特菌（血琼脂平板，培养 24h）；G：支气管败血鲍特菌（血琼脂平板，培养 48h）。

（吴　庆　徐菲莉）

第四节　布　鲁　菌　属

【概述】

　　布鲁菌属是一类革兰氏阴性短小杆菌，细胞内寄生，可在很多种家畜体内存活。目前，布鲁菌属包括 10 个已确认的种，其中可引起人类感染的为羊布鲁菌、牛布鲁菌、猪布鲁菌和犬布鲁菌。可以通过饮食和受伤的皮肤、黏膜等直接传染人类。布鲁菌感染引起的布鲁菌病，是一种人畜共患的感染性疾病，简称"布病"，对人、畜的多个器官造成损害，引起骨骼或关节的病变，对畜牧业和人类健康产生较大的危害，其中以羊布鲁菌致病力最强。

【菌体及菌落形态】

　　1. 染色与形态　羊布鲁菌为革兰氏阴性球杆菌或短小杆菌，以球形和卵圆形多见，大小为（0.5~0.7）μm×（0.6~1.5）μm，两端钝圆，常单个存在，极少见到成对或短链排列，无鞭毛，无菌毛，无荚膜（毒力菌株有菲薄的微荚膜），无芽孢。革兰氏染色着色不佳，应延长着色时间，镜下呈"细沙状"，偶见双极浓染。血培养阳性培养物直接涂片，革兰氏染色后可见革兰氏阴性短小杆菌，呈"沙滩状"，见图 12-4-1A。由于布鲁菌不能很好被碱性复红染色，如果血培养标本革兰氏染色未查见细菌，可进行瑞氏染色，可见灰蓝色的短小杆菌，单个排列或成簇聚集，见图 12-4-1B。在血琼脂平板上培养 4d 后，纯菌落涂片，革兰氏染色可见细菌呈单个、成对、短链状排列或成堆排列，见图 12-4-1C。

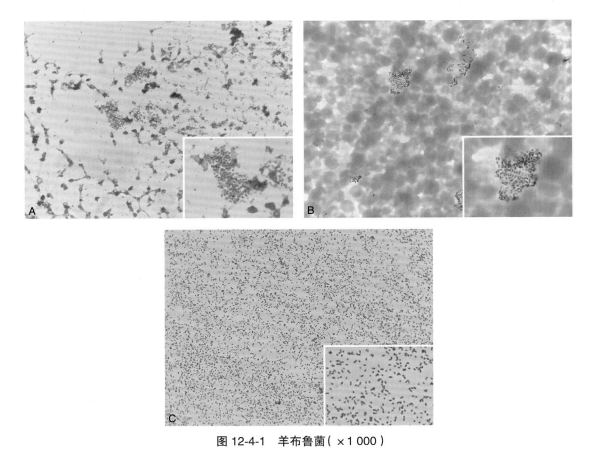

图 12-4-1 羊布鲁菌(×1 000)
A：血培养涂片（革兰氏染色）；B：血培养涂片（瑞氏染色）；C：纯菌落涂片（革兰氏染色）。

2. 培养菌落形态 羊布鲁菌专性需氧，营养要求较高，最适生长温度为 35~37℃，培养困难，初次分离培养时需 5%~10% 的 CO_2，培养基中宜含有维生素 B1、烟碱酸和生物素等物质。羊布鲁菌生长缓慢，在哥伦比亚血琼脂平板或巧克力琼脂平板上培养 18~24h，出现较湿润、灰色、针尖大小的菌落，菌落直径 <0.2mm，不易观察到。在血琼脂平板或巧克力琼脂平板上培养 2d 形成灰白色、圆形、凸起、光滑、边缘整齐的细小菌落，见图 12-4-2A、图 12-4-2B。培养 3d 后，菌落逐渐增大。在血琼脂平板上培养 4~5d 形成直径 2~3mm、银灰色、半透明、圆形、表面光滑、边缘整齐、中央稍凸起、不溶血的菌落，见图 12-4-2C；在巧克力琼脂平板上形成白色菌落，见图 12-4-2D。在血琼脂平板上培养 5~7d 可形成较培养 4~5d 稍大的灰色不溶血菌落，见图 12-4-2E；在巧克力琼脂平板上的菌落较第 4 天并无明显变化，见图 12-4-2F。

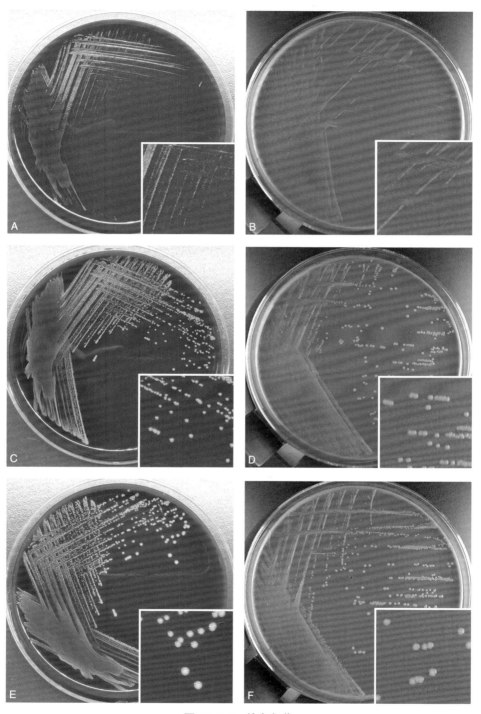

图 12-4-2 羊布鲁菌

A：血琼脂平板（48h）；B：巧克力琼脂平板（48h）；C：血琼脂平板（96h）；D：巧克力琼脂平
板（96h）；E：血琼脂平板（144h）；F：巧克力琼脂平板（144h）。

（徐菲莉 吴 庆）

第十三章

需氧革兰氏阳性杆菌检验形态学

需氧革兰氏阳性杆菌是一大群在需氧环境下生长的常见细菌,广泛分布于自然界和人类皮肤黏膜表面。本章主要介绍棒状杆菌属、隐秘杆菌属、丹毒丝菌属、李斯特菌属、红球菌属、诺卡菌属、芽孢杆菌属及加德纳菌属。

第一节　棒状杆菌属

棒状杆菌属为一群需氧生长、无抗酸性的革兰氏阳性杆菌,菌体染色不均,一端或两端膨大,呈不规则或栅栏状排列,包括 100 多个菌种,其中 50 多种已被证明可引起人类感染。大多数棒状杆菌是人类皮肤和黏膜的正常菌群,少数菌种生长在外界环境中。

一、白喉棒状杆菌

【概述】

白喉棒状杆菌是白喉的病原菌,该菌侵犯口咽、鼻咽等部位,局部形成灰白色假膜。一般不进入血液,产生的外毒素可损害心肌和神经系统,病死率高。白喉棒状杆菌还可侵犯眼结膜、外耳道、阴道和皮肤伤口等。

【细菌及菌落形态】

1. **染色与形态**　革兰氏阳性杆菌,菌体末端或两端膨大,呈棒状,排列不规则,常呈"V"字形、"八"字形或栅栏状等多形性,用 Neisser 法或 Albert 法染色,菌体一端或两端可见异染颗粒,在标本涂片中,可见革兰氏染色阴阳性不定,或者偏阴性的红色菌体,见图 13-1-1A。

2. **细菌及菌落形态**　白喉棒状杆菌血琼脂平板培养 24h 后,呈现灰白色、圆形、凸起、较小的菌落;48h 后菌落逐渐增大,见图 13-1-1B,有些菌株可有狭窄的溶血环。

二、纹带棒状杆菌

【概述】

纹带棒状杆菌是人类皮肤微生物的一部分,由于对多种抗菌药物表现为耐药,目前已成为院内感染最为常见的棒状杆菌。

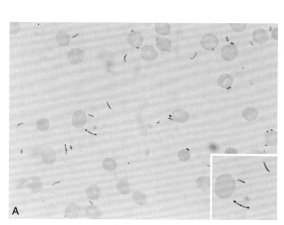
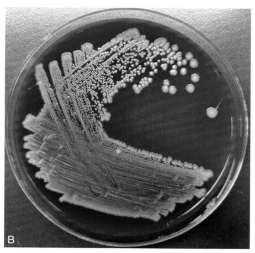

图 13-1-1　白喉棒状杆菌
A:分泌物涂片(革兰氏染色,×1 000);B:血琼脂平板(培养 48h)。

【细菌及菌落形态】

1. **染色与形态**　革兰氏阳性杆菌,细长稍弯,长 1.5~5μm,菌体末端或两端膨大,呈棒状,排列不规则,常呈"V"字形、"八"字形或栅栏状等多形性,见图 13-1-2。

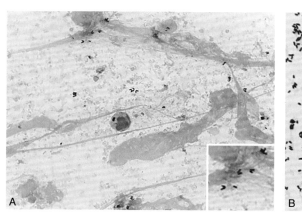
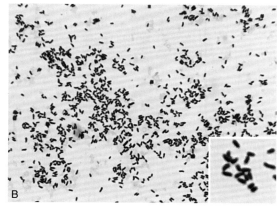

图 13-1-2　纹带棒状杆菌(革兰氏染色,×1 000)
A:痰涂片;B:纯培养。

2. **细菌及菌落形态**　纹带棒状杆菌血琼脂平板培养 24h 后,呈现白色、圆形、凸起的较小菌落,48h 后为表面湿润光滑、白色、奶油状、边缘完整、直径 1~1.5mm 的菌落,见图 13-1-3。

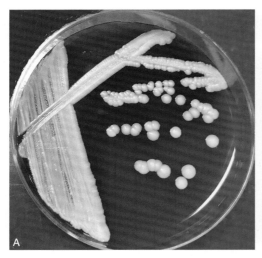
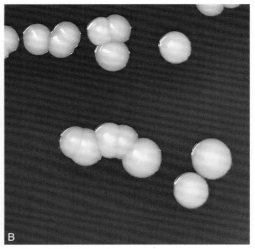

图 13-1-3 纹带棒状杆菌（血琼脂平板，培养 72h）

三、其他棒状杆菌

【概述】

在临床标本中常见的棒状杆菌还有拥挤棒状杆菌、无枝菌酸棒状杆菌、模仿棒状杆菌、杰氏棒状杆菌、克罗彭施泰特棒状杆菌、麦氏棒状杆菌、假白喉棒状杆菌、假结核棒状杆菌、结核硬脂酸棒状杆菌、溃疡棒状杆菌和解脲棒状杆菌等。

【细菌及菌落形态】

1. **染色与形态** 其他临床常见分离的棒状杆菌的镜下形态，见图 13-1-4。临床标本直接涂片，可见革兰氏染色阴阳性不定，或者偏阴性的红色菌体；纯培养为革兰氏阳性杆菌。

2. **细菌及菌落形态** 其他临床常见分离的棒状杆菌的菌落形态，见图 13-1-5。

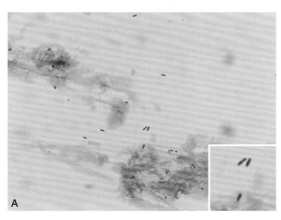
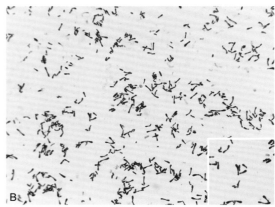

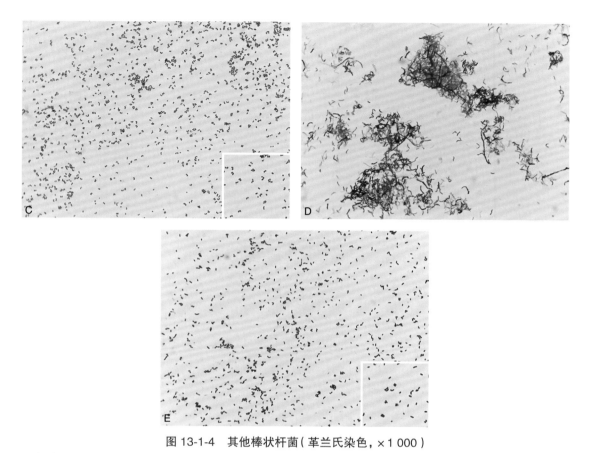

图 13-1-4　其他棒状杆菌（革兰氏染色，×1 000）

A：假白喉棒状杆菌（创面标本涂片）；B：假白喉棒状杆菌（纯培养）；C：解脲棒状杆菌（纯培养）；D：坚硬棒状杆菌（纯培养）；E：杰氏棒状杆菌（纯培养）。

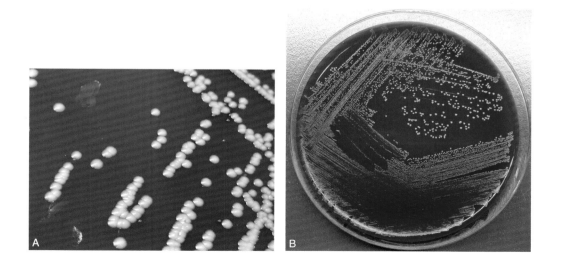

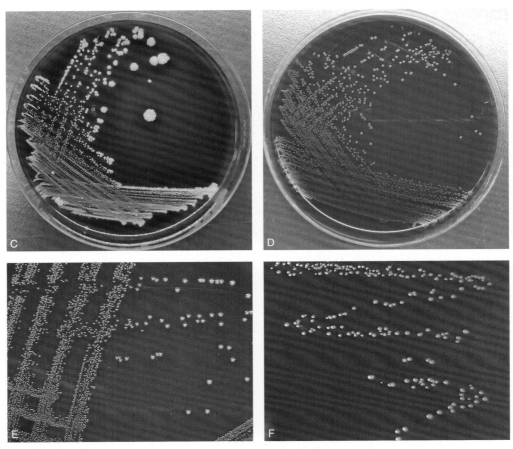

图 13-1-5　其他棒状杆菌（血琼脂平板）

A：假白喉棒状杆菌（培养 72h）；B：杰氏棒状杆菌（培养 96h）；C：坚硬棒状杆菌（培养 240h）；
D：拥挤棒状杆菌（培养 96h）；E：解脲棒状杆菌（培养 144h）；F：克罗彭施泰特棒状杆菌（培养 72h）。

（林晓晖　陶科）

第二节　隐秘杆菌属

　　隐秘杆菌属是一群革兰氏染色阳性、细长、不规则的杆菌，隐秘杆菌属隶属于细菌域、放线菌门、放线菌纲、放线菌目、放线菌科。该属包括伯尔德隐秘杆菌、伯纳斯隐秘杆菌、溶血隐秘杆菌、马阴道隐秘杆菌、海豹隐秘杆菌、多动物隐秘杆菌、化脓隐秘杆菌等种。

　　【概述】

　　隐秘杆菌属中与人类疾病相关的有溶血隐秘杆菌、化脓隐秘杆菌、伯尔德隐秘杆菌。化脓隐秘杆菌可引起伤口或软组织感染，可形成脓肿、菌血症等。溶血隐秘杆菌可引起大龄儿童咽炎、伤口及软组织感染、骨髓炎、心内膜炎等。伯尔德隐秘杆菌可引起脓肿，常合并厌氧菌感染。其他菌种多从动物中分离。

【细菌及菌落形态】

1. **形态与染色**　革兰氏阳性,细长,不规则杆菌,大小为(0.3~0.8)μm×(1.0~5.0)μm,幼龄菌细胞具有棒状末端,有时排列成 V 字形,但无丝状体,陈旧培养物菌体断裂成短的不规则杆菌或球状。无鞭毛,无芽孢,无抗酸性。溶血隐秘杆菌为不规则杆菌,见图 13-2-1;化脓隐秘杆菌可呈分枝的杆状;伯尔德隐秘杆菌镜下呈无分枝杆菌。

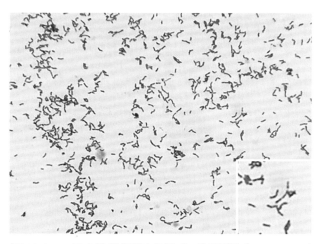

图 13-2-1　溶血隐秘杆菌(纯培养,革兰氏染色,×1 000)

2. **培养菌落形态**　兼性厌氧,最适生长温度为 37℃。在营养琼脂上生长缓慢,在马血琼脂上生长较好,所有的隐秘杆菌在富含二氧化碳的环境中生长良好,在血琼脂平板上有 β溶血,典型的溶血隐秘杆菌在 37℃孵育 48h 后,形成直径为 0.5mm、凸起、半透明的菌落,见图 13-2-2。可有粗糙型(主要分离自呼吸道)和光滑型(主要分离自伤口)两种菌落形态。化脓隐秘杆菌菌落较大,孵育 48h 形成直径 1mm 的菌落,且 β 溶血性最强。伯尔德隐秘杆菌菌落较小,发白,像玻璃质地,呈奶油状或黏液状。除多动物隐秘杆菌,其他隐秘杆菌触酶试验均为阴性。溶血隐秘杆菌呈反向的 CAMP 反应,见图 13-2-3,这是该菌的鉴定要点。

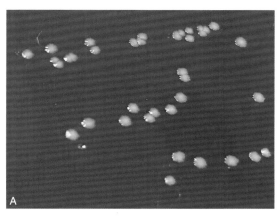
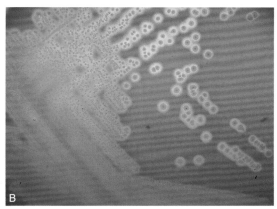

图 13-2-2　溶血隐秘杆菌(血琼脂平板,培养 72h)

A:血琼脂平板正面拍摄的菌落;B:血琼脂平板背面对光拍摄的菌落,β 溶血。

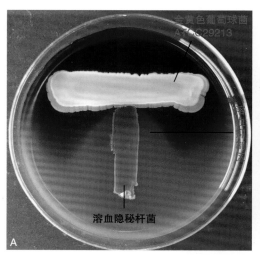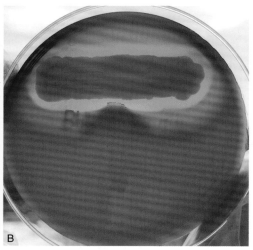

图 13-2-3 溶血隐秘杆菌血琼脂平板上反向 CAMP 试验

A：血琼脂平板正面拍摄（溶血抑制区）；B：血琼脂平板背面对光拍摄。

（林晓晖 吴 庆）

第三节 丹毒丝菌属

丹毒丝菌属是革兰氏阳性杆菌，包括红斑丹毒丝菌、产单核细胞丹毒丝菌、扁桃体丹毒丝菌 3 个种，只有红斑丹毒丝菌可引起人类疾病。

【概述】

红斑丹毒丝菌在自然界中呈全球性分布，在多种环境条件中均能生存，人类感染的红斑丹毒丝菌是一种人畜共患病。红斑丹毒丝菌可引起人体类丹毒，感染部位可形成局部蜂窝织炎，还可引起腹膜炎、眼内炎、骨髓炎、颅内和骨髓脓肿、人工关节炎、肺炎和脑膜炎。

【细菌及菌落形态】

1. **染色与形态** 显微镜下为革兰氏阳性、两端钝圆的短杆菌，大小为（0.2~0.5）μm×（0.8~2.5）μm，呈单个、短链或长链状，有时呈无分枝长丝状，易被脱色而呈革兰氏阴性，见图 13-3-1。光滑型菌落的细菌呈细小、直或略弯状；粗糙型菌落的细菌常呈长丝状，但有分枝，呈短链状排列。

2. **培养菌落形态** 红斑丹毒丝菌在血琼脂平板上培养 24h 出现针尖样菌落，培养 48h 后，可出现两种不同的菌落。较小的菌落表面光滑、有光泽、圆形、透明、凸起、边缘整齐、直径 0.3~1.5mm。较大的菌落表面粗糙，无光泽，扁平、透明、边缘整齐，见图 13-3-2。37℃有利于粗糙型菌落生长，30℃有利于光滑型菌落生长，菌落培养 2d 后，菌落周围会出现 α 溶血环。在亚碲酸钾平板上可培养出现黑色菌落。本菌无动力，营养要求高，生长温度范围广，5~42℃均能生长，最适温度为 30~37℃，pH6.7~9.2 均能生长，最适 pH 为 7.2~7.6。丹毒丝菌属能在高浓度的氯化钠（8.5% 氯化钠）培养基中生长。触酶、氧化酶试验阴性，在克氏双糖铁培养基（KIA）中产生硫化氢，见图 13-3-3。

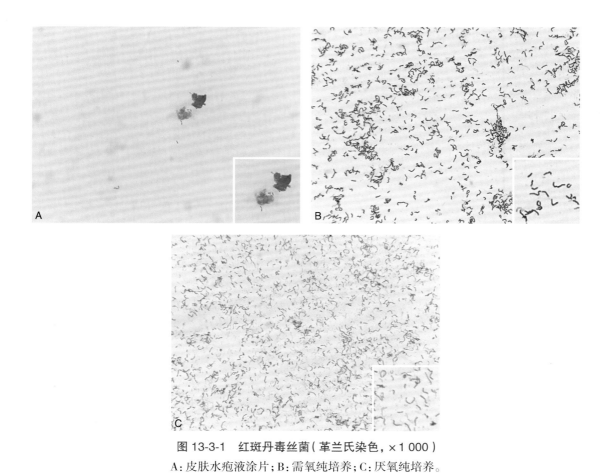

图 13-3-1 红斑丹毒丝菌（革兰氏染色，×1 000）
A：皮肤水疱液涂片；B：需氧纯培养；C：厌氧纯培养。

图 13-3-2 红斑丹毒丝菌（血琼脂平板，培养 3d）
A：血琼脂平板正面拍摄；B：血琼脂平板背面对光拍摄（α 溶血）。

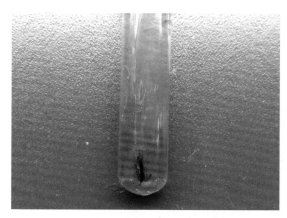

图 13-3-3　红斑丹毒丝菌在 KIA 中产硫化氢

（林晓晖　吴　庆）

第四节　李斯特菌属

李斯特菌属是一群革兰氏染色阳性、无芽孢的小杆菌,包括产单核细胞李斯特菌、伊氏李斯特菌、无害李斯特菌、格氏李斯特菌、斯氏李斯特菌和威氏李斯特菌 6 个菌种,只有产单核细胞李斯特菌和伊氏李斯特菌对人和动物致病。

【概述】

产单核细胞李斯特菌在自然界分布很广,可污染各种人类食品,引起食物中毒,也可引起新生儿病房的医院暴发流行。产单核细胞李斯特菌主要引起原发性脓毒血症、脑膜炎和脑炎,还可引起心内膜炎、心包炎、关节炎、骨髓炎、眼内炎、腹膜炎、胆囊炎,还可通过胎盘感染胎儿,造成流产、死胎。

【细菌及菌落形态】

1. **染色与形态**　革兰氏阳性,短小杆菌,直或微弯,常呈 V 字形成对排列,偶尔可见成双排列的球杆状,无芽孢,见图 13-4-1。

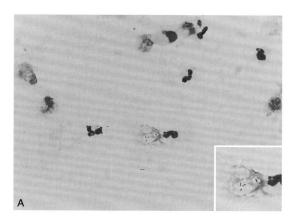

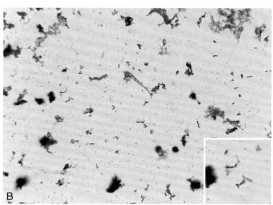

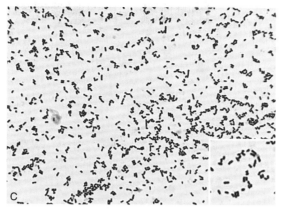

图 13-4-1　产单核细胞李斯特菌（革兰氏染色，×1 000）
A：宫颈分泌物；B：血培养阳性物涂片；C：纯培养。

2. **培养菌落形态**　在血琼脂平板上形成较小、圆形、光滑而有狭窄 β 溶血环的菌落，见图 13-4-2A；在液体培养基中呈均匀浑浊生长；在半固体培养基中动力线向四周蔓延，呈倒伞状，见图 13-4-2B。触酶试验阳性，CAMP 试验阳性，见图 13-4-3。25℃时有周鞭毛，有动力，37℃时鞭毛很少或无。

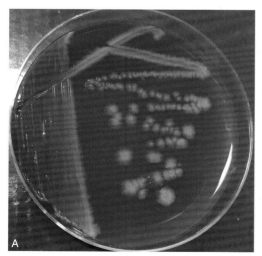
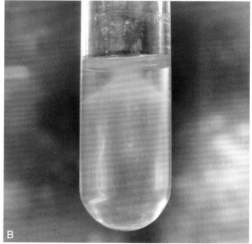

图 13-4-2　产单核细胞李斯特菌培养特征
A：菌落（血琼脂平板，培养 24h）；B：倒伞现象（半固体培养基）。

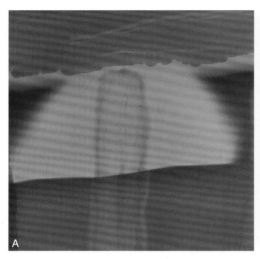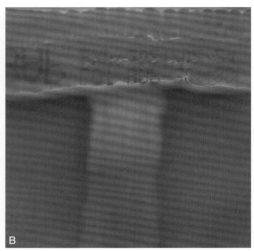

图 13-4-3 无乳链球菌与产单核细胞李斯特菌 CAMP 试验对比图

A：无乳链球菌（矢状加强溶血区）；B：产单核细胞李斯特菌（狭小的加强溶血区）。

（林晓晖 陶科）

第五节 红球菌属

红球菌属隶属于放线菌目、棒状杆菌亚目、诺卡菌科。红球菌属中有 43 个种，与医学有关的包括马红球菌、椿象红球菌、红平红球菌等菌种。其中临床最常分离到的致病菌是马红球菌。

【概述】

马红球菌在自然界分布广泛，主要对动物（马、猪、牛）致病，是一种少见的人类机会致病菌。大多数感染者存在免疫功能受损，吸入是最主要的感染方式。虽然感染可累及全身，但最常见的感染为肺部感染及菌血症。

【细菌及菌落形态】

1. **染色与形态** 马红球菌为革兰氏阳性菌，在不同的生长周期中可呈现杆菌至球菌的形态，镜下具体的形态与标本类型、生长环境及生长阶段有关。本菌无鞭毛、无芽孢，在液体培养基中常呈杆状的形态，血液标本增菌培养物中的马红球菌涂片染色可呈革兰氏阳性短杆状，菌体分散排列，见图 13-5-1A；偶尔可发现个别菌体出现分枝或串珠样形态，见图 13-5-1B、图 13-5-1C。脓液标本直接涂片染色以及在固体培养基上生长，易观察到菌体呈球状形态，单个、成双或呈簇状排列，见图 13-5-2A、图 13-5-2B。当疑为红球菌属的菌株时，可进行改良抗酸染色，只有小部分细菌可被染成红色，见图 13-5-2C，在进行镜检时应仔细观察。

2. **培养菌落形态** 在血琼脂平板上 35℃培养 18~24h 形成直径 1~2mm、圆形、表面光滑、凸起、湿润、透明或灰白色、不溶血的菌落，见图 13-5-3A，培养初期常难以观察到明显的色素沉积，随着培养时间延长，可呈现橙色或橙红色的黏液型菌落，见图 13-5-3B、图 13-5-3C。该菌的主要生化反应及鉴别特点包括：触酶试验阳性；不分解葡萄糖；脲酶试验阳性，见图 13-5-4A；CAMP 试验呈阳性，其 CAMP 试验的加强溶血环呈半月状，见图 13-5-4B。

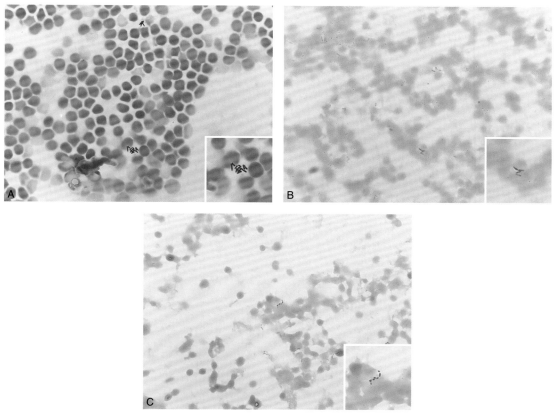

图 13-5-1　马红球菌（血培养瓶涂片镜下形态，×1 000）
A：杆状（革兰氏染色）；B：分枝状（改良抗酸染色）；C：串珠状（改良抗酸染色）。

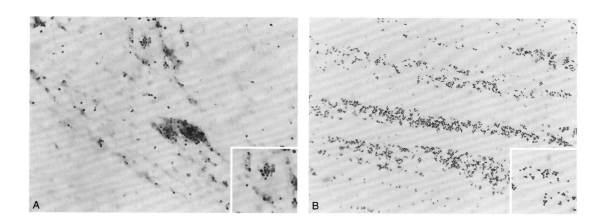

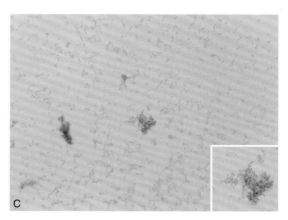

图 13-5-2 马红球菌（脓液标本镜下形态，×1 000）
A：标本直接涂片（革兰氏染色）；B：纯培养（革兰氏染色）；C：纯培养（改良抗酸染色）。

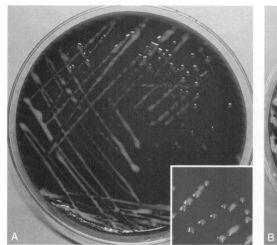
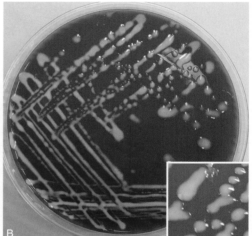
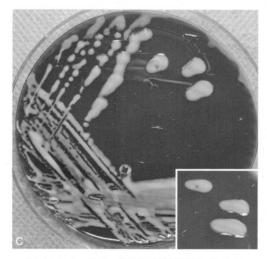

图 13-5-3 马红球菌血琼脂平板培养特征
A：24h；B：48h；C：72h。

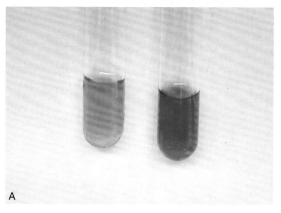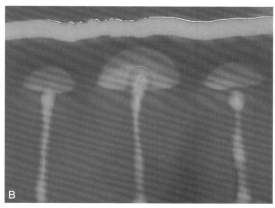

图 13-5-4　马红球菌脲酶鉴定试验

A：脲酶试验（左侧管对照，右侧管脲酶阳性）；B：CAMP 试验。

（吴　庆　刘　雅）

第六节　诺 卡 菌 属

一、诺卡菌属细菌特征

【概述】

诺卡菌属细菌广泛分布于土壤中，多为腐物寄生性的非病原菌，部分能引起人或动物急性或慢性诺卡菌病。诺卡菌感染通常为创伤后细菌侵入或吸入的方式导致，后者可发生在一些慢性进行性疾病或免疫缺陷疾病患者中，尤其是糖尿病、艾滋病或长期应用糖皮质激素、免疫抑制剂和广谱抗菌药物的免疫力低下的患者。诺卡菌属包含 92 个获权威组织认可和批准的菌种，从人类分离的有 54 个种，临床常见分离的菌种有盖尔森基兴诺卡菌、皮疽诺卡菌、巴西诺卡菌、脓肿诺卡菌等。

【菌体及菌落形态】

1. **染色与形态**　患者病灶呈化脓性改变，有时发生坏死，形成边界不清的脓肿，成分各异，偶见肉芽组织。从脓液、痰液和脑脊液等临床标本中分离的诺卡菌，革兰氏染色呈阳性，丝状，细窄（0.5~1.0μm），近直角分枝状，见图 13-6-1A、图 13-6-1B。感染的病灶组织及渗出的脓汁内有类似"硫磺颗粒"，呈淡黄色、红色或黑色，称为色素颗粒。标本置于玻片上压碎、染色，显微镜检查，镜下为菌团，可见色素颗粒呈菊花状，中心部位为革兰氏阳性，边缘的流苏样棒状体为革兰氏阴性，菌丝末端不膨大，革兰氏染色阳性。在脑脊液、胸腔穿刺液及痰中多不形成颗粒。采用改良抗酸染色（1% 硫酸水溶液脱色，时间 <30s）时呈改良抗酸染色阳性，见图 13-6-1C，应注意与分枝杆菌区别。纯培养菌落，由于涂片导致菌丝体破裂，镜下显示为小分枝样丝状体，见图 13-6-1D。

2. **培养菌落形态**　诺卡菌属细菌为专性需氧菌，种和种之间的菌落形态存在差异，即使是同一种菌，株与株之间也常有所不同，而且初代培养和传代培养也会有所差别。一般在普通培养基或沙氏琼脂培养基（Sabouraud dextrose agar，SDA）中 22℃或 37℃培养，可缓慢生长，2~3d 可见菌落。在血琼脂平板上培养 18~24h，菌落呈针尖样大小。48h 后菌落逐渐增大，表面有皱褶，呈颗粒状，产生气生菌丝，见图 13-6-2。

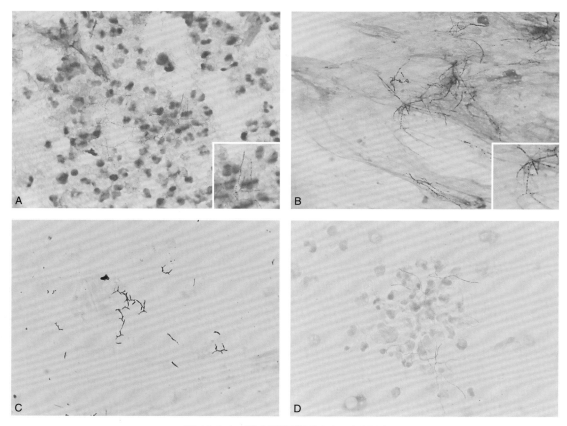

图 13-6-1　诺卡菌细菌形态（×1 000）

A：脓液样本（革兰氏染色）；B：痰液样本（革兰氏染色）；C：纯培养（革兰氏染色）；D：痰液标本（改良抗酸染色）。

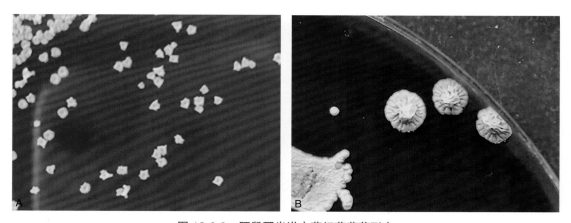

图 13-6-2　豚鼠耳炎诺卡菌细菌菌落形态

A：初代培养菌落形态（血琼脂平板，培养 2d）；B：传代培养菌落形态（血琼脂平板，培养 7d）。

二、盖尔森基兴诺卡菌

【概述】

盖尔森基兴诺卡菌是最常见的人类诺卡菌病原体之一,2001年在德国由Yassin等人从一个慢性支气管炎患者的支气管分泌物中发现并重新定义,以前报道为星型诺卡菌的很多菌株可能都属于这个菌种。

【菌体及菌落形态】

1. **染色与形态**　硫磺颗粒中,菌丝呈放射状分布,菌丝体中间的菌丝排列密集,四周分散呈流苏状,革兰氏染色阳性,见图13-6-3A、图13-6-3B。改良抗酸染色呈阳性,见图13-6-3C。

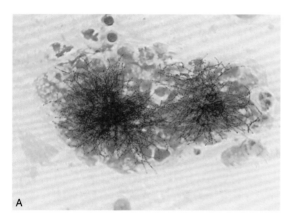
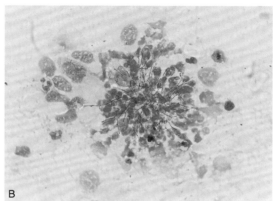
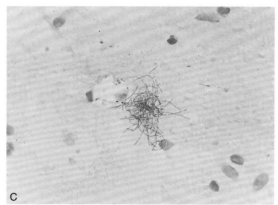

图13-6-3　盖尔森基兴诺卡菌细菌形态(×1 000)

A:痰标本(革兰氏染色);B:纤维支气管镜刷片(革兰氏染色);C:痰标本(改良抗酸染色)。

2. **培养菌落形态**　在琼脂平板上培养18~24h,菌落呈针尖样大小。48h后菌落逐渐增大,中心凸起,周边较薄,表面有皱褶,呈干燥颗粒状,见图13-6-4。

三、皮疽诺卡菌

【概述】

皮疽诺卡菌易引起播散性感染,约三分之一的患者可涉及中枢神经系统感染,常见于免疫功能受损患者。免疫功能正常人群可见皮肤及其他感染,以肺部感染常见。

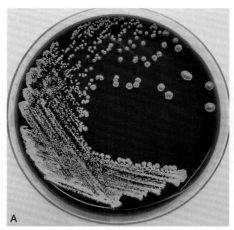
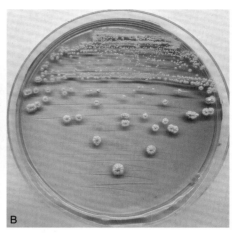

图 13-6-4　盖尔森基兴诺卡菌菌落形态

A:传代培养(SBA,培养 8d);B:传代培养(SDA,培养 26d)。

【菌体及菌落形态】

1. **染色与形态**　脓液标本直接涂片镜下可见菌体呈丝状排列,见图 13-6-5,培养后菌体形态,见图 13-6-6。

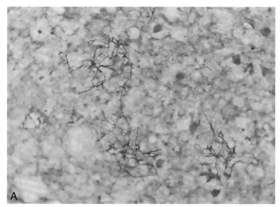
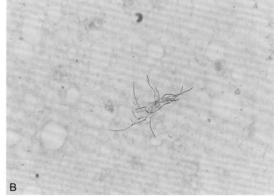

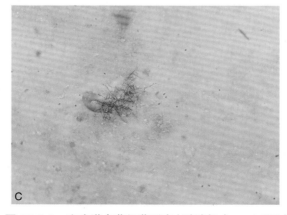

图 13-6-5　皮疽诺卡菌细菌形态(脓液标本,×1 000)

A:革兰氏染色;B:改良抗酸染色;C:六胺银染色。

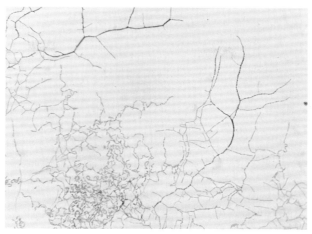

图 13-6-6 皮疽诺卡菌细菌形态（SBA 小培养，11d，革兰氏染色，×1 000）

2. 培养菌落形态 在 SDA 琼脂平板上培养 10d 以上，菌落逐渐增大，呈淡黄色，中心隆起，表面有皱褶，呈干燥颗粒状，见图 13-6-7。

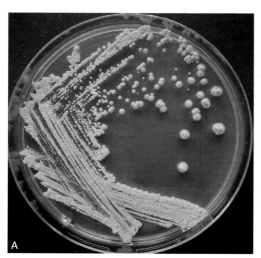

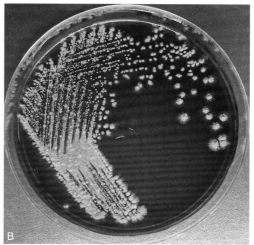

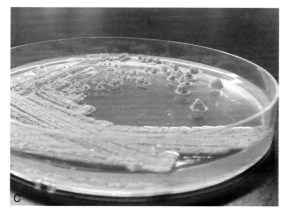

图 13-6-7 皮疽诺卡菌菌落形态

A：SDA，培养 13d；B：SBA，培养 13d；C：SDA，培养 15d。

四、巴西诺卡菌

【概述】

巴西诺卡菌可引起足菌肿,还可侵入皮下组织,引起蜂窝织炎、慢性化脓性肉芽肿、皮肤淋巴感染,几乎所有病例都由创伤引起。

【菌落形态】

在 SBA 琼脂平板上培养 8d 后菌落周围出现宽大 β 溶血环,中心凸起,周边较薄,表面有皱褶,呈干燥颗粒状,见图 13-6-8。

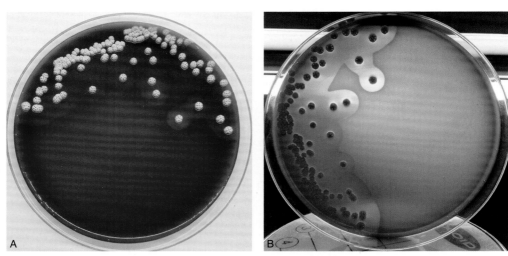

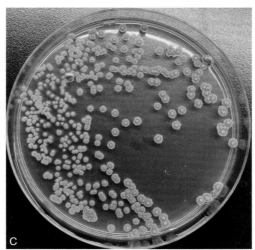

图 13-6-8　巴西诺卡菌菌落形态

A:SBA,培养 8d;B:SBA,培养 8d;C:SDA,培养 13d。

（吴庆　陶科）

第七节　需氧芽孢杆菌属

芽孢杆菌属是一类需氧或兼性厌氧、有芽孢的革兰氏阳性大杆菌,包括 318 个种、7 个亚种。与医学密切相关的主要有炭疽芽孢杆菌、蜡样芽孢杆菌、蕈状芽孢杆菌、巨大芽孢杆菌、苏云金芽孢杆菌、枯草芽孢杆菌、球形芽孢杆菌、地衣芽孢杆菌。芽孢杆菌属细菌在自然界广泛分布,但它们很少涉及社区感染。

一、炭疽芽孢杆菌

【概述】

炭疽芽孢杆菌可引起人畜共患的急性传染病炭疽。人通过直接接触或摄食病畜如牛、羊等食草动物及其产品而感染。人类感染炭疽芽孢杆菌后以皮肤炭疽最多见,其次为胃肠道炭疽、吸入性炭疽和注射性炭疽等,几种类型均可并发败血症,甚至炭疽性脑膜炎,当病原菌在血液系统中迅速繁殖,病情呈暴发性进展直至死亡。

【菌体及菌落形态】

1. **染色与形态**　炭疽芽孢杆菌为形态粗大的革兰氏阳性杆菌。其大小为（1~3）μm×（5~10）μm,两端平切,无鞭毛。患者或病畜的新鲜标本中常单个存在或呈短链状,有毒菌株有明显荚膜,在含有血清或牛乳的培养基上也可产生荚膜,使用亚甲蓝染色可使炭疽芽孢杆菌的特征结构荚膜清晰可见。体外培养后形成长链,排列呈竹节状。在人工培养基上可形成芽孢,芽孢呈卵圆形,位于菌体中央,不膨出菌体。

2. **培养菌落形态**　本菌营养要求不高,在 14~44℃均能生长。在营养琼脂培养基上形成灰白色、扁平、干燥、粗糙型、不透明的菌落,菌落边缘不整齐,呈卷发状。在血琼脂平板上35℃培养 12~15h,菌落周围不溶血,24h 后可出现轻度溶血,可沿接种线形成尖峰和拖尾,在肉汤培养基中,由于形成长链而呈絮状沉淀生长,液体澄清,无菌膜,见图 13-7-1。

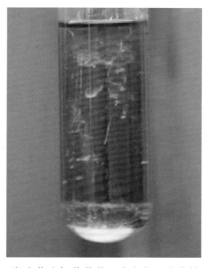

图 13-7-1　炭疽芽孢杆菌菌落形态（肉汤培养基,培养 24h）

二、蜡样芽孢杆菌

【概述】

蜡样芽孢杆菌属于芽孢杆菌属,在自然界分布广泛,能在土壤、灰尘、污水等很多生态环境中分离到。蜡样芽孢杆菌是机会致病菌,在临床上可引起局部感染,如眼、皮肤等,也可引起系统感染,如菌血症、心内膜炎等。但最常见于食源性疾病,在我国引起食源性疾病的食品大多为米饭或淀粉类制品,因此临床常见呕吐型食物中毒。

【菌体及菌落形态】

1. **染色与形态**　蜡样芽孢杆菌为革兰氏阳性大杆菌,其大小为(1~1.2)μm×(3~5)μm,菌体两端较钝圆,来源于临床标本时多呈散在或短链状排列,见图13-7-2A,纯培养后多数呈链状排列。生长6h后即形成椭圆形芽孢,位于菌体中心或次末端,菌体不膨大,见图13-7-2B~图13-7-2D,引起食物中毒的菌株多为周毛菌,有动力,不形成荚膜。

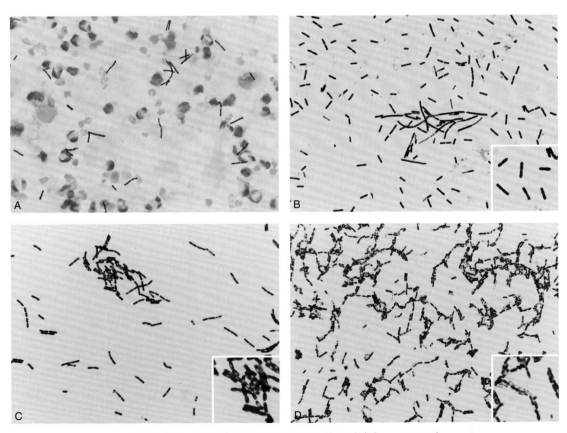

图 13-7-2　蜡样芽孢杆菌细菌形态(革兰氏染色,×1 000)

A:脓液样本;B:血琼脂平板(5% CO$_2$ 纯培养 6h);C:血琼脂平板(5% CO$_2$ 纯培养 24h);D:血琼脂平板(5% CO$_2$ 纯培养 48h)。

2. **培养菌落形态**　蜡样芽孢杆菌为需氧或兼性厌氧菌,营养要求不高,在营养琼脂平板上可生长,最适生长温度为 35℃,最适 pH 为 7.0~7.4。在血琼脂平板上形成较大、直径 2~7mm、灰白色至浅黄色、圆形、凸起的菌落,边缘不规则,常呈扩展状,表面粗糙,迎光观察呈不透明、似毛玻璃的 β 溶血菌落,见图 13-7-3。

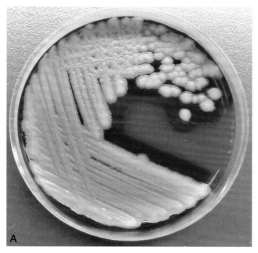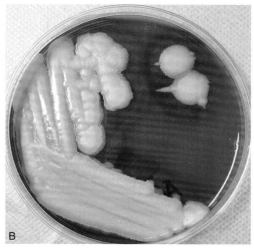

图 13-7-3　蜡样芽孢杆菌菌落形态
A:血琼脂平板,培养 24h;B:血琼脂平板,培养 48h。

（刘　雅　陶　科）

第八节　加德纳菌属

加德纳菌属（Gardnerella）隶属于细菌域、放线菌门、放线菌纲、双歧杆菌目、双歧杆菌科。加德纳菌属只包含阴道加德纳菌 1 个菌种。

【概述】

当阴道内乳酸杆菌被抑制并大量减少时,阴道加德纳菌和拟杆菌等厌氧菌大量增殖,引起非特异性细菌性阴道炎,表现以无炎症病变和白细胞浸润为特点。阴道加德纳菌可以导致多种严重的妇科并发症,如子宫全切的术后感染、绒毛膜炎、羊水感染、早产、产后子宫内膜炎等。该菌还能引起新生儿致死性和非致死性败血症及软组织感染。

【细菌及菌落形态】

1. **染色与形态**　阴道加德纳菌为革兰氏阳性多形性杆菌,菌体大小为 0.5μm×（1.5~2.5）μm,两端钝圆,无芽孢,无荚膜及鞭毛。阴道分泌物直接染色镜检,上皮细胞多于白细胞,并可见黏附大量革兰氏阳性杆菌的上皮细胞,即线索细胞。线索细胞在暗视野显微镜下与正常上皮细胞的明暗差异明显,见图 13-8-1A。从新鲜标本中分离的菌株趋向革兰氏阳性,少数可呈革兰氏阴性,见图 13-8-1B;在高浓度血清中生长的菌株一般呈革兰氏阳性,而实验室保存菌株趋向革兰氏阴性。

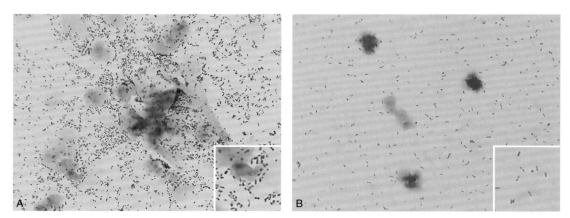

图 13-8-1 阴道加德纳菌细菌形态（阴道分泌物，革兰氏染色，×1 000）
A：呈革兰氏阳性及线索细胞；B：呈革兰氏阴性。

　　本菌在需氧和厌氧环境下培养，呈现不同的形态特征，厌氧培养时菌体较短，呈球杆状，需氧环境下菌体略长，为细小杆菌，见图 13-8-2。

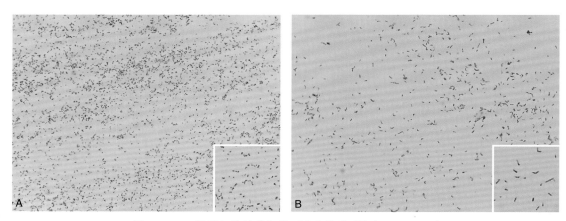

图 13-8-2 阴道加德纳菌细菌形态（革兰氏染色，×1 000）
A：厌氧血琼脂平板，培养 1d；B：血琼脂平板，培养 3d。

　　2. 培养菌落形态　本菌兼性厌氧，营养要求较高，在一般营养琼脂平板上不生长，最适生长温度为 35~37℃。在 5%~10% CO_2 环境下生长较好，在含 5% 人血琼脂平板上 35℃ 培养 18~24h，形成针尖大小、直径 0.3~0.5mm、圆形、光滑、半透明、形似露滴状的菌落，有狭窄的 β 溶血环，在羊血琼脂平板上不溶血，培养 48h 后菌落直径增大，见图 13-8-3。

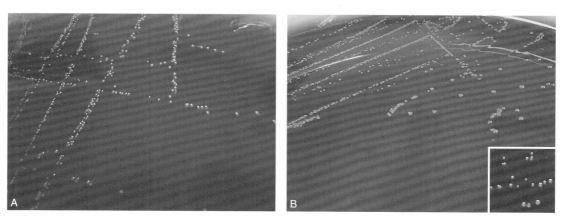

图 13-8-3　阴道加德纳菌菌落形态（阴道分泌物，血琼脂平板）

A：48h；B：72h（狭窄的 β 溶血环）。

（吴　庆　刘　雅）

第十四章

分枝杆菌属检验形态学

分枝杆菌属是一类细长的、具有分枝生长趋势的需氧杆菌,因为具有耐受或者抵抗酸和乙醇脱色的特点,又称为耐酸或者抗酸杆菌,分枝杆菌属包括结核分枝杆菌、非典型分枝杆菌、麻风分枝杆菌等170余种,其中以结核分枝杆菌对人类致病性最强。

第一节　结核分枝杆菌

【概述】

结核分枝杆菌,俗称结核杆菌,是引起人类结核病的病原菌。可通过多种传播途径入侵机体,可导致肺、肠、肾、关节等全身多器官感染,临床以肺部感染最为常见。已痊愈的原发性结核分枝杆菌感染可以重新复发,成为活动性结核病,约有三分之二的活动性结核病是由复发感染所致,多发于25岁以上成年人。

【细菌及菌落形态】

1. **染色与形态**　结核分枝杆菌形态细长,稍有弯曲,两端呈圆形,大小为(0.2~0.5)μm×(1.0~5.0)μm,临床分离的结核分枝杆菌有时呈索状或短链状排列,无芽孢、无荚膜、无鞭毛,有时可见分枝状,革兰氏染色不易着色,齐-尼染色是最常用的抗酸染色法。不同标本中由于带菌量不一致可以呈现不同形态的抗酸染色阳性,痰液涂片染色时,如带菌量多,在镜下可见呈束状或集聚成团的结核分枝杆菌,见图14-1-1A、图14-1-1B。在陈旧培养物中或在抗结核药物作用下可出现V、X、T、球状、颗粒状等多形性,见图14-1-1C、图14-1-1D。

2. **培养菌落形态**　结核分枝杆菌细胞壁的脂质含量较高,影响营养物质的吸收,故生长缓慢,繁殖一代需要18~24h,因此在罗氏固体培养基上培养2~6周方可见干燥、颗粒状、乳白色或米黄色、形似菜花状、不规则的菌落,见图14-1-2;不同培养时间在罗氏培养基上也可呈现不同的菌落形态,见图14-1-3A、图14-1-3B、图14-1-3C、图14-1-3D。

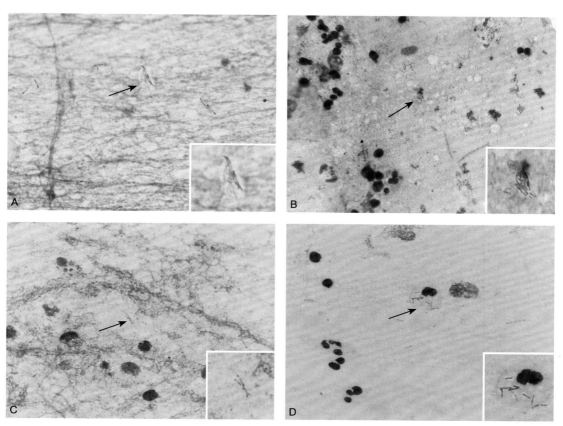

图 14-1-1　结核分枝杆菌（痰液标本，抗酸染色，×1 000）

A：结核分枝杆菌呈束状排列；B：结核分枝杆菌呈团块状排列；C：呈 X 形排列；D：呈 V 形排列。

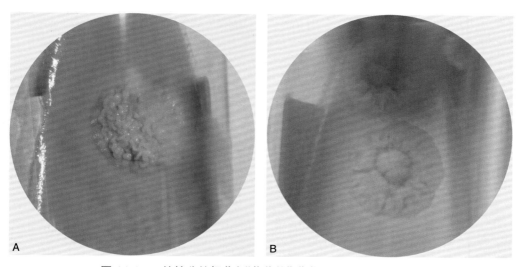

图 14-1-2　结核分枝杆菌（"菜花状"菌落，罗氏培养基，3 周）

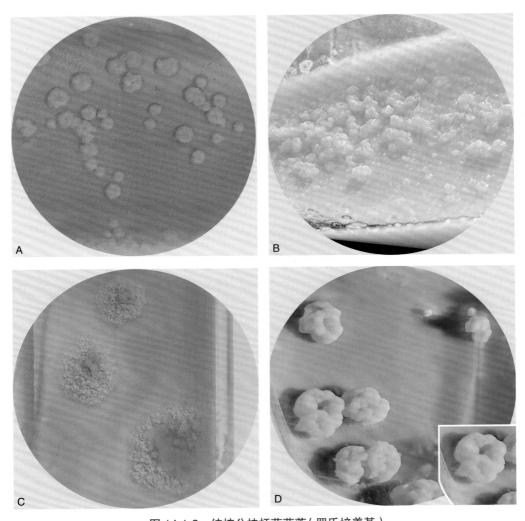

图 14-1-3 结核分枝杆菌菌落（罗氏培养基）
A：结核分枝杆菌（3周）；B：结核分枝杆菌（3周）；C：结核分枝杆菌（5周）；D：结核分枝杆菌（5周）。

（汤丽霞 黄提学）

第二节 非结核分枝杆菌

【概述】

　　非结核分枝杆菌是指结核分枝杆菌复合群及麻风分枝杆菌以外的分枝杆菌，广泛分布于外界环境和正常人及动物体内，多为机会致病菌。因这类分枝杆菌的形态、染色特性与人型、牛型结核分枝杆菌相似，亦具有抗酸性，故又称为非典型分枝杆菌。该菌可引起人类疾病，且多数对常用抗菌药物和抗结核药物耐药，近年来非结核分枝杆菌感染的发病率呈快速上升的趋势，日益受到临床的关注。

【细菌及菌落形态】

1. **染色与形态** 非结核分枝杆菌的抗酸染色和金胺"O"荧光染色结果与结核分枝杆菌一致,大多形态特征相似,但也有部分非结核分枝杆菌可呈现与结核杆菌不同的特征,如堪萨斯分枝杆菌菌体更长,末端弯曲成钩状或S状,见图14-2-1A、图14-2-1B、图14-2-1C、图14-2-1D。

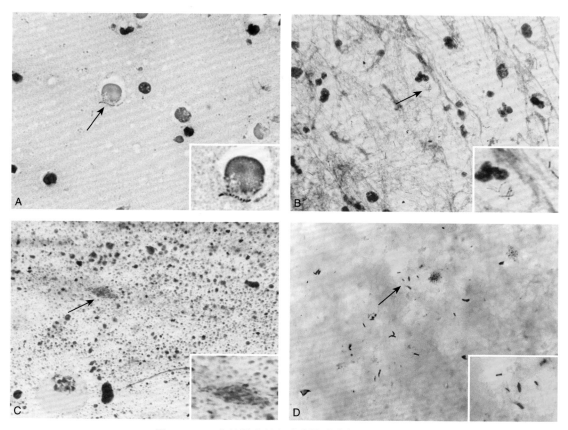

图 14-2-1 非结核分枝杆菌(抗酸染色,×1 000)

A:堪萨斯分枝杆菌,呈S状;B:胞内分枝杆菌,呈X状排列;C:脓肿分枝杆菌,呈团块状排列;D:海分枝杆菌。

2. **培养菌落形态** 非结核分枝杆菌的适宜生长温度为25~45℃,在常规血琼脂平板上35℃培养24h,能形成针尖大小、肉眼不易观察的菌落,一般在48h后可见湿润光滑菌落;罗氏固体培养基上培养3~5d可见到菌落。长时间培养后,其菌落多粗糙、不透明,见图14-2-2A、图14-2-2B和图14-2-3A、图14-2-3B。

3. **非结核分枝杆菌分组** 非结核分枝杆菌常用Runyon分组法,根据该菌的生长温度、生长速度、菌落形态及色素产生与光反应的关系等将其分为4组,其生长特性见表14-2-1。

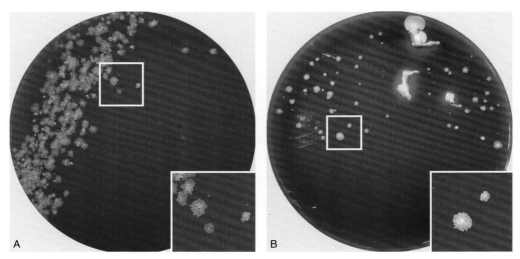

图 14-2-2 非结核分枝杆菌菌落（血琼脂平板）
A：海分枝杆菌（9d）；B：脓肿分枝杆菌（5d）。

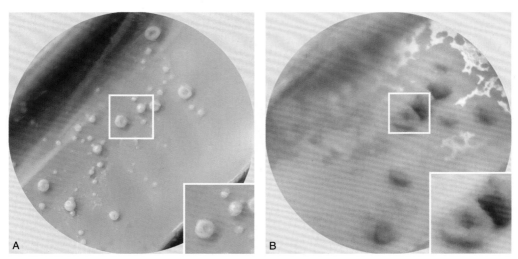

图 14-2-3 非结核分枝杆菌菌落（罗氏培养基）
A：胞内分枝杆菌（39d）；B：脓肿分枝杆菌（41d）。

表 14-2-1　非结核分枝杆菌 Runyon 分组

Runyon 分组	生长特性	临床常见非结核分枝杆菌
Ⅰ组 光产色菌	37℃培养时生长缓慢,菌落光滑。在暗处菌落为奶油色,曝光 1h 后呈橘黄色	堪萨斯分枝杆菌、海分枝杆菌
Ⅱ组 暗产色菌	37℃培养时生长缓慢,菌落光滑。暗处培养菌落呈橘黄色,长期曝光培养则呈赤橙色	瘰疬分枝杆菌、苏加分枝杆菌
Ⅲ组 不产色菌	40~42℃培养时生长缓慢,菌落光滑,一般不产生色素	鸟 - 胞内分枝杆菌
Ⅳ组 迅速生长菌	25~45℃培养均可生长,生长速度快,分离培养 5~7d,传代培养 3d 即可长出菌落,菌落粗糙	脓肿分枝杆菌、龟分枝杆菌、偶发分枝杆菌

（李　锐　汤丽霞）

第三节　麻风分枝杆菌

【概述】

　　麻风分枝杆菌,俗称麻风杆菌,是一种能引起麻风病的细菌,最常见的损害部位是机体皮肤,见图 14-3-1A、图 14-3-1B;也可累及黏膜及神经末梢,感染晚期可能侵犯深部组织及器官。

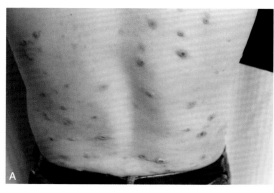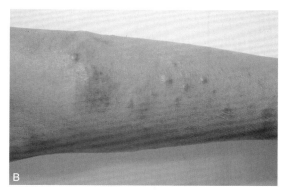

图 14-3-1　麻风分枝杆菌感染人体

A:后背皮肤红斑;B:脚部皮肤红斑。

【细菌及菌落形态】

　　1. 染色与形态　麻风分枝杆菌的形态、染色与结核分枝杆菌相似,其外形细长、略带弯曲,无荚膜、无芽孢、无鞭毛,常呈束状排列,大小为（0.3~0.5）μm×（1.0~8.0）μm,两端尖细。痰液中一般呈束状排列,组织中一般呈团簇状排列。该细菌为典型的胞内寄生菌,感染患者的细胞胞质常呈现为泡沫状,人们称之为麻风细胞。见图 14-3-2A、图 14-3-2B。

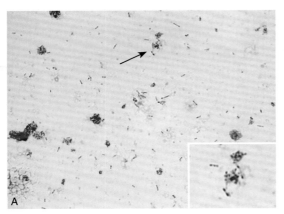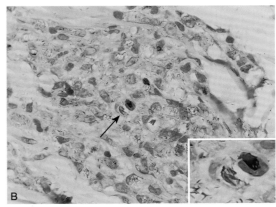

图 14-3-2　麻风分枝杆菌（抗酸染色，×1 000）

A：团簇状排列；B：胞内寄生。

2. **培养菌落形态**　麻风分枝杆菌体外人工培养尚未成功，但是可以使用动物培养法，即将麻风分枝杆菌接种于犰狳皮下或者皮内，部分在 15 个月内出现进行性散播型病变，且组织菌量高于人体组织 100 余倍。

（黄提学　蒋月婷）

第十五章

厌氧性细菌检验形态学

厌氧性细菌是一大群必须在无氧环境中才能生长繁殖的细菌,其种类繁多,分布广泛,可引起多种疾病。按照是否形成芽孢主要分为两大类,一类是有芽孢的革兰氏阳性杆菌,另一类是无芽孢的革兰氏阳性以及革兰氏阴性的球菌和杆菌。

第一节　梭状芽孢杆菌

梭状芽孢杆菌属是临床分离的厌氧菌中唯一有芽孢的菌属。其常见菌主要包括破伤风梭菌、产气荚膜梭菌、肉毒梭菌、艰难梭菌等。本属细菌广泛分布于土壤、人和动物肠道以及腐败物中,多数为腐生菌,少数致病菌能产生强烈的外毒素,引起人和动物疾病。

一、破伤风梭菌

【概述】

破伤风梭菌广泛存在于人和动物的肠道,可由粪便污染土壤,以芽孢的形式广泛存在于环境中。当机体受创伤时创口被污染或分娩时用不洁器械剪断脐带等,细菌即可侵入伤口生长繁殖,释放外毒素,引起机体痉挛性抽搐,称为破伤风。

【菌体及菌落形态】

1. 染色与形态　破伤风梭菌的初期培养物为革兰氏阳性,但培养 48h 后,尤其在芽孢形成后,易转变成革兰氏阴性。菌体大小为（2~5）μm×（0.3~0.5）μm,呈细长形,两端钝圆,有周鞭毛,无荚膜。芽孢位于菌体顶端,圆形,且直径大于菌体,使细菌呈鼓槌状,为本菌典型特征,见图 15-1-1A。

2. 培养菌落形态　破伤风梭菌为专性厌氧菌,在普通平板上不易生长,在潮湿的血琼脂平板上常呈扩散生长,形成爬行生长物,不易获得单个菌落,图 15-1-1B 箭头所示为该菌形成的菌膜,接种环划过后明显可见。

二、产气荚膜梭菌

【概述】

产气荚膜梭菌广泛存在于自然界及人和动物的肠道中,是气性坏疽的主要病原菌,也可引起食物中毒,是临床标本中最常见的厌氧梭状芽孢杆菌。

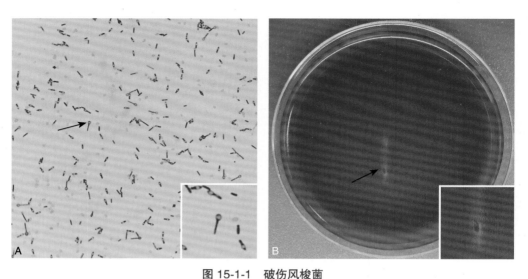

图 15-1-1　破伤风梭菌

A：显微镜下形态（革兰氏染色，×1 000）；B：细菌菌落（厌氧血琼脂平板，培养 3d）。

【菌体及菌落形态】

1. 染色与形态　产气荚膜梭菌为革兰氏阳性粗大杆菌，两端钝圆，呈货车厢样外观，大小为（1~1.5）μm×（3~5）μm。本菌无鞭毛。芽孢呈椭圆形，直径小于菌体，位于菌体中央或次极端，但在机体组织和人工培养基中很少形成芽孢，见图 15-1-2A、图 15-1-2B。

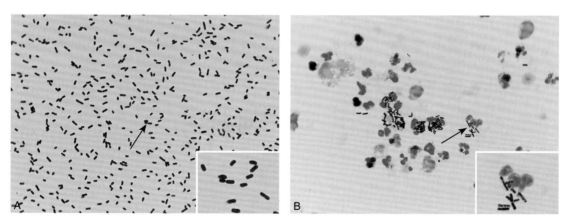

图 15-1-2　产气荚膜梭菌（革兰氏染色，×1 000）

A：纯培养；B：脓液标本。

2. 培养菌落形态　产气荚膜梭菌为不严格厌氧菌，在微氧的环境中也能生长。此菌生长繁殖较快，在厌氧血琼脂平板上，厌氧培养 18~24h 后，即可形成直径 2~4mm、圆形、凸起、表面光滑、边缘整齐、半透明的菌落，见图 15-1-3A；在日光灯下可见多数菌株有典型的双层溶血环，内层为完全透明的溶血环，即 β 溶血，外层为模糊的溶血环，即 α 溶血，见

图 15-1-3B、图 15-1-3C。厌氧血琼脂平板上产气荚膜梭菌与大肠埃希菌菌落的比较,见图 15-1-3D。

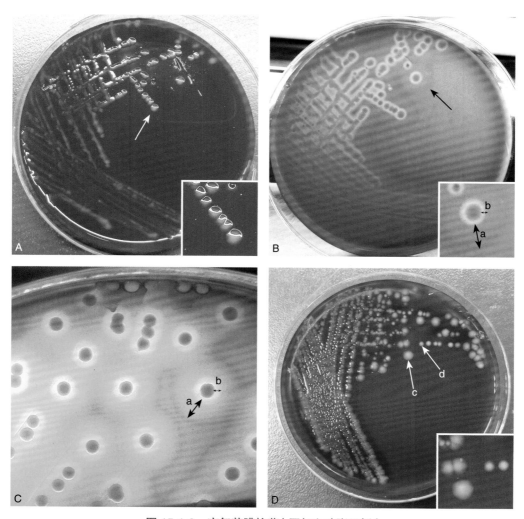

图 15-1-3　产气荚膜梭菌(厌氧血琼脂平板)

A:无溶血(培养 1d);B:双层溶血环(培养 1d);C:双层溶血环(培养 12h);D:菌落比较(培养 1d)。
a:α 溶血环;b:β 溶血环;c:产气荚膜梭菌菌落;d:大肠埃希菌菌落。

三、肉毒梭菌

【 概述 】

肉毒梭菌主要存在于土壤及水中,偶尔存在于动物粪便中,是肉毒病的病原菌。该菌在厌氧条件下可产生毒性极强的外毒素,即肉毒毒素,为已知最剧烈的毒素。若摄入含该毒素的食物(如罐头、火腿、腊肠、发酵的豆制品和面制品等),即可发生毒素性食物中毒。

【菌体及菌落形态】

1. **染色与形态** 肉毒梭菌为革兰氏阳性粗大杆菌,大小为(1~1.2)μm×(4~6)μm,菌体直或稍弯,两端钝圆,单个或成双排列,有时呈链状。有周鞭毛,无荚膜。20~25℃时在菌体次极端形成卵圆形芽孢,直径大于菌体,使细菌呈汤匙状或网球拍状,见图 15-1-4。

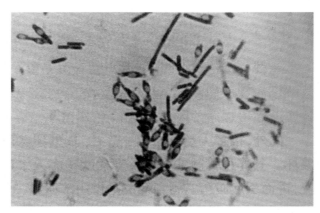

图 15-1-4 肉毒梭菌(革兰氏染色,×1 000)

2. **培养菌落形态** 肉毒梭菌为严格厌氧菌。营养要求不高,在厌氧血琼脂平板上,35℃培养 18~24h,形成直径为 3~5mm、不规则、灰白色、半透明的菌落,有 β 溶血。在卵黄平板上,除 G 型外,其他肉毒梭菌均可产生局限性不透明区和珠光层。在庖肉培养基中能消化肉渣,使之变黑,有腐败恶臭气味。

四、艰难梭菌

【概述】

艰难梭菌是引起抗生素相关性腹泻和假膜性结肠炎最常见的病原菌,因其对氧极为敏感,分离培养困难而得名。艰难梭菌是人和动物肠道中的正常菌群,在幼儿的粪便中最常见。肠道中的乳杆菌、双歧杆菌和真菌等对其具有拮抗作用。

【菌体及菌落形态】

1. **染色与形态** 艰难梭菌为革兰氏阳性粗长杆菌,大小为(1.3~1.6)μm×(3.6~6.4)μm,培养 48h 后常转为革兰氏阴性。此菌无荚膜,有些菌株有周鞭毛,能运动。艰难梭菌的芽孢为卵圆形或长方形,位于菌体的次极端,见图 15-1-5A;腹泻粪便标本中见艰难梭菌为革兰氏阳性粗长杆菌,菌体一端可见芽孢,见图 15-1-5B。

2. **培养菌落形态** 艰难梭菌为严格的专性厌氧菌,用常规的厌氧培养法不易生长。最适温度为 30~37℃,在 25~45℃均可生长。在厌氧血琼脂平板上,培养 24h 后,形成直径 3~5mm、圆形、白色或淡黄色、边缘不齐、表面粗糙、不溶血的菌落,见图 15-1-6A;在艰难梭菌鉴定培养基(CDIF 平板)上形成黑色菌落,见图 15-1-6B。

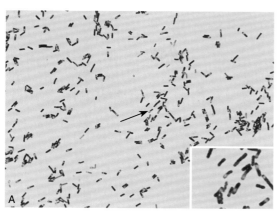
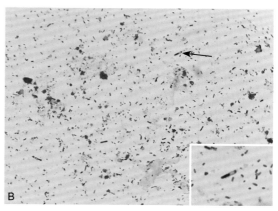

图 15-1-5　艰难梭菌（革兰氏染色，×1 000）

A：纯培养；B：粪便标本。

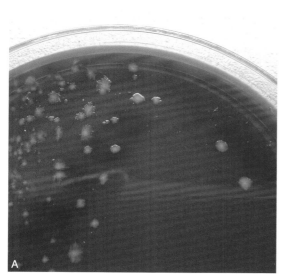
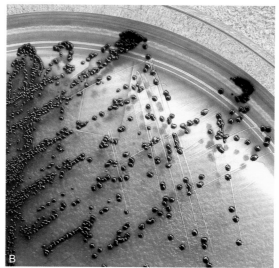

图 15-1-6　艰难梭菌（厌氧培养 1d）

A：厌氧血琼脂平板；B：CDIF 平板。

（夏文颖　郭亚楠）

第二节　革兰氏阴性无芽孢厌氧杆菌

革兰氏阴性无芽孢厌氧杆菌存在于正常人体的口腔、直肠和阴道等部位，包括拟杆菌属、普雷沃菌属、卟啉单胞菌属和梭杆菌属等。

一、拟杆菌属

【概述】

拟杆菌属是人类口腔、肠道及女性生殖道的正常菌群。有时可导致血流感染、腹腔感染、伤口感染及女性生殖系统感染等,是临床上最重要的无芽孢厌氧杆菌。

【菌体及菌落形态】

1. **染色与形态** 拟杆菌属为革兰氏阴性杆菌,呈多形性,着色不均,多数菌种两端钝圆、浓染,中间不易着色,似空泡。拟杆菌无芽孢,无鞭毛,脆弱拟杆菌可形成荚膜,部分菌株有菌毛。

临床常见的拟杆菌属如脆弱拟杆菌呈革兰氏阴性直杆状,大小较均一,见图 15-2-1A、图 15-2-1B;多形拟杆菌形态呈多形性,革兰氏染色阴阳不一,见图 15-2-1C;卵形拟杆菌菌体较钝圆,为革兰氏阴性短杆状,见图 15-2-1D。

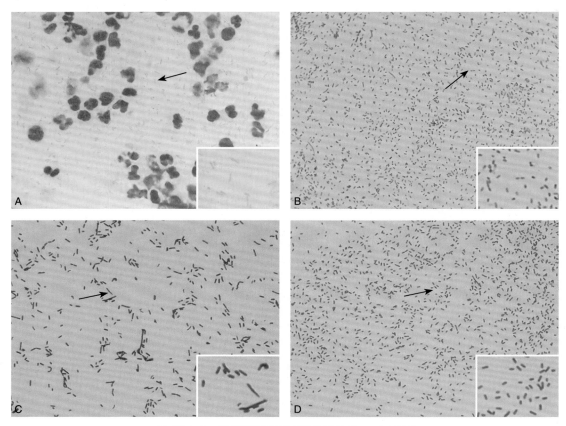

图 15-2-1 常见拟杆菌属(革兰氏染色,×1 000)

A:脆弱拟杆菌(脓液标本); B:脆弱拟杆菌(纯培养); C:多形拟杆菌(血培养); D:卵形拟杆菌(纯培养)。

2. **培养菌落形态** 拟杆菌属细菌专性厌氧,营养要求较高。临床常见的拟杆菌属如脆弱拟杆菌,在厌氧血琼脂平板上经 24h 培养后,即可形成直径 1~3mm、圆形、微凸、表面光滑、半透明、灰白色、边缘整齐的菌落,新分离的菌落常湿润、有黏性,少数菌株微溶血,多数菌株不溶血,见图 15-2-2A。卵形拟杆菌在厌氧血琼脂平板上需经 48h 培养后,方可形成直径 1~3mm、圆形、微凸、表面光滑、半透明、白色、较湿润的菌落,不同培养时间该菌的菌落形态见图 15-2-2B、图 15-2-2C。多形拟杆菌在厌氧血琼脂平板上需经 72h 培养后,方可形成直径 1~2mm、圆形、微凸、表面光滑、半透明、白色、较湿润的菌落,其菌落较卵形拟杆菌小,不同培养时间该菌的菌落见图 15-2-2D、图 15-2-2E。

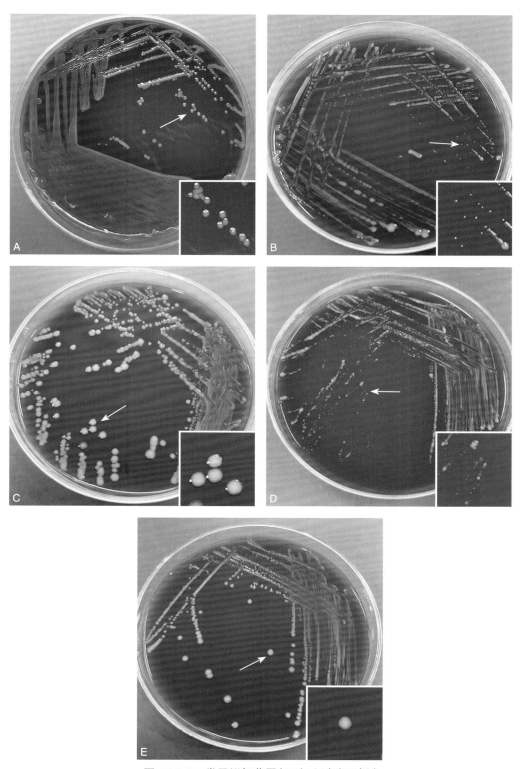

图 15-2-2　常见拟杆菌属（厌氧血琼脂平板）

A：脆弱拟杆菌（培养 24h）；B：卵形拟杆菌（培养 24h）；C：卵形拟杆菌（培养 48h）；D：多形拟杆菌（培养 24h）；E：多形拟杆菌（培养 72h）。

二、普雷沃菌属

【概述】

普雷沃菌属定植于人体的口腔、肠道和女性生殖道,多见于口腔和上呼吸道感染,几乎所有口腔感染都有普雷沃菌属的参与。其中,二路普雷沃菌和解糖胨普雷沃菌常引起女性生殖道感染,而在口腔感染中少见。本菌属的代表菌株为产黑色素普雷沃菌。

【菌体及菌落形态】

1. **染色与形态**　普雷沃菌属为革兰氏阴性球杆菌,大小为(0.8~1.5)μm×(1.0~3.5)μm,成双或呈短链状排列,两端钝圆,有浓染和空泡。在液体培养基,尤其是在含糖培养基中呈多形性,菌体长短不一,长者为 10μm 以上。无荚膜、无鞭毛、无芽孢。

临床标本中二路普雷沃菌可表现为多形性,纯培养可见细菌呈球杆状,见图 15-2-3A;脓液和胸腔积液标本中的口腔普雷沃菌由于抗生素的影响,可见菌体长短不一,见图 15-2-3B、图 15-2-3C。产黑色素普雷沃菌为革兰氏阴性球杆菌,菌体长短不一,见图 15-2-3D。

2. **培养菌落形态**　本菌属为专性厌氧菌,营养要求高,在厌氧血琼脂平板上生长良好,经 24~48h 培养后,呈圆形、微凸、半透明的小菌落。

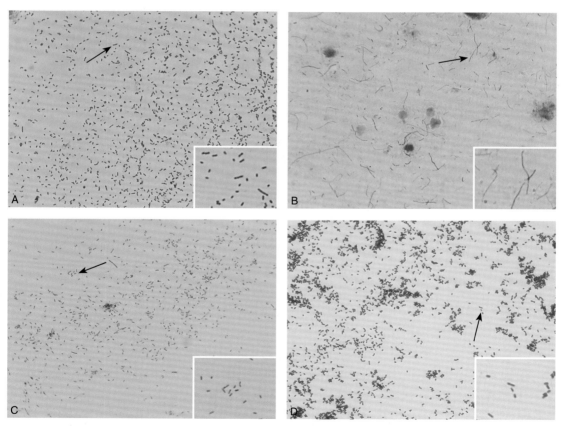

图 15-2-3　常见普雷沃菌属(革兰氏染色,×1 000)

A:二路普雷沃菌(纯培养);B:二路普雷沃菌(脓液标本);C:口腔普雷沃菌(胸腔积液标本);D:产黑色素普雷沃菌(纯培养)。

二路普雷沃菌菌落大小不一,为白色,见图 15-2-4A;口腔普雷沃菌菌落较小,半透明,见图 15-2-4B。

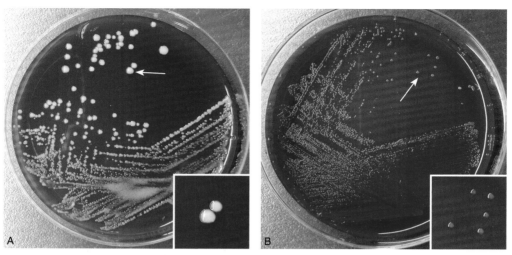

图 15-2-4　常见普雷沃菌属(厌氧血琼脂平板)
A:二路普雷沃菌(培养 3d);B:口腔普雷沃菌(培养 4d)。

三、卟啉单胞菌属

【概述】

卟啉单胞菌属主要分布于人类口腔、泌尿生殖道和肠道。主要引起人类牙周炎、牙髓炎、根尖周炎等口腔感染,也可引起肺炎、胸膜炎、阑尾炎和细菌性阴道炎。

【菌体及菌落形态】

1. **染色与形态**　不解糖卟啉单胞菌为革兰氏阴性短杆菌或球杆菌,大小为(0.5~0.8)μm×(1.0~3.0)μm,无荚膜、无鞭毛,见图 15-2-5。

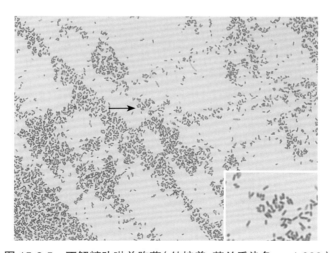

图 15-2-5　不解糖卟啉单胞菌(纯培养,革兰氏染色,×1 000)

2. 培养菌落形态 不解糖卟啉单胞菌专性厌氧,营养要求较高,在厌氧血琼脂平板上培养 5~7d,可形成光滑、有光泽、凸起、直径 1~3mm 的棕色菌落,见图 15-2-6A、图 15-2-6B,继续培养 10~18d 后逐渐转为黑色菌落,见图 15-2-6C。

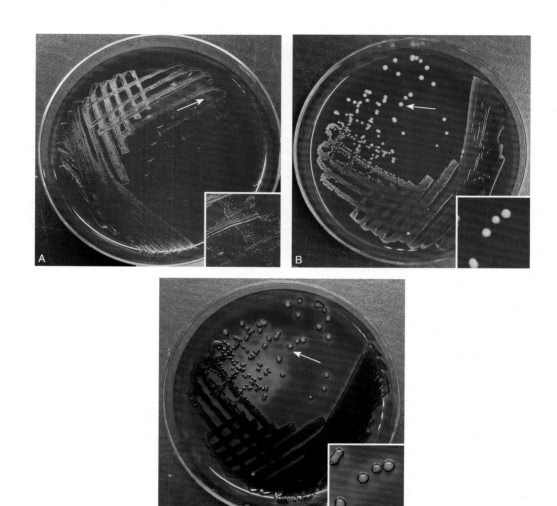

图 15-2-6 不解糖卟啉单胞菌(厌氧血琼脂平板)
A:培养 2d;B:培养 7d;C:培养 18d。

四、梭杆菌属

【概述】

梭杆菌属是寄生于人类口腔、上呼吸道、肠道和泌尿生殖道的正常菌群,可引起各种软组织感染,是口腔感染、肺脓肿及胸腔等感染的常见病原菌。也可从肠道感染、尿路感染、手术感染灶以及血液等多种临床标本中分离到。

【菌体及菌落形态】

1. **染色与形态** 梭杆菌属为革兰氏阴性杆菌,菌体为纤细长丝状,常呈多形性。典型的形态特征为梭形,两端尖细、中间膨大,大小为(5~10)μm×1μm,有时菌体中有革兰氏阳性颗粒存在。无鞭毛、无芽孢。

临床常见的梭杆菌属,如具核梭杆菌,菌体纤细,呈长丝状,见图15-2-7A、图15-2-7B;死亡梭杆菌大小不一,见图15-2-7C。

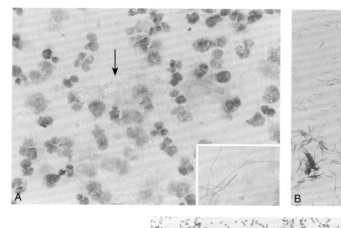
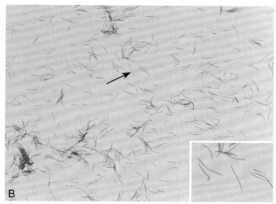
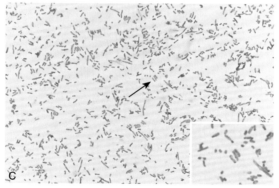

图 15-2-7 常见梭杆菌属(革兰氏染色,×1 000)

A:具核梭杆菌(胸腔积液标本);B:具核梭杆菌(纯培养 2d);C:死亡梭杆菌(纯培养 1d)。

2. **培养菌落形态** 梭杆菌属严格厌氧,在厌氧血琼脂平板上生长良好,经48h培养后,可形成直径 1~2mm、圆形、凸起、灰黄色、光滑、透明或半透明的菌落。

临床常见的细菌,如具核梭杆菌,呈圆形、白色、凸起、光滑的菌落,一般不溶血,见图 15-2-8A;坏死梭杆菌菌落大小不一,呈不规则的圆形、白色、凸起、光滑、半透明的菌落,见图 15-2-8B。

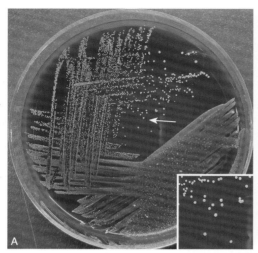
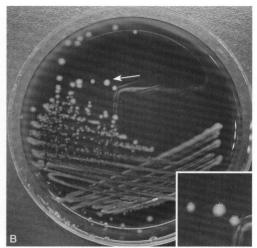

图 15-2-8　常见梭杆菌属（厌氧血琼脂平板）

A：具核梭杆菌（培养 2d）；B：坏死梭杆菌（培养 3d）。

（夏文颖　郭亚楠）

第三节　革兰氏阳性无芽孢厌氧杆菌

革兰氏阳性无芽孢厌氧杆菌包括放线菌属、丙酸杆菌属、双歧杆菌属、真杆菌属、乳杆菌属等，此类细菌呈多形性，多数严格厌氧，生长缓慢。此类菌多存在于机体外腔道或皮肤黏膜表面，多为正常菌群或机会致病菌。

一、放线菌属

【概述】

放线菌属在自然界分布广泛，致病性弱，多为内源性机会致病菌，可引起慢性化脓性炎症。临床常见的致病性放线菌属包括衣氏放线菌、内氏放线菌、黏液放线菌、麦氏放线菌、牛型放线菌、龋齿放线菌等。

【细菌及菌落形态】

1. **染色与形态**　放线菌属为革兰氏阳性菌，非抗酸性，为直或微弯曲杆菌，无荚膜，无芽孢，无鞭毛。常形成分枝状无隔营养菌丝，不产生气生菌丝，呈链状排列，新鲜培养物中可呈丝状或短杆状。患者的病灶或脓性分泌物中可见"硫磺样颗粒"，见图 15-3-1A；对其压片后，镜下可见细丝缠绕形成的团块，呈放射状排列，见图 15-3-1B。

放线菌属很少单独引起感染，通常作为混合感染的一部分存在，所以在病灶标本中可见到多种形态的细菌，有时缠绕成团，箭头所指为放线菌属，见图 15-3-2A、图 15-3-2B。也有一部分病灶标本中，菌体形态为不规则的短杆状，形似棒状杆菌，见图 15-3-2C、图 15-3-2D。

多数放线菌属的典型形态为微弯曲杆菌或细丝状,成簇或栅栏样排列,见图 15-3-2E、图 15-3-2F。液体或固体培养后,纯菌涂片染色一般无缠绕成团的细丝状形态,多为长或短杆菌,形似棒状杆菌,见图 15-3-2G、图 15-3-2H。

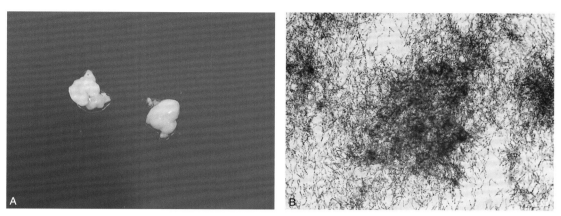

图 15-3-1　放线菌属硫磺样颗粒(脓液标本)

A:硫磺样颗粒(肉眼观察);B:硫磺样颗粒压片(革兰氏染色,×1 000)。

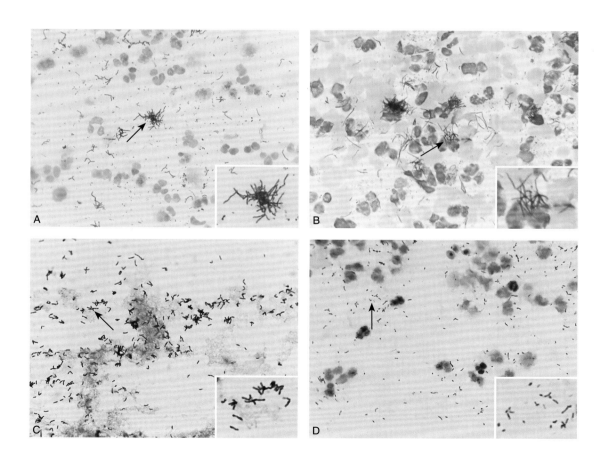

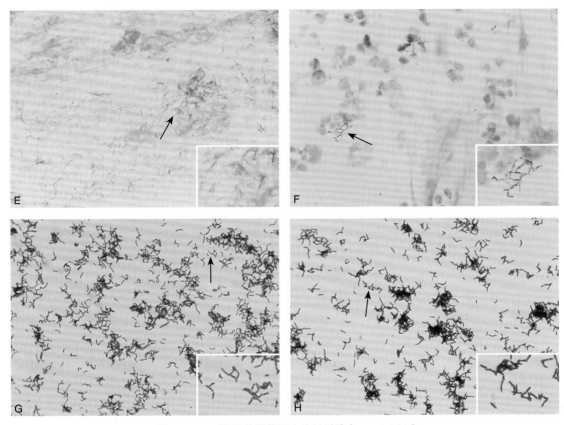

图 15-3-2　常见放线菌属（革兰氏染色，×1 000）

A：放线菌属（甲状腺脓肿标本）；B：放线菌属（上颌骨脓肿标本）；C：纽氏放线菌（尿液沉渣）；D：麦氏放线菌（前庭大腺脓液标本）；E：龋齿放线菌（痰液标本）；F：格雷文尼放线菌（痰液标本）；G：麦氏放线菌（纯培养）；H：内氏放线菌（纯培养）。

2. **培养菌落形态**　放线菌属培养比较困难，大部分菌种厌氧，某些菌株兼性厌氧，CO_2 能促进生长，也有一些菌株，特别是病灶标本中为细丝状菌体的，常规需氧、厌氧培养都可能不生长。初代培养 2~5d 可形成 0.5~3.5mm 的粗糙型或光滑型菌落，大部分菌落为白色到灰白色，见图 15-3-3。

二、其他革兰氏阳性无芽孢厌氧杆菌属

【概述】

其他革兰氏阳性无芽孢厌氧杆菌属包括丙酸杆菌属、真杆菌属、双歧杆菌属和乳杆菌属，均为正常菌群或污染菌。丙酸杆菌属细菌主要寄居在人和动物的皮肤、皮脂腺、肠道以及乳制品和青贮饲料中；真杆菌属细菌寄居在人和动物的肠道和口腔中；双歧杆菌属和乳杆菌属细菌主要寄居在人类和动物的肠道、口腔以及女性生殖道中。

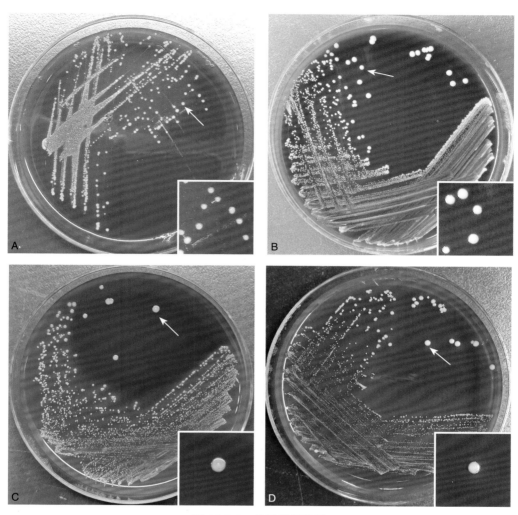

图 15-3-3　常见放线菌属

A：麦氏放线菌（厌氧培养 2d）；B：内氏放线菌（5% CO_2 培养 4d）；C：龋齿放线菌（厌氧培养 3d）；
D：格雷文尼放线菌（厌氧培养 5d）。

【细菌及菌落形态】

1. **染色与形态**　丙酸杆菌属以痤疮丙酸杆菌最为常见，为革兰氏阳性小杆菌，微弯，呈棒状，一端钝圆，另一端尖细。单个、成对或呈 X、V 和 Y 形排列，染色不匀，陈旧培养物中细菌常呈长丝状，有高度多形性，无鞭毛，无芽孢，无荚膜。痤疮丙酸杆菌显微镜下形态见图 15-3-4A、图 15-3-4B。厌氧血培养瓶报阳后，直接涂片，显微镜下形态见图 15-3-4C、图 15-3-4D。

真杆菌属均为革兰氏阳性杆菌，菌体通常不规则，形态呈多形性，为杆状或球杆菌，单个、成对或链状排列。迟缓真杆菌为临床常见菌，是末端圆形的小直杆菌，见图 15-3-5A。

双歧杆菌属为革兰氏阳性杆菌，染色不匀，菌体排列多样，无鞭毛，无芽孢，无荚膜。其形态不规则，呈高度多形性，常有分叉，可呈 V 或 Y 形以及一端或两端膨大的棒状，见图 15-3-5B、图 15-3-5C。

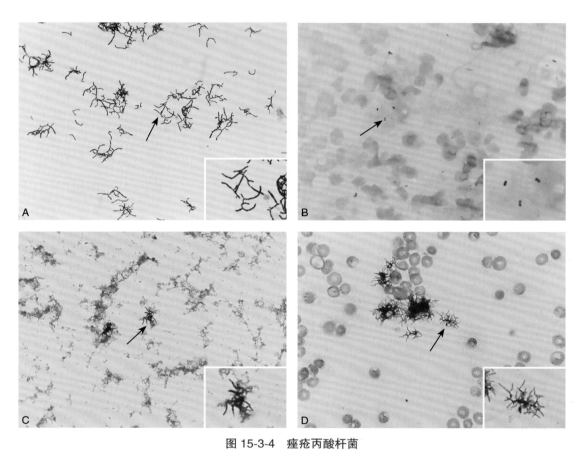

图 15-3-4　痤疮丙酸杆菌

A：纯培养（2d，革兰氏染色，×1 000）；B：脓标本（革兰氏染色，×1 000）；C：血标本（培养 5d，革兰氏染色，×1 000）；D：血标本（瑞-吉染色，×1 000）。

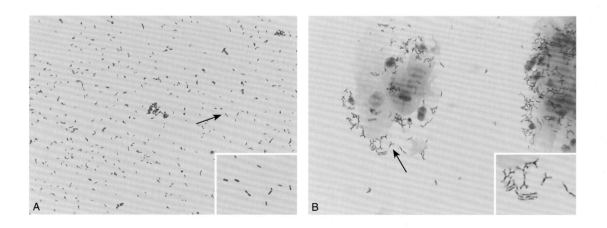

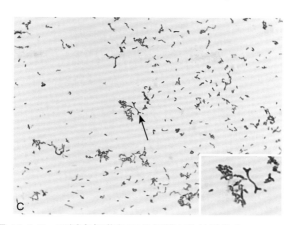

图 15-3-5　迟缓真杆菌与双歧杆菌（革兰氏染色，×1 000）
A：迟缓真杆菌（纯培养 3d）；B：双歧杆菌（宫腔分泌物标本）；C：双歧杆菌（纯培养 2d）。

　　乳杆菌属均为革兰氏阳性杆菌，见图 15-3-6A，但其常可染成阴性，显微镜下可见革兰氏阴性和阳性同时存在，见图 15-3-6B。本属细菌菌体细长，有时弯曲或呈短杆状，见图 15-3-6C、图 15-3-6D。少数可呈球状，常成双、呈短链或栅栏样排列，无芽孢，无鞭毛，无荚膜。在不同的培养基或培养环境中，乳杆菌的菌体可出现较大的差异，例如在需氧和厌氧血培养瓶中的形态差异显著，见图 15-3-6E、图 15-3-6F。

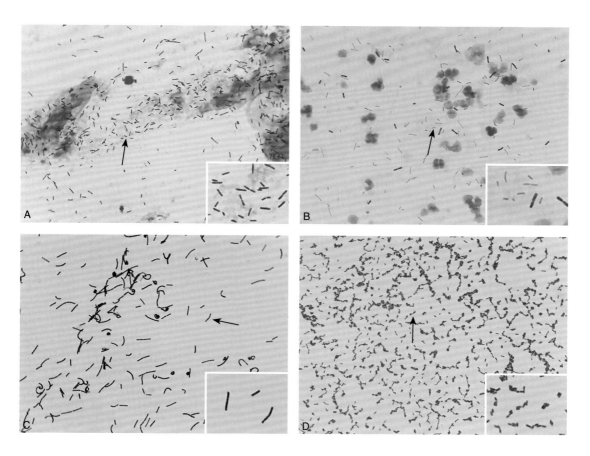

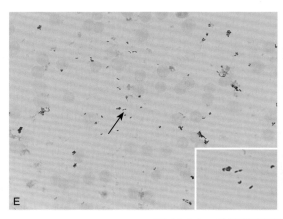
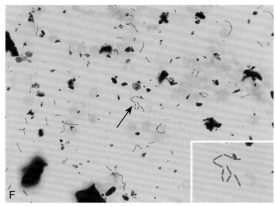

图 15-3-6　乳杆菌属细菌（革兰氏染色，×1 000）

A：乳杆菌属（阴道分泌物标本）；B：乳杆菌属（阴道分泌物标本，两种染色形态）；C：乳杆菌属（纯培养）；
D：唾液糖乳杆菌（纯培养）；E：鼠李糖乳杆菌（厌氧血培养瓶）；F：鼠李糖乳杆菌（需氧血培养瓶）。

2. 培养菌落形态　丙酸杆菌属为专性厌氧或兼性厌氧菌，在微需氧环境中生长良好。
血琼脂平板上孵育 48h 后，形成直径 0.5~1.5mm、圆形、表面光滑、边缘整齐、凸起、有光泽、
不透明，呈白色、灰白色、粉红、红色、黄色或橙色的菌落，见图 15-3-7A。真杆菌属专性厌
氧，最适生长温度是 37℃，pH 是 7.0。菌落微小，无色，扁平或凸起，透明或半透明。迟缓
真杆菌在厌氧血琼脂平板上孵育 48h，可形成直径 0.5~2mm、圆形、凸起、半透明和不溶血
的小菌落，见图 15-3-7B。双歧杆菌属为专性厌氧菌，但不同的菌种对氧的敏感性可能不
同。在厌氧血琼脂平板上孵育 2d，形成较小、圆形、光滑、边缘整齐、凸起、不透明、奶油色
到白色、不溶血的菌落，见图 15-3-7C。乳杆菌属为专性厌氧、兼性厌氧或微需氧，厌氧环
境生长更好。在营养琼脂上形成较小、圆形、表面光滑或粗糙、边缘整齐或不整齐、凸起、
不透明的菌落，一般不产生色素。乳杆菌属在 SBA 平板厌氧培养 2d 后，可见 α 溶血环，见
图 15-3-7D、图 15-3-7E。

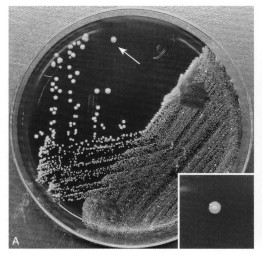
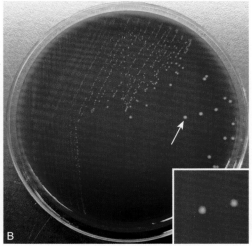

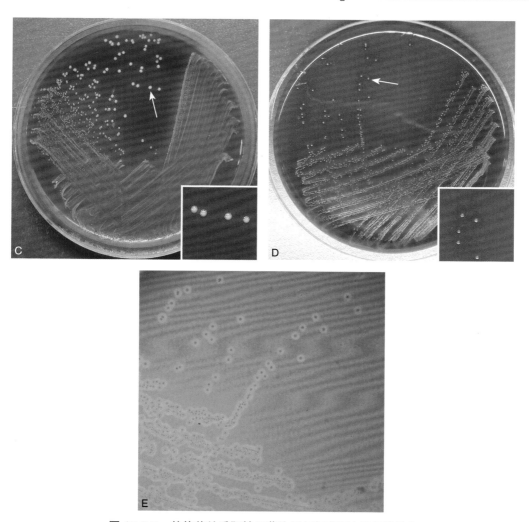

图 15-3-7 其他革兰氏阳性无芽孢厌氧杆菌属（厌氧培养）

A：痤疮丙酸杆菌（脓液标本，培养 8d）；B：迟缓真杆菌（培养 4d）；C：双歧杆菌（培养 2d）；D：乳杆菌属（SBA 培养基，培养 2d）；E：乳杆菌属（α 溶血环，SBA 培养基，培养 2d）。

（夏文颖 郭亚楠）

第四节 厌 氧 球 菌

厌氧球菌约占临床厌氧菌分离株的 25%，是临床厌氧菌感染的重要病原菌，分为革兰氏阳性和革兰氏阴性厌氧球菌。

一、革兰氏阳性厌氧球菌

革兰氏阳性厌氧球菌主要包括消化链球菌属和消化球菌属，是口腔、消化道、上呼吸道和女性生殖道的正常菌群，某些情况下可成为机会致病菌。

【概述】

消化链球菌属细菌是革兰氏阳性无芽孢厌氧菌,属内菌种分类变化较大,常见致病菌包括厌氧消化链球菌、微小微单胞菌、不解糖嗜胨菌、大芬戈尔德菌、普氏消化链球菌等。此类厌氧球菌常存在于混合感染中,参与肺部、胸膜和其他部位的继发感染。

消化球菌属仅有一个种,即黑色消化球菌。可从乳房脓肿、前列腺炎以及肺部、泌尿道混合感染的各种脓液中分离到,但临床标本中较少分离到。

【细菌及菌落形态】

1. **染色与形态**　革兰氏阳性球菌,直径为 0.3~2μm,单个、成对、短链状或成堆排列,无鞭毛,无芽孢。厌氧消化链球菌可呈多形性,成对或链状排列,临床标本直接涂片,细菌显微镜下形态见图 15-4-1A;在厌氧血琼脂平板上,厌氧培养 1d,涂片可见菌体呈链状或成对排列,见图 15-4-1B;不解糖嗜胨菌菌体成对或成堆排列,原始标本细菌形态见图 15-4-1C;微小微单胞菌成对或呈长链状排列,纯培养细菌形态见图 15-4-1D。大芬戈尔德菌菌体单个、成对、四联或成簇排列,见图 15-4-1E。

2. **培养菌落形态**　厌氧消化链球菌培养 24h 后,形成圆形、灰色、凸起的小菌落,具有糖果气味,见图 15-4-2A;不解糖嗜胨菌厌氧培养后形成中等大小、圆形、反光、凸起、白色至柠檬色的菌落,有霉味,见图 15-4-2B;微小微单胞菌在厌氧血琼脂平板上培养可见圆形、光滑、有光泽、透明、凸起、白色菌落,见图 15-4-2C;大芬戈尔德菌厌氧培养后形成圆形、光滑、边缘整齐、凸起或扁平、半透明、白色的菌落,见图 15-4-2D。

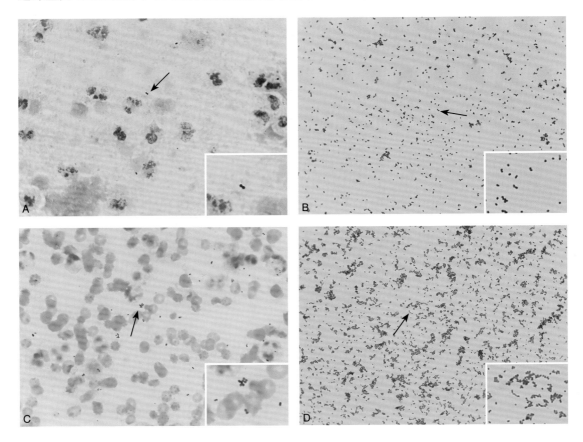

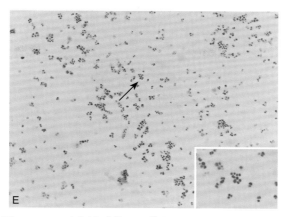

图 15-4-1　消化链球菌属细菌（革兰氏染色，×1 000）

A：厌氧消化链球菌（肺吸出物标本）；B：厌氧消化链球菌（纯培养 1d）；C：不解糖嗜胨菌（宫腔脓肿）；D：微小微单胞菌（纯培养 3d）；E：大芬戈尔德菌（厌氧培养 4d）。

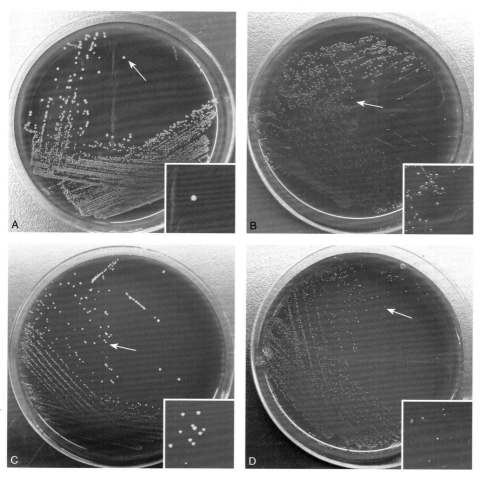

图 15-4-2　消化链球菌属细菌

A：厌氧消化链球菌（厌氧培养 2d）；B：不解糖嗜胨菌（厌氧培养 3d）；C：微小微单胞菌（厌氧培养 4d）；D：大芬戈尔德菌（厌氧培养 4d）。

二、革兰氏阴性厌氧球菌

革兰氏阴性厌氧球菌有 3 个属,韦荣球菌属、氨基酸球菌属和巨球菌属。韦荣球菌属在革兰氏阴性厌氧球菌中最为重要,其中小韦荣球菌为常见菌种。

【概述】

韦荣球菌属是肠道、口腔、咽部和女性生殖道的正常菌群。最常见的是可导致上呼吸道感染的小韦荣球菌,其多为混合感染,致病力不强。

【细菌及菌落形态】

1. **染色与形态**　韦荣球菌属为革兰氏阴性厌氧小球菌,成对、呈短链状或成簇排列,无荚膜,无鞭毛,无芽孢。小韦荣球菌显微镜下形态见图 15-4-3A。

2. **培养菌落形态**　韦荣球菌属为专性厌氧菌,营养要求较高,在含血液的培养基上孵育 48h,可形成圆形、光滑、不透明、灰白色或灰绿色、不溶血、中心凸起的小菌落。小韦荣球菌传代培养,在厌氧血琼脂平板上厌氧培养 5d,菌落特征见图 15-4-3B。

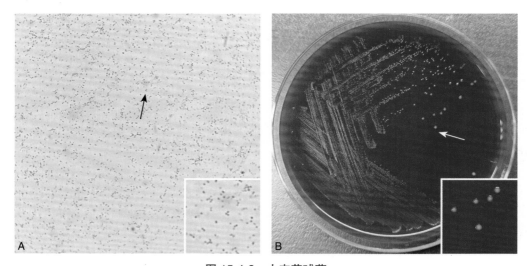

图 15-4-3　小韦荣球菌

A:小韦荣球菌(革兰氏染色,×1 000);B:小韦荣球菌(厌氧培养 5d)。

（吴　庆　郭亚楠）

第十六章

螺旋体检验形态学

螺旋体是一群细长、螺旋状的原核细胞型微生物,基本结构与细菌相似。螺旋体在自然界及动物体内广泛存在,有些为正常菌群,有些则对人和动物致病。根据螺旋的数目、大小、规则程度及两螺旋间的距离,可将螺旋体分为 5 个属,其中对人致病的有 3 个属:钩端螺旋体属、疏螺旋体属和密螺旋体属。

第一节　钩端螺旋体属

【概述】

钩端螺旋体属是一类螺旋细密而规则,菌体一端或两端弯曲成钩状(常简称为钩体)且运动活泼的原核细胞型微生物,因其结构与细菌相似,分类学上划归为广义的细菌学范畴。该螺旋体属隶属于原核生物界的螺旋体门、螺旋体纲、螺旋体目、钩端螺旋体科。属内目前包含 17 个种,常见的菌种主要有问号钩端螺旋体、双曲钩端螺旋体、亚历山大钩端螺旋体等。其代表菌种为问号钩端螺旋体。

【菌体及菌落形态】

钩端螺旋体属大小为(0.1~0.2)μm×(6~20)μm,菌体细长,螺旋盘绕细致而规则,为右手螺旋构象,变幅为 0.1~0.15μm,波长约为 0.5μm。菌体一端或两端常呈"C""S"或"8"字形。革兰氏染色阴性,不易被碱性染料着色。钩端螺旋体属用 Fontana 镀银染色后,螺旋体增粗,呈棕褐色,易于观察,见图 16-1-1A。在暗视野显微镜下观察,可见黑色背景下钩体因折光性强而似一串微细珠粒排列成的发亮细链,它以两根中轴丝作为运动器官,活泼地做前后伸缩或者围绕长轴快速旋转的运动,见图 16-1-1B。新鲜标本在暗视野显微镜下可呈现两种不同的运动方式:穿梭型(快速往返运动)和旋转型(沿菌体长轴快速旋转)。形态学上,所有的钩端螺旋体属是不能区分的。电子显微镜下形态见图 16-1-1C、图 16-1-1D。

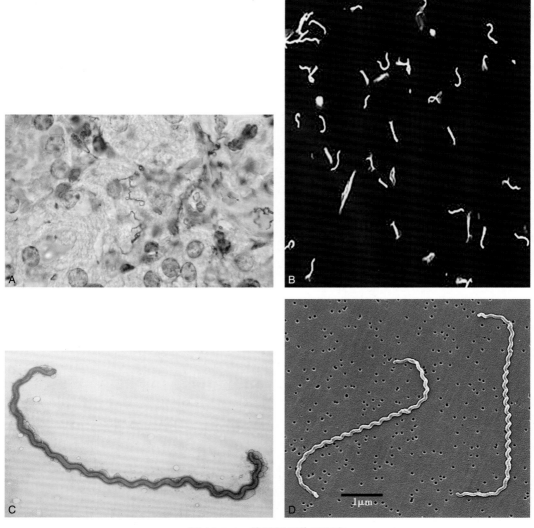

图 16-1-1 钩端螺旋体属形态

A：光学显微镜（镀银染色，×400）；B：暗视野显微镜（×600）；C：透射电子显微镜（×30 000）；
D：扫描电子显微镜（×30 000）。

第二节 疏螺旋体属

疏螺旋体属是一类螺旋少而稀疏，且排列不规则的原核细胞型微生物，又称包柔螺旋体属，因其结构与细菌相似，分类学上划归为广义的细菌学范畴。该螺旋体属隶属于原核生物界的螺旋体门、螺旋体纲、螺旋体目、螺旋体科。属内目前包含 33 个种，其中部分对人类有致病性，主要有伯氏疏螺旋体、回归热疏螺旋体、奋森疏螺旋体，最常见的是伯氏疏螺旋体。鹅螺旋体则为该螺旋体属的代表菌种。

一、伯氏疏螺旋体

【概述】

伯氏疏螺旋体是莱姆病（Lyme 病）的病原体。主要引起皮肤损害，表现为游走性红斑，同时可伴有发热、头痛、颈硬、肌痛和关节痛等症状，数月后可出现神经系统损害和精神异常等。

【菌体及菌落形态】

菌体细长，长 3~20μm，宽 0.2~0.5μm，结构与钩端螺旋体相似，两端尖细，有 3~10 个不规则而疏松的螺旋，螺旋间距为 2~4μm，运动活泼，有扭转、翻滚、抖动等多种运动方式。革兰氏染色阴性，着色较困难，吉姆萨或瑞氏染色较佳，见图 16-2-1A、图 16-2-1B。临床标本（感染早期的皮肤组织、淋巴液和血液等）直接涂片镜检，暗视野显微镜观察可见到以滚动、翻转等形式活泼运动的疏螺旋体，见图 16-2-1C；瑞氏染色可见螺旋弯曲的菌体。电子显微镜下形态见图 16-2-1D。

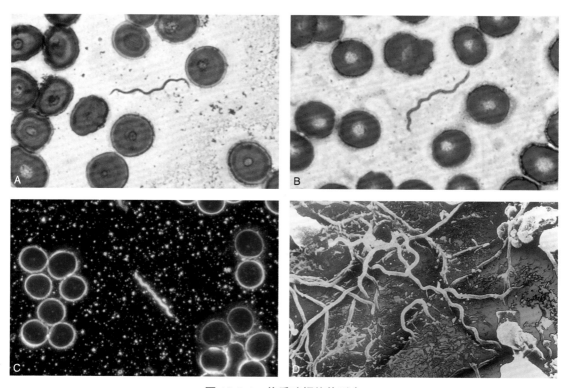

图 16-2-1　伯氏疏螺旋体形态

A：伯氏疏螺旋体（吉姆萨染色，×1 000）；B：伯氏疏螺旋体（瑞氏染色，×1 000）；C：伯氏疏螺旋体（暗视野，×640）；D：伯氏疏螺旋体（扫描电子显微镜，×1 000）。

二、回归热疏螺旋体

【概述】

回归热疏螺旋体是人类回归热的病原体,以节肢动物为传播媒介,体虱传播型为流行性回归热,软蜱传播型为地方性回归热。

【菌体及菌落形态】

菌体细长,有 3~10 个不规则而疏松的螺旋,吉姆萨染色呈紫红色,见图 16-2-2A,瑞氏染色呈棕红色,见图 16-2-2B。取发热期外周血进行涂片染色镜检,可见到细长、疏散弯曲的螺旋体;或取新鲜手指血加等量盐水,盖上盖玻片立即高倍镜镜检,可见到活泼运动的疏螺旋体,见图 16-2-2C。

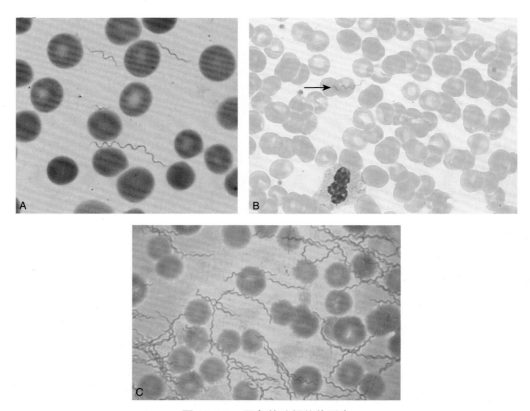

图 16-2-2　回归热疏螺旋体形态

A:回归热疏螺旋体(吉姆萨染色,×600);B:回归热疏螺旋体(瑞氏染色,×400);C:回归热疏螺旋体(×600)。

第三节　密螺旋体属

密螺旋体属是一类螺旋细密、规则,两端尖细的原核细胞型微生物。因其结构与细菌相似,分类学上划归为广义的细菌学范畴。该螺旋体属隶属于原核生物界的螺旋体门、螺旋体纲、螺旋体目、螺旋体科。目前属内有 23 个种和 3 个亚种,其中最为常见的为苍白密螺旋体,又称梅毒螺旋体。对人致病的主要有苍白密螺旋体、品他密螺旋体,分别引起人类梅毒和品他病。密螺旋体属代表菌种为苍白密螺旋体。

苍白密螺旋体

【概述】

苍白密螺旋体苍白亚种是梅毒的病原菌,主要通过性接触传播,也可通过血液和胎盘垂直传播。梅毒的临床过程分 3 期,第一期为硬下疳期(1 个月左右),在外生殖器感染后局部形成丘疹硬结,进而变为无痛性溃疡,病灶中有大量螺旋体存在,极易传播。第二期为梅毒疹期(3 周至 3 个月),全身皮肤黏膜出现皮疹,伴淋巴结肿大,梅毒疹和淋巴结中有大量螺旋体。第一、二期为早期梅毒,约 1/4 的患者可发展为晚期,即第三期梅毒,皮肤黏膜会出现溃疡性坏死灶或内脏器官出现肉芽肿样病变(梅毒瘤)。

【菌体及菌落形态】

菌体长 8~30μm,直径为 0.2~0.5μm。有 8~14 个整齐均匀的螺旋,小而柔软纤细,运动活泼。革兰氏染色阴性,不易着色,一般需要借助暗视野显微镜观察,见图 16-3-1A,或者用镀银染色法检测。Fontana 镀银染色法可将螺旋体染成棕褐色,见 16-3-1B、图 16-3-1C。新鲜标本可于暗视野显微镜下直接观察形态和运动方式,也可用荧光染色法检查。组织切片可用 Warthin-Starry 染色法染色,见图 16-3-1D。电子显微镜下形态见图 16-3-1E、图 16-3-1F。

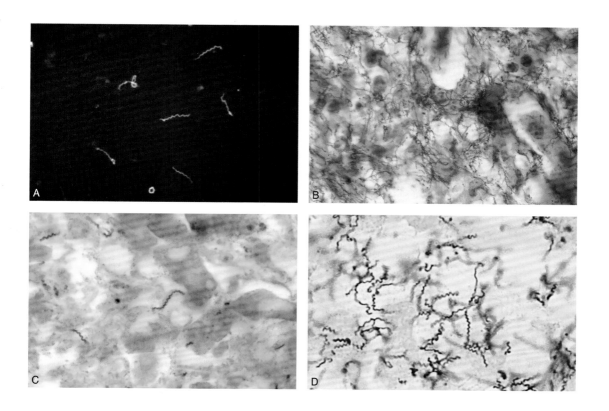

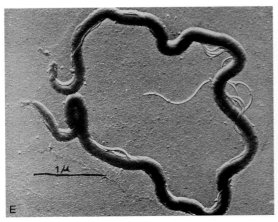
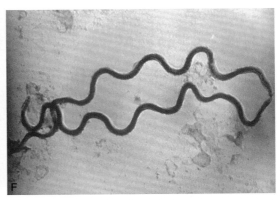

图 16-3-1　苍白密螺旋体形态

A：苍白密螺旋体（暗视野显微镜，×600）；B：苍白密螺旋体（镀银染色，×350）；C：苍白密螺旋体（镀银染色，×700）；D：苍白密螺旋体（Warthin Starry 染色，×1 000）；E：苍白疏螺旋体（透射电子显微镜，×30 000）F：苍白疏螺旋体（扫描电子显微镜，×36 000）。

（张　文　闫海润）

第十七章

支原体、衣原体和立克次体检验形态学

支原体、衣原体和立克次体均为细菌域的原核生物,但在生物学特性上与普通细菌存在一定的差异,支原体缺乏细胞壁,而衣原体和立克次体不能在人工培养基上生长。与人类疾病相关的支原体主要有肺炎支原体、人型支原体和解脲脲原体等,衣原体有沙眼衣原体和肺炎衣原体,而立克次体则包括普氏立克次体、莫氏立克次体、恙虫病东方体和贝纳柯克斯体等。

第一节 支 原 体

支原体是一类无细胞壁,在形态上呈高度多形性,可通过滤菌器,能在无生命培养基中生长繁殖的最小的原核细胞型微生物。该菌属可正常存在于呼吸道和泌尿生殖道黏膜,其中肺炎支原体可以引起呼吸道感染,而人型支原体和解脲脲原体可引起泌尿生殖道感染。

一、肺炎支原体

【概述】

肺炎支原体是引起青少年急性呼吸道感染的主要病原体之一,其主要引起支气管炎,常伴有上呼吸道症状,在部分感染者中可致肺炎,而个别感染者可出现脑膜炎、横断性脊髓炎、心包炎和关节炎等肺外并发症。在临床表现上,肺炎支原体肺炎病理改变以间质性肺炎为主,且临床表现和 X 线胸片不典型,属于原发性非典型性肺炎的范畴,不同于其他典型细菌性肺炎。

【菌体及菌落形态】

1. **染色与形态** 肺炎支原体缺乏细胞壁,仅有细胞膜,呈高度多形性,典型形态似酒瓶状,一端有一种球状的特殊结构,大小为 $(0.1~0.2)\mu m \times (1~2)\mu m$;也可呈球形、球杆形、分枝状及丝状。革兰氏染色阴性,但不易着色,吉姆萨染色呈淡紫色。

2. **培养菌落形态** 肺炎支原体营养要求较高,培养基中须添加 10%~20% 的动物血清、10% 酵母浸液、组织浸液及辅酶等才能生长。该菌在 37℃、pH7.8~8.0、5% CO_2 的微氧环境中生长较好,但生长缓慢,在固体培养基中形成直径 10~100μm 的菌落,初次分离时菌落呈细小的草莓状。在液体培养基中常呈轻度混浊现象。

二、解脲脲原体和人型支原体

【概述】

解脲脲原体和人型支原体均为人类泌尿生殖道寄生菌,可通过性接触传播,并被认为是性传播疾病的病原体。解脲脲原体最常引起非淋菌性尿道炎,并与前列腺炎、附睾炎、宫颈炎、阴道炎、流产及不育等有关。人型支原体可以引起成人的附睾炎、宫颈炎、盆腔炎和产后发热,以及新生儿的肺炎、脑膜炎及脑脓肿等。

【菌体及菌落形态】

1. 染色与形态 解脲脲原体和人型支原体在液体培养基中以球形为主,直径为 $0.2\sim0.3\mu m$,常单个或成对排列。革兰氏染色阴性,但不易着色,吉姆萨染色呈紫蓝色。

2. 培养菌落形态 解脲脲原体营养要求较高,需要供给胆固醇和酵母浸液,最适 pH 为 $5.5\sim6.5$。常用的基础培养基为牛心消化液,在液体选择培养基中 37℃培养 $18\sim24h$,分解尿素产生 NH_3 而使培养基变为红色;在固体培养基中,置于 95% N_2、5% CO_2 气体环境下,37℃培养 $2\sim3d$,形成细小($10\sim40\mu m$)、周边较窄的"油煎蛋"样菌落,须用低倍镜观察,见图 17-1-1A。

人型支原体的最适 pH 为 $7.2\sim7.4$,但营养要求不如解脲脲原体苛刻,且部分菌株能在血琼脂平板上生长。在液体培养基中,可分解精氨酸产生 NH_3 而使培养基变为红色。在固体培养基上形成较大($100\sim200\mu m$)、典型的"油煎蛋"样菌落,见图 17-1-1B。

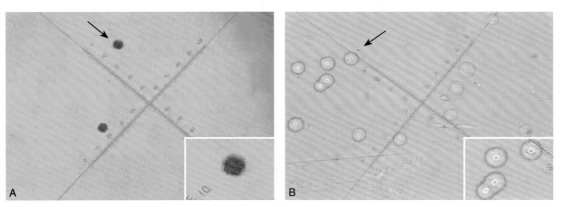

图 17-1-1 解脲脲原体和人型支原体菌落(×200)

A:解脲脲原体;B:人型支原体。

(屈平华 闫海润)

第二节 衣 原 体

衣原体是一类专性真核细胞内寄生、有独特发育周期、能通过细菌滤器的原核细胞型微生物。与人类疾病相关的衣原体主要包括沙眼衣原体和肺炎衣原体,其中沙眼衣原体主要引起眼部和泌尿生殖道感染,而肺炎衣原体主要引起呼吸道感染。

一、沙眼衣原体

【概述】

沙眼衣原体依据侵袭力和引起人类疾病的部位不同分为 3 个生物型,即沙眼生物型、生殖生物型和性病淋巴肉芽肿生物型。沙眼衣原体主要寄生于人体,可侵害不同系统和器官,主要引起沙眼、包涵体结膜炎、泌尿生殖道感染、呼吸道感染性病和淋巴肉芽肿等疾病。

【菌体及菌落形态】

衣原体在宿主细胞内繁殖时具有独特的发育周期,并具有原体和网状体两种形态。原体在宿主细胞外较稳定,但无繁殖能力;而网状体作为宿主细胞内的繁殖型,代谢活泼,但不能在胞外存活,且无感染性。原体通过吞饮作用进入易感细胞后,由宿主细胞膜包绕形成空泡,进一步在空泡内发育形成网状体,并以二分裂方式增殖,在空泡内生成许多子代原体。子代原体聚集,被宿主细胞膜包绕形成包涵体,成熟后从破坏的感染细胞中释出,待感染新的易感细胞后,又开始新的发育周期。在形态学上,原体小而致密,直径 $0.25\sim0.35\mu m$,呈球形、椭圆形或梨形,吉姆萨染色呈紫色,麦氏(Macchivello)染色呈红色。网状体直径 $0.5\sim1.0\mu m$,为圆形或不规则形,中央呈纤细的网状结构,吉姆萨和麦氏染色均呈蓝色。而包涵体的形态及其出现在宿主细胞的位置,可作为鉴别不同衣原体的重要依据。沙眼衣原体感染患者的细胞内可出现包涵体,一般采用吉姆萨染色;也可采用碘染色,但灵敏度较低;建议采用荧光染色,其灵敏度较高。

二、肺炎衣原体

【概述】

肺炎衣原体是一种引起呼吸道疾病的重要病原体,主要引起咽炎、鼻窦炎、支气管炎和社区获得性肺炎,还可引起心包炎、心肌炎和心内膜炎等。在临床表现上,由肺炎衣原体所引起的社区获得性肺炎,其症状常不典型,仅表现为上呼吸道感染的症状(鼻炎和喉炎)、咳嗽和斑片状渗出影,起病缓慢且症状迁延,咳嗽持续常超过 2 周;再感染时症状较轻,也有无症状咽部携带者的报道。

【菌体及菌落形态】

肺炎衣原体平均直径为 $0.38\mu m$,在电镜下呈典型的梨形,有清晰的周浆间隙,且在感染细胞中可形成包涵体。沙眼衣原体包涵体一般采用吉姆萨染色,但灵敏度较低;并且由于其包涵体中无糖原,故不能采用碘染色;一般建议采用荧光染色,以提高灵敏度。

(屈平华　陈 鑫)

第三节　立克次体

立克次体是一类微小的杆状或球杆状、革兰氏染色阴性,除极少数外,为严格细胞内寄生的原核细胞型微生物,主要引起斑疹伤寒、恙虫病和腺热等,对人类致病的主要有立克次体科的立克次体属和东方体属,以及无形体科的无形体属和埃里希体属。

一、立克次体属

【概述】

立克次体是一种与节肢动物（蜱、螨、蚤、虱和其他昆虫）密切相关的人畜共患病原体，对某些立克次体来说，节肢动物既是一个宿主，又是一个中介媒介的载体。除了感染人类外，立克次体通常对脊椎动物和无脊椎动物也有致病性，其中与人类疾病相关的主要有普氏立克次体和莫氏立克次体。

普氏立克次体是流行性斑疹伤寒的病原体，由虱传播，通常与卫生状况差有关，又称虱传斑疹伤寒。人感染普氏立克次体后，经两周左右的潜伏期后骤然发病，主要症状为高热、头痛及皮疹，有的伴有神经系统、心血管系统或其他脏器损害，病后免疫力持久。

莫氏立克次体是地方性斑疹伤寒的病原体，由鼠蚤传播，也称鼠型斑疹伤寒。人感染莫氏立克次体后，临床症状与流行性斑疹伤寒相似，但发病缓慢、病情较轻，且很少累及中枢神经系统、心肌等。

【菌体及菌落形态】

1. 染色与形态　立克次体比细菌小，呈明显的多形性，有球形、球杆状、长杆状及长丝状等，在感染细胞内大多聚集成团，分布在胞质内。革兰氏染色阴性；吉姆萨染色呈紫红色；吉曼尼兹（Gimenez）法染色后呈红色，而背景为绿色。

2. 培养特性　立克次体必须在真核细胞内才能生长繁殖，可采用鸡胚、组织细胞和动物培养法，且培养时需要 CO_2。豚鼠可作为立克次体的初代分离的动物，多种立克次体在豚鼠和小鼠内生长良好。鸡胚卵黄囊常用于立克次体的传代培养，通常采用 5~9 日龄鸡胚作卵黄囊接种，一般在 32~35℃可存活 4~13d。另外，普氏立克次体和莫氏立克次体能在多种单层细胞上生长繁殖。

二、东方体属

【概述】

东方体属隶属于立克次体科，目前属内只有恙虫病东方体一种。恙虫病东方体感染与恙螨叮咬有关，病原体入侵人体后，在叮咬处先出现红色丘疹，形成水疱后破裂，溃疡处形成黑色焦痂；病原体经局部繁殖后经淋巴系统入血循环，可引起发热、皮疹，全身淋巴结肿大及各内脏器官的血管炎病变，其菌体死亡后释放出的毒素样物质是主要致病因素。

【菌体及菌落形态】

1. 染色与形态　恙虫病东方体具有多形性，但以短杆状或球杆状为常见。革兰氏染色阴性；吉姆萨染色呈紫红色；麦氏染色呈蓝色（其他立克次体呈红色）；吉曼尼兹染色呈暗红色（其他立克次体呈鲜红色），背景为绿色。麦氏染色和吉曼尼兹染色可以鉴别恙虫病东方体和其他立克次体。细胞内寄生的恙虫病东方体分布在细胞质内，密集于细胞核旁。

2. 培养菌落形态　恙虫病东方体可以在多种细胞内生长、繁殖，一般采用 Vero、L929 细胞进行培养。细胞感染需要适宜的温度和吸附时间，通常以 37℃吸附 1h，培养温度 32℃为宜，恙虫病东方体繁殖缓慢，用 vero 细胞培养 8~9d，细胞开始变圆，堆积呈葡萄状；培养 12~15d，立克次体生长繁殖到顶峰，但细胞不脱落。恙虫病东方体在细胞质内生长繁殖，在细胞核旁高度密集,但不侵入细胞核。

三、埃立克体和无形体

【概述】

埃立克体属和无形体属均隶属于无立克次体目、无形体科,其中与人类疾病有关的主要有腺热新立克次体、查菲埃里希体和嗜吞噬细胞无形体。腺热新立克次体可导致人腺热病,可能由蜱传播,临床表现为发热、头痛、淋巴细胞数增加,并出现非典型淋巴细胞。查菲埃里希体可引起人单核细胞埃里希体病,主要侵犯人的单核细胞和巨噬细胞,传播媒介为美洲钝眼蜱和肩突硬蜱。嗜吞噬细胞无形体是人粒细胞无形体病的病原体,主要侵犯人粒细胞,传播媒介是肩突硬蜱。

【菌体及菌落形态】

埃立克体和无形体是一种专性细胞内寄生菌,菌体呈多形性,通常为圆形或椭圆形,平均长度为 0.5~1.5μm。包涵体形态像桑葚,又称为桑葚体。用罗氏(Romanowsky)染色,菌体呈蓝色和紫色,而宿主细胞核为紫色。用吉姆萨或瑞氏染色,埃立克体和无形体的包涵体呈深紫色,通常以单个或包涵体形式存在于与宿主细胞膜相连的胞质空泡内。

(屈平华　陈　鑫)

第十八章

酵母及酵母样真菌检验形态学

第一节　假丝酵母菌属

假丝酵母菌属真菌在自然界中广泛分布,也可黏附于人体皮肤及黏膜上皮细胞。属内真菌包含 150 多个种,大多数菌种在 37℃不生长,无致病性。临床常见的仅 10 余种,主要以白假丝酵母菌、热带假丝酵母菌、光滑假丝酵母菌、克柔假丝酵母菌、近平滑假丝酵母菌为主,当机体的抵抗力降低或因抗生素过度使用或正常寄居部位发生改变,它们作为机会致病菌会引起假丝酵母菌病,也可自肠道入血而引起血流感染。

一、白假丝酵母菌

【概述】

白假丝酵母菌是临床上最常见也是最重要的假丝酵母菌种,它既是人体正常菌群的一部分,却也能引起人体浅表及深部器官或系统感染。在各种标本包括组织及支气管肺泡灌洗液中可被检出。

【菌体及菌落形态】

白假丝酵母菌为双相性真菌,同时有孢子及菌丝。

1. **染色与形态**　革兰氏染色阳性,芽生孢子呈圆形、卵圆形,直径为 2.5~4μm;芽生孢子繁殖并延长生长而成为几乎无隔的假菌丝,分枝的假菌丝根部有缩窄是其特点。原始标本涂片中见到假菌丝是其致病的重要表现。白假丝酵母菌在血清中 37℃孵育 2~4h,芽管形成试验呈阳性。在玉米-吐温 80 琼脂上 28℃培养 3~5d,分枝的假菌丝分隔处产生圆形葡萄状的芽生孢子,其末端可产生特征性的大而壁厚的厚壁孢子,但在 30℃以上厚壁孢子生成受到抑制。白假丝酵母菌镜下形态见图 18-1-1。

2. **培养菌落形态**　白假丝酵母菌在血琼脂平板、巧克力琼脂平板上生长良好,36℃培养 48h 形成直径约 3mm、圆形、光滑、表面似蜡样、不溶血的白色菌落。从标本中分离出来的白假丝酵母菌在血琼脂平板、巧克力琼脂平板、中国蓝平板上的菌落常不规则,边缘可生出"伪足",呈"星形"生长,见图 18-1-2A、图 18-1-2B,传代生长的菌落"伪足"常消失。白假丝酵母菌在沙保(SDA)培养基上 25~37℃培养,生长良好,18~24h 可见明显菌落生长,菌落较大,呈奶油样、光滑、柔软、蜡样、有光泽,见图 18-1-2C;在科马嘉显色平板上呈翠绿色菌落,见图 18-1-2D。该菌在 42℃以及含放线菌酮的培养基上均能生长。

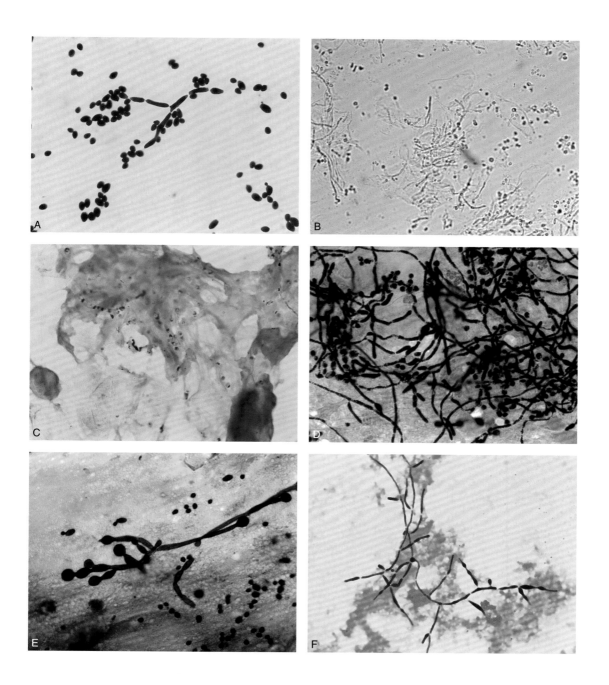

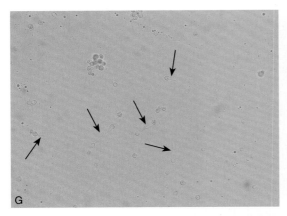
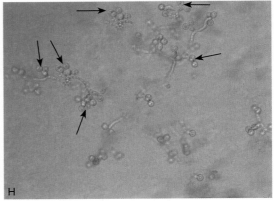
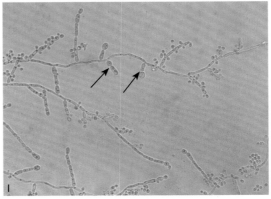

图 18-1-1　白假丝酵母菌

A：纯培养（革兰氏染色，×1 000）；B：口腔白斑（10% KOH 二甲亚砜压片，×400）；C：背部丘疹皮屑（亚甲蓝染色，×400）；D：灌洗液（革兰氏染色，×1 000）；E：痰液（六胺银染色，×1 000）；F：血培养（革兰氏染色，×1 000）；G：血清芽管形成试验芽管（×400）；H：厚壁孢子（×400）；I：缩窄（玉米粉-吐温 80 琼脂，72h，×400）。

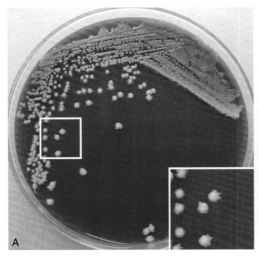
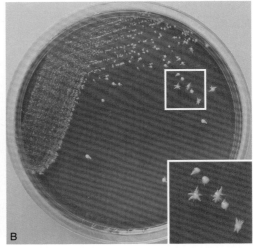

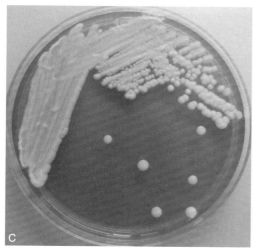
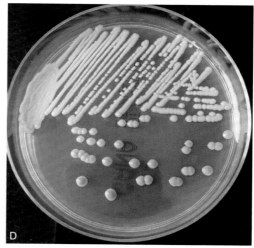

图 18-1-2　白假丝酵母菌（36℃培养 48h）
A：血琼脂平板；B：中国蓝平板；C：SDA 平板；D：科马嘉显色平板。

二、热带假丝酵母菌

【概述】

热带假丝酵母菌是假丝酵母菌血症和播散性假丝酵母菌病主要的病原菌,可引起免疫低下人群器官或系统感染。

【菌体及菌落形态】

1. 染色与形态　热带假丝酵母菌的芽生孢子呈圆形或卵圆形,革兰氏阳性,菌体比白假丝酵母菌稍大,见图 18-1-3A、图 18-1-3B,芽管形成试验阴性。在玉米 - 吐温 80 培养基上 28℃培养 2~3d 可生成较细的假菌丝,圆形、卵圆形的芽生孢子沿细长的假菌丝单个生长或数个轮状或成簇生长,无厚壁孢子或偶见少量泪滴形厚壁孢子,见图 18-1-3C、图 18-1-3D。

2. 培养菌落形态　热带假丝酵母菌在血琼脂平板、巧克力琼脂平板、中国蓝平板和 SDA 平板上 25~37℃培养 24h,即可见直径约 2mm 的圆形菌落生长,培养 72h,菌落在血琼脂平板和 SDA 平板上呈灰白色到奶油色隆起;在巧克力琼脂平板和中国蓝平板上为米色或灰白色、较扁平、蜡样、无光泽、光滑或粗糙的菌落,边缘可有皱褶;在科马嘉假丝酵母菌显色平板上,菌落呈湖蓝色、蓝灰色,周边呈微白色,且在 36℃环境中生长的菌落较 28℃颜色深,其形态见图 18-1-4。

三、近平滑假丝酵母菌复合群

【概述】

近平滑假丝酵母菌复合群包括近平滑假丝酵母菌、拟平滑假丝酵母菌、似平滑假丝酵母菌和长孢罗德酵母菌 4 个种群。近平滑假丝酵母菌常定植于皮肤表面,是临床较常见的假丝酵母菌,常与导管相关性血流感染相关,也可与全胃肠外营养液使用后的血流感染相关,还可导致皮肤、指甲感染、眼内炎及真菌性心内膜炎等,该菌对棘白菌素类药物敏感性较低,但对唑类药物常较敏感,患者病死率相对较低。拟平滑假丝酵母菌多见于尿路感染,似平滑假丝酵母菌多在皮肤表面定植。

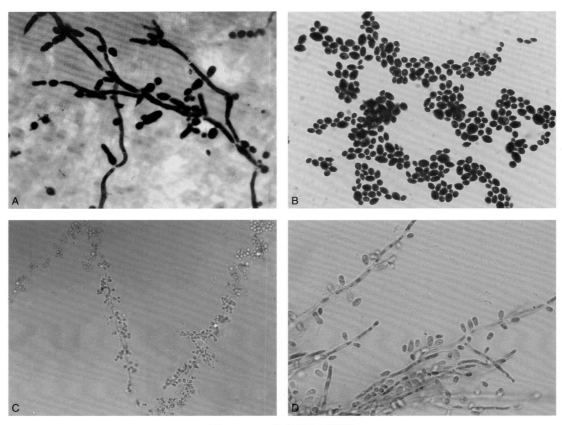

图 18-1-3 热带假丝酵母菌

A:血培养(革兰氏染色,×1 000);B:纯培养(革兰氏染色,×1 000);C:玉米粉-吐温 80 琼脂 72h(×400);D:玉米粉-吐温 80 琼脂 72h(荧光染色,×1 000)。

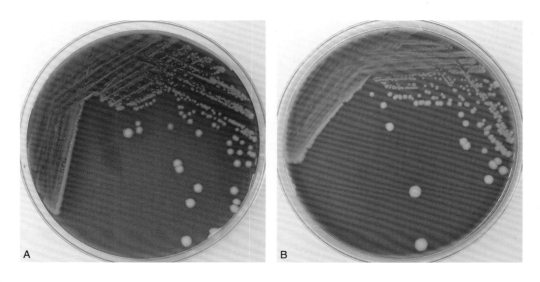

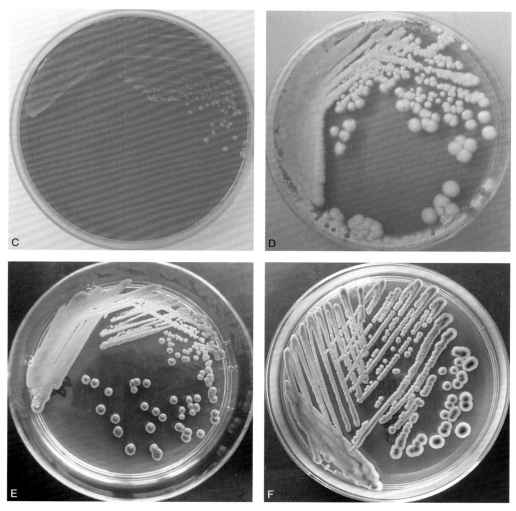

图 18-1-4　热带假丝酵母菌（培养 72h）

A：血琼脂平板（36℃培养）；B：巧克力琼脂平板（36℃培养）；C：中国蓝平板（36℃培养）；D：SDA
平板（36℃培养）；E：科马嘉显色平板（28℃培养）；F：科马嘉显色平板（36℃培养）。

【菌体及菌落形态】

1. **染色与形态**　近平滑假丝酵母菌孢子呈圆至长卵圆形，大小为（2.4~4）μm×（3~8）μm，
芽生孢子相对较小。在玉米粉 - 吐温 80 琼脂 28℃培养 24~48h，可见芽生孢子沿着细长假
菌丝生长，单个或数个成簇，镜下形态见图 18-1-5。

2. **培养菌落形态**　近平滑假丝酵母菌在血琼脂平板、巧克力琼脂平板上 36℃培
养 24h，仅可见小的白色菌落生长，中国蓝平板上生长的菌落则小似针尖，72h 菌落呈
光滑、奶油色、蜡样、稍扁平。在 SDA 平板上生长较快，菌落为奶油色到微黄色、光滑，
但比同期生长的白假丝酵母菌和热带假丝酵母菌小。在科马嘉显色平板上 25~37℃
培养 48h 呈白色，36℃延长培养 72h，菌落中心为淡粉色、淡紫色，周边为微白色，见
图 18-1-6。

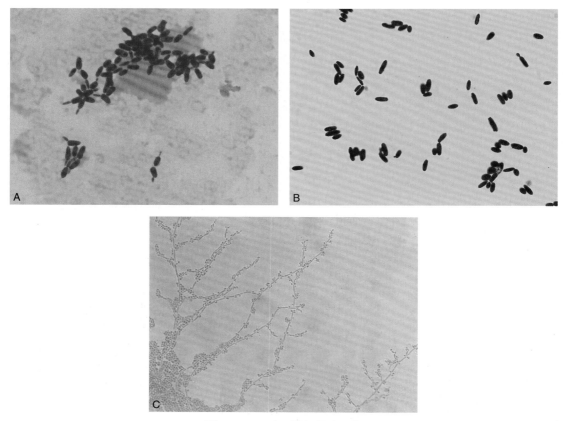

图 18-1-5 近平滑假丝酵母菌

A：血培养（革兰氏染色，×1 000）；B：纯培养（革兰氏染色，×1 000）；C：玉米粉 - 吐温 80 琼脂 72h（棉蓝染色，×400）。

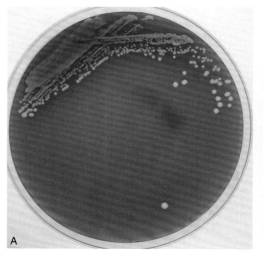
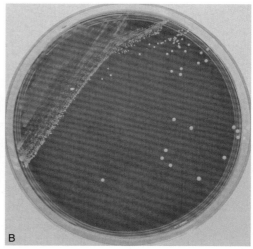

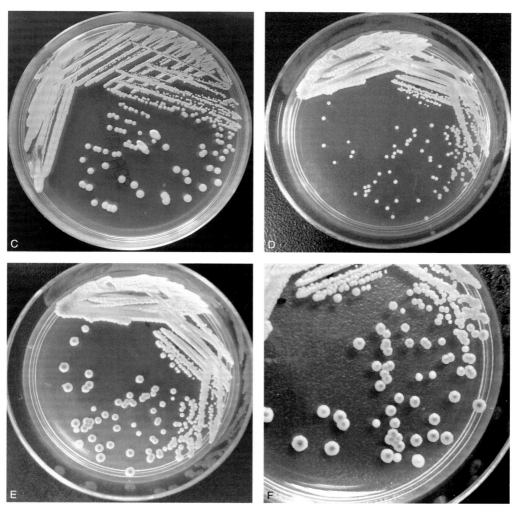

图 18-1-6　近平滑假丝酵母菌（36℃培养）

A：血琼脂平板（培养 72h）；B：中国蓝平板（培养 72h）；C：SDA 平板（培养 72h）；D：科马嘉显色平板（培养 48h）；E：科马嘉显色平板（培养 72h）；F：科马嘉显色平板（培养 72h）。

四、克柔假丝酵母菌

【概述】

根据系统分类法，克柔假丝酵母菌改名为库德里阿兹威毕赤酵母，但由于其生物学性状与假丝酵母菌相似及大家的熟悉度，仍归在本节介绍，暂用旧名。克柔假丝酵母菌可引起免疫低下人群器官或系统感染，发生播散性真菌血症，还可引起眼内炎、关节炎、心内膜炎等，对氟康唑天然耐药。

【菌体及菌落形态】

1. **染色与形态**　克柔假丝酵母菌孢子呈卵圆形或长圆柱形，芽生孢子为圆形、较小。在含 1% 葡萄糖的玉米 - 吐温 80 琼脂上 28℃培养 72h，产生较大量假菌丝，可呈轮状分枝生长，呈橄榄形、卵圆形孢子，其上生出细长芽生孢子，见图 18-1-7。血清芽管形成试验阴性。

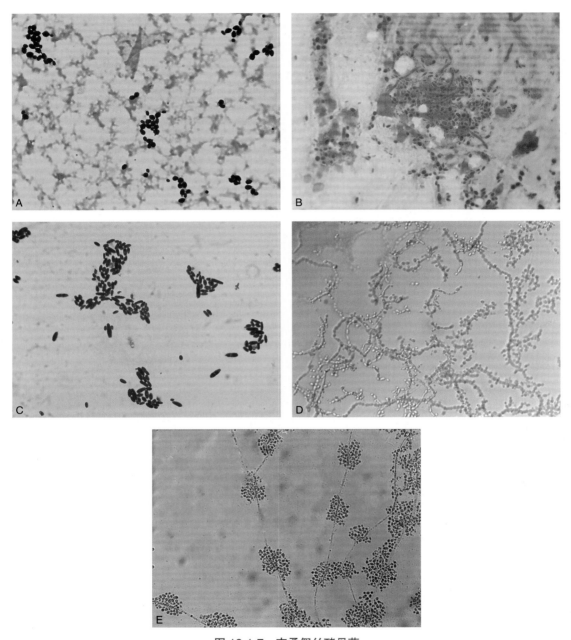

图 18-1-7　克柔假丝酵母菌

A：血培养（革兰氏染色，×1 000）；B：痰涂片（革兰氏染色，×1 000）；C：纯培养（革兰氏染色，×1 000）；
D：1% 葡萄糖玉米 - 吐温琼脂 72h（×400）；E：1% 葡萄糖玉米 - 吐温琼脂 72h（棉蓝染色，×400）。

2. **培养菌落形态**　克柔假丝酵母菌在血琼脂平板、巧克力琼脂平板、中国蓝、SDA 平板上培养 24h，可见不规则圆形小菌落生长，呈白色至灰白色；巧克力琼脂平板、中国蓝、SDA平板上 36℃培养 72h，菌落干燥、粗糙，中心有白色小突起，边缘不整齐；巧克力琼脂平板、中国蓝平板上边缘呈沙滩状。在科马嘉显色平板上呈粗糙型菌落，中央为粉红色或浅紫色，边缘为白色。沙氏肉汤中呈表面生长，并可见贴壁生长现象，见图 18-1-8。

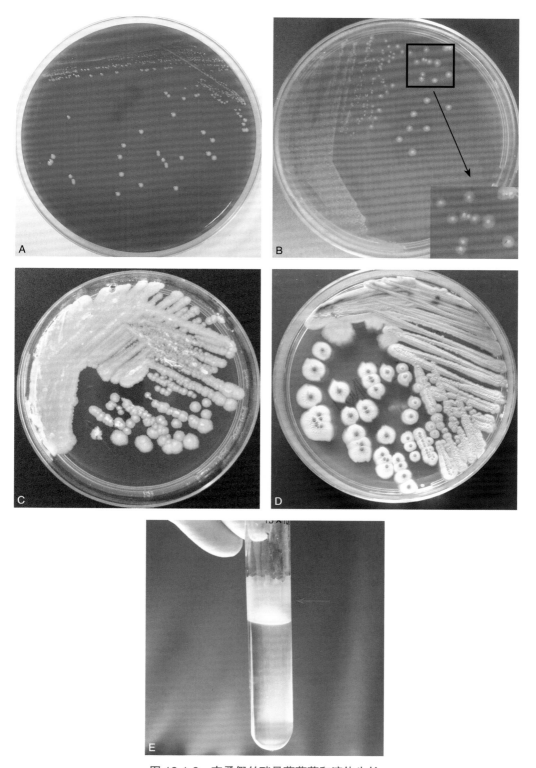

图 18-1-8 克柔假丝酵母菌菌落和液体生长
A：血琼脂平板（36℃培养72h）；B：中国蓝平板（36℃培养72h）；C：SDA平板（36℃培养72h）；
D：科马嘉显色平板（36℃培养72h）；E：贴壁生长现象（沙氏肉汤，28℃培养48h）。

五、光滑假丝酵母菌

【概述】

光滑假丝酵母菌常引起泌尿生殖道感染,也可引起免疫低下患者的深部感染甚至侵袭性感染,其对氟康唑可耐药,对其他唑类抗真菌药物的敏感性下降,应引起重视。

【菌体及菌落形态】

1. **染色与形态** 光滑假丝酵母菌相对较小,大小为(2.0~3.0)μm×(3.0~4.0)μm,孢子多呈卵圆形、橄榄形,末端可产生单个芽生孢子,在各种标本中或血培养涂片及菌落涂片中都不形成真、假菌丝,偶可见少量呈短链状排列的孢子,不产生厚壁孢子。在玉米粉-吐温80琼脂上28℃孵育3~5d,镜下亦只见卵圆形芽生孢子,不见菌丝,血清芽管形成试验阴性。镜下形态见图18-1-9。

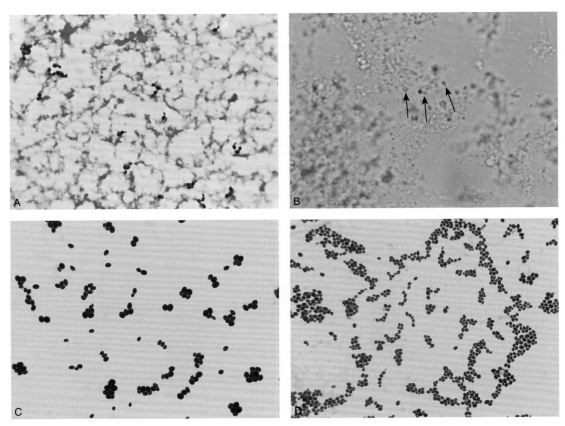

图18-1-9 光滑假丝酵母菌

A:血培养(革兰氏染色,×1 000);B:组织标本(10% KOH二甲亚砜压片,×400);C:纯培养(革兰氏染色,×1 000);D:玉米粉-吐温80琼脂72h(革兰氏染色,×1 000)。

2. **培养菌落形态**　光滑假丝酵母菌在血琼脂平板、巧克力琼脂平板上 25~37℃孵育
24~48h, 可见直径约 0.5mm 的菌落生长; 在中国蓝平板上生长速度较慢, 培养 48h 仅为针
尖大小, 菌落多为灰白色或奶油色; SDA 平板上 36℃孵育 72h, 可见奶油色、表面光滑、有折
光、相对扁平的菌落; 科马嘉假丝酵母菌显色平板上培养 24h, 呈现中央为紫色的光滑菌落。
该菌 42℃能生长, 沙氏肉汤表面不生长。增加胆固醇可促进其生长, 如血培养阳性标本接
种的菌落则相对较大。菌落形态见图 18-1-10。常见的 5 种假丝酵母菌在科马嘉显色平板
上的菌落形态见图 18-1-11。

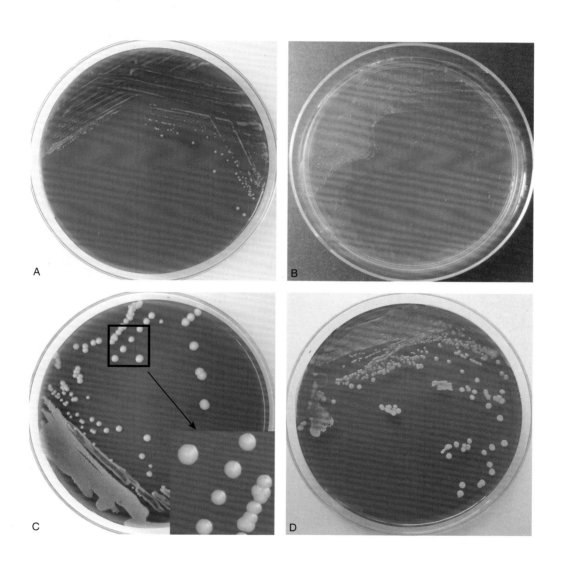

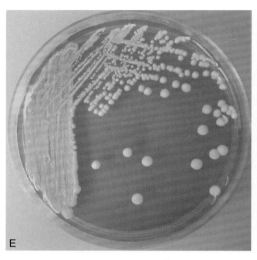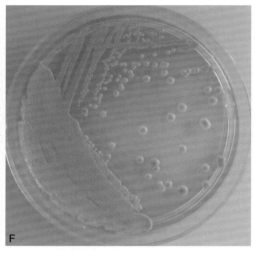

图 18-1-10　光滑假丝酵母菌菌落（36℃培养）

A：血琼脂平板（培养 72h）；B：中国蓝平板（培养 72h）；C：血琼脂平板（培养 96h）；D：中国蓝平板（培养 96h）；E：SDA 平板（培养 72h）；F：科马嘉显色平板（培养 72h）。

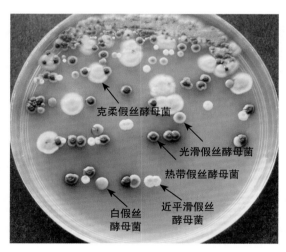

图 18-1-11　5 种假丝酵母菌菌落颜色（科马嘉显色平板，培养 72h）

（帅丽华　徐和平）

第二节　隐球菌属

【概述】

隐球菌属广泛分布于自然界，可从土壤、污染的水果、桉树叶中分离出，在鸽粪中亦大量存在。可侵犯人和动物，一般为外源性感染。隐球菌首先经呼吸道侵入人体，由肺经血液播散时可侵犯所有脏器组织，引起脑膜炎、肺部感染、皮肤软组织感染以及全身播散性感染等。属内包括近 70 个种，其中对人致病的最主要病原菌是新生隐球菌和格特隐球菌。按血清学分为 A、B、C、D 和 AD 型 5 个型，我国血清型主要为 A 型。

【菌体及菌落形态】

1. **染色与形态**　隐球菌菌体外有宽厚荚膜,荚膜比菌体大 1~3 倍,折光性强,可用墨汁负染色法检测脑脊液、胸腹腔积液、肺泡灌洗液或痰液等液体类标本中隐球菌的荚膜,暗色视野下可见圆形菌体,菌体外有一较宽的空白带(荚膜),见图 18-2-1。来源于肺组织、淋巴结等组织的标本,可以采用革兰氏染色、真菌荧光染色、六胺银染色法检测隐球菌,隐球菌在组织内为圆形或卵圆形、大小不一、有出芽生长,周围可见大小不一的空白区,见图 18-2-2。培养后隐球菌为圆形或卵圆形,菌体直径一般在 2~15μm,大者直径可达 20μm,革兰氏染色阳性。体外培养的隐球菌荚膜较小,菌细胞常有窄颈出芽,无真、假菌丝。

2. **培养菌落形态**　在血琼脂平板、巧克力琼脂平板和 SDA 培养基上 25℃和 37℃时均可生长,其中 30~31℃时生长良好,在高于 40℃的条件下不能生长,对放线菌酮敏感。隐球菌生长的 pH 值范围是 4~7.5,更高的 pH 值将抑制其生长。菌落为白色至奶油色,黏稠,不透明,1 周后转为淡黄或棕黄色、湿润黏稠,状似胶汁、水滴样。在科马嘉显色平板上呈现粉红菌落。菌落形态见图 18-2-3。

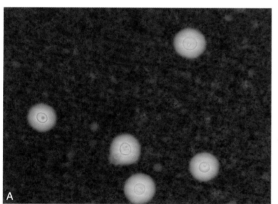
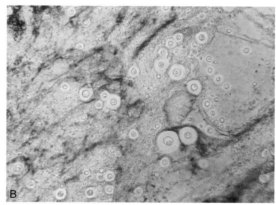

图 18-2-1　隐球菌(墨汁负染法,×400)
A:脑脊液标本;B:痰液标本。

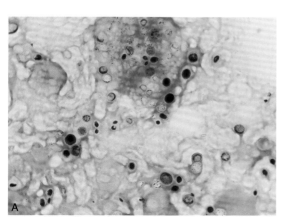
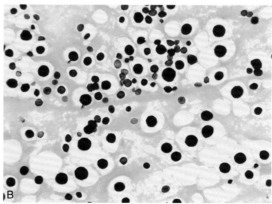

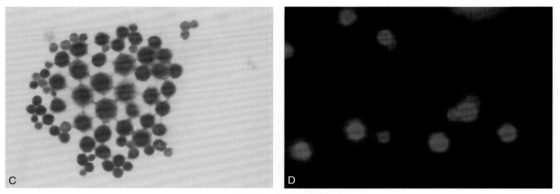

图 18-2-2　隐球菌

A:肺组织(革兰氏染色,×400);B:淋巴结(六胺银染色,×400);C:尿液标本(革兰氏染色,×1 000);
D:胸腹腔积液(真菌荧光染色,×400)。

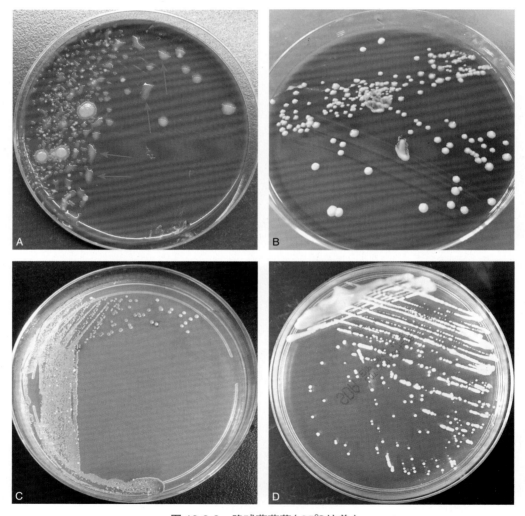

图 18-2-3　隐球菌菌落(35℃培养)

A:巧克力琼脂平板(肺泡灌洗液,培养 7d);B:血琼脂平板(脑脊液,培养 5d);C:科马嘉显色平板(培养 4d);D:SDA 平板(培养 5d)。

新生隐球菌与格特隐球菌在形态学上难以区分,可接种在刀豆氨酸-甘氨酸-溴麝香草酚蓝(CGB)培养基上,格特隐球菌能在含刀豆氨酸的培养基上生长,并能吸收甘氨酸作为唯一碳源,接种菌落呈现蓝色光晕,而新生隐球菌周围为浅黄色,见图18-2-4。

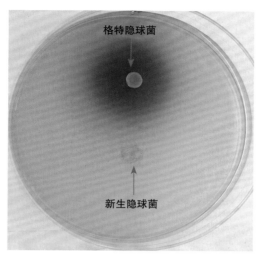

图 18-2-4　光晕颜色(CGB 培养基,培养 5d)

用血清学方法检出隐球菌荚膜多糖抗原,对隐球菌病诊断可提供重要帮助,目前有乳胶凝集、胶体金及 ELISA 法,但应注意各自影响因素,避免假阳性和假阴性。

（徐和平　陆庭嫣）

第三节　其他酵母样真菌

一、马拉色菌属

【概述】

马拉色菌属是一种嗜脂性酵母菌,可存在于人和动物体表。马拉色菌属是花斑癣、马拉色菌毛囊炎的主要病原菌,并且随着胃肠外营养的广泛使用,此菌亦可引起肺部、血流等深部系统感染。属内主要包括糠秕马拉色菌、球形马拉色菌、厚皮马拉色菌等。

【菌体及菌落形态】

1. **染色与形态**　马拉色菌属感染的皮肤组织经 KOH 处理、压片、乳酸酚棉蓝染色或真菌荧光染色后,可观察到成簇、壁厚的圆形孢子和香蕉形、腊肠形或"S"形短菌丝,见图 18-3-1A、图 18-3-1B、图 18-3-1C。培养后马拉色菌孢子革兰氏染色为阳性,呈卵形、圆柱形或球形,似"手雷"形状,有时可生长出菌丝,见图 18-3-1D。

2. **培养菌落形态**　马拉色菌属有嗜脂性,需要在含油脂的培养基上培养,30~37℃时培养生长较快,25℃生长较慢,开始菌落呈酵母样,光滑、凸起,培养时间较久后菌落干燥、有皱纹。糠秕马拉色菌菌落为奶油黄到棕色,见图 18-3-2B。

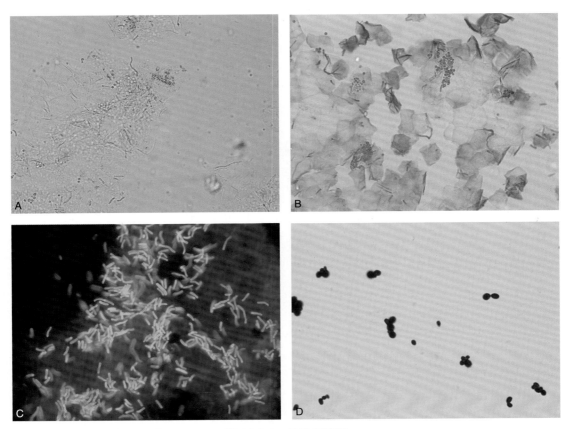

图 18-3-1 马拉色菌属

A：皮屑（KOH 直接压片，×400）；B：皮屑（乳酸酚棉蓝染色，×400）；C：皮屑（真菌荧光染色，×400）；
D：糠秕马拉色菌（革兰氏染色，×1 000，PDA，35℃培养5d）。

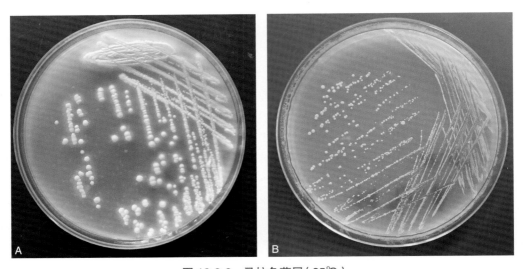

图 18-3-2 马拉色菌属（35℃）

A：球形马拉色菌（含1%吐温 PDA，培养10d）；B：糠秕马拉色菌（含油脂 PDA，培养7d）。

二、毛孢子菌属

【概述】

毛孢子菌属广泛分布于自然界和人体皮肤、毛发、指甲、呼吸道、消化道,可引起浅部真菌病,即白毛结节和皮肤损害,深部感染常与患者的免疫缺陷或免疫抑制有关,可引起肺部、泌尿生殖道、中枢神经系统、血流及导管相关性感染。临床上最常见的毛孢子菌属是阿萨希毛孢子菌。

【菌体及菌落形态】

1. 染色与形态　毛孢子菌属感染皮肤组织时,镜检可见关节孢子,见图 18-3-3A;培养后革兰氏染色为阳性,孢子呈圆形或卵圆形,有出芽生长,关节孢子为单细胞,形态呈立方体或桶状,有真、假菌丝,见图 18-3-3B、图 18-3-3C、图 18-3-3D。

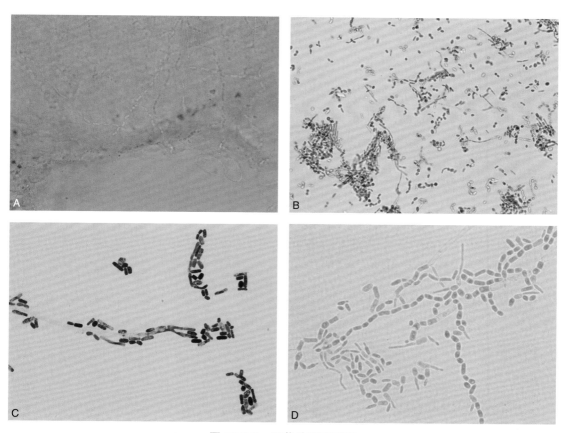

图 18-3-3　阿萨希毛孢子菌

A:皮屑,关节孢子(10% KOH 压片, ×400);B:35℃培养 3d(乳酸酚棉蓝染色, ×400);C:35℃培养 3d(革兰氏染色, ×1 000);D:28℃培养 3d(乳酸酚棉蓝染色, ×1 000)。

2. 培养菌落形态　毛孢子菌属在 SDA 培养基上 25℃孵育 3~7d,菌落似酵母样,呈奶油状或蜡状,湿润,光滑或有皱纹,凸起,有时呈脓液样、脑回状,为白色或淡黄色到奶油色。菌落堆积很高。在科马嘉显色培养基上呈蓝绿色、突起、脑回状菌落。本属重要的生化特征是尿素酶阳性。菌落形态见图 18-3-4。

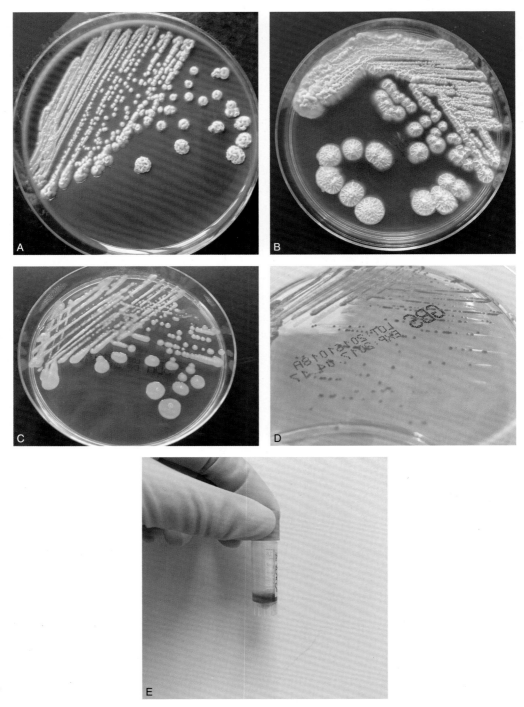

图 18-3-4　毛孢子菌属菌落及生化特征

A:阿萨希毛孢子菌(血琼脂平板,35℃培养 10d);B:阿萨希毛孢子菌(PDA,28℃培养 10d);
C:黏性毛孢子菌(SDA,28℃培养 5d);D:黏性毛孢子菌(科马嘉显色平板,28℃培养 5d);E:阿萨希毛孢子菌(尿素培养基,28℃培养 5d)。

（徐和平　陆庭嫣）

第十九章

丝状真菌检验形态学

第一节 皮 肤 癣 菌

皮肤癣菌通常是指仅侵入已死亡的皮肤组织或其附属器(角质层、毛发、甲)的一类真菌,最常见的是毛癣菌属、表皮癣菌属和小孢子菌属的菌种。

一、毛癣菌属

毛癣菌属广泛分布于自然界,属内有 22 余种,其中 14 个种能侵犯人和动物,引起人类的体癣、足癣、头癣和甲癣等。临床上常见的有红色毛癣菌、须癣毛癣菌复合群、断发毛癣菌、紫色毛癣菌、同心性毛癣菌等,以红色毛癣菌最为常见。

(一)红色毛癣菌

1. **概述** 红色毛癣菌是亲人性的皮肤癣菌,它与须癣毛癣菌、絮状表皮癣菌是我国常见的感染表皮和甲的 3 种皮肤癣菌。该菌少有累及毛发。

2. **细菌及菌落形态**

(1)染色与形态:红色毛癣菌根据菌落生长的形态可以分为Ⅰ~Ⅴ共 5 种类型。其中Ⅰ、Ⅱ、Ⅳ型的镜下形态可见分枝分隔菌丝;小分生孢子侧生于菌丝两侧或在短分生孢子柄的末端,数目或多或少,呈梨形或棒形;间或可见少量大分生孢子、间生厚壁孢子、球拍菌丝及结节菌丝。Ⅲ型和Ⅴ型菌落的镜下多数可见大分生孢子,呈铅笔或香烟状,薄壁、光滑,有 3~10 隔;小分生孢子呈短棒状或梨形,侧生,无柄或短柄。红色毛癣菌镜下形态见图 19-1-1。

(2)培养菌落形态:从生长缓慢到中等快速生长,菌落形态可有多种表现,常见有下列 5 种:①羊毛状(Ⅰ型),白色羊毛状菌丝充满斜面,典型的卷成筒状,背面为葡萄酒色,色素边缘划界清晰;②绒毛状(Ⅱ型),生长快,表面有稀疏的绒毛状菌丝,边缘整齐,背面可呈葡萄酒色或红色;③粉末状(Ⅲ型),生长快,表面为粉状,中央凸起,无脑回样折叠,正面为粉红色,背面为暗红色,边缘清楚;④沟纹状(Ⅳ型),菌落生长相对较慢,比前 3 种类型小,菌落中央凸起,从中央向四周有排列比较整齐的放射状沟纹,边缘整齐,背面为暗红色;⑤颗粒状(Ⅴ型),表面为胭脂色,呈颗粒状,日久有少许白色绒毛状菌落,背面为暗红色,菌落质地松脆。菌落形态见图 19-1-2。

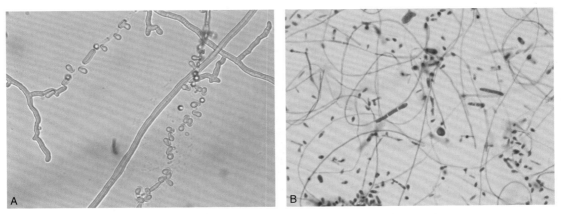

图 19-1-1 红色毛癣菌（PDA 平板，×400）
A：未染色（玻片培养法）；B：乳酸酚棉蓝染色。

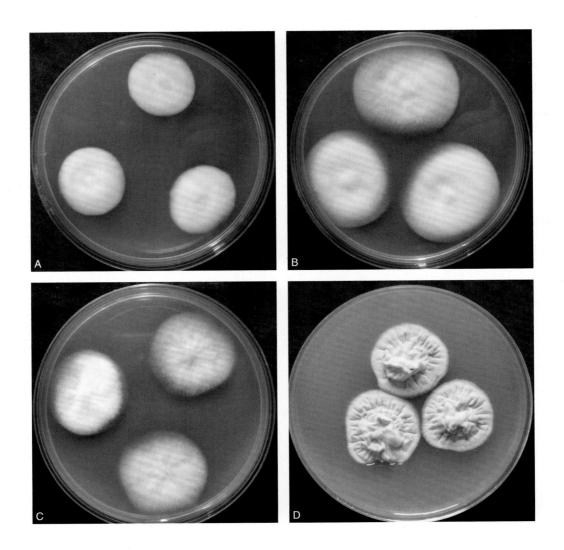

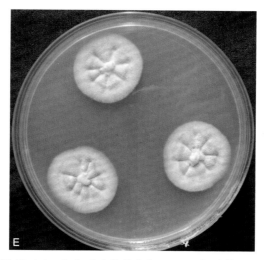

图 19-1-2　红色毛癣菌菌落（PDA，28℃培养 12d）

A：羊毛状菌落；B：绒毛状菌落；C：粉末状菌落；D：沟纹状菌落；E：颗粒状菌落。

（二）须癣毛癣菌复合体

1. **概述**　须癣毛癣菌复合体有 3 种有性型，万博节皮菌、苯海姆节皮菌和猴节皮菌，可致体癣、股癣、手足癣、甲癣以及脓癣，也可导致深部感染，引起皮肤癣菌肉芽肿。该菌所引起的炎症症状比较明显。

2. **细菌及菌落形态**

（1）染色与形态：须癣毛癣菌复合体根据菌落生长的形态可以分为Ⅰ~Ⅴ共 5 种类型。其镜下特征见图 19-1-3。

1）Ⅰ型：小分生孢子呈圆形或梨形，无大分生孢子及螺旋菌丝，偶见球拍菌丝及结节菌丝。

2）Ⅱ型：可见较多的圆形或梨形小分生孢子，侧生或呈葡萄簇状排列，无大分生孢子及螺旋菌丝。

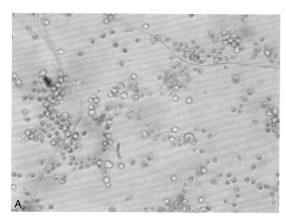
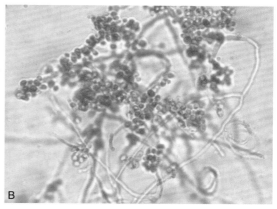

图 19-1-3　须癣毛癣菌复合体（PDA，乳酸酚棉蓝染色，×400）

A：小分生孢子；B：小分生孢子和螺旋菌丝。

3）Ⅲ型：可见大量螺旋菌丝，大分生孢子不多，为棒形，有 5~7 隔，壁薄而光滑，小分生孢子为球形，呈葡萄簇状。

4）Ⅳ型和Ⅴ型：可见大量大分生孢子，圆形小分生孢子呈葡萄簇状，有较多的螺旋菌丝，偶见球拍菌丝及厚壁孢子。

（2）培养菌落形态：在沙氏培养基上生长较快，菌落形态可分为两大类，毛型和粉型，毛型菌落外观似红色毛癣菌，应注意鉴别。具体分型包括：①Ⅰ型，白色羊毛状，气生菌丝较多且长，排列紧密，充满斜面，正面为雪白色，背面为淡黄色；②Ⅱ型，绒毛状，菌落雪白，表面有紧密的细短气生菌丝，中央可有乳头状突起，边缘如刀切，背面为棕黄或棕红色；③Ⅲ型，乳皮状，开始为乳白色菌丝，不久一部分菌落变为粉末样，色微黄，中央有少许褶叠，似乳皮，背面为淡黄或棕黄色；④Ⅳ型，菌落呈粉末状，表面平坦光滑，间或有少数白色气生菌丝，中央有乳头状凸起，边缘呈锯齿状，背面为棕黄或棕红色；⑤Ⅴ型，菌落呈颗粒状，为粉样，表面不平，有不规则的褶叠或沟纹，边缘不整齐，背面为棕红色。菌落形态见图 19-1-4。

须癣毛癣菌复合体能产生尿素酶，将尿素分解后培养基呈碱性，使酚红指示剂变红，而红色毛癣菌尿素酶试验多为阴性，据此可将二者区分，见图 19-1-5。

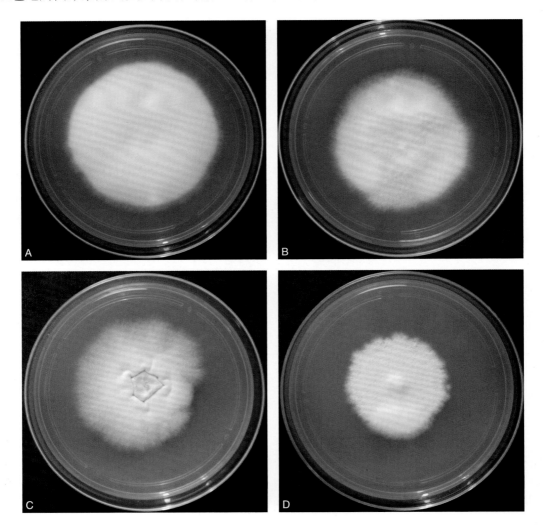

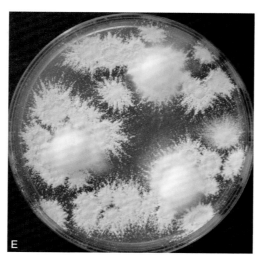

图 19-1-4　须癣毛癣菌复合体菌落（PDA，28℃培养 15d）

A：羊毛状菌落；B：绒毛状菌落；C：乳皮状菌落；D：粉末状菌落；E：颗粒状菌落。

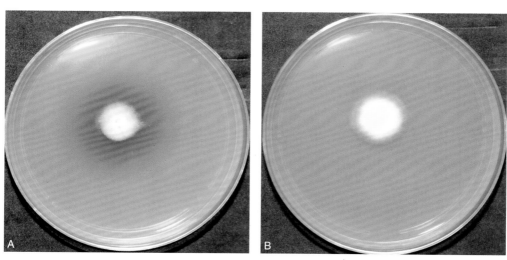

图 19-1-5　尿素水解试验（尿素琼脂，28℃，7d）

A：尿素酶试验阳性；B：尿素酶试验阴性。

（三）断发毛癣菌

1. 概述　断发毛癣菌为亲人性的皮癣菌，主要引起黑点癣、脓癣和体癣，偶尔也可致手足癣等。感染断发毛癣菌的毛发脆而易断，只留下黑色发根露出皮肤，故称黑点癣。

2. 细菌及菌落形态

（1）染色与形态：有柄的小分生孢子是最有诊断意义的特征，数量多，具有不同形状和大小，个别有增大趋势，如棒状或气球，有时似蜈蚣状，日久可见较多的厚壁孢子。分生孢子梗侧生再侧生，间或可见大分生孢子及球拍菌丝。在含维生素 B 的培养基上，可见棒状大分生孢子及较多的小分生孢子，镜下形态见图 19-1-6。

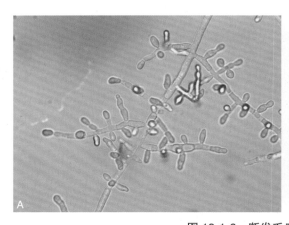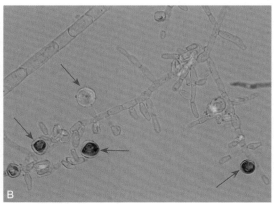

图 19-1-6 断发毛癣菌（PDA，×400）

A：未染色；B：乳酸酚棉蓝染色，气球状厚壁孢子（箭头所示）。

（2）培养菌落形态：在沙氏培养基上生长较慢，开始为红色平滑的粉状菌落，以后中央逐渐高起，有折叠，折叠的外周有一圈深沟，沟外为平滑的放射状菌丝的边缘，多数中央下凹，表面细粉状菌丝增多，菌落下沉显著，培养基常为之裂开。表面呈白色、淡黄色、黄色或褐色，背面呈黄色、黄褐色或红褐色。部分菌落呈现为不规则脑回状或放射沟纹，又称为大脑状毛癣菌，见图 19-1-7。

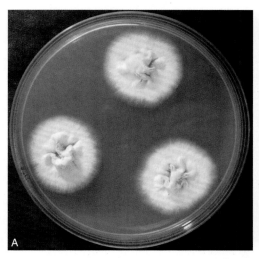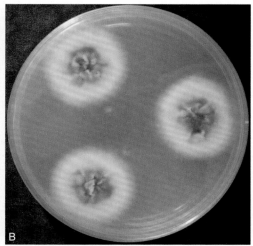

图 19-1-7 断发毛癣菌菌落（PDA，28℃培养 13d）

A：正面；B：背面。

（四）紫色毛癣菌

1. **概述** 紫色毛癣菌为亲人性的皮癣菌，是黑点癣的主要致病菌。该菌引起的体癣不多见，有时可导致脓癣和癣菌疹。

2. **细菌及菌落形态**

（1）染色与形态：可见较粗短菌丝伴不规则凸起，无典型的大、小分生孢子，延时培养可有厚壁孢子。镜下形态见图 19-1-8。

（2）培养菌落形态：在沙氏培养基上生长慢，初始为圆形、白色、发亮的潮湿菌落，类似酵母，后中央有褶叠或突起，产生紫色色素并向四周扩展，形成中央紫色、边缘淡红、最外围有一圈无色晕环的菌落。边缘整齐，无放射状菌丝，下沉不明显，背面呈无色至深紫色；少数菌株无颜色，呈无色紫色毛癣菌，见图 19-1-9。

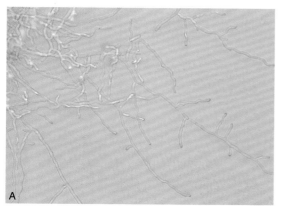
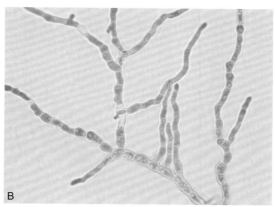

图 19-1-8　紫色毛癣菌（PDA，×400）
A：5d，未染色；B：14d，乳酸酚棉蓝染色。

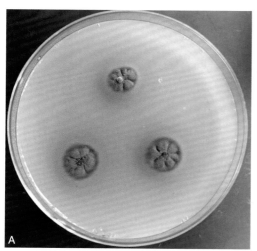
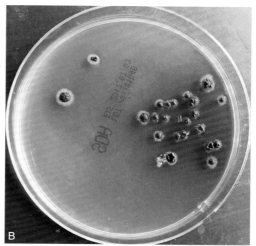

图 19-1-9　紫色毛癣菌菌落
A：PDA，28℃培养 14d；B：SDA，28℃培养 14d。

二、表皮癣菌属

【概述】

表皮癣菌属只有一个种，即絮状表皮癣菌，为亲人性皮肤癣菌，可引起皮肤感染，侵犯人的皮肤和指甲，但不侵犯毛发。本菌主要引起股癣，两侧往往对称，呈棕红斑片状，足癣表现为水疱鳞屑型。

【菌体及菌落形态】

1. **染色与形态** 可见典型杵状大分生孢子,顶端钝圆,有 2~4 个分隔,壁薄而光滑,常成束排列,日久可见较多厚壁孢子,无小分生孢子。镜下形态见图 19-1-10。

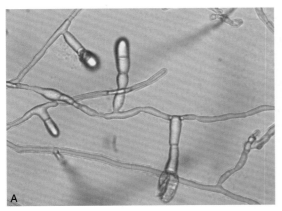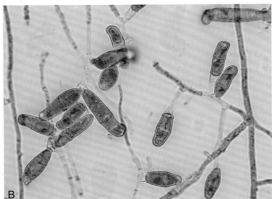

图 19-1-10 絮状表皮癣菌(PDA,12d,×400)
A:未染色;B:乳酸酚棉蓝染色。

2. **培养菌落形态** 生长快,呈黄色菌落,质地为蜡状到粉状,中央高起,有不规则皱襞或脑回状沟,外围有放射状菌丝,最外围有不整齐的平滑圈。菌落下沉明显,培养基常因此开裂。菌落背面呈特殊的草绿色,极易发生羊毛样变异。菌落形态见图 19-1-11。

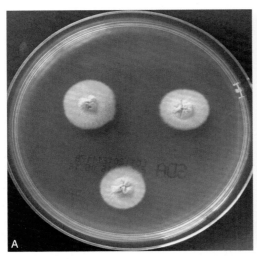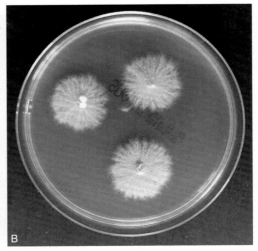

图 19-1-11 絮状表皮癣菌菌落
A:SDA,28℃培养 10d;B:SDA 平板,28℃培养 18d。

三、小孢子菌属

小孢子菌属呈世界性分布,约有 18 个种,约 13 个种可侵犯人或动物,其中临床常见的有犬小孢子菌、石膏样小孢子菌、铁锈色小孢子菌等。

（一）犬小孢子菌

1. **概述** 犬小孢子菌为亲动物性皮肤癣菌,常从猫和犬身上分离出,亦可引起人类的头癣和体癣,偶可引起甲癣、癣菌疹等。

2. **菌体及菌落形态**

（1）染色与形态:大量纺锤形、梭形的大分生孢子,壁厚,有棘状突起,一端稍弯曲,末端似帽样肥大,有6~12个分隔。小分生孢子较少见,为长形,无柄侧生,镜下形态见图19-1-12。

（2）培养菌落形态:在沙氏培养基上生长快。开始较扁平,有少数白色绒毛状菌丝,2周后菌丝较多,呈羊毛状,中央趋向粉末状,随着菌落的扩大,表面出现同心圆样环状纹,菌落变为橘黄色,背面较表面略深,可为棕黄或棕红色。转种后极易发生绒毛状变异。菌落形态见图19-1-13。

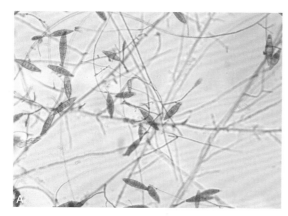
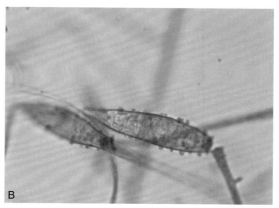

图 19-1-12 犬小孢子菌（PDA 平板,5d,乳酸酚棉蓝染色）
A:犬小孢子菌（×100）;B:犬小孢子菌（×400）。

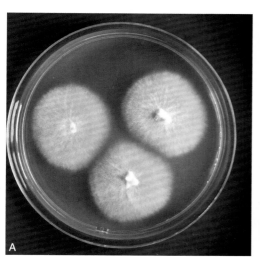
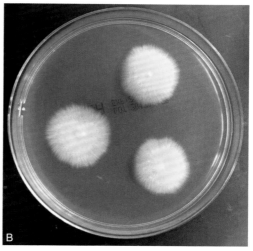

图 19-1-13 犬小孢子菌菌落
A:PDA,28℃培养 7d;B:SDA,28℃培养 7d。

（二）铁锈色小孢子菌

1. 概述 铁锈色小孢子菌为亲人性皮肤癣菌，主要引起头癣、甲癣及体癣，有时可引起深部感染。

2. 菌体及菌落形态

（1）染色与形态：菌丝较粗，长直的菌丝伴明显规则的分隔，呈竹节状。菌丝分枝多为45°角，一点上可生3~4枝，可见球拍状菌丝或破梳状菌丝。有大量厚壁孢子，为间生或顶生，单个或成串，形状不规则。无典型的大小分生孢子。镜下形态见图19-1-14。

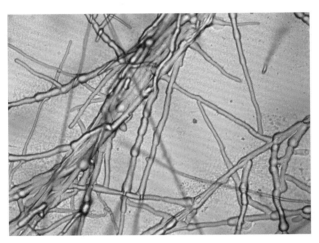

图 19-1-14　铁锈色小孢子菌（PDA，12d，×400）

（2）培养菌落形态：在沙氏培养基上室温时生长缓慢，质地光滑呈毛状，中央有不规则褶叠，外围有一圈短的放射状沟纹，最外围有一圈下沉的平滑边缘，境界清楚。菌落初为铁锈色，逐渐由红变黄再变白，背面呈锈色或几乎无色，培养基不变色，见图19-1-15。

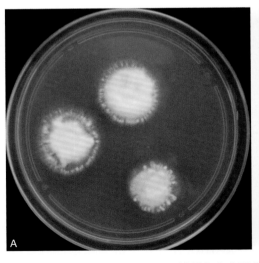
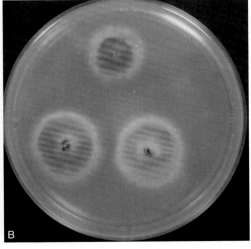

图 19-1-15　铁锈色小孢子菌菌落（PDA，28℃培养 14d）

A：正面；B：背面。

（三）*Nannizzia* 菌属

皮肤癣菌新分类中,根据大分生孢子的形态学特征,将产生薄壁、梭型大分生孢子的原小孢子菌属成员归入 *Nannizzia* 属,该属由 *Nannizzia gypsea*(原名石膏样小孢子菌)、*Nannizzia nana*(原名猪小孢子菌)、*Nannizzia incurvata*(原名弯曲小孢子菌)和 *Nannizzia fulva*(原名粉小孢子菌)等十余个种组成。*Nannizzia gypsea* 和 *Nannizzia incurvata* 均为亲土性皮肤癣菌,*Nannizzia gypsea* 可引起人头癣、体癣、甲癣及免疫缺陷患者的皮下感染,*Nannizzia incurvata* 是导致猫黄癣的主要病原体,亦可导致人类感染。本节主要介绍 *Nannizzia gypsea*。

1. **概述**　　*Nannizzia gypsea* 属于亲土性皮肤癣菌,可引起人的头癣和体癣,引起体癣时炎症反应较重。

2. **菌体及菌落形态**

（1）染色与形态:大分生孢子丰富,梭形,对称,壁薄,光滑或有棘状突起,分 4~6 隔。偶见棒状小分生孢子侧生。此外,可见球拍菌丝、破梳状菌丝、结节菌丝及厚壁孢子。见图 19-1-16。

（2）培养菌落形态:*Nannizzia gypsea* 在沙氏培养基上生长快,开始为白色绒毛状气生菌丝,渐变为棕黄色粉末状菌落,凝结成片,菌落中心有隆起,外围有少数极短的沟纹,边缘不整齐,背面红棕色。见图 19-1-17。

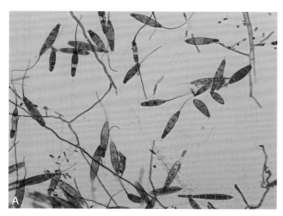
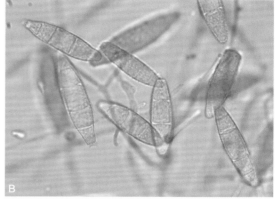
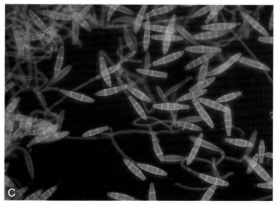

图 19-1-16　*Nannizzia gypsea*(PDA 平板,28℃培养 4d)

A:3d,乳酸酚棉蓝染色,×100;B:7d,乳酸酚棉蓝染色,×400;C:荧光染色,×100。

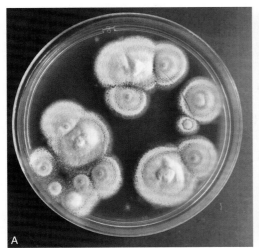
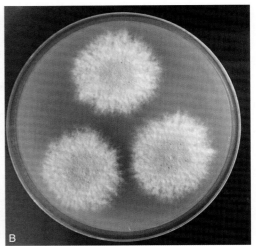
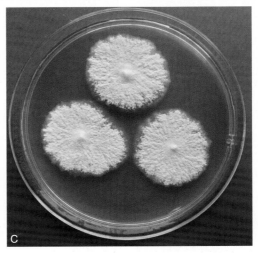

图 19-1-17　*Nannizzia gypesa* 菌落

A：PDA，28℃培养 3d；B：PDA，28℃培养 5d；C：PDA，28℃培养 7d。

（童中胜　徐和平）

第二节　曲 霉 菌 属

　　曲霉菌属广泛分布于自然界，在潮湿的环境、土壤、粮食及腐败的有机物上均可能找到。常通过吸入、外伤植入或不洁物品介入操作带入人体组织而引起肺曲霉病、过敏性支气管炎、真菌性鼻窦炎及眼、耳、脑、骨骼等感染，尤其在人体免疫功能低下或器官移植术后发病率显著升高，另外黄曲霉毒素还易引发肝癌。曲霉菌属目前已发现有 130 多个种，与临床相关的有 20 余种，其中最常见的有烟曲霉复合群、黄曲霉复合群、黑曲霉菌复合群和土曲霉菌复合群。曲霉菌属具有典型的分生孢子头，结构见图 19-2-1。

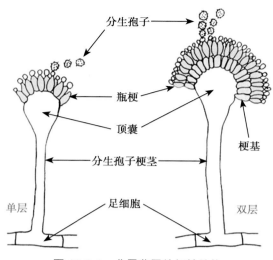

图 19-2-1　曲霉菌属特征性结构

分生孢子

瓶梗

顶囊

梗基

分生孢子梗茎

足细胞

单层　　　　　双层

一、烟曲霉复合群

【概述】

　　烟曲霉复合群在菌种鉴定时若仅通过形态学鉴定可报告复合群,如要报告到种,推荐进行基因测序。烟曲霉复合群为侵袭性曲霉病最常见的分离菌,可产生毒素,侵犯肺部时可发生肺结核样症状,未及时诊治可致死。

【菌体及菌落形态】

　　1. **染色与形态**　烟曲霉复合群标本直接涂片可见较粗大的有隔菌丝,末端呈 45° 分枝。菌落镜下可见有隔、透明的菌丝,特征性分生孢子头和分生孢子。分生孢子梗短、光滑,常带绿色,大小为（5~8）μm×（300~500）μm。顶囊为倒烧瓶状,直径为 20~30μm,其上仅有紧密排列的单层小梗,布满顶囊的 1/2~4/5。分生孢子呈球形、绿色,外壁光滑,可有小刺,直径为 2.5~3μm。烟曲霉复合群在临床标本与培养后的显微镜下特征见图 19-2-2。

　　2. **培养菌落形态**　本菌在 25~37℃生长迅速,45℃仍可生长。血琼脂平板和中国蓝平板上,菌落生长快,早期呈白色,3d 后渐呈灰绿色。在 SDA 和 PDA 平板基上菌落开始为白色绒毛状或絮状,2~3d 后转为灰绿色或蓝绿色,但边缘仍为白色,培养 7d,呈深绿色至烟

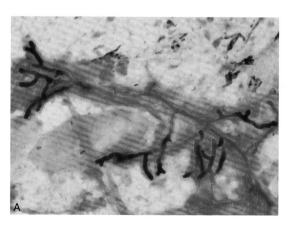

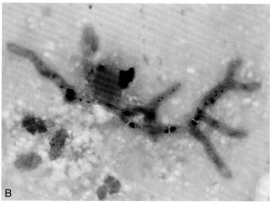

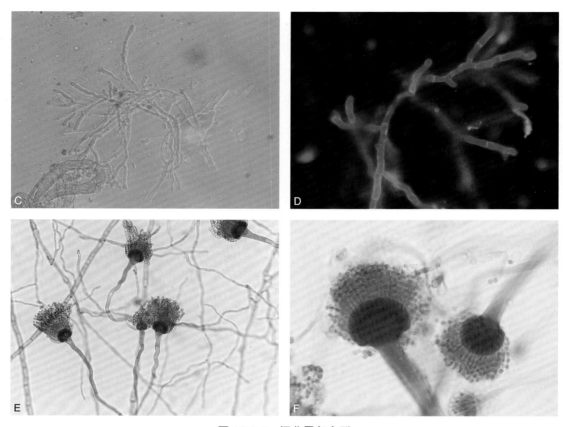

图 19-2-2　烟曲霉复合群

A:肺灌洗液(革兰氏染色,×1 000);B:脓痰(抗酸染色,×1 000);C:痰(10% KOH 压片,×400);D:肺泡灌洗液(真菌荧光染色,×400);E:乳酸酚棉蓝染色(PDA 纯培养,×400);F:乳酸酚棉蓝染色(PDA 纯培养,×1 000)。

绿色粉末状。SDA 平板上菌落的绒毛样外观较 PDA 明显,其背面为无色或带淡黄褐色,在 PDA 平板上其背面呈灰绿色。察氏培养基(CZA)上本菌呈绒毛状,但菌落稀疏、色淡、苔薄。其菌落形态见图 19-2-3。

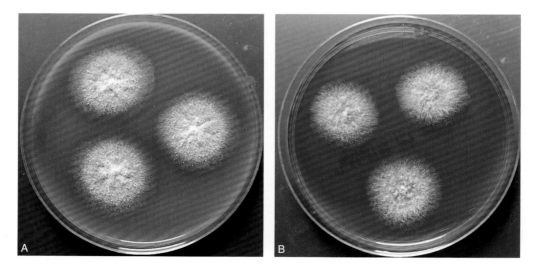

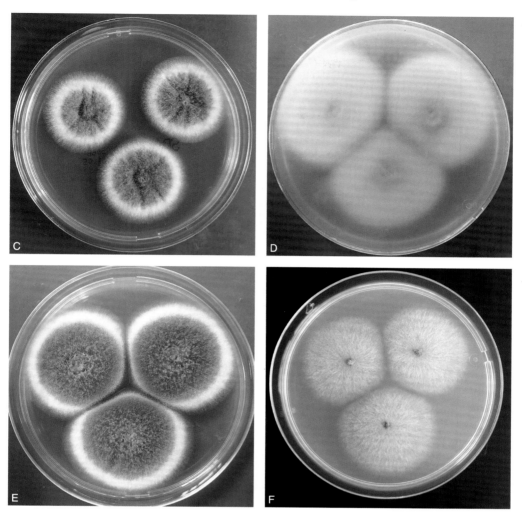

图 19-2-3　烟曲霉复合群菌落

A：血琼脂平板，35℃培养 4d；B：中国蓝平板，35℃培养 4d；C：PDA，28℃培养 4d；D：PDA 背面，28℃培养 4d；E：SDA，28℃培养 4d；F：CZA，28℃培养 4d。

二、黄曲霉复合群

【概述】

黄曲霉复合群在自然界广泛分布，是侵袭性曲霉病中排名第 2 位的病原菌，它除引起肺部或全身播散性感染外，还可致外耳道、鼻窦、皮肤等感染，所产生的黄曲霉毒素毒性非常强，可致肝癌、胃癌等恶性疾病。

【菌体及菌落形态】

1. **染色与形态**　菌落镜下可见曲霉菌属特征性结构，菌丝有隔膜、透明，外壁粗糙。分生孢子梗壁粗糙，常无色，大小为（10~20）μm ×（400~1 000）μm，比烟曲霉复合群粗大。分生孢子头呈疏松放射状，顶囊为球形或近球形，其上小梗可为单层或双层，视菌龄而定，新生孢子头有单层小梗,之后逐渐形成双层小梗,成熟孢子头的小梗布满整个顶囊表面,呈放射状排列。分生孢子为淡黄色,呈球形或梨形,表面粗糙,呈链状排列。黄曲霉复合群在临床标本和培养后的显微镜下特征见图 19-2-4。

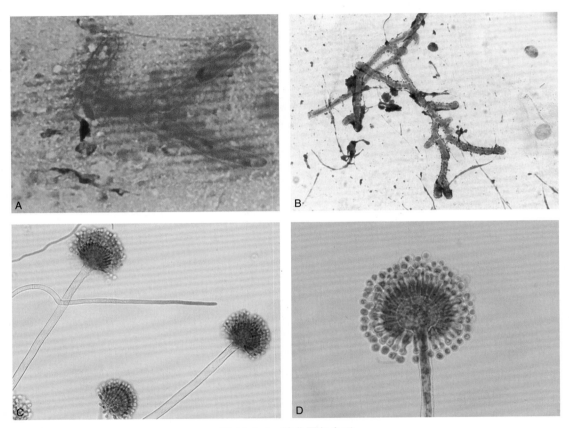

图 19-2-4　黄曲霉复合群

A:脓液(革兰氏染色,×1 000);B:痰(抗酸染色,×1 000);C:PDA,28℃培养 3d(乳酸酚棉蓝染色,×400);D:PDA,28℃培养 3d(乳酸酚棉蓝染色,×1 000)。

2. **培养菌落形态**　在 SDA 和 PDA 平板上,25~36℃的环境下菌落生长迅速,3d 成熟。开始菌落呈白色绒毛状,之后菌落中央渐出现黄色、黄绿色,并逐渐扩大,颜色加深,尤其在中国蓝平板上,常较早出现黄色色素。菌落由起初的绒毛状向粗毛毡状或粉末状转变,可有放射状皱纹,边缘呈白色绒毛状,菌落背面为无色或略带褐色。在 CZA 上,菌落相对较稀疏,颜色稍淡,呈黄色或黄绿色,黄曲霉复合群菌落形态见图 19-2-5。

三、黑曲霉复合群

【概述】

黑曲霉复合群在环境中普遍存在,为实验室常见污染菌,它也是耳真菌病中最常见的分离菌,还可引起免疫低下患者深部真菌感染。

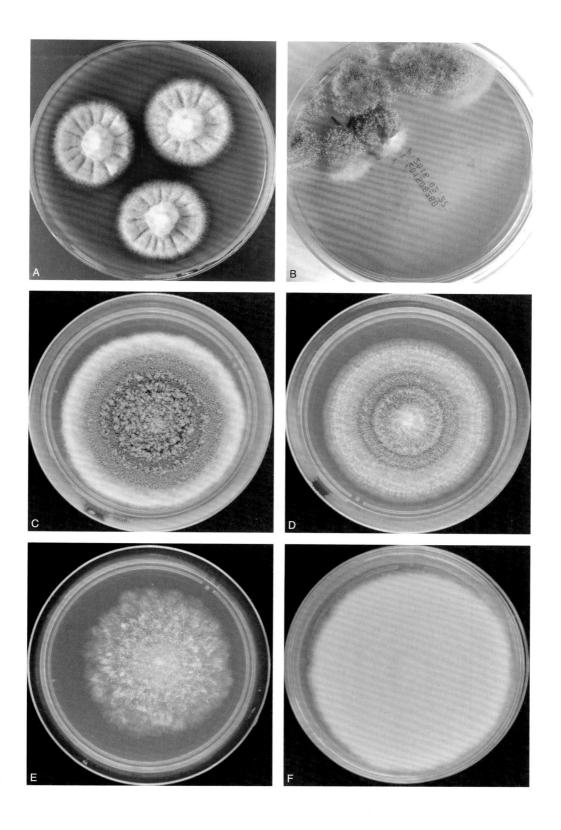

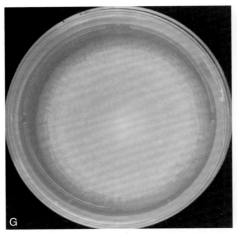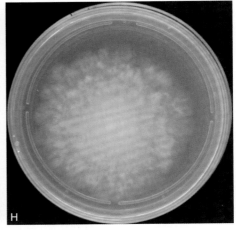

图 19-2-5　黄曲霉复合群菌落

A:血琼脂平板,35℃培养5d;B:中国蓝平板,35℃培养3d;C:SDA 正面,25℃培养 7d;D:PDA 正面,25℃培养 7d;E:CZA 正面,25℃培养 7d;F:SDA 背面,25℃培养 7d;G:PDA 背面,25℃ 培养 7d;H:CZA 背面,25℃培养 7d。

【菌体及菌落形态】

1. **染色与形态**　菌落镜下可见有隔、透明和内含颗粒的菌丝,分生孢子头为黑褐色,分生孢子梗光滑,大小为(15~20)μm×(500~3 000)μm,无色或上部为浅黄色。顶囊呈近球形,直径为 20~75μm,褐色的双层小梗布满顶囊,紧密排列,呈放射状,底层梗基长,上层瓶梗短小。分生孢子为棕黑色、球形,直径为 4~5μm,壁厚,表面粗糙,有小刺。黑曲霉的镜下特征见图 19-2-6。

2. **培养菌落形态**　该菌在血琼脂平板、巧克力琼脂平板、科马嘉显色平板上 36℃培养,菌落快速生长,2d 内菌落呈白色绒毛状,典型菌落 3d 表面即可变为黑色。在中国蓝平板上培养 3d 多变为黄绿色,菌落背面出现蓝色色素,且在 36℃培养时菌落背面常出现放射状切迹,在中国蓝平板上培养 4d 菌落开始变黑。在 SDA 和 PDA 上,25~37℃的环境下,菌落亦生长迅速,开始为白色绒毛状,3d 后菌落中央出现鲜黄色,呈厚绒状,4~5d 后变为黑色粗绒状,背面为无色或中央部分略带褐色。在 CZA 上菌落生长稍慢,质地为丝绒状,菌落表面黑色颗粒稀疏,呈暗褐黑色,反面为无色或淡黄色。黑曲霉复合群黑曲霉亚种的菌落形态见图 19-2-7。

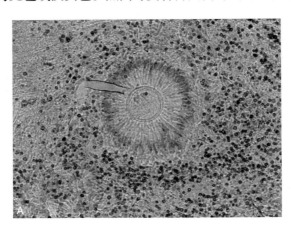

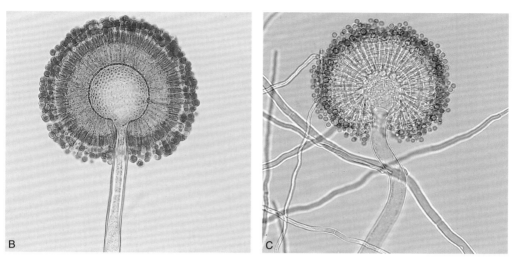

图 19-2-6 黑曲霉复合群（×400）
A：耳分泌物，大量棕黑色孢子及顶囊结构；B：乳酸酚棉蓝染色；C：未染色。

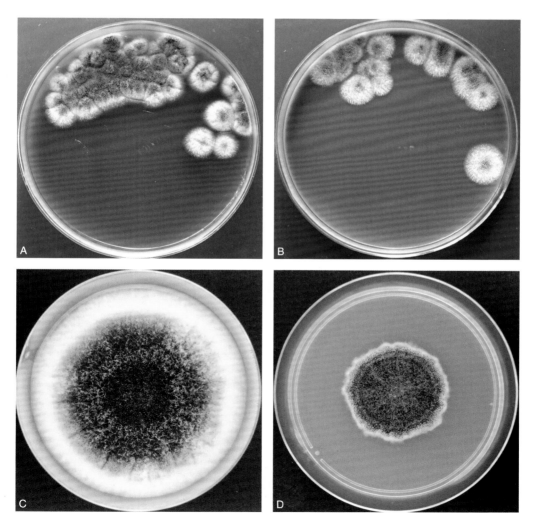

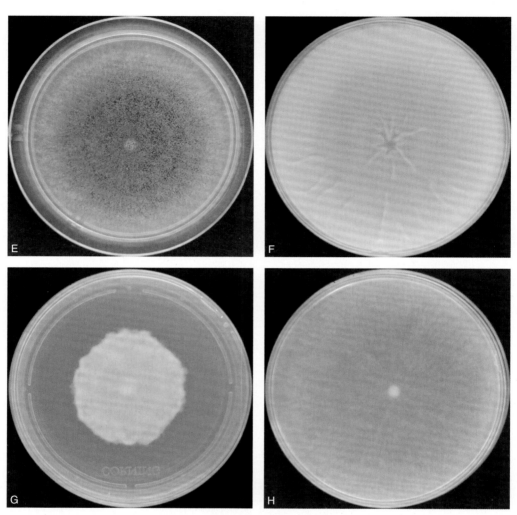

图 19-2-7　黑曲霉复合群菌落

A: 血琼脂平板, 35℃培养 2d; B: 巧克力琼脂平板, 35℃培养 2d; C: SDA 正面, 25℃培养 5d;
D: PDA 正面, 25℃培养 5d; E: CZA 正面, 25℃培养 5d; F: SDA 背面, 25℃培养 5d; G: PDA 背面,
25℃培养 5d; H: CZA 背面, 25℃培养 5d。

四、土曲霉复合群

【概述】

土曲霉复合群在环境中广泛存在, 常见于热带和亚热带地区, 可引起脑部感染和肺曲霉病, 该菌对两性霉素 B 天然耐药。

【菌体及菌落形态】

1. **染色与形态**　菌落镜下可见有隔透明菌丝体、分生孢子头和分生孢子。分生孢子头呈致密圆柱状, 顶囊上小梗紧密排列, 分生孢子梗大小为（4.5~6）μm×（100~250）μm, 无色光滑,常弯曲,近顶囊处稍膨大。顶囊呈球形或半球形,直径为 10~20μm。小梗为双层,分布在顶囊表面的 1/2~2/3。分生孢子为球形、小而光滑,在分生孢子头上呈链状排列。土曲霉镜下形态见图 19-2-8。

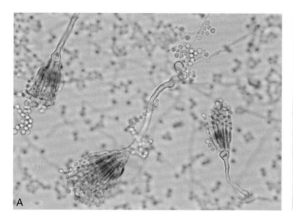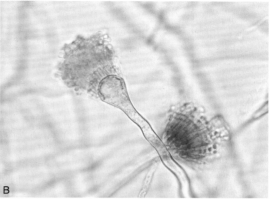

图 19-2-8　土曲霉复合群(PDA 平板,28℃培养 5d)
A:乳酸酚棉蓝染色,×400;B:乳酸酚棉蓝染色,×1 000。

2. 培养菌落形态　本菌生长相对较局限,25~30℃时生长比 36℃良好,成熟稍慢。菌落开始为圆形白色绒毛状,之后变为土黄色至浅黄褐色、有放射状沟纹的菌落,背面为黄褐色。中国蓝平板上菌落相对偏小,3~5d 可显浅黄色。PDA 上与 SDA 相比,菌落偏薄,生长稍慢,呈絮状,浅黄或土黄色。CZA 上菌落生长快,呈绒状,表面为肉桂色,背面为黄色。土曲霉复合群菌落特征见图 19-2-9。

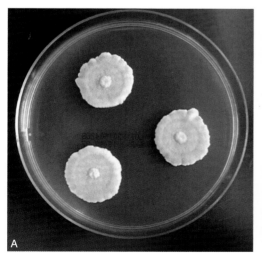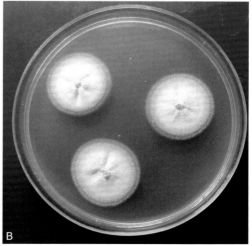

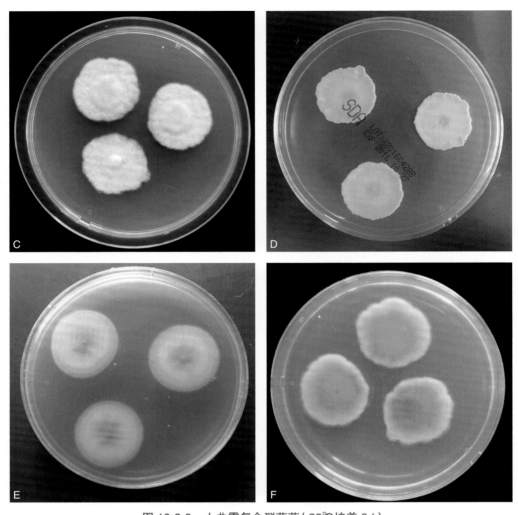

图 19-2-9　土曲霉复合群菌落（25℃培养 8d）

A：SDA 正面；B：PDA 正面；C：CZA 正面；D：SDA 背面；E：PDA 背面；F：CZA 背面。

（帅丽华　徐和平）

第三节　毛霉目真菌

毛霉目真菌广泛分布于空气、土壤、植物残体、腐败有机物和动物粪便中，其菌丝发达。该目中根霉属、毛霉属、横梗霉属、根毛霉属等属内真菌为机会致病菌，可引起毛霉菌病。常见的易感因素包括糖尿病、代谢性酸中毒、烧伤、中性粒细胞减少和各种免疫缺陷等，患者常因吸入空气中的孢子或外伤后接种而感染，可累及鼻、脑、胃肠道、肺、皮肤等器官。

一、根霉属

【概述】

根霉属真菌有假根和匍匐菌丝，广泛分布于自然界，可引起食物霉变，可导致实验室的污染。属内真菌如匍枝根霉、小孢根根霉、少根根霉等在一定条件下使人类致病,是最常引起人类毛霉菌病的病原体。

【菌体及菌落形态】

1. **染色与形态**　孢子囊单个或成群,菌体粗大,为褐色,假根明显,孢子呈囊球形,与假根相对,有发达的囊轴和囊托,无囊领,孢囊孢子透明,呈球形或椭圆形,常有线状条纹和棱角。镜下形态见图 19-3-1。

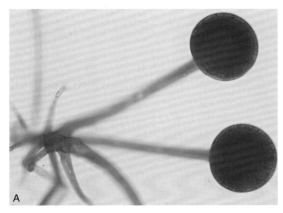
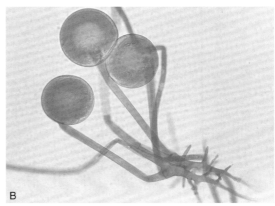
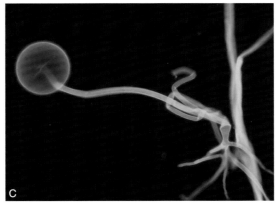

图 19-3-1　小孢根根霉(PDA,28℃培养 2d)

A:乳酸酚棉蓝染色,×400;B:乳酸酚棉蓝染色,×400;C:荧光染色,×100。

组织梗死是尸检的主要表现,损害呈坚实、出血性、紫黑色、苍白色改变,大血管中可见血栓形成。血管中及其周围可见粗大菌丝,HE 染色效果较好,PAS 及银染效果更佳,菌丝呈嗜碱性,粗大,多无分隔,个别地方偶见分隔,分枝呈直角,壁较薄,故可见菌丝塌陷,菌丝断面颇似孢子,也可见到窄的菌丝,但无曲霉锐角分枝,菌丝也可侵袭骨、神经和脂肪组织。该菌在各组织中镜下形态见图 19-3-2。

2. **培养菌落形态**　在许多真菌培养基上能快速生长,活体标本不要研磨以免损坏菌丝而妨碍生长。置于 25~30℃培养,菌落呈绒毛样或棉絮状,开始为白色,后随着时间延长可变为灰褐色或棕黑色,其间缀有灰色、黑色的孢子囊颗粒,菌落背面为白色至苍白色,菌落形态见图 19-3-3。

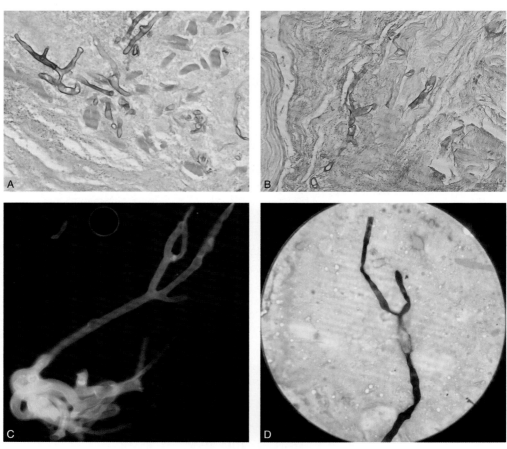

图 19-3-2　组织中根霉属真菌镜下形态

A：鼻腔组织（PAS 染色，×1 000）；B：肺组织（HE 染色，×1 000）；C：肺泡灌洗液（荧光染色，×400）；D：伤口组织（六胺银染色，×1 000）。

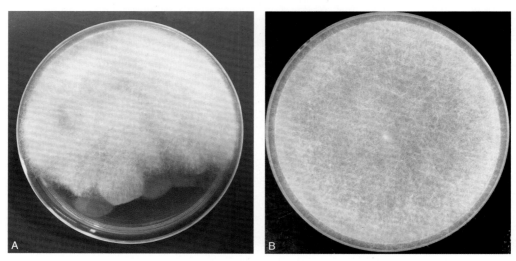

图 19-3-3　小孢根根霉菌落（PDA，28℃培养）

A：36h；B：72h。

二、毛霉属

【概述】

毛霉属真菌广泛分布于自然界,为机会致病菌,与医学有关的主要是总状毛霉菌和丝生毛霉菌等。

【菌体及菌落形态】

1. **染色与形态**　菌丝无隔或极少分隔,有分枝。可见大型孢子囊,呈球形,顶生,内含孢子量多,囊壁易消融。囊轴形态多样,无色、灰色、灰褐色、橘红色等。孢囊孢子呈椭圆形或圆形,壁薄光滑。无囊托,无匍匐菌丝及假根。有性型的配囊柄为对生,接合孢子囊表面粗糙。镜下形态见图 19-3-4。组织病理同根霉属。

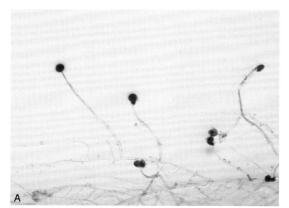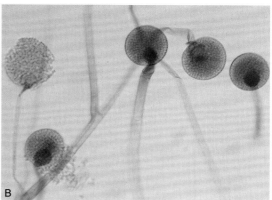

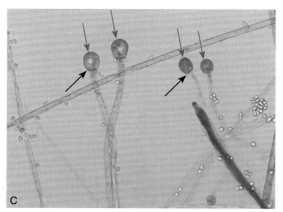

图 19-3-4　毛霉属真菌(PDA,28℃培养,乳酸酚棉蓝染色)
A:24h,×100;B:48h,×400;C:72h,×400,囊轴(红色箭头)和囊领(黑色箭头)。

2. **培养菌落形态**　在沙氏培养基上 25~30℃时生长良好,大多数菌种 37℃时生长不良。菌落开始为白色绒毛状,后可呈浅灰色、深灰色或褐色棉絮状,其间缀有灰色、黑色的孢子囊颗粒,菌丝充满平皿,背面为无色或浅黄色,菌落形态见图 19-3-5。

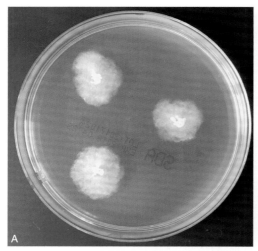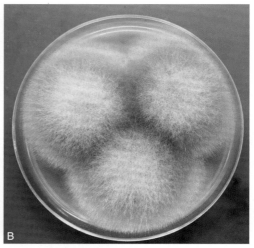

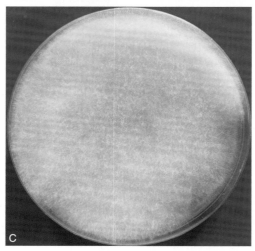

图 19-3-5　毛霉属真菌菌落（28℃培养）

A：SDA，24h；B：PDA，48h；C：PDA，72h。

三、横梗霉属

【概述】

横梗霉属原为犁头霉属,广泛分布于自然界,属内仅伞枝横梗霉可对人致病,在毛霉病致病菌中横梗霉属仅次于根霉属。

【菌体及菌落形态】

1. **染色与形态**　横梗霉属有弧形的匍匐菌丝和假根,菌丝可间生巨大细胞,孢囊梗散生于匍匐菌丝中间,不与假根相对着生,孢囊梗大多 2~5 根成簇,极少单生,呈轮状或不规则分枝。孢子囊相对较小,顶生,多呈洋梨形,为浅蓝色至浅褐色。孢子囊壁薄,成熟后壁易消解。基部有明显的囊托,即在孢子囊壁与囊轴汇合处呈漏斗状,这一点为此菌的一个显著特点。孢子囊孢子较小，呈圆形，光滑、无色。接合孢子呈球形，表面粗糙，为褐色至黑色，同宗或异宗配合。配囊柄为对生，大多不对称。横梗霉镜下形态特征见图 19-3-6。

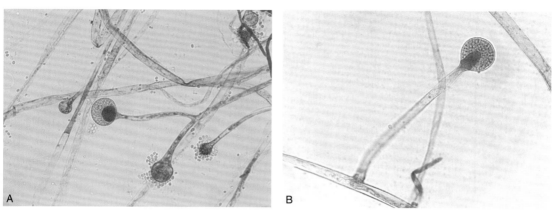

图 19-3-6　横梗霉属（PDA 平板，28℃培养 3d,乳酸酚棉蓝染色，×100)
A：孢子囊正在释放孢子；B：孢子囊与菌丝。

2. **培养菌落形态**　伞枝横梗霉是一种耐寒嗜热真菌，在 37℃生长速度快于 25℃,最高生长温度为 48~52℃,最佳生长温度为 35~37℃, pH 为 3.0~8.0。该菌在 SDA 培养基上 25~30℃培养，生长较快，广泛蔓延，很快形成棉絮状菌落；在 PDA 培养基上 25℃孵育 7d,可形成直径 3~9cm 的菌落，菌落质地为典型的羊毛状到棉絮状。从平板前面观察，菌落呈灰色，背面观察，则呈无色，见图 19-3-7。

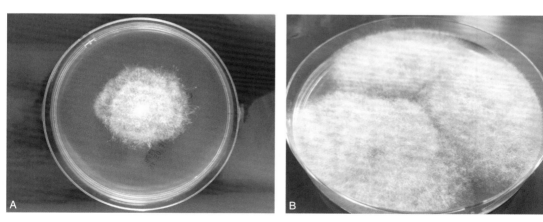

图 19-3-7　横梗霉属菌落（PDA, 28℃培养 3d)
A：棉絮状；B：羊毛状。

（童中胜　徐和平）

第四节　暗色（着色）真菌

暗色（着色）真菌是因菌丝和／或孢子的壁具有黑色素而形成暗色（黑色、灰色、棕色或橄榄色）菌落的一组真菌。

一、链格孢属

【概述】

链格孢属是一种在自然界广泛分布的暗色真菌，是土壤、植物、食品、工业材料上常见的腐生菌，也是实验室常见污染菌。该属种已发现不少致病菌，可引起免疫低下患者皮肤和皮下组织脓肿和溃疡的损害，还可引起足菌肿、角膜炎等。此外，本菌还是较为常见的过敏原。

【菌体及菌落形态】

1. 染色与形态　可见棕色分隔菌丝，分枝分隔，以合轴式延伸。分生孢子为孔生，呈卵圆形或倒置棍棒状，为深褐色，表面粗糙，有水平、垂直或斜形分隔，以水平分隔多见，呈砖格状，孢子呈链状排列，顶部有一鸟嘴状凸起。镜下形态见图 19-4-1。

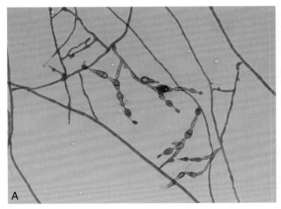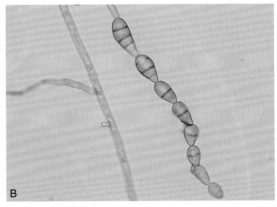

图 19-4-1　链格孢属（PDA，28℃培养 4d，乳酸酚棉蓝染色）

A：链格孢属（×400）；B：链格孢属（×1 000）。

2. 培养菌落形态　菌落生长速度快，表面呈羊毛至粉末状，开始为灰白色，随培养时间延长变为绿褐色至深褐色，菌落有同心圈，表面充满疏松的灰白色棉花样气生菌丝，背面为黑色。菌落形态见图 19-4-2。

二、弯孢霉属

【概述】

弯孢霉属在自然界广泛分布，多作为腐生菌自植物中分离，偶尔在动物如牛身上分离，也可因创伤性感染分离自足菌肿、甲真菌病、皮下组织病变及角膜真菌病患者身上，临床病例多为免疫功能正常者。本属共有 40 个种，目前已有 7 个种有致病报道，如新月弯孢、膝曲弯孢、苍白弯孢等。

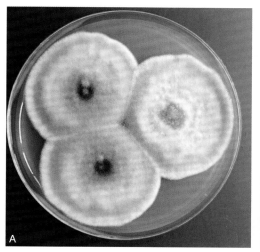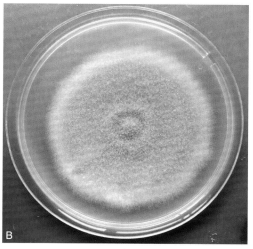

图 19-4-2　链格孢属菌落（28℃培养 5d）

A：SDA；B：PDA。

【菌体及菌落形态】

1. **染色与形态**　菌丝分隔，近无色或棕色。分生孢子梗单个或成群，为棕色，可分枝，直立或呈膝状弯曲。分生孢子呈合轴式排列，为孔生，第 3 个细胞较大，两侧不均等，呈弯曲状，故得名。第 2 和第 3 个细胞为浅棕色至棕色，末端细胞呈亚透明状，细胞壁光滑。镜下形态见图 19-4-3。

2. **培养菌落形态**　菌落生长快速，呈羊毛状、棉花状或绒毛状，中心呈条索状，为暗棕色，边缘为灰白色，背面为暗色，见图 19-4-4。

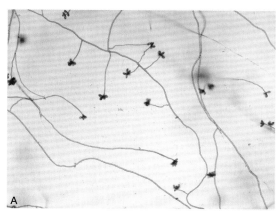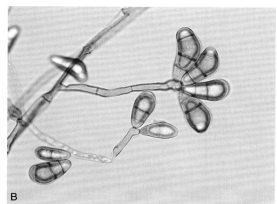

图 19-4-3　弯孢霉属（PDA，28℃培养 3d）

A：未染色，×100；B：乳酸酚棉蓝染色，×1 000。

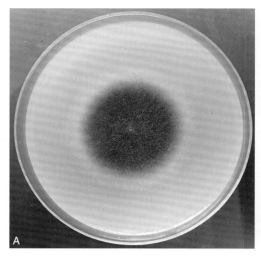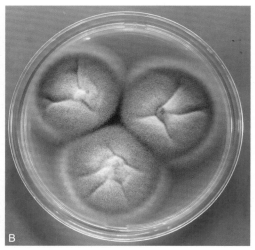

图 19-4-4　弯孢霉属菌落（PDA，28℃培养）

A：2d；B：4d。

（童中胜　徐和平）

第五节　其他丝状真菌

一、青霉属与拟青霉属

【概述】

青霉属和拟青霉属虽然中文名相近，但两者形态学上差异很大。

1. **青霉属**　目前属内有 300 多个种，最常见的有产黄青霉菌、橘青霉菌、产紫青霉菌等。青霉菌广泛存在于空气、土壤及腐烂的水果、蔬菜、肉类和各种潮湿的有机物上，是实验室常见污染菌之一，绝大多数为非致病菌，只有少数可引起人类的肺部、眼、外耳、皮肤、甲板等的感染，称为青霉病。青霉菌也是变态反应性疾病的过敏原之一，并能产生真菌毒素，引起中毒。

2. **拟青霉属**　临床上常见的有宛氏拟青霉（*C. variotii*）、*C. fumosoroseus*、*C. javanicus*、*C. marquandii* 4 个种。拟青霉是一种常见的环境霉菌，广泛存在于堆肥、土壤和食品中，是一种机会致病菌，可以由食物、空气、外伤等方式引起人类的肺炎、眼炎、中耳炎、心内膜炎、足跟软组织炎、移植受者伤口感染、肾移植患者蜂窝织炎、皮肤透明丝孢霉病、甲真菌病、骨髓炎等。

【菌体及菌落形态】

1. **染色与形态**

（1）青霉菌：具有有横隔的透明菌丝，分生孢子梗可由基质长出，或从气生菌丝长出并远离基质。支持梗基的细胞称为副枝,可有 1 个或 1 个以上。梗基是分生孢子梗形成的第 2 级分枝,每个梗基上簇生 6~10 个平行而紧密排列的烧瓶状瓶梗,形成特征性的帚状枝。分生孢子在瓶梗顶部呈链状生长,不分枝。青霉菌镜下特征,见图 19-5-1。

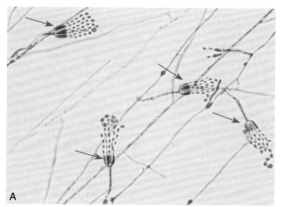
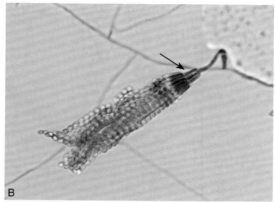
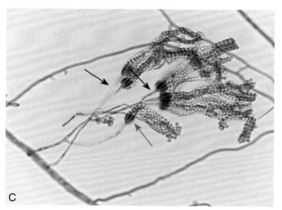

图 19-5-1　青霉菌(SDA,28℃培养,乳酸酚棉蓝染色, × 400)

A:橘青霉,3d,单轮生;B:产黄青霉,7d,双轮生;C:产紫青霉,5d 单轮生(红色箭头)和双轮生(黑色箭头)。

（2）拟青霉:菌丝透明、分隔。分生孢子梗直立,常呈不规则轮状分枝。产孢瓶梗直接从菌丝或分生孢子梗上产生,呈“V”或“W”形帚状疏散分开,基部膨大,瘦长,在顶部变成细长喙状的管状体。分生孢子为单细胞,透明,壁光滑,呈卵形或纺锤状,呈链状排列。厚壁孢子有时可见,为单生或链状,见图 19-5-2。

2. 培养菌落形态

（1）青霉菌:菌落中等快速生长,在 37℃常不生长或生长不良,在 SDA 和 PDA 培养基上,菌落质地平坦、柔软、呈丝状、似羊毛或棉花样。初期菌落呈白色,然后逐渐变成蓝绿色、灰绿色、橄榄灰、黄色或粉红色,边缘为白色。平板背面通常是苍白色到淡黄色。青霉菌的菌落特征见图 19-5-3。

（2）拟青霉菌:菌落生长迅速,呈粉状,为黄褐色、沙色、黄棕色、锈金色、淡紫色或白色等颜色,但绝无绿色、蓝绿色菌落,菌落背面为淡褐色或黄棕色,见图 19-5-4。

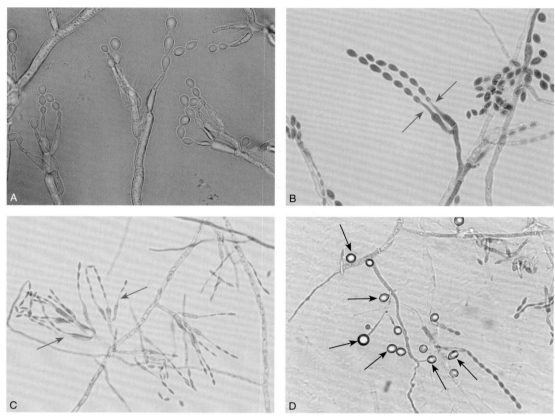

图 19-5-2 宛氏拟青霉菌（SDA，28℃培养，×400，红色箭头为管状体，黑色箭头为厚壁孢子）

A：2d，未染色；B：5d，乳酸酚棉蓝染色；C：7d，乳酸酚棉蓝染色；D：9d，乳酸酚棉蓝染色。

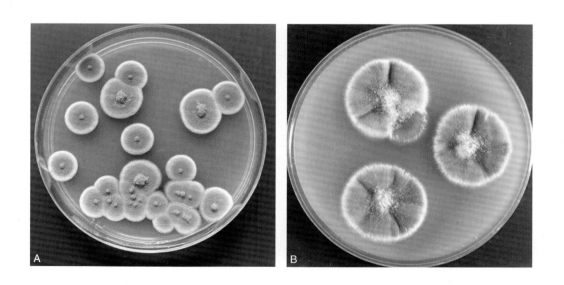

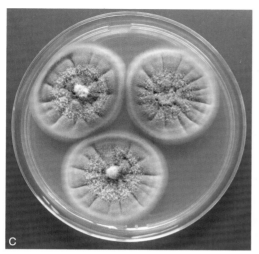
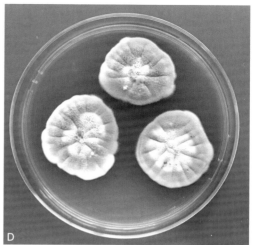

图 19-5-3　青霉菌（28℃培养）

A：PDA，5d；B：PDA，8d；C：SDA，11d；D：PDA，16d。

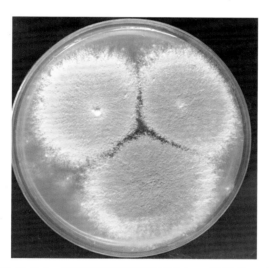

图 19-5-4　宛氏拟青霉菌菌落（PDA，28℃培养 6d）

青霉菌属与拟青霉属的鉴别：青霉菌属具有烧瓶状瓶梗和球形到近似球形的分生孢子，瓶梗顶端较厚，沿同一个方向呈束状紧密排列；拟青霉属瓶梗纤细，有细长的顶端管状体，疏散分开，帚状枝分枝不对称，稀疏，瓶梗更长，顶端逐渐变细，呈特征性的管状体。

二、镰刀菌属

【概述】

镰刀菌属目前属内含有 800 多个种，临床上最常见的种有茄病镰刀菌复合群、藤仓镰刀菌复合群、尖孢镰刀菌复合群、双孢镰刀菌复合群、厚孢镰刀菌复合群、肉色镰刀菌 - 木贼镰刀菌复合群等。以前的串珠样镰刀菌现改名为轮枝镰刀菌,归属于藤仓镰刀复合群。镰刀菌属是一种广泛分布于植物和土壤中的丝状真菌,可引起眼内炎、角膜炎、溃疡、甲真菌病、皮肤感染、足菌肿以及关节炎、肺炎、心内膜炎、脑脓肿、肺部感染及真菌血症等。本节主要介绍常见的茄病镰刀菌、尖孢镰刀菌和轮枝镰刀菌。

【菌体及菌落形态】

1. 染色与形态

（1）茄病镰刀菌:分生孢子梗从气生菌丝侧面产生,细长,为单瓶梗。大分生孢子产生在分生孢子梗上或分生孢子座内,呈中等程度弯曲,伴有短钝形尖部,顶细胞缢缩成喙状,基底细胞蒂不明显,大多有 3~5 个分隔。小分生孢子通常丰富,呈卵形、椭圆形或肾形,有 0~1 隔,呈假头状着生。厚壁孢子常见,单个或成对,端生或间生,壁光滑或粗糙。该菌形态见图 19-5-5。

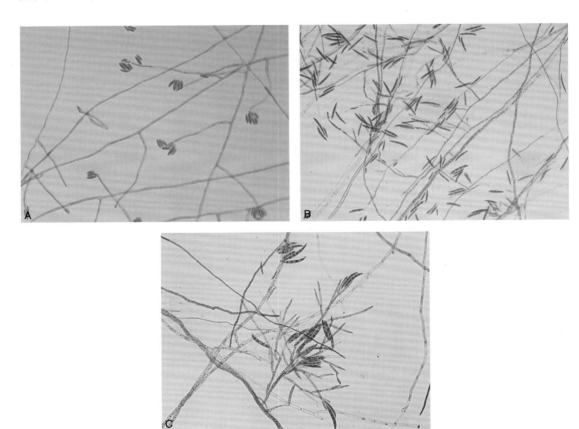

图 19-5-5　茄病镰刀菌（ SDA,26℃培养 5d,乳酸酚棉蓝染色 ）
A:茄病镰刀菌（ ×400 ）;B:茄病镰刀菌（ ×400 ）;C:茄病镰刀菌（ ×1 000 ）。

（2）尖孢镰刀菌:分生孢子梗短粗,单个,可呈密集分枝束状排列。大分生孢子呈梭形,轻微弯曲,末端尖,有 3~5 个分隔,基底细胞有蒂。小分生孢子丰富,从不形成链,多数无分隔,为椭圆形至柱形,笔直或常弯曲。厚壁孢子丰富,端生或间生,透明,壁光滑或粗糙。该菌形态见图 19-5-6。

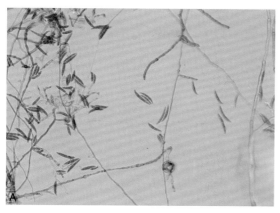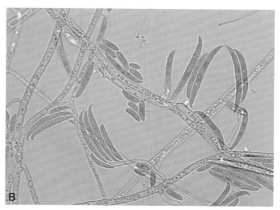

图 19-5-6　尖孢镰刀菌（SDA,26℃培养 5d,乳酸酚棉蓝染色）

A:尖孢镰刀菌（×400）;B:尖孢镰刀菌（×1 000）。

（3）轮枝镰刀菌:分生孢子梗从气生菌丝体的菌丝侧面产生,分枝稀疏,为单瓶梗。大分生孢子纤细,呈镰刀状,但较笔直,有 3~5 个分隔,有时很少。小分生孢子丰富,呈链状排列,为卵圆形至棒状。该菌形态见图 19-5-7。

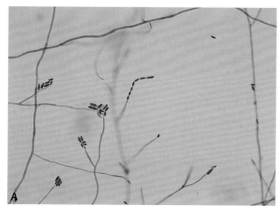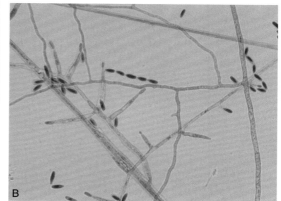

图 19-5-7　轮枝镰刀菌（SDA,26℃培养 5d,乳酸酚棉蓝染色）

A:轮枝镰刀菌（×100）;B:轮枝镰刀菌（×400）。

2. 培养菌落形态

（1）茄病镰刀菌:生长迅速,为白色至奶油色,当分生孢子座出现时,常为绿色至蓝色;背面常为无色,一些菌株可见酒红色色素,见图 19-5-8。

（2）尖孢镰刀菌:生长迅速,白色易变成紫色,背面为透明至暗蓝色,产生深蓝色或淡紫色色素,一些分离株有特征性丁香气味,见图 19-5-9。

（3）轮枝镰刀菌:生长非常快,气生菌丝丰富,开始为白色,逐渐变成紫色,当分生孢子座出现,呈深褐色至橙色,见图 19-5-10。

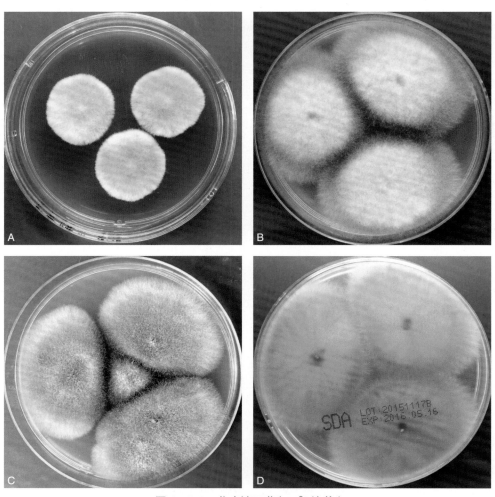

图 19-5-8　茄病镰刀菌（26℃培养）
A：PDA，3d；B：SDA，5d；C：PDA，7d；D：SDA，背面，7d。

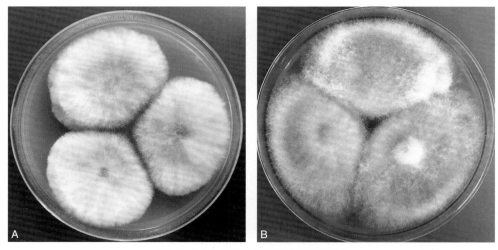

图 19-5-9　尖孢镰刀菌（26℃培养）
A：PDA，5d；B：SDA，14d。

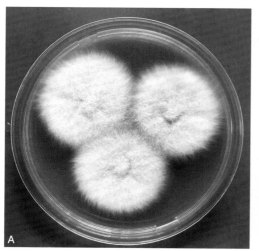
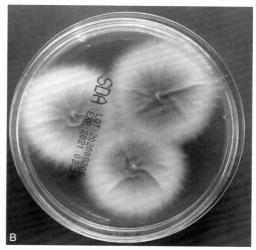

图 19-5-10　轮枝镰刀菌（SDA, 26℃培养 5d）

A：正面；B：背面。

三、赛多孢菌属

【概述】

赛多孢菌属为引起人类感染的丝状真菌,可引起骨髓炎、皮下感染、外伤后关节炎、肺炎、脑膜脑炎和心内膜炎等,导致暗色丝孢霉病,近年来报道由该菌所致免疫低下人群侵袭性真菌感染的病例明显增多,溺水后肺部感染患者常分离出赛多孢菌属。常见菌种包括尖端赛多孢菌、桔黄赛多孢菌和波氏赛多孢菌。多育节荚孢霉在种系发生学和形态学上明显异于赛多孢菌属,现已重新分类,归属于节荚孢属。赛多孢菌属各种之间形态无法区分,需要通过测序才能区分。

【菌体及菌落形态】

1. 染色与形态　赛多孢菌属的分生孢子梗为侧生或顶生,梗端着生单个或多个环痕产孢的分生孢子。陈旧培养物有时可见到粘束孢。分生孢子为椭圆形。有性期形成子囊果,内含卵圆形子囊,囊内有 8 个子囊孢子。赛多孢菌属的镜下形态特征见图 19-5-11。

多育节荚孢霉的环痕孢子在梗端多以成小堆的方式出现,分生孢子梗基部更膨大,见图 19-5-12。

2. 培养菌落形态　在血琼脂平板、中国蓝平板、SDA 和 PDA 等平板上均能生长,35℃孵育生长比 26℃较快,且 5% CO_2 环境更能促进本菌生长,菌落初为白色,向四周呈同心圆样扩展,其后中央转为淡褐色,边缘呈灰白色绒毛状。尖端赛多孢菌的菌落形态特征见图 19-5-13。

多育节荚孢霉生长更慢,菌落形态及颜色多变,常更暗黑,见图 19-5-14。

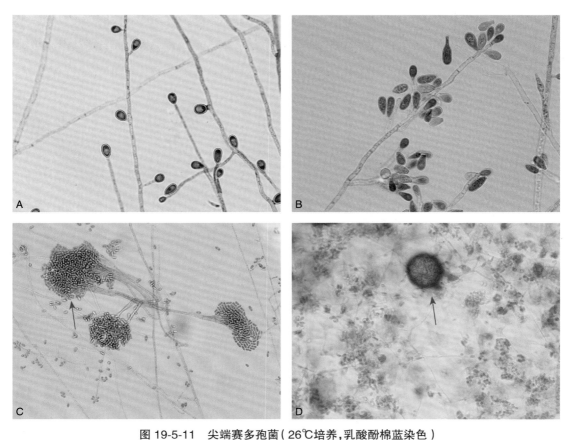

图 19-5-11　尖端赛多孢菌（26℃培养，乳酸酚棉蓝染色）

A：PDA，3d，×400；B：PDA，6d，×1 000；C：粘束孢（箭头）（PDA，14d，×1 000）；D：闭囊壳（箭头）（SDA，14d，×400）。

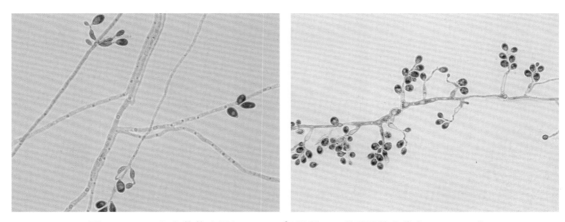

图 19-5-12　多育节荚孢霉（PDA，26℃培养 6d，乳酸酚棉蓝染色，×1 000）

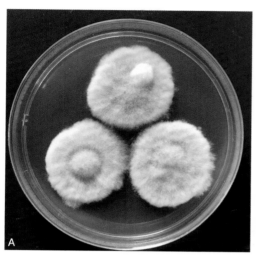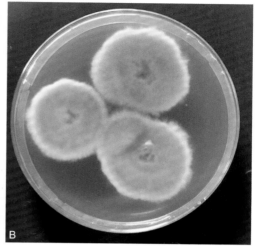

图 19-5-13　尖端赛多孢菌（PDA，35℃，5% CO_2 培养 5d）

A：正面；B：背面。

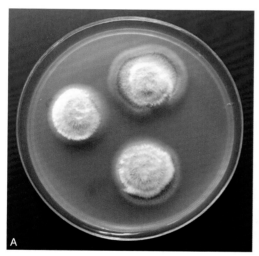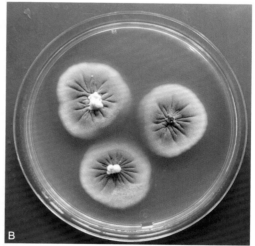

图 19-5-14　多育节荚孢霉（35℃培养 7d）

A：PDA 平板；B：SDA 平板。

（徐和平　龚道元）

第二十章

临床常见致病性双相真菌检验形态学

第一节　马尔尼菲篮状菌

【概述】

马尔尼菲篮状菌原名马尔尼菲青霉菌，为温度依赖型双相真菌（体内或37℃为酵母样菌，即孢子；体外26℃培养为菌丝）。该菌是一种致病性真菌，它感染所导致的疾病称为马尔尼菲篮状菌病，人类免疫缺陷病毒感染者易感，但在非艾滋病患者中（如恶性血液病和接受免疫抑制剂治疗）也有感染报道。患者可通过吸入病原体而致肺部感染，随后进入血流，引起菌血症，并随血流播散引起其他部位感染，通常侵犯淋巴系统、肝脏、脾脏和骨骼。该病临床表现为脸部、躯干和四肢出现粉刺样皮肤丘疹，主要流行于东南亚的泰国、越南，以及中国南方地区。

【菌体及菌落形态】

1. **染色与形态**　25℃培养时可见分生孢子梗光滑，有帚状分枝，多数为双轮生，少数为单轮生，对称或不对称；梗基上有3~6个瓶梗。分生孢子光滑，呈卵圆形或球形，有明显的孢间连体。35~37℃孵育培养时，可见两头钝圆、中间有隔、直径3~5μm大小的腊肠形孢子。

直接镜检：骨髓、皮肤、淋巴结等组织标本直接涂片革兰氏染色、HE染色可见细胞内、外有大量圆形或卵圆形的中间有隔的腊肠形孢子。组织标本37℃液体培养时可见丝状连接的酵母样真菌菌丝。马尔尼菲篮状菌的镜下形态见图20-1-1。

2. **培养菌落形态**　在SDA培养基上室温（25℃）培养为霉菌相，初为灰白色蜡样，为膜状平坦菌落，不久逐渐变为淡黄色或黄绿色，表面呈淡红色绒毛状，整个培养基被染成玫瑰红色。37℃孵育1~2周形成酵母相菌落，菌落为白色蜡样，不易刮落。马尔尼菲篮状菌的菌落形态见图20-1-2。

马尔尼菲篮状菌具有双相性，25℃时为霉菌相，37℃时为酵母相，可与青霉属其他菌种鉴别。马尔尼菲篮状菌在组织标本中为有隔、腊肠样孢子；而组织胞浆菌属则呈圆形和卵圆形，不分隔，菌体周围有浅淡的荚膜，据此，可以区分两者。

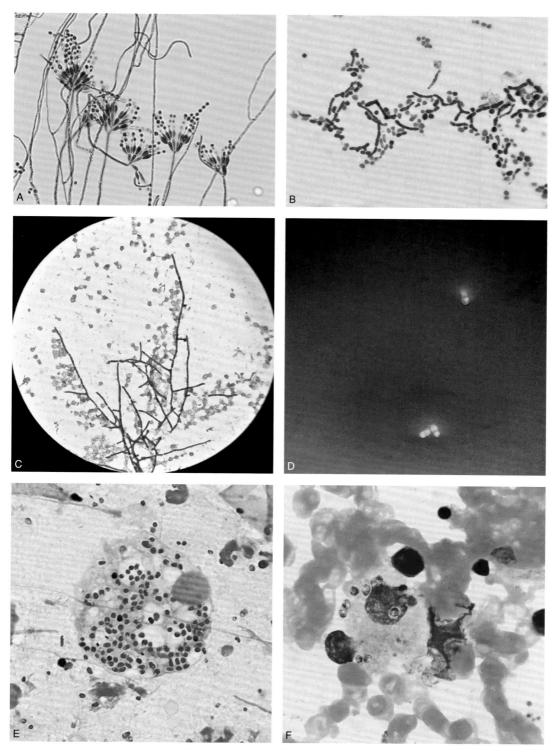

图 20-1-1 马尔尼菲篮状菌镜下形态

A：SDA，25℃培养 7d，乳酸酚棉蓝染色，×400；B：SDA，37℃培养 7d，革兰氏染色，×1 000；C：血培养，37℃培养 3d，革兰氏染色，×1 000；D：皮肤组织，真菌荧光染色，×400；E：皮肤组织，革兰氏染色，×1 000；F：骨髓，瑞氏染色，×1 000。

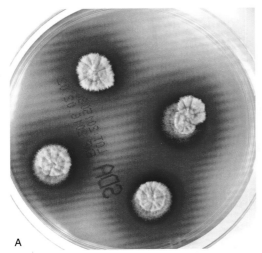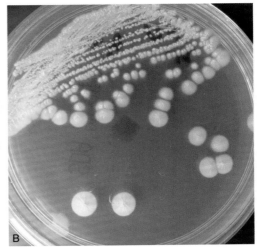

图 20-1-2　马尔尼菲篮状菌菌落

A：SDA，25℃培养 7d；B：SDA，37℃培养 7d。

（徐和平　胡王强）

第二节　孢子丝菌属

【概述】

孢子丝菌属广泛存在于自然界中，是土壤、植物的腐生菌。人类可因昆虫叮咬或从皮肤破损处植入，导致皮肤黏膜、皮下组织和局部淋巴系统的慢性感染，偶可播散至全身，引起多系统损害，孢子丝菌属引起的疾病叫孢子丝菌病。孢子丝菌属包括申克孢子丝菌复合体、球形孢子丝菌、巴西孢子丝菌、墨西哥孢子丝菌等，我国报道主要的病原菌是球形孢子丝菌，申克孢子丝菌也有散发报道。

【菌体及菌落形态】

1. **染色与形态**　25℃培养时，孢子丝菌属的无柄小分生孢子的形态存在差异：球形孢子丝菌、巴西孢子丝菌、墨西哥孢子丝菌的无柄小分生孢子呈球形、近球形、卵球形和椭球形；申克孢子丝菌的无柄小分生孢子可呈三角形或楔形。菌丝较细，分枝分隔，松散或成束排列，分生孢子梗呈直角分枝，顶端小分生孢子呈花瓣样排列，为无色或淡褐色，无柄小分生孢子沿菌丝两侧呈"袖套状"排列。35~37℃培养时，酵母孢子为圆形、卵圆形、梭形至雪茄形，单个细胞可产生一个或多个芽。孢子丝菌属的镜下形态见图 20-2-1。

孢子丝菌病的典型的组织病理学变化主要表现为化脓性和肉芽肿性炎症，可见"三区病变"，中央为"化脓区"，由中性粒细胞及少量嗜酸性粒细胞构成；其外为"结核样区"，由组织细胞、上皮样细胞及少量的多核巨细胞构成；最外层为"梅毒样区"，由淋巴细胞及浆细胞构成。HE 染色检出阳性率低，PAS 和 GMS（Grocott 六胺银）染色可提高其阳性率，病理

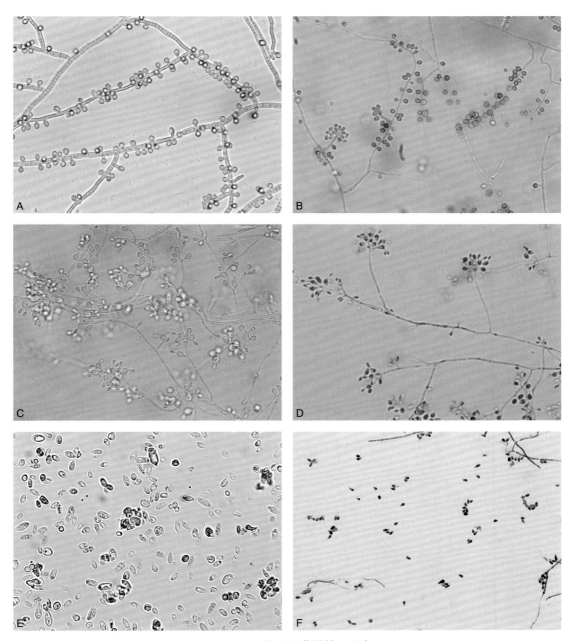

图 20-2-1 孢子丝菌属镜下形态

A：球形孢子丝菌（PDA，28℃培养 7d，未染色，×400）；B：球形孢子丝菌（PDA，28℃培养 15d，乳酸酚棉蓝染色，×400）；C：申克孢子丝菌（PDA，28℃培养 14d，未染色，×400）；D：申克孢子丝菌（PDA，28℃培养 14d，乳酸酚棉蓝染色，×400）；E：申克孢子丝菌（PDA，37℃培养 7d，未染色，×1 000）；F：申克孢子丝菌（PDA，37℃培养 7d，革兰氏染色，×1 000）。

切片内可见细胞内或细胞外的圆形或卵圆形孢子、雪茄样小体，偶见菌丝、星状体（经 HE 染色，表现为孢子周围嗜伊红物质呈星芒状分布），星状体现象的存在可以考虑孢子丝菌病的诊断。孢子丝菌属的组织病理形态见图 20-2-2。

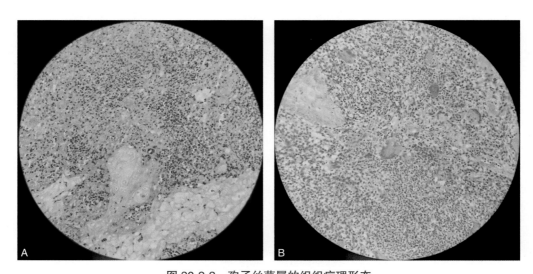

图 20-2-2　孢子丝菌属的组织病理形态

A：孢子丝菌属（皮肤组织，GMS 染色，×400）；B：孢子丝菌属（皮肤组织，PAS 染色，×400）。

2. **培养菌落形态**　在 SDA 上 25℃培养生长较快，2~3d 即开始生长，初为白色湿润的酵母样菌落，后颜色加深，变为淡咖啡色至深褐色。中央有少许皱褶，表面可有灰白色短绒毛状菌丝。周围菌丝呈放射状，并形成淡色和深色的同心环。35~37℃培养时，菌落无毛，为白色到灰黄色，酵母样。孢子丝菌属的菌落形态见图 20-2-3。

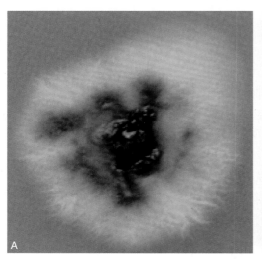
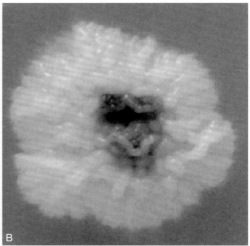

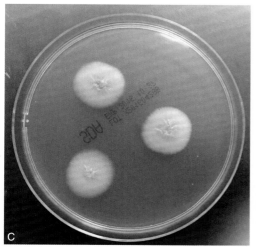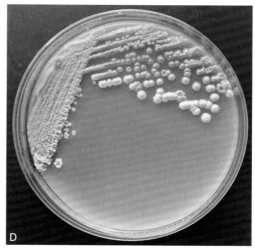

图 20-2-3　孢子丝菌属菌落

A：球形孢子丝菌菌丝相（PDA，28℃培养 15d）；B：球形孢子丝菌酵母相（PDA，37℃培养 15d）；
C：申克孢子丝菌菌丝相（SDA，28℃培养 11d）；D：申克孢子丝菌酵母相（PDA，37℃培养 11d）。

（徐和平　童中胜）

第三节　组织胞浆菌属

【概述】

　　组织胞浆菌属是一种存在于自然界的双相型真菌，属内只有荚膜组织胞浆菌 1 个种和 2 个变种（荚膜组织胞浆菌荚膜变种和荚膜组织胞浆菌杜波变种）。鸟或蝙蝠粪便污染的土壤是组织胞浆菌属常见的自然栖息地。荚膜组织胞浆菌是组织胞浆菌病的病原体，人通过吸入孢子而使肺部最先受侵袭，可从急性肺部感染开始，到慢性肺部感染或致死性的全身播散性疾病。该病在北美中部、中美和南美地区存在地方性流行，世界各地有散发报道。

【菌体及菌落形态】

　　1. **染色与形态**　26℃时初代培养物可形成分隔的透明菌丝，荚膜组织胞浆菌可产生菌丝样分生孢子梗，分生孢子梗与菌丝呈直角或平行。可形成大、小两种分生孢子，小分生孢子为椭圆形或圆形，直径为 2~5μm，小分生孢子呈单个、透明，具有光滑或粗糙的外壁。次代培养产生特征性大分生孢子，大分生孢子呈结节状，直径为 7~15μm，壁厚，为单细胞，透明，表面可见有均匀间隔的手指样的凸起，似"舵轮状"，也称为齿轮状大分生孢子。菌丝分枝分隔，宽约 2.5μm。37℃时培养物镜下可见大小为（2~3）μm×（4~5）μm 的卵圆形芽生酵母（类酵母型孢子）。荚膜组织胞浆菌的镜下形态见图 20-3-1。

　　2. **培养菌落形态**　本菌为双相真菌，室温生长缓慢，25~30℃孵育时，在 SDA 培养基上缓慢形成丝状菌落，菌丝形成通常需要 15~20d，有时甚至需要 8 周。菌落开始为白色，逐渐变为棕黄色，35~37℃孵育，可形成湿润有光泽、白色、表面有皱褶的细小酵母样菌落。组织胞浆菌的菌落形态见图 20-3-2。

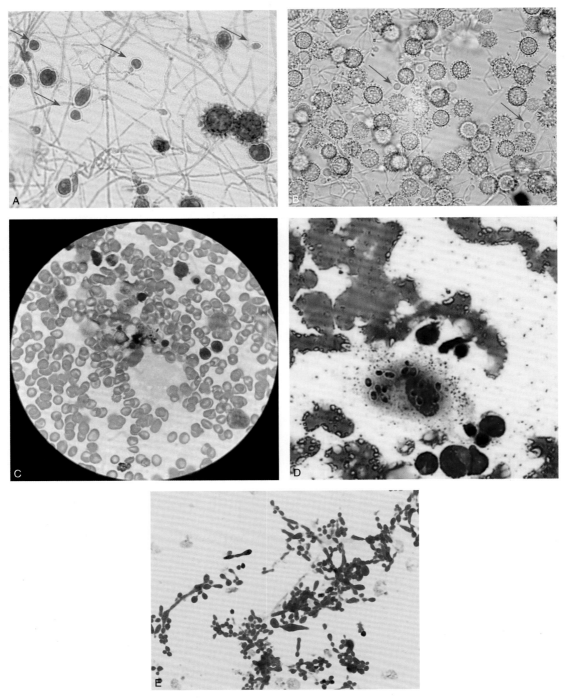

图 20-3-1 荚膜组织胞浆菌镜下形态

A:SDA,26℃培养 21d,乳酸酚棉蓝染色,×1 000,红色箭头为小分生孢子;B:SDA,26℃培养 30d,乳酸酚棉蓝染色,×1 000,红色箭头为小分生孢子;C:血液,瑞氏染色,×1 000;D:骨髓,瑞氏染色,×1 000;E:酵母样真菌可见出芽和假菌丝(37℃培养 9d,×1 000)。

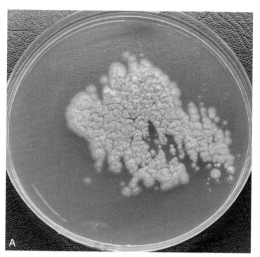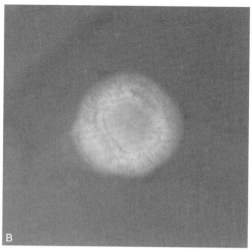

图 20-3-2　荚膜组织胞浆菌菌落
A：菌丝相菌落（SDA，26℃培养 21d）；B：酵母相菌落（SDA，35℃培养 21d）。

（徐和平　帅丽华）

第二十一章

肺孢子菌检验形态学

肺孢子菌最初被认为属于原虫孢子菌纲，1988年Edman发现该类病原体的16sRNA编码基因的核苷酸序列，证明它是一种真菌。现代分类将其归入真菌界、子囊菌门、肺孢子菌纲、肺孢子菌目、肺孢子菌科。经分子生物学证实，引起人类感染的肺孢子菌为耶氏肺孢子菌，引起大鼠感染的为卡氏肺孢子菌。

【概述】

本章以耶氏肺孢子菌为例介绍肺孢子菌的生物学特性。本菌主要通过空气飞沫传播，常引起艾滋病患者或免疫抑制患者的肺部感染，还可引起肺外感染，如肝、脾、眼、肾、骨髓、肾上腺和血管的感染，所致疾病称为耶氏肺孢子菌病。

【菌体及菌落形态】

1. **染色与形态** 耶氏肺孢子菌包囊经空气传播而进入人体肺内。其在肺泡内发育的阶段有滋养体、囊前期和孢子囊期3个时期。采用患者痰液、支气管肺泡灌洗液或肺活组织直接染色镜检，孢子囊呈圆形或椭圆形，内含2、4或8个囊内小体，用六胺银（GMS）染色法，囊内容物不着色，囊壁为深褐色，多呈塌陷形，似空壳乒乓球样外观，囊壁上具有特征性的圆括号状结构，是囊壁局限性增厚形成的，以此与其他真菌相鉴别。光镜下可观察到小滋养体（直径1~4μm）和孢子囊（直径8~10μm）。用亚甲蓝染色法，孢子囊囊壁呈深褐色或黑色，囊壁呈新月状或类似粉碎乒乓球样；采用GMS染色法，可见清晰的囊内小体；采用吉姆萨染色法，囊壁不着色，胞质呈浅蓝色，核为蓝紫色。用荧光素染色法，囊壁呈明亮蓝绿色光环，镜下形态见图21-1-1。

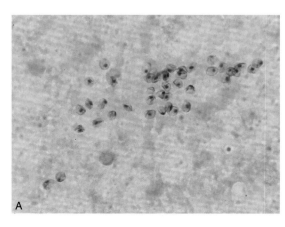

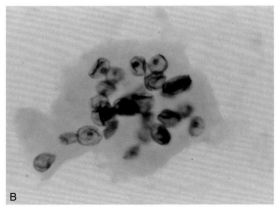

A　　　　　　　　　　　　　　　　　B

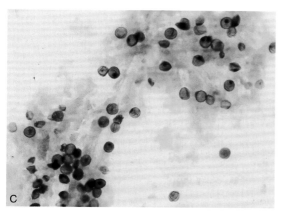
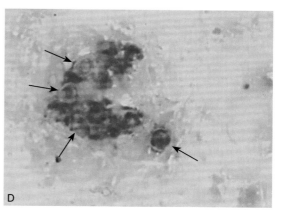

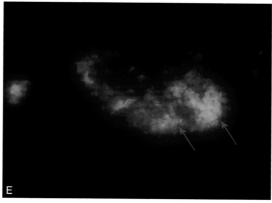

图 21-1-1 耶氏肺孢子菌

A：六胺银染色（孔雀绿复染，×1 000）；B：六胺银染色（孔雀绿复染，×1 000）；C：六胺银染色（伊红复染，×1 000）；D：孢子囊（革兰氏染色，×1 000）；E：孢子囊（免疫荧光染色，×1 000）。

2. **培养菌落形态** 本菌尚不能人工培养。

（徐和平　童中胜）

第二十二章

临床病原生物学检验形态学案例分析

第一节　临床寄生虫检验形态学案例分析

一、腹痛双"虫"奏

【患者资料】

朱某某,女,78岁,饱餐后出现右上腹阵发性绞痛,伴恶心、呕吐 2h 就诊,呕吐物为咖啡色,吐后腹痛无减轻。体温 38.6℃。血常规部分结果:WBC 19.9×10^9/L↑,NE 89.0%↑。腹部超声检查提示胆囊肿大,壁厚。临床诊断急性胆囊炎,门诊给予抗感染对症治疗。次日,患者出现持续性剧烈腹痛,生化检查:淀粉酶 AMS 2 994U/L↑,脂肪酶 LPS 2 901U/L↑,收入院。腹部 CT 提示胰腺肿大并胰周积液。复查腹部超声提示胆管扩张,管壁增厚,胆管两边可见两条回声光带,光带中间有条状无回声区,胆囊和胰腺形态增大,提示排查寄生虫感染的可能。临床遂申请粪便寄生虫检查。

【形态学检查】

粪便经生理盐水直接涂片,显微镜下见几类虫卵:大量大小为(45~75)μm×(35~50)μm的宽椭圆形虫卵,较厚的卵壳外可见棕黄色凹凸不平的膜,内含大而圆的细胞,与卵壳间有新月形空隙,形态符合受精蛔虫卵特征;有少量长椭圆形棕黄色虫卵,卵内充满大小不等的折光性颗粒,形态符合未受精蛔虫卵特征;还可见少量无色透明宽椭圆形虫卵,外壳光滑,易与钩虫卵相混淆,但卵壳比钩虫卵壳厚,形态符合脱蛋白膜受精蛔虫卵特征;还发现大小为(50~54)μm×(22~23)μm、腰鼓形的黄褐色虫卵,卵壳较厚,两端各有一个透明塞,形态符合鞭虫卵特征;见图 22-1-1、图 22-1-2。

【病原学诊断】

蛔虫、鞭虫混合感染;胆道蛔虫病并发胆囊炎、胰腺炎。

【讨论和分析】

本病例以急性腹痛,伴恶心、呕吐起病,早期超声检查提示胆囊炎,对症治疗无效。次日并发急性胰腺炎,复查超声提示胆道内有疑似寄生虫影像,粪检虫卵确诊。

蛔虫具有钻孔习性,在宿主发热、胃肠功能紊乱、饮食不当、驱虫药使用不当等因素刺激下,蛔虫可钻入胆道,引起胆道 Oddi 括约肌强烈痉挛,表现为腹部阵发性钻顶样疼痛。胆道蛔虫病初期,患者临床症状明显,B 超可能无明显异常,易漏诊。蛔虫钻入胆道后造成堵塞,

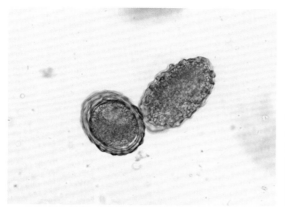

图 22-1-1　受精蛔虫卵与未受精蛔虫卵（×400）

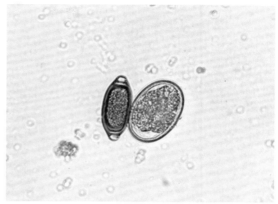

图 22-1-2　鞭虫卵与脱蛋白膜受精蛔虫卵（×400）

可继发胆囊炎性病变,胰管内压力升高,胰液逆流,胰酶被激活,进而引起胰腺组织坏死等连锁反应,临床上以急性上腹剧痛,血淀粉酶、脂肪酶升高为特点。

蛔虫和鞭虫均为土源性线虫,感染途径相似。如果患者有饮用生水、食用生菜习惯,常出现蛔虫、鞭虫混合感染的情况。

确诊后,临床给予解痉、镇痛、利胆、氧气驱虫、控制感染和纠正水、电解质失调治疗,2d 后症状缓解。口服甲苯咪唑驱虫治疗后,患者先后排出 30 多条蛔虫成虫和 9 条鞭虫成虫。

（段爱军）

二、嗜酸性粒细胞升高的元凶

【患者资料】

李某,男,9 岁,因"咳嗽、哮喘 5d,伴发热 1d",于 2 个月前到某医院就诊。体温 37.8℃。血常规部分结果:WBC 23.7×10⁹/L↑,EO 11.8×10⁹/L↑,EO 49.7%↑,RBC 4.35×10¹²/L,Hb 138g/L。粪便常规及其他实验室检查基本正常。医生诊断为嗜酸性粒细胞增多症（过敏因素）,抗过敏治疗后,症状缓解出院。3 周后,患儿"咳嗽、哮喘"症状再次加重,复诊 EO 10.5×10⁹/L↑,抗过敏治疗后嗜酸性粒细胞并未下降。检验人员追问患儿既往史,得知患儿在患病前 2 周回过农村老家,赤脚下田玩过泥巴,脚部皮肤曾出现过红疹并自愈。遂再次复查粪便常规,重点排查寄生虫。

【形态学检查】

粪便标本做 3 张生理盐水涂片,同时进行饱和盐水浮聚法集卵。显微镜浏览全片:第 1 张涂片未见任何异常;第 2 张涂片发现大量菱形结晶,为无色透明指南针样,两端尖长,大小不等,折光性强,相差显微镜下形态见图 22-1-3,形态符合夏科 - 雷登结晶;第 3 张涂片发现椭圆形、壳薄、无色透明虫卵,内含 4~8 个卵细胞,卵壳和卵细胞之间有明显空隙,形态符合钩虫卵。饱和盐水浮聚法显微镜检查也发现大量虫卵,见图 22-1-4。

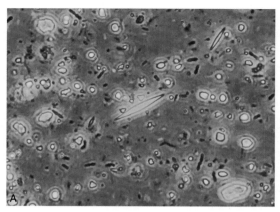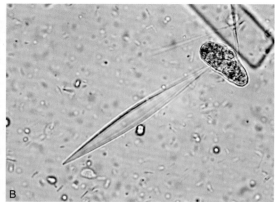

图 22-1-3 夏科 - 雷登结晶（粪便）

A：相差显微镜（×400）；B：普通显微镜（×1 000）。

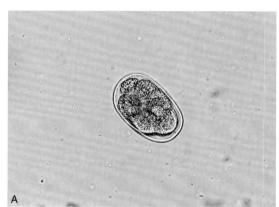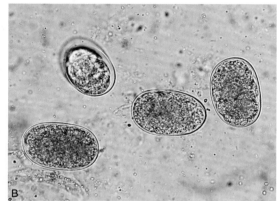

图 22-1-4 钩虫卵（粪便，×400）

A：生理盐水直接涂片法；B：饱和盐水浮聚法。

【病原学诊断】

钩虫感染。

【讨论和分析】

这是 1 例儿童钩虫感染病例，但诊断过程可谓一波三折。患儿初次就诊时，临床医生根据患儿症状及实验室检查考虑为过敏性疾病。3 周后患儿复诊，细心的检验人员通过问病史，发现患儿有去农村赤脚玩泥巴的经历，并出现过足部皮肤红疹，结合临床表现，高度怀疑寄生虫感染。

钩蚴经皮肤感染人体后，随血流至肺，可引起局部炎症，患者可出现咳嗽伴发热等症状。虫体及代谢产物是强变应原，可刺激机体 B 淋巴细胞合成特异性 IgE，进而激活肥大细胞、嗜碱粒细胞，释放组胺、前列腺素、白三烯等多种活性介质，刺激机体产生较多嗜酸性粒细胞，并诱发变态反应型哮喘的发生。

自钩蚴钻入皮肤至成虫交配产卵需要 4~6 周或更久。该病例从皮肤出现红疹到初次就诊约 3 周，钩虫可能尚未发育成熟并产卵，导致初诊粪便检查时未发现钩虫卵，复诊时病程约6周,多张涂片及饱和盐水浮聚法集卵后看到典型钩虫卵,检验科医师不懈追踪终于揪出嗜酸性粒细胞升高的元凶。

(曹　科)

三、拨云见日,"虫"何而来

【患者资料】

患者男,52岁,因"带状疱疹,伴右上肢阵发性放射痛"门诊就诊,体温36.6℃,血常规提示嗜酸性粒细胞数值及比例均明显增高(EO 9.2%),查体未见明显异常,予营养神经、止痛等对症治疗,未进一步检查。

3个月后,因"右上肢疼痛持续性加重,胸闷,轻度喘咳"入院。影像学显示右肺下叶背段有炎性病灶,送检痰培养,在培养皿中发现活动性虫体。排除蝇蛆污染的可能后,检验人员联系临床,追踪患者个人史及既往史,得知患者家住农村,喜食生、冷食物,下地干活时常赤裸手足,曾因恶心反胃症状在外院做胃镜,显示有浅表性糜烂性胃炎。自出现带状疱疹后,间歇性伴胸闷、咳嗽。遂建议重新采集痰液、粪便标本,排查寄生虫。

【形态学检查】

培养皿中发现虫爬痕迹及细长虫体,长度为1~2mm。高倍显微镜下见虫体分雌虫和雄虫,雌虫可观察到阴门、子宫等结构,子宫内有含蚴卵;雄虫可观察到睾丸、交合刺等结构,见图22-1-5。

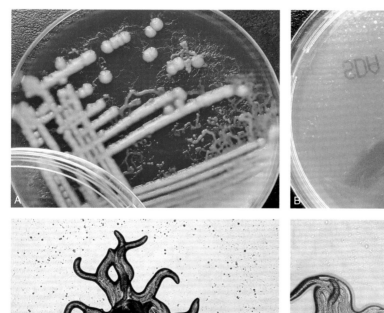
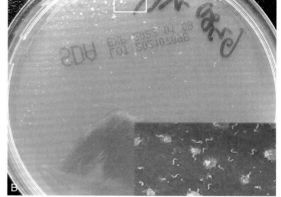
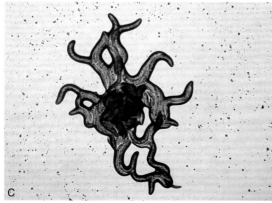
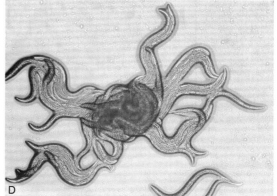

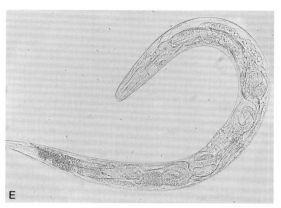
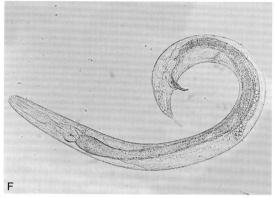

图 22-1-5　粪类圆线虫成虫

A：痰培养血平皿虫爬痕迹；B：沙堡弱平皿细小虫体；C：普通显微镜（×40）；D：普通显微镜（×100）；E：粪类圆线虫雌虫（×400）；F：粪类圆线虫雄虫（×400）。

　　在痰液标本中见到活动性虫体长 600~700μm，口腔封闭，食管占体长 1/2，尾部有分叉，根据形态判断为粪类圆线虫丝状蚴。在粪便标本中见到活动性虫体长 200~450μm，口腔短，生殖原基明显，根据形态判断为粪类圆线虫杆状蚴，见图 22-1-6。

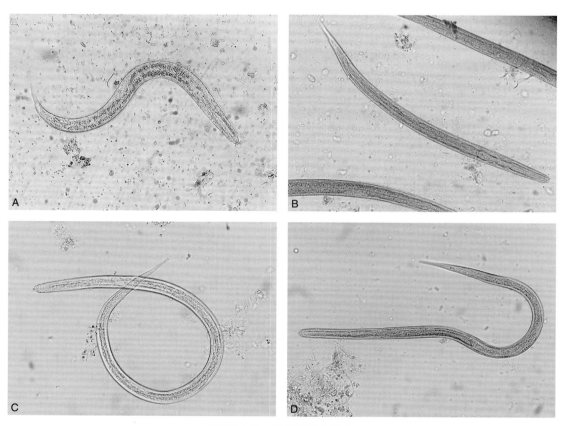

图 22-1-6　粪类圆线虫幼虫

A：粪类圆线虫杆状蚴（粪便，×400）；B：粪类圆线虫杆状蚴（粪便，碘染色 ×400）；C：粪类圆线虫丝状蚴（痰液，×400）；D：粪类圆线虫丝状蚴（痰液，碘染色 ×400）。

【病原学诊断】

粪类圆线虫感染。

【讨论和分析】

患者门诊治疗带状疱疹期间,未对嗜酸性粒细胞升高因素进行全面排查。直至患者病情加重,出现肺部症状入院。进行痰培养时,检验人员发现培养皿中有虫爬痕迹,镜检虫体排除蝇蛆。追踪个人史得知患者家住农村,喜食生、冷食物,下地干活时常赤裸手足,因此有感染寄生虫可能。

粪类圆线虫是一种机会致病性寄生虫,赤裸手足下地干活时,土壤中的粪类圆线虫丝状蚴入侵人体皮肤,随血液循环达到心脏→肺→食管→肠道,发育为成虫。当患者免疫力低下、便秘、发热等时,粪类圆线虫杆状蚴可以在直肠下段经过两次蜕皮直接发育成丝状蚴,钻入肠黏膜内毛细血管,完成整个生活史,形成自体内重复感染。其中,丝状蚴移行经过肺脏时,可在痰液中观察到。

患者的个人史、血中嗜酸性粒细胞比例偏高等都显示存在寄生虫感染的可能;既往史有带状疱疹,提示免疫功能低下;若粪类圆线虫感染,则可在患者体内形成自体内重复感染,当丝状蚴大量移行经过肺部,可引起炎症,出现胸闷、咳嗽症状,痰液检查可见到丝状蚴。至此,"虫"从何处而来,终于迎刃而解。

（罗嫚）

四、还原肝功能异常的真相

【患者资料】

李某某,女,56岁,6年前因乏力、右上腹不适就诊,体检发现丙肝标志物阳性,ALT 83U/L↑,诊断为"慢性丙型肝炎",保肝及抗病毒治疗1年。治疗后患者仍间断乏力,有时尿黄,右上腹不适,近2个月明显食欲欠佳,伴恶心、厌油,自行服药未改善入院。体格检查无异常,无发热。肝功能结果:ALT 86U/L↑,AST 58U/L↑,GGT 159U/L↑。血脂检测结果:TG 2.30mmol/L↑,TC 7.07mmol/L↑。血常规部分结果:WBC 5.40×10^9/L(正常),EO 1.5%(正常)。肝脏增强CT示有弥漫性肝损伤。结合患者慢性丙肝病史及治疗史,不除外病毒性肝炎致脂肪肝的可能。医生详细询问生活及饮食习惯,得知患者长期居住广州,平时喜食鱼生。遂开具粪检虫卵申请,排查寄生虫。

【形态学检查】

生理盐水直接涂片3张,显微镜低倍镜浏览全片均未找到虫卵。为提高检出率,采用定量透明厚涂片法(改良加藤法)制备涂片进行观察,高倍镜下可见外形似芝麻、淡黄褐色的虫卵,全片可见30个虫卵。虫卵卵壳轮廓清晰可辨,内部结构不清晰,形态基本符合华支睾吸虫虫卵。考虑到华支睾吸虫虫卵随胆汁进入粪便的数量较少,且虫卵体积小容易漏检等因素,检验人员遂采用自然沉淀法进行集卵涂片观察,平均每张涂片可见3个形态典型的华支睾吸虫虫卵,虫卵外形似芝麻,淡黄褐色,大小为(27~35)μm×(12~20)μm,卵壳厚而粗糙,前端较窄且有卵盖,卵盖周围的卵壳增厚形成明显的肩峰,后端钝圆,可见一个疣状突起,卵内毛蚴较清晰,见图22-1-7。

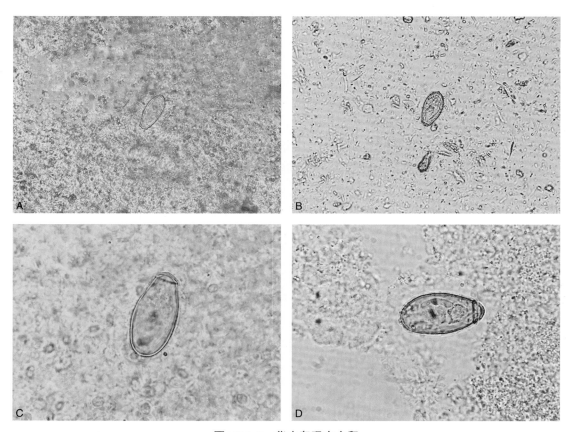

图 22-1-7　华支睾吸虫虫卵

A：改良加藤法（×400）；B：自然沉淀法（×400）；C：改良加藤法（×1 000）；D：自然沉淀法（×1 000）。

【病原学诊断】

华支睾吸虫感染。

【讨论和分析】

这是 1 例慢性丙型肝炎患者抗病毒治疗后病例，影像学检查提示肝脏弥漫性损伤，结合肝功能和血脂等结果，病情指向病毒性肝炎导致的脂肪肝。但在医生询问生活及饮食习惯时，发现患者长期居住广州，且经常食用生淡水鱼。需要与寄生虫感染鉴别诊断。

华支睾吸虫又称肝吸虫，人常因生食或者半生食华支睾吸虫的第二中间宿主淡水鱼虾而感染，成虫寄生于人体肝胆管内引起华支睾吸虫病。成虫产卵后，虫卵随胆汁进入消化道，通常在感染 1 个月后粪便中即可发现虫卵。粪检发现虫卵即可确诊华支睾吸虫病。但随胆汁进入粪便的虫卵数目较少，生理盐水直接涂片法取样量少，且华支睾吸虫虫卵体积很小，所以特别容易漏检。应用改良加藤法可大大提高虫卵的检出率。该患者粪便常规、生理盐水直接涂片法未找到寄生虫卵，应用改良加藤法查到虫卵，结合患者临床症状及居住饮食史，可明确诊断。

临床予阿苯达唑口服驱虫治疗后，患者症状得以缓解。与患者沟通中，还发现其丈夫也有生食淡水鱼的饮食习惯，遂建议其丈夫进行粪便检查，同样生理盐水直接涂片未找到虫卵,改用改良加藤法找到华支睾吸虫虫卵。

（孔　虹）

五、抗痨两年病愈重,显微镜下擒真凶

【患者资料】

患儿,女,5岁半,云南省红河州金平县人。2岁时因"咳嗽,咯血"到当地医院就诊,诊断为"肺结核",经规律的抗结核药物治疗2年,症状无好转。自行停药后服草药治疗数月,仍反复咳嗽。到当地医院复诊,CT提示"肺空洞形成",肝肾功能异常。后转到某儿童医院就诊。查体:精神欠佳、神清、慢性病容,双肺呼吸音粗,双肺未闻及啰音。部分实验室检查结果:WBC 7.68×10⁹/L,EO 9.1%↑,RBC 4.74×10¹²/L,Hb 117g/L,PCT 15.34ng/ml↑,IL-6 12.05pg/ml↑,IgE 2 174U/ml↑。结核、支原体、立克次体、各种病毒学相关检查均为阴性。弓形虫抗体阴性,并殖吸虫(肺吸虫)抗体IgG阳性,囊虫抗体IgG阳性。头颅CT未见异常,胸部CT显示左肺及右肺上叶见结节状、片状稍高密度灶,部分病灶密实,右肺上叶见空洞形成,左侧胸膜增厚、粘连。因寄生虫抗体阳性,遂追问家属详细病史:患儿自幼时有半生吃溪蟹及饮生水史。检验人员建议医生采集患儿24h痰液送检。

【形态学检查】

痰液标本中加入10% NaOH溶液,完全溶解后,离心取沉渣涂片镜检,观察到金黄色椭圆形虫卵,左右不对称,一端有大的卵盖,卵壳厚薄不均,卵盖对侧卵壳增厚,卵内含有1个卵细胞和10余个卵黄细胞,形态特征符合典型卫氏并殖吸虫虫卵(肺吸虫虫卵),见图22-1-8。

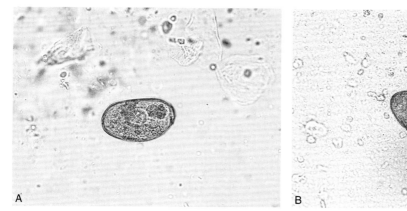
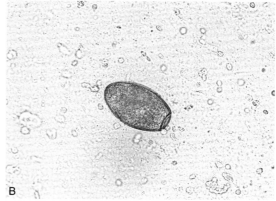

图22-1-8　卫氏并殖吸虫虫卵(痰液,×400)

【病原学诊断】

卫氏并殖吸虫感染。

【讨论和分析】

这是1例儿童感染肺吸虫病例。患儿因咳嗽、咯血、CT提示"肺空洞形成"等被诊断为肺结核,尽管规律抗结核治疗2年无效,却未被重视。直到患儿转院,医生发现结核菌相关实验室检查指标均为阴性,卫氏并殖吸虫、囊虫抗体均为阳性,高度怀疑寄生虫感染。通过

头颅 CT 和临床症状,并考虑到卫氏并殖吸虫和囊虫抗体检测存在交叉反应,初步排除囊虫感染的可能。再结合患儿生活史和临床症状,送检 24h 痰液,查到卫氏并殖吸虫虫卵,才擒住咯血真凶,确诊卫氏并殖吸虫感染。

卫氏并殖吸虫成虫寄生于人体肺部,可在肺部形成囊肿病变,表现有咳嗽、咳痰、痰中带血、咯血、胸痛等症状,与肺结核症状相似,因此误诊率高。此外,卫氏并殖吸虫成虫在肺部产卵后,随痰液进入消化道的虫卵数量较少,所以粪便检查寄生虫漏检率高。因此,留取患者 24h 痰液,液化后离心取沉渣镜检可提高检出率。

该案例患儿确诊为卫氏并殖吸虫病后,临床给予吡喹酮 425mg/ 次,3 次 /d,连服 3d。3 个月后患儿复查,血常规嗜酸性粒细胞比例为 6.0%,IgE 497U/ml,明显降低;肝、肾功恢复正常;CT 复查左肺及右肺上叶炎性病灶吸收明显,空洞基本愈合。

（柏世玉）

六、藏在包块里的"凶手"

【患者资料】

患者王某某,女,7 岁,云南省昭通市镇雄县人,学生。1 月前无明显诱因右腰部出现进行性增大的皮下包块,似有所移动。就诊于某儿童医院骨外科,检查包块大小为 5.0cm×2.5cm,质中,可推动,无明显压痛,包块周围皮肤无红肿及破溃,无局部皮温升高。患者活动正常,肢端末梢循环好、痛触觉存在。实验室检查部分结果:WBC 14.06×10^9/L↑,EO 29.7%↑,卫氏并殖吸虫特异性抗体阳性。磁共振可见右侧腰部皮下及竖脊肌旁有片状、渗出性病变,并有少量积液。追问患儿个人史,发现在患病 3 个月前,患儿曾食用过烧烤的溪蟹,临床考虑寄生虫感染。但连续几日送检大便标本,均未见虫卵。临床行右侧腰部皮下包块切除术,术中从囊性包块中分离出部分干酪样坏死物及一条寄生虫。遂送检虫体。

【形态学检查】

虫体狭长,呈长梭形,前宽后窄,大小约 0.85cm×0.40cm,可见口、腹吸盘,肠支明显,子宫未发育,虫体内无虫卵,根据其虫体的形态判断为卫氏并殖吸虫童虫。见图 22-1-9。

【病原学诊断】

卫氏并殖吸虫感染。

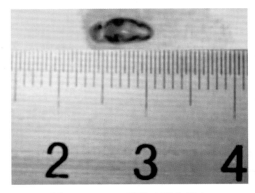

图 22-1-9　卫氏并殖吸虫童虫

【讨论和分析】

这是 1 例少见的儿童皮下包块型卫氏并殖吸虫病。患者因游走性皮下包块就诊,既往有食用烧烤溪蟹史,血常规嗜酸粒细胞明显升高,卫氏并殖吸虫抗体阳性,这些均提示寄生虫感染的可能,但临床多次送检大便标本均未查见虫卵。

云南省是卫氏并殖吸虫病流行区之一,人通过食生或半生溪蟹、蝲蛄及饮用含囊蚴的生水而感染。其中,卫氏并殖吸虫病可分为胸肺型、腹肝型、皮下型、脑脊髓型,而斯氏并殖吸虫病以皮肤结节或皮下包块型较为常见。斯氏并殖吸虫感染后,在人体内不能发育成熟并产卵,因此无法发现虫卵。在临床上若发现患者有游走性皮肤结节或皮下包块,血常规嗜酸粒细胞明显增高,又有生食蟹类、蝲蛄或饮用生水史,应考虑卫氏并殖吸虫病。该案例患者手术切除包块后,在包块内查见卫氏并殖吸虫虫体,综合病史分析,患者可确诊为皮下包块型卫氏并殖吸虫病。

该病例术后给予患者吡喹酮 25mg/kg,3 次 /d,连服 3d 一疗程。隔 1 周后进行第 2 个疗程。3 个疗程后患者复查血常规正常,皮肤伤口愈合良好。

（孔　虹）

七、“再送瘟神”

【患者资料】

李某某,男,41 岁。凌晨不明原因高热(38.9℃)、急性腹泻,粪便常规白细胞 ++++,诊断为“细菌性痢疾”,急诊入院。经抗生素治疗腹泻好转,但仍反复发热。临床随即完善患者 HIV 抗体、肥达反应、血液及粪便细菌培养等检查,结果均为阴性。但 WBC $17.36 \times 10^9/L\uparrow$, EO 60.7%↑,CRP 33mg/L↑。为进一步明确诊断,遂行骨髓穿刺。骨髓细胞形态学显示嗜酸性粒细胞占 45.5%,以成熟细胞为主,暂不考虑血液系统恶性疾病。检验人员又深入临床,详细询问患者个人史,得知患者喜欢垂钓,几月前曾多次去某湖边钓鱼,有过“皮肤瘙痒”等症状,遂建议复查粪便标本,重点检查寄生虫。

【形态学检查】

粪便标本生理盐水直接涂片,发现较多无色透明指南针样、两端尖长、大小不等、折光性强的结晶,形态符合夏科 - 雷登结晶,见图 22-1-10。全片未见虫卵。再次仔细挑取略稀部位的标本,均匀涂布,制成略厚的湿片。筛查数十个视野,终于发现了一枚虫卵。该虫卵大小约 $75\mu m \times 60\mu m$、椭圆形、淡黄色、无卵盖、卵壳厚薄均匀,卵壳表面附着坏死组织,内含 1 个毛蚴,见图 22-1-11A,形态符合日本血吸虫虫卵。继续镜检,又观察到部分虫卵虽内部结构不清,但卵壳有小棘,见图 22-1-11B,形态也符合日本血吸虫虫卵。

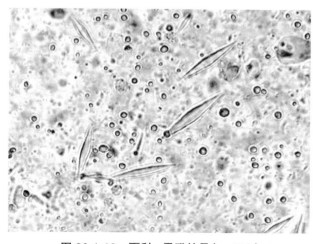

图 22-1-10　夏科 - 雷登结晶（×400）

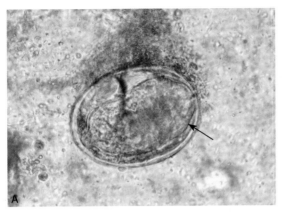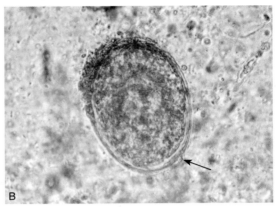

图 22-1-11　日本血吸虫虫卵（×400）

【病原学诊断】

急性日本血吸虫感染。

【讨论和分析】

这是 1 例较为少见的日本血吸虫感染病例,其诊断过程略显曲折。患者初诊时主要症状为发热和腹泻,大便镜检见白细胞增多,医生据此诊断为"细菌性痢疾"。抗生素治疗后腹泻有所改善,但仍反复发热,血中嗜酸性粒细胞异常增高,检验人员警觉并非简单的细菌性痢疾。遂与患者深入沟通,了解到该患者有垂钓喜好,曾去某湖区垂钓,且有过皮肤瘙痒等症状,因此有接触"疫水"而感染日本血吸虫的可能。粪便检查发现大量夏科 - 雷登结晶,支持有寄生虫感染或其他过敏性疾病。考虑到日本血吸虫虫卵进入粪便的数量较少,且很多虫卵表面附着肠道坏死组织而易漏检,检验人员通过反复查找多张涂片、近百个视野,最终发现典型日本血吸虫虫卵,使该患者扑朔迷离的病情得到明确诊断。

（刘士广）

八、扰人"面片",还需一染

【患者资料】

李某某,男,31 岁,半年前偶见粪便中有"面片"样、白色、会蠕动的物体排出,常感觉肛周瘙痒,就诊于当地县医院,未确诊。临床医生随即联系上级医院检验科人员,希望能鉴别清楚"面片"样白色物体。检验科人员与患者沟通,了解到患者一年前曾食用过生肉制作的特色食物,遂建议患者继续注意观察粪便情况,并送检大便标本及"面片"样异物。

【形态学检查】

粪便标本生理盐水涂片镜检,发现多个虫卵,大小为 31~43μm,近似球形,呈棕褐色,表面有放射状条纹,内含 1 个六钩蚴,形态符合不完整带绦虫虫卵特征,见图 22-1-12。肉眼观察患者送检的"面片"样异物,活动性较强,在载玻片上作不规则的伸缩或蠕动,似带绦虫孕节。检验人员采用墨汁注射法染色该节片,并压片观察、计数子宫分支,每侧约 20 支,符合肥胖带绦虫孕节特征,见图 22-1-13。

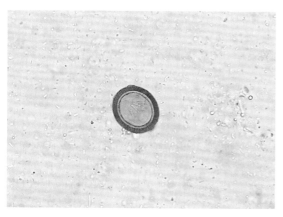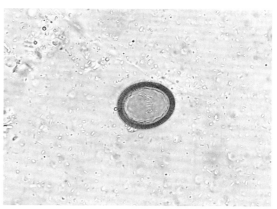

图 22-1-12 带绦虫虫卵（未染色，×400）

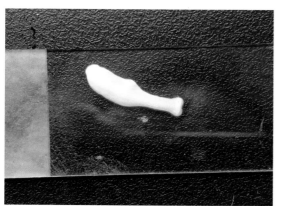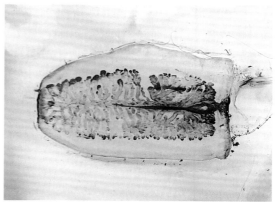

图 22-1-13 肥胖带绦虫孕节

【病原学诊断】

肥胖带绦虫感染。

【讨论和分析】

这是 1 例肥胖带绦虫感染病例，患者有排节片史，有肛周瘙痒症状，追踪患者个人史，有食用生肉经历，高度怀疑有带绦虫感染的可能。粪便检查可见典型带绦虫虫卵，可确诊带绦虫病，但光学显微镜下无法通过虫卵鉴别具体虫种。

几种带绦虫生活史大致相同，人因生食、半生食猪或牛肉而感染。人是肥胖带绦虫和亚洲带绦虫唯一的终宿主，仅成虫寄生于人体小肠内，危害相对较小，可直接驱虫治疗；但人既可作链状带绦虫终宿主，也可作中间宿主，链状带绦虫囊尾蚴（猪囊尾蚴）可寄生于人体脑、眼等重要器官，危害极大，若盲目驱虫可能造成癫痫、精神障碍、偏瘫、失明等严重后果。因此，虫种鉴别结果会直接关系到临床驱虫方案的制定。带绦虫孕节脱落后，可随宿主粪便排出，或从肛门逸出。孕节子宫分支情况具有种属特异性，链状带绦虫孕节子宫分支为 7~13 支，肥胖带绦虫孕节子宫分支为 15~30 支，因此对孕节进行染色压片、计数子宫分支情况，可以鉴别虫种。本案例中孕节子宫分支为 20 支，确定"面片"样异物为肥胖带绦虫孕节。

（罗嫚）

九、家属的疑问：这到底是什么

【患者资料】

患儿张某，男，20 个月，1 个月前家长在患儿粪便中发现能伸缩运动的乳白色物体，未引起重视。3 周前患儿因肺炎住院期间，再次发现粪便中有活动物体，医生仅给予左旋咪唑驱虫治疗，但连服 5d 未见明显改善。

家属随后就诊于当地疾病预防控制中心，鉴定为"蛲虫"；而另一家医院鉴定为"植物细胞"。大相径庭的结果，让家属疑惑不已。随后又去省城两家大医院，均被鉴定为"蛲虫"，但患儿连续服用 5d 左旋咪唑均未见效果，这让家属对结果的疑惑更深。

此次，家属辗转就医，检验科医师对收到的乳白色活动物体进行仔细观察，判定为某种绦虫节片。询问个人史得知：患儿家住农村集镇，未食用过生或者半生肉食，家中饲养两条宠物犬，时常与其嬉戏玩耍。排出白色物体前食欲不佳，每日解 3~4 次稀便，无腹痛症状，但近期体重未见增加。随即检验工作者将白色物体制作成压片，进一步鉴定。

【形态学检查】

活动物体呈乳白色，不透明，长约 10mm，可伸缩运动，自然伸长时呈长扁平状，结合形态先考虑为孕节。压片后，显微镜下观察，孕节内子宫呈网状，内有（150~400）μm ×（50~250）μm 的椭圆形物体，内含有数量不等的虫卵，虫卵呈圆形，大小为 35~250μm，内含一六钩蚴，鉴定为储卵囊，见图 22-1-14。综合形态特征符合犬复孔绦虫孕节。

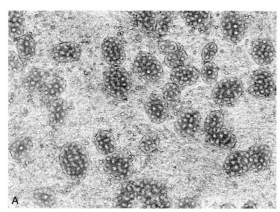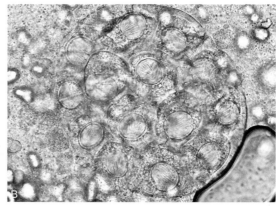

图 22-1-14　犬复孔绦虫储卵囊

A：孕节内储卵囊（×100）；B：孕节内储卵囊（×400）。

【病原学诊断】

犬复孔绦虫感染。

【讨论和分析】

这是 1 例罕见的犬复孔绦虫感染病例，前后就诊数家医院，鉴定结果大相径庭。两家大医院同时出具蛲虫诊断，但是患儿服用驱虫药左旋咪唑却没有效果。辗转多家医院后，最终遇到寄生虫知识更全面的检验人员，病因才水落石出。

形态学鉴别是寄生虫疾病诊断的关键。该患儿一直有孕节排出史,辗转几家医疗机构,由于检验人员寄生虫知识欠缺,一直未能明确诊断。因此临床检验工作人员对于稀有、少见寄生虫的形态鉴别,不能盲目地将其归为杂质或植物细胞,更不能随意判定为某种寄生虫,延误治疗。线形寄生虫需要观察头、体和尾等部位,寻找其鉴别特征;绦虫节片通常较厚,直接置于显微镜下无法观察内部结构,则需要压片处理。圆叶目绦虫孕节的生殖器官已大部分退化,仅留有子宫和虫卵,而假叶目绦虫的孕节常保留其生殖器官,两者需要鉴别。

本病例中犬复孔绦虫是犬、猫常见的寄生虫,偶可感染人体,成虫主要寄生于犬、猫的肠道内,孕节可随粪便排出。节片破裂后虫卵被中间宿主蚤类的幼虫食入,从六钩蚴发育成似囊尾蚴。人与猫、犬接触时误食病蚤后,病蚤中的似囊尾蚴在人小肠内经 2~3 周发育为成虫。因此感染人群多是与猫、犬接触的儿童。

患儿明确为犬复孔绦虫病后,医生给予吡喹酮 15mg/kg 顿服,1h 后服用硫酸镁 15g 导泻,连续 3 天送检粪便。第 1 天粪便中淘洗出大量犬复孔绦虫节片;第 2 天排出少量节片;第 2 天后未见节片排出。连续 3 天的粪检均未找到头节。一个月后随访,未发现有节片排出,临床考虑患儿已治愈。同时嘱该家庭要对宠物定期灭蚤和驱虫,儿童保持良好的卫生习惯,防止与犬、猫等密切接触,预防犬复孔绦虫病发生。

(潘巍)

十、揭开反复肝脓肿的谜团

【患者资料】

王某某,男,35 岁,务农。患者数月前无明显诱因突发右上腹疼痛,持续性胀痛并阵发性加重。腹部彩超提示"右肝内混合性回声",以"肝脓肿"收入肝胆外科。腹部 CT 平扫 + 三维重建提示:肝右叶巨大类圆形病灶,考虑脓肿形成,右膈下少量积液。粪便常规检查报告显示"镜下未见异常",隐血阴性。临床进行脓肿穿刺置管引流术,并用抗生素治疗,术后脓腔缩小,患者病情好转出院。两月前,患者又因腹痛再次入院,影像学检查提示肝脓肿复发,粪便检查仍"未见异常"。临床按前次方案治疗后,好转出院。此次患者经院外超声检查再次发现"肝脓肿"入院,血常规检查显示:WBC 11.50×10^9/L↑,NE 72.3%。尿液干化学及沉渣检查阴性。粪便为褐色,微稀便,隐血阴性,粪便镜检见较多阿米巴包囊及少许滋养体。遂建议临床医生送检肝脓肿穿刺液检查寄生虫,以明确诊断。

【形态学检查】

粪便生理盐水涂片镜检发现较多圆形包囊,直径为 15~25μm,隐约可见泡状核,某些包囊含棒状拟染色体。碘染色可见核均为 4 个或以下,核周染色质粒和核仁清晰可见。瑞-吉染色核为紫红色,拟染色体着色较深,符合溶组织内阿米巴包囊形态。亦偶见缓慢运动的滋养体,铁苏木素染色见滋养体直径约 30μm,有泡状核,核周染色质粒均匀分布,核仁居中,胞质内未吞噬红细胞,符合溶组织内阿米巴滋养体形态,见图 22-1-15。

【病原学诊断】

溶组织内阿米巴感染(肠内阿米巴感染合并阿米巴肝脓肿)。

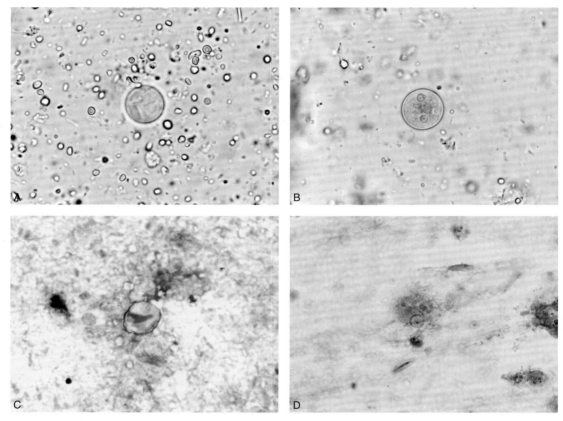

图 22-1-15　溶组织内阿米巴

A：未成熟包囊（×1 000）；B：成熟包囊（碘染色，×1 000）；C：未成熟包囊（瑞-吉染色，×1 000）；D：滋养体（铁苏木素染色，×1 000）。

【讨论和分析】

　　该患者病程长达数月，两次入院影像学检查提示"肝脓肿"，经两次穿刺引流术＋抗感染治疗暂时性好转，但术后脓肿又复发，而患者粪便镜检均"未发现异常"。患者第 3 次入院，粪便常规镜检发现阿米巴包囊和滋养体，检验科遂建议临床送检脓肿穿刺液。但因多次穿刺和引流的痛苦，患者拒绝检查。临床采用抗阿米巴药物治疗，肝脓肿逐渐缩小直至消失，数月内未再复发，支持肠内阿米巴感染合并阿米巴肝脓肿的诊断。

　　阿米巴病的发生与环境和饮食卫生有关。溶组织内阿米巴成熟包囊可通过污染的水、食物、蔬菜等进入人体肠道，在肠道内发育成滋养体，侵入肠黏膜，可随血流侵犯肝、肺、脑部等器官，引起脓肿，危害性较大。据文献报道，70% 的阿米巴肝脓肿患者可伴无症状的肠内阿米巴感染。若肝脓肿穿刺液中找到阿米巴滋养体，或对特异性抗阿米巴药物治疗有良好反应，即可确诊为阿米巴肝脓肿。

　　本病例患者第 3 次入院，未进行穿刺液形态学检查，粪便性状也不是典型的"黏液脓血便"或"果酱样便"，镜检未查见吞噬红细胞的阿米巴滋养体，因此考虑为无症状的肠内阿米巴感染。另外，肝脓肿抗生素治疗效果差，在接受抗阿米巴药物治疗后疗效显著，且追踪数月未再复发,也可明确阿米巴肝脓肿的诊断。

(刘士广)

十一、糊状粪便,内有乾坤

【患者资料】

宋某某,男,8 岁,因"腹痛、拉糊状粪便"到某医院就诊。血常规部分结果:WBC 6.72 × 10^9/L,EO 0.65 × 10^9/L↑,EO 9.7%↑。粪便检查结果:WBC 4~8 个 /HP↑,RBC 偶见 /HP。临床考虑细菌感染,给予抗生素治疗。3d 后,患儿症状不见好转,且粪便中见线头样、乳白色、会蠕动的虫体,再次就诊,申请复查粪便标本,检查寄生虫。

【形态学检查】

粪便标本外观为黄褐色糊状,并可见一乳白色蠕动虫体,将虫体挑置于含生理盐水的玻片上,虫体长约 1cm。低倍镜下见虫体呈圆柱形,中间粗,两端细,头部有隆起的头翼和膨大的咽管球,中部见大量虫卵,尾端直而尖细,形态符合蛲虫雌虫;高倍镜下见虫体内部虫卵一侧扁平,一侧稍凸,形似柿核,卵壳厚,无色透明,形态符合蛲虫虫卵,见图 22-1-16。粪便标本生理盐水涂片,低倍镜下见少量疑似"白细胞"物,转高倍镜下确认,目标物散在分布,呈圆形,胞质颗粒纤细,未见明显核结构,疑似脆弱双核阿米巴,见图 22-1-17A,部分目标中央有一透亮大空泡,周边见数个颗粒状小核,形态符合空泡型芽囊原虫,见图 22-1-18A。取少量粪便与生理盐水混匀,涂片自然晾干,经瑞 - 吉染色,油镜下见典型脆弱双核阿米巴和芽囊原虫,见图 22-1-17B、图 22-1-18B。

【病原学诊断】

蛲虫、脆弱双核阿米巴合并芽囊原虫感染。

【讨论和分析】

这是 1 个少见的 3 种寄生虫混合感染的儿童案例,患儿首次就诊时临床考虑细菌性腹泻,抗生素治疗后症状未改善。粪便中又出现线头样细小虫体,再次就诊,检验人员经肉眼及显微镜检查确定为蛲虫感染,显微镜下仔细检查粪便涂片未见蛲虫虫卵,但发现了脆弱双核阿米巴和芽囊原虫。

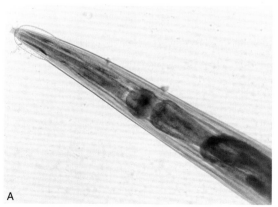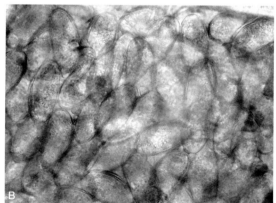

图 22-1-16　蛲虫雌虫

A:(蛲虫头部 ×200);B:虫体内虫卵(×400)。

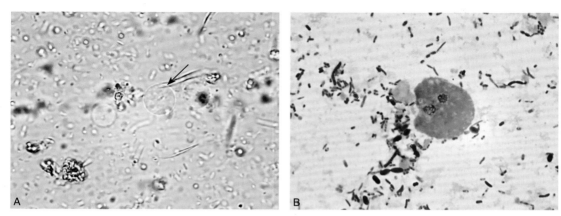

图 22-1-17 脆弱双核阿米巴 (粪便)
A：生理盐水直接涂片 (×400)；B：瑞 - 吉染色 (×1 000)。

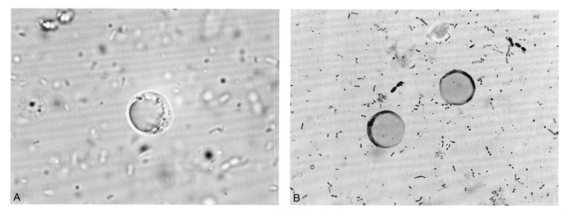

图 22-1-18 芽囊原虫 (粪便)
A：生理盐水直接涂片 (×400)；B：瑞 - 吉染色 (×1 000)。

蛲虫寄生于人体回盲部，雌虫在肠内温度和低氧环境中一般不产卵，在夜间当宿主睡眠时，雌虫可移行至肛门外，在肛周会阴部产卵，所以粪便标本虫卵极少，常用透明胶纸法和棉签拭子法在肛周采集标本检查。蛲虫感染数量较多时，可刺激肠道，出现腹痛、腹泻，成虫可随粪便排出，但虫体细小，与稀便混在一起，极易漏检。

脆弱双核阿米巴和芽囊原虫均是引起腹泻的病原体，常可引起腹痛、腹胀、腹泻、恶心、呕吐、粪便次数增多、粪便不成形等症状，症状严重程度与感染虫体数量及机体抵抗力有关。两种原虫的传播途径均为粪 - 口传播，可有混合感染，在家庭中常出现聚集性感染，因此需要进行全家普查。生理盐水涂片检查时，脆弱双核阿米巴遇冷后会迅速缩成圆球形，极易与白细胞混淆，导致误诊。因此，需要检验人员具有熟练的形态鉴别能力，提高对原虫形态的识别。生理盐水涂片时，白细胞有聚集粘连现象，胞质内有粗大颗粒，核通常较多、明显；脆弱双核阿米巴独立、不黏附，颗粒状内质细致，核若隐若现，呈 2 个或 1 个；芽囊原虫则需要与淀粉颗粒、脂肪球、白细胞、脆弱双核阿米巴等相鉴别,必要时可通过碘染色、瑞-吉染色、三色染色、铁苏木素染色进行鉴别。

检验人员主动与该患儿家长沟通,了解到患儿5岁妹妹、爷爷及奶奶也时常拉不成形粪便,于是建议进行全家普查。经检查,患儿妹妹、爷爷及奶奶3人均检出脆弱双核阿米巴和芽囊原虫。

（曹　科）

十二、幼儿感染内脏利什曼原虫

【患者资料】

王某某,女,2岁,2017年4月因无明显诱因反复发热入院治疗,体温最高达40℃,诊断为EB病毒相关性噬血细胞综合征。对症治疗后好转出院。3个月后再次反复发热,伴咳嗽、咳痰、腹胀、食欲缺乏、乏力,入院后对症治疗效果不明显,遂转往上级医院。经查体:贫血貌,口唇苍白并见糜烂及分泌物,口腔黏膜溃疡;舌头表面见溃疡及白色乳凝块样物附着,不易拭去;咽部充血,扁桃体无肿大;呼吸音粗;心脏未见明显异常;肝脏增大,位于肋下2cm,无压痛;脾脏可触及,质地中等,呈进行性增大,表面光滑,无压痛;背部皮肤扪及多个大小约1.0cm×0.6cm的结节,无红肿、无触痛,无波动感及溃疡;双下肢可见散在陈旧性瘀斑、瘀点。血细胞分析结果:WBC $3.4×10^9$/L↓,LY 78.84%↑,NE 14.14%↓,Hb 69g/L↓,PLT $66×10^9$/L↓。急性时相反应蛋白检查:铁蛋白1 828μg/L↑,hs-CRP 121~200mg/L↑,PCT 5.41ng/ml↑。肝功能:ALB 24.7g/L↓,GLB 37.5g/L↑,A/G 0.66↓。彩色超声示肝、脾肿大。为明确诊断行骨髓穿刺。

【形态学检查】

骨髓涂片进行瑞-吉染色检查,发现大量类似血小板大小物质,散在或成堆出现,吞噬细胞内外均可见。通过检验人员仔细辨认,该物胞质呈淡蓝色或淡红色;内有一个较大而明显的圆形或椭圆形胞核,呈红色或紫红色;可见细小杆状的动基体,位于核旁;形态特征符合杜氏利什曼原虫无鞭毛体,见图22-1-19。

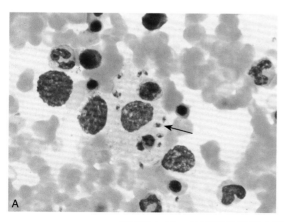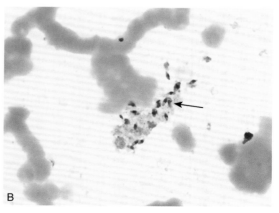

图22-1-19　杜氏利什曼原虫无鞭毛体(瑞-吉染色,×1 000)
A:单核巨噬细胞内;B:单核巨噬细胞外。

【病原学诊断】

杜氏利什曼原虫感染。

【讨论与分析】

这是 1 例非常少见的内脏利什曼病,患儿因长期不规则发热,体温最高 40℃,误诊为噬血细胞综合征。因再次发热入院后,在骨髓细胞涂片中发现大量杜氏利什曼原虫无鞭毛体,诊断为内脏利什曼病。

内脏利什曼病是经白蛉叮咬传播、由杜氏利什曼原虫寄生于人体巨噬细胞引起的一种人畜共患寄生虫病,患者常发热,伴皮肤色素沉着,故称黑热病。其临床三大症状包括长期不规则发热,脾、肝和淋巴结肿大,以及全血细胞减少性贫血。少数患者继发皮肤损伤,可出现结节、丘疹,偶见褪色斑。由于全血细胞减少,患者易并发各种感染性疾病,如肺炎、坏死性口角炎(亦称"走马疳")和急性粒细胞缺乏症。本案例中患儿口唇糜烂、口舌溃疡,肝、脾肿大,全血细胞减少,并伴有肺部感染症状;经详细追问个人史得知,患儿家中有宠物犬,且常与犬玩耍,附近也时常有其他犬只出没;患儿发病时正值白蛉繁殖期,发病前患儿身上曾出现过蚊虫叮咬的红色丘疹,几天后自愈,均支持内脏利什曼病的诊断。

内脏利什曼病比较罕见,检验人员对杜氏利什曼原虫形态辨识能力不足,易误认为血小板,而误诊为血液系统疾病。检验人员应提高血液系统寄生虫的辨识能力,在进行骨髓形态学检查时,避免寄生虫病漏诊、误诊。

(周玉利)

十三、每逢半夜便发热,缘起万里献热血

【患者资料】

刘某,男性,40 岁。7d 前无明显诱因多于晚上 11 时发热、凌晨 2 时退热,伴畏寒,服用布洛芬无效,就诊于发热门诊。查体:体温 37.9℃,贫血貌,脾大。1 月前因颅内出血住院手术治疗,无外出(出国、出省)史。血细胞分析:WBC 2.72×10^9/L, RBC 2.47×10^{12}/L, Hb 71g/L, PLT 120×10^9/L。白细胞分类:NE 59.2%, LY 17.6%, MO 15.8%, EO 7.4%, BA 0.0%。因白细胞低、贫血,散点图分布异常,表现为嗜酸性粒细胞群向内、向下移动,分为红、蓝两群,检验人员行血涂片染色镜检。

【形态学检查】

血涂片白细胞人工镜检:中性粒细胞 65%,淋巴细胞 19%,单核细胞 16%,嗜酸性粒细胞 0%,嗜碱性粒细胞 0%,与仪器自动分类明显不同,见图 22-1-20A;计数 100 个白细胞时,见到各期疟原虫虫体共 15 个。受感染红细胞略缩小或正常,疟色素颗粒粗大,有典型的带状大滋养体,符合三日疟原虫形态特征,见图 22-1-20B~ 图 22-1-20D。

【病原学诊断】

三日疟原虫感染。

【讨论和分析】

疟疾是由疟原虫引起的一种寄生虫病,主要由含成熟子孢子的雌性按蚊叮咬人体传播,也可通过输血传播。疟疾的一次典型发作表现为寒战、高热和出汗退热 3 个阶段。发作数次后,可出现贫血、脾大等症状。

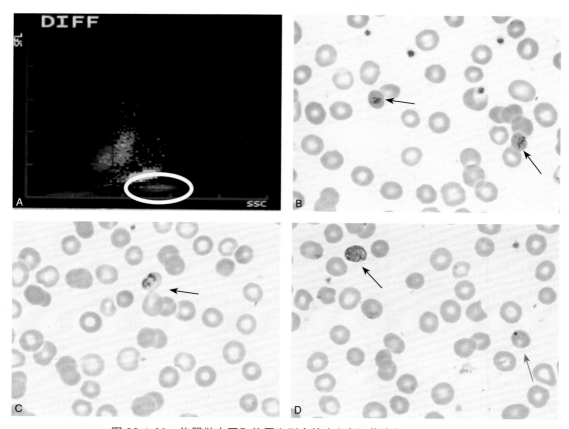

图 22-1-20 仪器散点图和外周血形态检查(吉姆萨染色,×1 000)

A:白细胞分类散点图;B:疟原虫带状大滋养体;C:疟原虫带状大滋养体;D:疟原虫配子体(黑色箭头)和环状体(红色箭头)。

　　该患者 RBC 少、Hb 低、有中度贫血、伴发热,血涂片镜检发现疟原虫虫体,有典型三日疟原虫形态特征,可明确诊断。但案例疑点在于:患者无疫区接触史,当地也未曾有三日疟原虫流行病史,患者如何感染三日疟原虫? 经详细询问患者病史得知,1月前患者因颅内出血住院,手术中有输血史,遂通过医院输血科与市血液中心协同追踪,得知:该患者所输血液由两名供血者提供,其中 1 名供血者在献血前刚从非洲回国。非洲是疟疾的重灾区,此时高度怀疑患者因输血感染疟疾。经省市疾控中心协同调查,得知该供血者已经疟疾发作,并确诊为三日疟感染。至此,患者的感染途径真相大白。

　　在五分类血细胞分析仪检测中,不同发育阶段疟原虫虫体因疟色素颗粒数量、裂殖子数目、虫体大小的不同,均不同程度影响散点图颗粒分布,从而影响网织红细胞和白细胞计数。疟原虫在溶血素的作用下仍可保持虫体完整,因此疟原虫环状体期寄生于红细胞内可模拟网织红细胞;而大滋养体、裂殖体及配子体的虫体,因有明显的胞核、胞质、疟色素颗粒,可模拟白细胞胞核、胞质及粒细胞颗粒的结构,而被仪器误判。如大量的恶性疟原虫环状体寄生于红细胞,网织红细胞通道会出现低荧光网织红细胞增多的现象;少见的恶性疟原虫裂殖体一般出现在中性粒细胞群内侧下方;恶性疟原虫及三日疟原虫的配子体较小,疟色素颗粒少,往往出现在中性粒细胞群下方;而间日疟原虫及卵形疟原虫的裂殖体及配子体较大,疟色素颗粒多,往往出现在中性粒细胞群外侧下方,见图 22-1-21。了解疟原虫不同虫种及发育阶段的形态学与散点图的关系,有助于工作中通过观察散点图异常,及时发现疟原虫感染,减少漏诊。

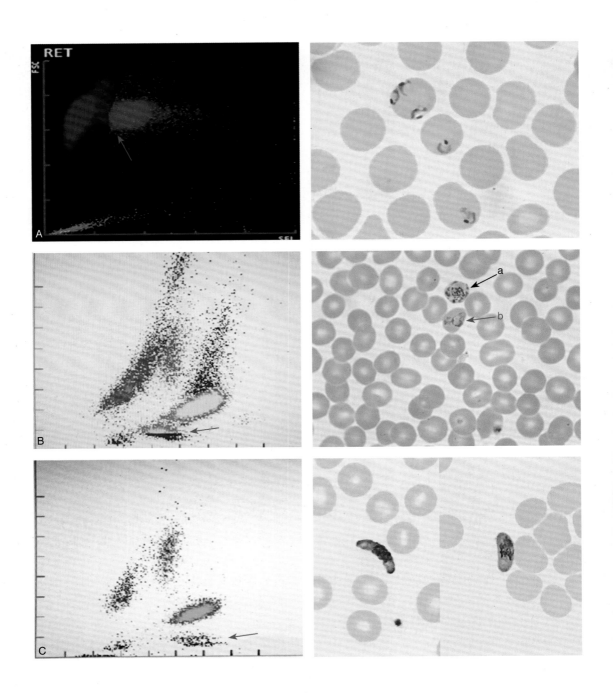

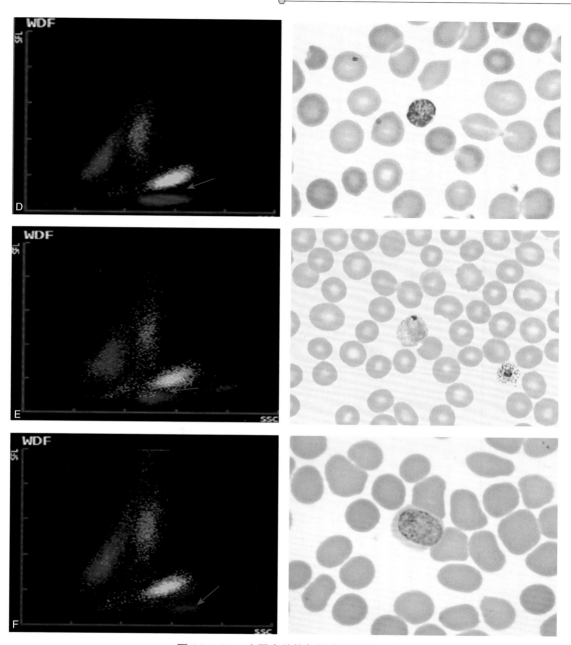

图 22-1-21　疟原虫结构与散点图的关系

A：恶性疟原虫环状体；B：恶性疟原虫的裂殖体（a）及大滋养体（b）；C：恶性疟原虫雄配子体（核小，蓝色群，中图）、雌配子体（核大，红色群，右图）；D：三日疟原虫配子体为主；E：间日疟原虫大滋养体为主；F：卵形疟原虫配子体为主。

（柏世玉）

十四、欲瞒天过海，却原形毕露

【患者资料】

李某某，男，80岁，务农，血细胞分析结果：WBC 7×10^9/L，NE 82.7%↑，RBC 2.63×10^{12}/L↓，

Hb 83g/L↓, PLT 150×10⁹/L, hs-CRP 24mg/L↑。生化结果: TP 54.1g/L↓, ABL 29.3g/L↓。消化道出血住院治疗后,排黄色糊样粪便,隐血阴性,全自动粪便分析仪检查结果未见异常。既往有慢性阻塞性肺疾病病史。

【形态学检查】

检验人员审核粪便分析仪拍摄的图片时,发现较多圆形或类圆形成分,中心较透明,疑似是红细胞,人工复核涂片,高倍镜下可见虫体大小为 4~15μm,呈圆形、类圆形,大小不等,中间呈空泡状,边缘隐约可见数量不等的点状核,经碘染色后虫体内部结构更清晰;瑞-吉染色后,虫体呈圆形或卵圆形,中间有一个透亮的大空泡,蓝色细胞质围绕着空泡,常形成"月牙"形间隙,核分布在间隙内,呈紫红色点状或块状,数目为 1~4 个不等,形态符合空泡型人芽囊原虫特征,见图 22-1-22。

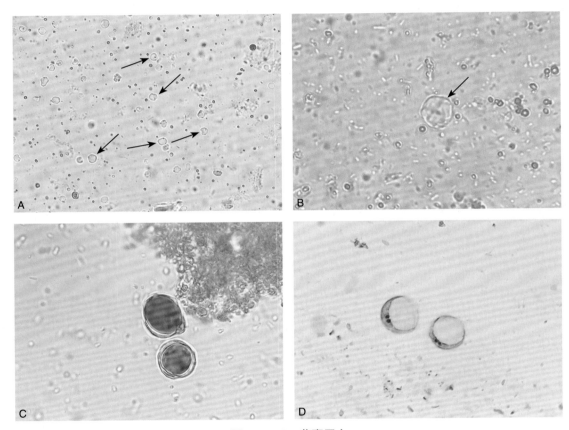

图 22-1-22　芽囊原虫

A:全自动粪便分析成像(未染色,×200);B:人工镜检(未染色,×400);C:人工镜检(碘染色,×1 000);D:人工镜检(瑞-吉染色,×1 000)。

【病原学诊断】

芽囊原虫感染。

【讨论与分析】

案例中患者是高龄老年人,有消化道出血史,血液检查有贫血、低蛋白血症表现,既往有慢性阻塞性肺疾病史,身体免疫力差,非常容易感染机会致病性寄生虫。

多数学者认为,芽囊原虫是一种机会致病性原虫,通过粪-口途径传播,多为无症状感染,临床症状与机体免疫力相关,感染后可导致腹痛、腹泻等症状。有基础疾病的老年人、艾滋病患者、长期应用免疫抑制剂患者、恶性肿瘤患者等免疫功能低下人群感染后症状严重,甚至出现血便、低血容量性休克等。无症状带虫者在机体免疫力低下时,虫体也可大量繁殖,引起相关症状。

此病例的黄色糊样粪便经全自动粪便分析仪检查未见异常。但经人工审核时,发现可疑的有形成分。经复核涂片和染色,鉴定为芽囊原虫,经基因测序确认为人芽囊原虫,与形态学诊断相吻合。

由于临床和检验人员对寄生虫感染认识不足,芽囊原虫感染普遍存在漏诊、误诊现象。自动化仪器的推广运用虽大大提高工作效率,但是仪器对有形成分的 AI 识别仍具有一定局限性,特别是对体积较小的原虫辨识存在短板,无法完全取代人工镜检。仪器检测结果必须经过人工阅片审核,若发现可疑形态,应严格复核,可借助放大、染色观察等方法,必要时借助分子生物学手段,明确诊断。

(周玉利)

十五、反复"打摆子",因何"贝"和"疟"

【患者资料】

患者李某某,男,72 岁,农民。2 个月前无明显诱因出现乏力、食欲缺乏、畏寒、寒战、发热、尿频、尿急、尿痛,至当地县医院,对症治疗后好转出院。1 个月后患者再次出现发热、畏寒、明显乏力,尿频、尿急,偶感头晕、头痛,自服退热药治疗无效,乏力加重,食欲缺乏、体重减轻,转诊当地市医院,进行抗炎等治疗后,患者仍有发热,偶感恶心,阵发性打嗝,剧烈时呕出胃内容物。

转诊第 3 家医院,检验科报告"找到疟原虫",遂送疾病控制中心复查,口头回复为"恶性疟原虫感染"。第 2 天患者再转诊至定点传染病医院,体温 38.8℃,入院后血细胞分析:WBC 4.58×10^9/L, Hb 85g/L↓, PLT 58×10^9/L↓;hs-CRP 30mg/L↑, PCT 0.200ng/mL↑。生化检查:STB 26.8μmol/L↑, UCB 14.7μmol/L↑, ALT 55U/L↑, AST 122U/L↑, BUN 5.9mmol/L, Scr 109μmol/L↑, UA 192μmol/L, LD 1 095U/L↑。尿常规:隐血 ++↑,尿蛋白 +↑。直接抗人球蛋白试验:++。外周血疟原虫胶体金法检测结果呈阴性。再次做外周血涂片进行形态学检查,同时做分子生物学鉴定。

【形态学检查】

外周血涂片可见 1 个红细胞有 1~4 个虫体寄生,虫体形态多样,呈圆形、逗点形、环形等;胞质量少而稀薄,呈淡蓝色;核有 1~2 个,呈紫红点、球或块状,核分布在虫体周边,与恶性疟原虫形态相似;红细胞感染率为 10%~15%。但血片中虫体大小和形态变化差异很大,受感染红细胞没有疟色素,且未查见裂殖体和配子体等其他虫期,不能排除巴贝虫可能,见图 22-1-23,建议结合分子生物学结果进行鉴定。

【病原学诊断】

巴贝虫感染。

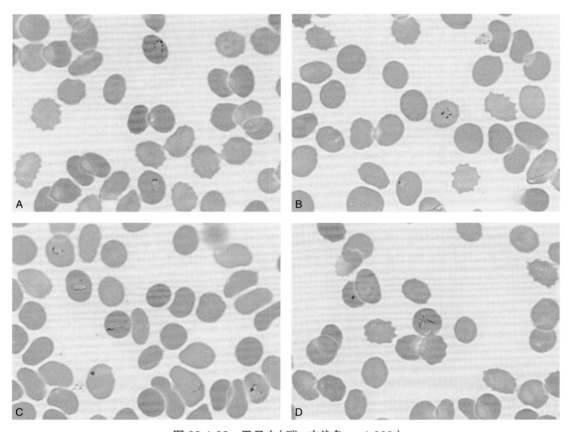

图 22-1-23 巴贝虫(瑞 - 吉染色, × 1 000)

【讨论与分析】

这是 1 例罕见巴贝虫病,患者反复发热长达 2 月余,实验室检查血小板、血清转氨酶、碱性磷酸酶、胆红素等指标均符合溶血性贫血表现。患者血涂片内查见疑似疟原虫形态,但流行病史及检查结果存在疑点:①该患者未曾到过疟疾流行区,且无输血史,排除输入性病例;②一般恶性疟原虫在初次发作后 10d 左右外周血中可出现配子体,该患者反复发热长达 2 月余,外周血片镜检见受感染红细胞无疟色素,也未查见其他虫期;③疟原虫免疫胶体金法检测为阴性。因此,现有证据不支持恶性疟原虫诊断。

巴贝虫病是一种主要通过蜱虫叮咬传播的人畜共患寄生虫病,主要寄生于红细胞内,引起红细胞溶解、破坏。患者起病急,高热、寒战,体温可高达 40℃,症状类似疟疾典型症状"打摆子"。患者可出现不同程度的溶血性贫血,伴黄疸、血红蛋白尿,也可有肝、脾肿大,病情重者可出现肝、肾衰竭,甚至死亡。巴贝虫和疟原虫在形态和所致临床症状上都极为相似,即使在流行地区,巴贝虫病诊断也非常困难。像本病例辗转多家医疗机构,均被误诊为恶性疟原虫感染。因此,对于长期反复发热、血液形态学存疑的病例,需要根据患者的流行病学史、临床表现和实验室病原学检查、免疫学检测和分子生物学鉴定等进行综合判断。本病例经分子生物学技术 PCR 检测,最终鉴定为微小巴贝虫感染。

(周玉利)

第二节　临床微生物检验形态学案例分析

一、由表及里，查找元凶，一例臀部脓肿引发的思考

【患者资料】

朱某某，男，31 岁，4d 前无明显诱因左侧臀部出现红色炎性丘疹，伴疼痛，范围逐渐扩大，表面破溃，溢脓，自行挤脓，未特殊诊疗，自觉发热，来院就诊。查体：体温 37.3℃，脉搏 91 次 /min，左侧臀部见片状境界不清的炎性红肿，皮肤表面见 2 处破溃，顶端见脓栓，轻压痛，触之灼热，见图 22-2-1。HIV 抗体及梅毒抗体阴性。血细胞分析部分结果：WBC 14.1 × 10^9/L↑，NE 83.7%↑。采集臀部近脓肿壁上的脓液，进行微生物检查。

【形态学及微生物其他检查】

取脓液制备 3 张涂片，取 1 张行革兰氏染色，显微镜检见：WBC（+++/HP），G^+ 球菌呈单个、成双、四联或呈葡萄串状排列，见图 22-2-2。将脓液接种于血琼脂平板，进行分离培养，36℃培养 24h，挑取金黄色、圆形、凸起、光滑、边缘整齐、呈 β 溶血的可疑菌落，制备涂片，进行革兰氏染色，显微镜检查见 G^+ 球菌，大小较一致，呈单个、成双、短链及葡萄串状排列，见图 22-2-3。菌落培养 48h 的 β 溶血现象见图 22-2-4，可疑菌落血浆凝固酶试验阳性。结合菌落特征、显微镜下形态及生化鉴定，确定致病菌为金黄色葡萄球菌。

【病原学诊断】

金黄色葡萄球菌感染。

【讨论与分析】

为从表面征象查找引起脓肿的"元凶"，采集患处脓液制备了 3 张涂片，先行革兰氏染色，如果涂片中多处镜检均未见细菌，可再染 1 张涂片观察。如这 2 张涂片均未见细菌，可加将第 3 张行抗酸染色，以免漏检抗酸杆菌。庆幸的是第 1 张涂片革兰氏染色就发现了与大量 WBC 伴行或被 WBC 吞噬的细菌，可确定为致病菌。依据该患者臀部红肿热痛的典型临床表现、涂片染色镜下细菌形态特征及培养产金黄色色素并呈双圈 β 溶血的菌落特点，可

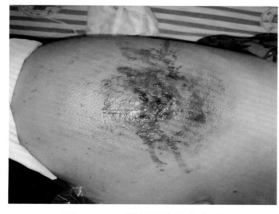

图 22-2-1　臀部脓肿临床表现

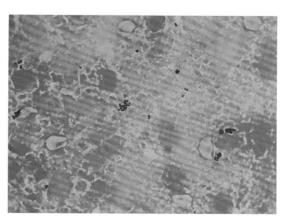

图 22-2-2　臀部脓液涂片（革兰氏染色，×1 000）

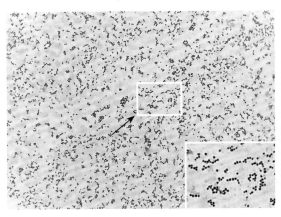

图 22-2-3 脓液培养菌落涂片
（革兰氏染色，×1 000）

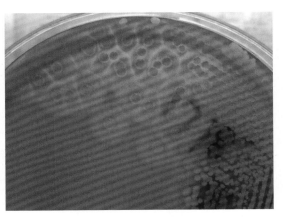

图 22-2-4 菌落 β 溶血现象
（血琼脂平板，36℃，48h）

明确为金黄色葡萄球菌感染所致，而血浆凝固酶试验阳性则进一步支持了该诊断。葡萄串状排列是金黄色葡萄球菌镜下典型特征，而链球菌属或肠球菌属多呈链状排列。金黄色葡萄球菌可产生金黄色、白色、柠檬色等脂溶性色素，因而菌落除呈金黄色外，也可呈白色、柠檬色；典型菌落常见单圈或双圈溶血的 β 溶血现象。

金黄色葡萄球菌是致皮肤软组织及乳腺感染的最常见的病原菌。发生感染时，病灶中金黄色葡萄球菌迅速繁殖产生大量血浆凝固酶，可被血浆中的协同因子激活，变成凝血酶样物质，使纤维蛋白原转变成纤维蛋白，从而使血浆凝固；靠近病灶的小血管也可发生纤维蛋白沉积，堵塞血管，导致局部组织缺血坏死，病灶周围因有纤维蛋白的凝固和沉积，细菌不易向外扩散，较为局限，故本案例中患者感染部位仅限左侧臀部。值得注意的是，除金黄色葡萄球菌感染外，肢体暴露部位要注意其他化脓球菌、分枝杆菌属、诺卡菌属或深部真菌的感染；如果是中央有溃烂的斑疹，还要考虑梅毒疹的可能，可采集血液进行梅毒抗体检查和用分泌物做镀银染色查找梅毒螺旋体。另外，本菌所致皮肤感染还须与丹毒相鉴别，丹毒多发生于颜面及小腿，病变部位较浅，损害边缘较明显，不化脓，局部水肿较轻。

临床上对苯唑西林敏感的金黄色葡萄球菌治疗首选头孢唑林；对苯唑西林耐药的被称为耐甲氧西林的金黄色葡萄球菌（MRSA），对所有 β- 内酰胺类药物（包括青霉素类、除头孢洛林以外的头孢菌素类、含酶抑制剂类及碳青霉烯类）都耐药，应根据药敏结果选药。

（帅丽华　刘艳）

二、众里寻"他"——肺炎链球菌引起的肺部感染

【患者资料】

黄某某，男，11 个月，持续咳嗽 20d，因咳嗽加重、腹泻、发热 39℃入院。实验室检查：WBC 18.33×10^9/L ↑，NE 81%↑；PCT 28.20ng/mL↑；嗜肺军团菌抗体、肺炎支原体抗体、腺病毒抗体、呼吸道合胞病毒抗体、甲型流感病毒抗体、乙型流感病毒抗体、副流感病毒 1~3 型

抗体、Q 热立克次体抗体、肠道病毒通用型 RNA、肠道病毒 71 型 RNA、柯萨奇病毒 A16 型 RNA、腺病毒 DNA 及轮状病毒 RNA 等检查均为阴性。各种食源性及部分环境性过敏原均为阴性；甲、乙型流病毒抗原均为阴性。为明确感染原因，进行痰液微生物学检验。

【形态学及微生物其他检查】

痰涂片进行革兰氏染色，显微镜低倍视野下可见鳞状上皮细胞 <10 个 /LP，WBC> 25 个 /LP；油镜视野下发现大量矛头样、钝端相对、尖端相背的成双排列的 G^+ 球菌，见图 22-2-5A，且可见白细胞吞噬革兰氏阳性球菌现象，见图 22-2-5B。将痰液接种于血琼脂平板，置于二氧化碳箱，35℃培养 24h，血琼脂平板上可见光滑、湿润、脐窝状、呈 α 溶血的菌落，见图 22-2-6。取菌落进行革兰氏染色，可见矛头样、钝端相对、尖端相背的成双排列的 G^+ 球菌；奥普托欣敏感试验阳性，应用质谱仪鉴定为肺炎链球菌。结合菌落特征、显微镜下形态、奥普托欣敏感试验、基质辅助激光解析电离飞行时间质谱仪（以下简称质谱仪）鉴定，确定致病菌为肺炎链球菌。

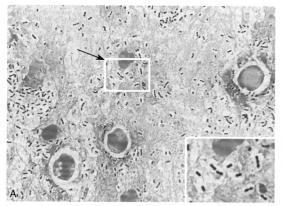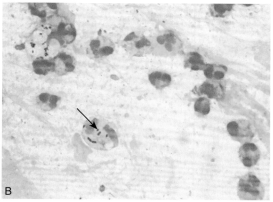

图 22-2-5 痰液标本直接涂片（革兰氏染色，×1 000）

A：矛头样，钝端相对的 G^+ 双球菌；B：白细胞吞噬现象。

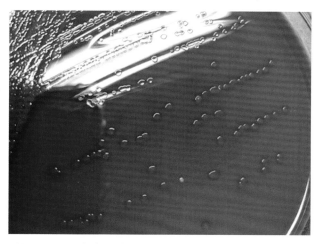

图 22-2-6 痰液血琼脂平板培养（6% CO_2，35℃，24h）

【病原学诊断】

肺炎链球菌感染。

【讨论与分析】

这是一例肺炎链球菌引起的婴幼儿呼吸道感染。由于患儿还无法表达自己的感觉,临床上根据患者持续咳嗽伴腹泻等临床症状,以及 WBC 及 PCT 均增高的检查结果,判断体内大概率存在感染,不排除过敏。但究竟是何种原因所引起的这些临床症状?随着如常规呼吸道、肠道病原学以及过敏原等各种检验、检查的展开,大量的"嫌疑对象"因检验结果为阴性得以排除。最后,通过痰液涂片革兰氏染色和痰培养,检验人员发现了肺炎链球菌典型的镜下染色形态以及培养菌落形态,从而锁定了本例呼吸道感染的"真凶",并应用生化鉴定和质谱分析等手段验明了正身。

本病例中,痰液标本的正确留取是寻找到"真凶"的先决条件。肺炎链球菌是鼻咽部的正常或定植细菌,因而检验人员必须排除因取材不佳导致的假阳性。本例痰液涂片镜检显示:鳞状上皮细胞 <10 个 /LP;WBC>25 个 /LP,表明所采集的是合格痰标本。在镜检过程中,发现的白细胞吞噬现象提示有细菌感染的存在,再结合镜下大量 G$^+$ 双球菌所具备的矛头样、钝端相对的形态特征,可高度怀疑此菌为肺炎链球菌。将痰液接种于血琼脂平板培养 24h 后,典型的肺炎链球菌菌落形态更加印证了前期镜检的初步判断。

本病例中鉴定细菌的方法,除传统的生化鉴定外,还应用到了质谱仪。质谱仪可大大缩短鉴定时间,由此可及时、精准地选用相应的药敏卡进行药敏试验,继而为临床提供快速、准确、行之有效的检验报告。

（林晓晖　刘艳）

三、尿道口为什么会流脓

【患者资料】

王某,男,35 岁,因尿道口流脓 2d 伴尿频、尿痛不适就诊。医生询问其性生活史,患者言辞闪烁,在医生反复强调了解性生活史对疾病诊断很重要的情况下,患者才承认他 1 周前有不洁性生活史。专科检查:尿道口脓液为白色微黄脓液,尿道口红肿明显。实验室检查:脓液 UU-DNA 和 CT-DNA 阴性。为明确感染原因,取脓液行微生物学相关检查。

【形态学及微生物其他检查】

采脓液标本涂片 2 张,取 1 张行革兰氏染色,显微镜检查见:WBC（+++/HP）,WBC 胞质内、外均查见 G$^-$ 双球菌,见图 22-2-7。取脓液接种于巧克力琼脂平板和哥伦比亚血琼脂平板,置于 5%~10% CO$_2$ 环境,36℃培养 24~48h。巧克力琼脂平板上形成圆形、凸起、光滑、透明的菌落,大小为 0.1~1mm,见图 22-2-8;哥伦比亚血琼脂平板上形成的菌落小而光滑、透明,0.1~0.5mm 大小,菌落周边不规则似长角样,见图 22-2-9。取菌落涂片革兰氏染色见:G$^-$ 双球菌,呈球形或平端相对的双肾形形态,见图 22-2-10。脓液标本 PCR 检查:淋病奈瑟菌 DNA 阳性。结合菌体镜下形态、菌落特征及 PCR 检查确定致病菌为淋病奈瑟菌。

【病原学诊断】

淋病奈瑟菌感染。

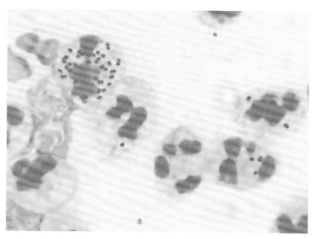

图 22-2-7　脓液涂片（革兰氏染色，×1 000）

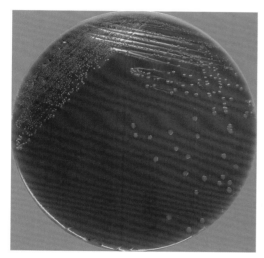

图 22-2-8　巧克力琼脂平板（36℃,48h）

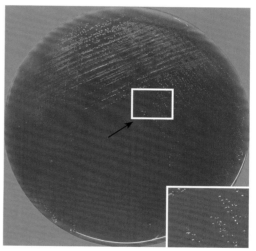

图 22-2-9　哥伦比亚血琼脂平板（36℃,48h）

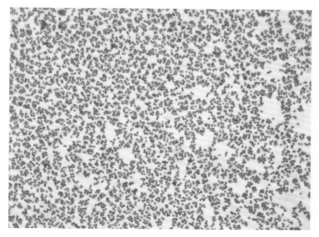

图 22-2-10　菌落涂片（革兰氏染色，×1 000）

【讨论与分析】

淋病属性传播疾病,由淋病奈瑟菌(又称淋球菌)感染引起,主要通过不洁性行为传播,潜伏期2~5d。淋病奈瑟菌专性需氧生长,分离培养须在5%~10% CO_2 环境中才能生长,且营养要求高,在普通的血琼脂平板上不生长,通常在巧克力琼脂平板上生长良好,但在营养好的哥伦比亚血琼脂平板上也能生长。淋病奈瑟菌在哥伦比亚血琼脂平板上可形成凸起、小而湿润菌落,菌落周边不大规则、似长角样是其重要特点;少数菌菌落稍大,形似巧克力琼脂平板上的菌落,光滑透明,边缘尚整齐。淋病奈瑟菌与脑膜炎奈瑟菌一样,可产生自溶酶,如不及时转种,菌体2d后常自溶死亡。

淋病奈瑟菌能产生 IgA1 蛋白酶且菌体表面有菌毛,可使菌体黏附于尿道黏膜而不易被尿液冲刷掉,因此男性感染患者常常因尿道口流脓而被发现。除泌尿生殖系统感染外,该菌还可引起眼炎,在一些特殊人群的咽部用 PCR 的方法也可检测到。此外,尿道口流脓也可因衣原体、支原体感染的非淋菌性尿道炎所致,应注意鉴别。

本病例,依据该患者不洁性生活史和尿道口流脓之典型临床表现、涂片菌体特征及培养特性、菌落形态特征,可明确诊断为淋病奈瑟菌感染,如有必要可经生化鉴定来进一步确认。由于 PCR 方法快速、灵敏度高、特异度强,临床上也常用来确定性传播疾病的病原体。

(帅丽华　刘艳)

四、尿常规结石伴泌尿系统感染

【患者资料】

韩某某,女,33岁,4个月前因"左肾输尿管下段结石伴肾积水"于某医院就诊,局麻下进行"左输尿管支架置入术",术后恢复可。患者因发热,右侧腰部肾区不适,有叩痛,右肾输尿管区域轻微压痛,腹软等入院治疗。血细胞分析部分结果为:WBC $17.90 \times 10^9/L\uparrow$,NE 85%↑。尿液分析部分结果为:LEU 阳性(+++),BLD 阳性(+),WBC 392.20 个/μl↑,RBC 85.50 个/μl↑,盐类结晶(+)。PCT:0.42ng/ml↑,IL-6:25.8pg/ml↑。怀疑为右肾积水伴输尿管结石,泌尿道梗阻,泌尿道感染,申请取尿液标本进行微生物有关项目检查。

【形态学及微生物其他检查】

尿液直接涂片,显微镜检查可见磷酸盐结晶;尿液离心后革兰氏染色,显微镜检查可见革兰氏阴性直短杆菌。尿液接种于血琼脂平板和麦康凯平板上培养,35℃培养24h,血琼脂平板和麦康凯平板上均发现呈圆形、凸起、湿润、不透明的菌落,血琼脂平板上菌落颜色为灰白色,麦康凯平板上菌落颜色为红色,见图22-2-11;取菌落涂片进行革兰氏染色,显微镜检查可见 G^- 直短杆菌,见图22-2-12。经质谱仪鉴定为大肠埃希菌。

【病原学诊断】

大肠埃希菌引起的泌尿道感染。

【讨论与分析】

大肠埃希菌是泌尿系感染的常见病原菌,在临床上 60%~80% 的尿路感染由该菌所致,以急性膀胱炎为主,且多见于女性。其主要感染途径是逆行感染。正常情况下,泌尿系统由于其解剖和生理结构,不容易发生细菌感染,但机体免疫力下降(如糖尿病、慢性肾病、肿瘤以及使用免疫抑制剂的移植患者等)、尿路系统异常(如炎性、结石、肿瘤引起的泌尿系统梗阻)、医源性因素的影响(如进行留置导尿、膀胱穿刺造瘘、膀胱镜检等)等情况易导致尿路感染。

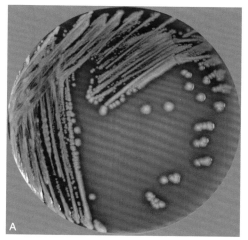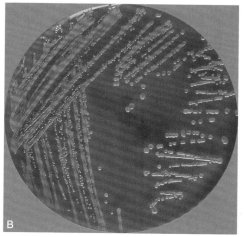

图 22-2-11 大肠埃希菌培养菌落（35℃,培养 24h）

A：血琼脂平板培养菌落；B：麦康凯培养菌落。

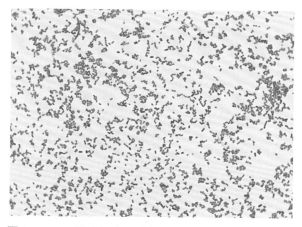

图 22-2-12 尿液标本纯培养物（革兰氏染色,×1 000）

　　本病例中,患者先因"左肾输尿管下段结石伴肾积水",局麻行"左输尿管支架置入术",术后恢复良好出院；后因发热,右侧腰部肾区不适,有叩痛,右肾输尿管区域轻微压痛等再次入院治疗。根据实验室部分检查结果及临床表现,高度怀疑患者右肾积水伴输尿管结石、泌尿道梗阻和泌尿道感染。对尿液进行微生物有关项目检查,病原体的菌落形态及显微镜下形态符合大肠埃希菌形态特点,经质谱仪鉴定确认为大肠埃希菌。经分析,感染原因应该与患者输尿管结石、泌尿道梗阻有关。对患者行"右侧尿道输尿管支架置入术",术后予以头孢他啶/他唑巴坦钠抗感染及补液、解痉等对症支持治疗,治愈出院。

（周俊英 刘 艳）

五、多发脓肿罪魁祸首为哪般

【患者资料】

　　张某某,男,67 岁,患 2 型糖尿病 6 年。5d 前受凉后出现发热,体温 38.5℃,伴咳嗽,咳少许白痰。当地诊所对症治疗 2d,患者自觉左眼视力骤降,1d 后完全失明,患者左眼疼痛、左臀部疼痛明显,前来住院治疗。胸部 CT 提示双肺多发结节,炎症;腹部 B 超及增强 CT 提示肝脓肿;眼科 B 超显示左眼玻璃体混浊,视网膜脱离;左臀部 B 超提示左臀部积脓。相关实验室检查,血细胞分析部分结果:WBC $25.15 \times 10^9/L\uparrow$,NE $75.1\%\uparrow$;PCT $12.73ng/ml\uparrow$。空腹血糖 $26.6mmol/L\uparrow$。尿干化学部分结果:尿糖(++++)$\uparrow$,酮体(++++)$\uparrow$。血气分析:pH $7.05\downarrow$,$PaCO_2$ $12.5mmHg\downarrow$,PaO_2 $104.7mmHg\uparrow$,HCO_3^- $3.3mmol/L\downarrow$,BE $-25.05mmol/L\downarrow$。临床医生申请多份血培养以及肝脓肿、臀部脓肿引流液进行微生物学检查。

【形态学及微生物其他检查】

患者多份血培养瓶置于全自动培养仪孵育后均阳性报警,取瓶内培养液涂片做革兰氏染色,可见大量长杆状、无芽孢、无鞭毛、有荚膜、散在排列的 G$^-$ 菌,见图 22-2-13。取报阳瓶液分别转种于血琼脂平板和中国蓝琼脂平板上,经 37℃培养 24h,均有凸起、灰白色、黏液型较大菌落生长,相邻菌落相互融合,见图 22-2-14A;用接种环沾取菌落,表面拉丝 5mm

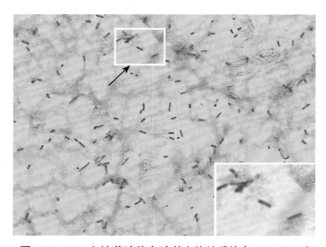

图 22-2-13　血培养液染色涂片(革兰氏染色,×1 000)

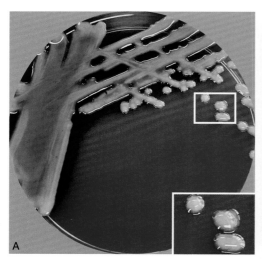
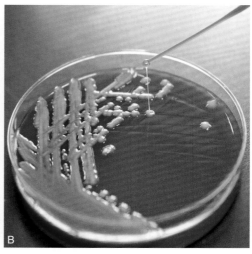

图 22-2-14　肺炎克雷伯菌菌落

A:黏液型菌落(中国蓝琼脂平板,24h);B:拉丝试验阳性。

以上,见图 22-2-14B。同时,左臀部及肝脓肿引流液也分别培养出与血培养形态一致的 G⁻ 菌落。这些菌经质谱仪鉴定均为肺炎克雷伯菌。结合菌落形态、拉丝试验、质谱鉴定、药敏结果及患者病情,初步判断致病菌为肺炎克雷伯菌中的黏液型高毒力株。但常规鉴定方法无法确认肺炎克雷伯菌毒力,为进一步明确该分离株是否具有高毒力,需要进行毒力表型和基因型检测。经全基因测序,结果显示该菌株为 K1 血清型 ST23 序列分型,表达一定的毒力基因:*rmpA1* 及 *rmpA2*(编码高黏液表型蛋白)、*iucl*(编码铁载体)、*Peg-344*(编码代谢转运蛋白)。综合该菌表达一定的高毒力基因、具备黏液表型的特点,以及患者的全身化脓性侵袭性感染的临床表现,初步判断这是一株高毒力肺炎克雷伯菌。

【病原学诊断】

肺炎克雷伯菌感染(高毒力肺炎克雷伯菌败血症伴全身多发脓肿)。

【讨论与分析】

这是一例高毒力肺炎克雷伯菌(hvKP)引起的感染。与普通的肺炎克雷伯菌菌株不同的是,hvKP 菌株具有很强的侵袭性,其毒力和致病机制与细菌荚膜、脂多糖、黏附素和铁载体等因素有关。它是社区获得性肝脓肿最常见病原体之一,多以原发性肝脓肿为首要症状,并转移散播,导致其他组织的感染,如脾脓肿、肺炎、眼内炎等。由这种菌引起的肝脓肿合并转移感染的临床症状又称为侵袭性肺炎克雷伯菌肝脓肿综合征。糖尿病是重要危险因素之一。hvKP 在血琼脂平板上的菌落可能表现为高黏液性,因此又被称为高黏液肺炎克雷伯菌。有关 hvKP 的鉴定尚无统一标准,临床上将拉丝试验阳性的或将致肝脓肿并伴全身转移的肺炎克雷伯菌菌株归为 hvKP,故普遍将拉丝试验作为 hvKP 的粗筛试验。但并非所有 hvKP 菌株都具有高黏性特征,因此判定菌株的毒力不能仅凭高黏性或血清型别,也应明确菌株的表型和基因型是否符合 hvKP 的特性。用于鉴定 hvKp 的重要毒力基因有 *peg-344*、*iroB*、*iucA*、*magA*、*rmpA1* 和 *rmpA2* 等。

本病例中,张某某为老年患者,由于血糖控制不佳引起糖尿病酮症酸中毒,其机体免疫力低下,是患侵袭性肺炎克雷伯菌肝脓肿综合征的高危人群。对患者血液、肝脓肿引流液、臀脓肿引流液等进行培养,从中分离出的病原体为肺炎克雷伯菌;但肺炎克雷伯菌一般不会引起肝脓肿并多发感染如此严重的病情,通过对分离株行全基因测序检测毒力表型和基因型,结合临床症状分析,发现原来是 hvKP 感染所致。

(郑佳佳 刘艳)

六、神秘的"潜伏者"

【患者资料】

江某某,男,16 岁,1 年前体检时行 CT 检查发现腹部占位病变,无腹痛、发热等不适,未进行特殊处理。11d 前无明显诱因出现发热、寒战,体温 39℃,伴有上腹部疼痛,呈持续性隐痛,无胸闷、气紧、意识障碍等,遂至医院就诊。行全腹部及胸部增强扫描 CT:脾脏明显增大,内见不规则囊状低密度影,未见明显强化,胃、左肾及胰腺受压移位,脾周积液。有腹膜炎征象,盆腹腔积液,双侧胸腔少量积液。给予抗感染治疗,经介入穿刺,在脾脏、胸腔及腹腔安置引流管持续引流。考虑细菌感染,引流液送微生物培养。部分血细胞分析结果:WBC 26.08×10^9/L,NE 86%,LY 12%,MO 2%。

【形态学及微生物其他检查】

脾脏、腹腔以及胸腔引流液接种于血琼脂平板上培养，35℃孵育24h，血琼脂平板上可见灰白色、中等大小的圆形、湿润菌落，直径为2~4mm，见图22-2-15。对可疑菌落进行革兰氏染色，镜下可见无荚膜、无芽孢的G⁻菌，见图22-2-16。通过全自动生化鉴定仪及质谱仪进行鉴定，该菌为沙门菌属内细菌，行血清凝集试验，A~F多价血清和O7抗原血清发生凝集，但H血清分型时却均未凝集，无法鉴定到种。后通过提取病原体核酸，进行16sRNA测序，最终该菌株被鉴定为肠沙门菌肠炎亚种。

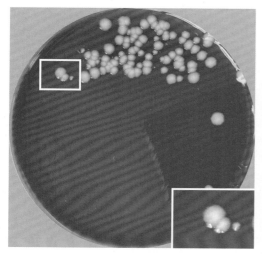

图22-2-15 引流液血琼脂平板培养

（35℃，24h）

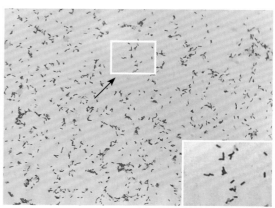

图22-2-16 引流液菌落涂片

（革兰氏染色，×1 000）

为观察沙门菌在SS平板上与其他肠杆菌目细菌的菌落形态学差别，将沙门菌和大肠埃希菌同时转种至SS平板，35℃培养24h，沙门菌形成边缘无色透明、中心有黑色的菌落（产H₂S）；大肠埃希菌则形成粉红色（发酵乳糖）、直径2~4mm的菌落，见图22-2-17。

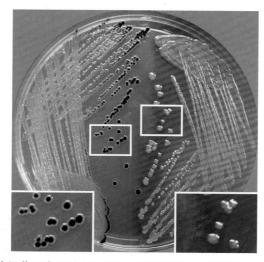

图22-2-17 肠沙门菌肠炎亚种（左）与大肠埃希菌（右）菌落（SS平板，35℃，24h）

【病原学诊断】

肠沙门菌肠炎亚种感染。

【分析与讨论】

这是一例由肠沙门菌肠炎亚种引起的肠外多发性感染病例。该患者实验室检查结果显示 WBC 明显增高,且中性粒细胞占 86%,提示有严重感染。为准确找到引发感染的"真凶",对该患者的脾脏、腹腔以及胸腔引流液进行微生物学相关检验,但由于血清型试验、质谱仪和生化鉴定卡各自的局限性,只能鉴定出致病菌为沙门菌属细菌,无法准确到种,最终采用基因测序技术才准确鉴定出致病菌为肠沙门菌肠炎亚种。因此,微生物的鉴定一定要多种方法相结合,以便各方法间相互补充佐证。

沙门菌是肠道常见的致病菌,随着家禽养殖业的发展和禽类食品的增加,非伤寒沙门氏菌感染呈增多趋势,临床表现以急性胃肠炎最为常见,也可出现菌血症、血管感染、反应性关节炎、少见的局灶性感染以及慢性带菌状态。沙门菌感染的发病取决于细菌和宿主两方面的因素,当宿主的胃酸减少、抵抗力下降时,沙门菌纤毛上的黏附因子可与肠上皮细胞结合,使微绒毛变性,并分泌特殊蛋白,诱导上皮细胞吞噬细菌,进而向深部组织扩散,细菌所产生的肠毒素和细胞毒素刺激小肠液分泌过多而引起腹泻等相关临床症状;当免疫缺陷时,患者易出现菌血症和迁徙性病灶。本病例中,沙门菌同时引起患者肠道外的脾脏、腹腔、胸腔脓肿,是一例少见的青少年迁徙性沙门菌感染。回顾患者的免疫学检查结果,T 细胞亚群虽均在正常范围内,但结合患者的年龄和临床症状,不排除存在其他的一些免疫缺陷。

临床微生物检验工作中,会遇到少见、罕见菌种引起的临床疾病,检验人员应想办法尽最大努力做出准确鉴定,及时为临床诊治提供可靠依据,减轻患者痛苦。

（刘　雅　刘　艳）

七、发热、腰痛、体重减轻、蛋白尿为哪般

【患者资料】

王某某,男,66 岁。近 2 月来体重明显减轻,15d 前无诱因出现午后发热、多汗,自测体温在 38.5~39.2℃,来内科门诊就诊,初步诊断为"中暑",行"点滴"对症治疗,症状有所缓解,但仍反复发热。1 周前患者又以"腰痛"就诊于骨科,专科查体发现腰椎体、椎旁压痛、叩击痛,以"腰椎压缩性骨折"收治入院。入院体格检查,肝脾轻度肿大,体温 38.7℃;血细胞分析结果基本正常;尿蛋白阳性(++),考虑有肾功能损害;CRP 92.16mg/L↑,PCT 0.16ng/mL↑,提示感染可能。遂取"双抽四瓶"血液进行需氧、厌氧培养,并邀请传染科专家会诊。经详细询问病史,获知 2 个月前患者曾受邀参加邻里聚餐,席间进食过羊肉,一同就餐者另有 2 人出现发热,因就诊他院,病因不明。

【形态学及微生物其他检查】

"双抽四瓶"血培养中的两个需氧瓶置于血培养仪中孵育至 4.5d 后,仪器报警有菌生长。血培养瓶液体行革兰氏染色,未见到明显细菌,瑞氏染色显微镜检查见紫色、细沙状、成堆的细小杆菌,柯氏染色镜检见红色细小杆菌,见图 22-2-18。快速脲酶试验 5min 后强阳性,见图 22-2-19A。结合细菌形态、培养报阳时间及脲酶试验结果,报告疑似布鲁菌。转种于血琼脂平板上分纯培养,48h 后可见针尖大小、半透明、圆形、光滑、微凸起、不溶血的菌

落,图 22-2-19B。急送血培养瓶等标本至疾病预防控制中心,回报结果为羊布鲁菌(又名马耳他布鲁菌)。患者血清行布鲁菌抗体检测,结果呈阳性。

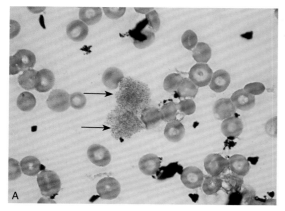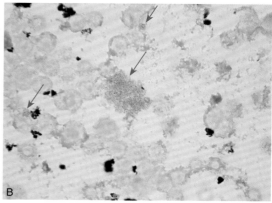

图 22-2-18　血培养液细菌染色(×1 000)

A:瑞氏染色;B:柯氏染色。

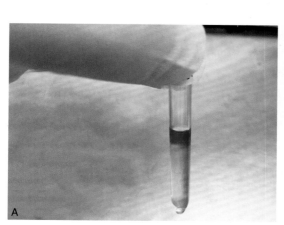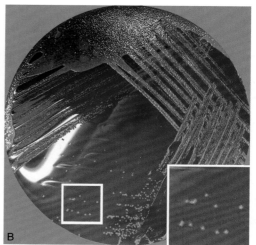

图 22-2-19　快速脲酶试验和血琼脂平板培养菌落

A. 快速脲酶试验阳性;B. 血琼脂平板培养菌落(35℃,48h)。

【病原学诊断】

布鲁菌感染。

【讨论与分析】

布鲁菌感染引起的布鲁菌病,是一种人畜共患的传染病,带菌的羊、牛、猪、犬是该病常见的传染源,人类接触带菌动物或食用病畜及其制品,通过皮肤、消化道、呼吸道或眼结膜感染。临床症状多样,以发热、多汗、关节疼痛、全身乏力,体重减轻、肾功能损害为主要特点。由于布鲁菌是兼性胞内菌,临床治疗需要使用渗透力强的药物,一般采用利福平和多西环素联合治疗,疗程超过 6 周。

及时送检,进行血培养和骨髓培养是确诊布鲁菌感染的重要手段之一。布鲁菌生长较为缓慢,血培养仪报阳时间较一般菌晚,有时甚至要延长为10~14d。该菌菌体细小,液体培养时革兰氏染色不易发现,因此,血培养报阳瓶若革兰氏染色没发现有明显细菌,须进行瑞氏染色复核,以判断血培养仪是否存在误报。柯氏染色方法对布鲁菌有特异性,染色后镜下观察,布鲁菌呈红色细小杆状,其他细菌呈蓝色或绿色。快速脲酶试验阳性。人体在感染布鲁菌后可产生特异性抗体,因而临床上也常用血清学的方法快速检测布鲁菌感染,如虎红平板凝集试验、试管凝集试验等。

本病例中,根据患者有进食羊肉史和临床症状,血培养延迟报阳,革兰氏染色未见明显细菌,瑞氏染色发现细菌以及柯氏特异性染色发现红色细小杆状细菌等情况,基本可认定患者为布鲁菌感染,经鉴定病原菌为羊布鲁菌。使用多西环素(0.1g, b.i.d.)+利福平(0.45g, b.i.d.)治疗,患者病情明显好转,体温下降,肌肉酸痛、腰关节疼痛等症状明显缓解。3个月后,各项指标正常,随访1年无复发。

(徐和平 胡王强)

八、这个"杀手"不怕冷

【患者资料】

张某某,女,患儿胎龄31^{+5}周,出生半小时,出生体重1.16kg,羊水Ⅲ度粪染,新生儿窒息缺氧Apgar评分为6分(参考值为8~10分),出生后窒息,儿科以"新生儿呼吸窘迫综合征,早产儿"收入院。体格检查:体温38.9℃,HR 90次/min,R 20次/min,BP 81/47mmHg,SpO$_2$ 28%(给氧下);全身皮肤青紫,可见散在瘀斑,呼吸浅,双肺呼吸音极低,可闻及明显湿啰音,心音低钝。实验室检查部分结果:WBC 26.7×10^9/L↑,NE 36.1%↓,RBC 3.01×10^{12}/L,Hb 127g/L;CRP 111.2mg/L↑,hsCRP>5mg/L↑,PCT 14.08ng/ml↑。因患儿感染重、循环差、炎症指标高,考虑感染性休克,抽血培养送检。

【形态学及微生物其他检查】

培养瓶在全自动血培养仪中孵育16h后,仪器报警有菌生长,取瓶内液转种于血琼脂平板、麦康凯和巧克力琼脂平板上,同时直接涂片革兰氏染色。涂片染色镜检,发现有G$^+$短杆菌,为圆尾带柱状,见图22-2-20A。37℃培养24h后,血琼脂平板有细小、不透明、呈露滴状的菌落,革兰氏染色见G$^+$短杆菌,见图22-2-20B,麦康凯和巧克力琼脂平板上无菌生

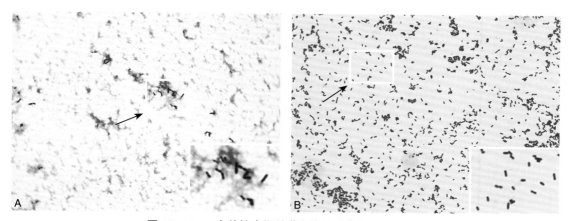

图 22-2-20 产单核李斯特菌(革兰氏染色,×1 000)

A:血培养液涂片;B:菌落涂片(血琼脂平板,37℃培养48h)。

长；继续培养至48h，血琼脂平板上的菌落增大、呈灰白色、有窄小的β溶血环。挑取菌落接种于2个半固体培养基中，分别置于25℃和37℃培养，25℃培养可见倒立伞状生长，动力（＋），37℃培养可见穿刺线清晰，动力（－）。另将该菌转种于血琼脂平板上，4℃培养48h后，亦可见较小、不透明、灰白色、有β溶血现象的菌落，见图22-2-21。CAMP试验（＋），见图22-2-22。结合培养特性、菌落特点、显微镜下特征、动力试验及CAMP试验阳性反应，可鉴定为产单核李斯特菌，经质谱进一步确定为产单核李斯特菌。

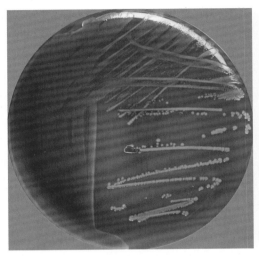 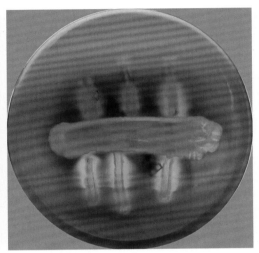

图 22-2-21　血琼脂平板（4℃，48h）　　　　图 22-2-22　CAMP 试验（＋）

【病原学诊断】

产单核李斯特菌引起的血流感染。

【讨论与分析】

这是1例由产单核李斯特菌引起新生儿菌血症感染的病例，患儿感染重、循环差、炎症指标高。血培养阳性立即向儿科报危急值，根据患儿的病情，显微镜下见 G⁺ 短杆菌，形状为圆尾带柱状的特点，大胆预报了李斯特菌，提示临床医生尽早采用抗生素治疗。结合培养特性、菌落特点、显微镜下特征、动力试验及 CAMP 试验阳性反应，最后确定为产单核李斯特菌，质谱鉴定亦证实为产单核李斯特菌。

产单核李斯特菌属于胞内寄生菌，吸附于肠细胞和巨噬细胞，分泌一种细菌性过氧化物歧化酶，使它能抵抗活化巨噬细胞内过氧物（为杀菌的毒性游离基团）的分解，不产内毒素，可产生一种溶血性外毒素。该菌广泛存在于自然界中，通过粪-口途径进行传播。孕妇感染此细菌可直接累及胎盘、羊水、宫腔和胎儿，造成死胎、早产或新生儿感染。患者表现以神经症状最为明显，其中以李斯特菌性脑膜炎、神经系统李斯特菌病、菌血症、脓毒血症最为凶险，表现为起病急剧，发热（39℃以上），意识障碍、昏迷、肢体麻痹以及小脑功能障碍。病死率为 20%~30%，尽早使用抗生素治疗可降低病死率。

本病例中，张姓患儿感染产单核李斯特菌应该与其母有密不可分的关系，其母亲多为无症状携带者，由于该患儿羊水Ⅲ度粪染，可能是通过粪-口途径引起产单核李斯特菌血流感染。患儿采用阿莫西林氟氯西林钠与丁胺卡那联合抗感染治疗,已治愈出院。

（周俊英　林梨平）

九、老年女性肺炎伴脑脓肿,病原竟是它

【患者资料】

王某某,女,69岁。有糖尿病史,间断胸痛、咳嗽1月余,发热3周。入院前右侧持续胸痛,深呼吸加重,咳嗽、咳少量白痰,无发热,因胸痛不缓解就诊。实验室检查:WBC $9.58 \times 10^9/L$, NE 94.8%↑, PCT 1.73ng/ml↑, Glu 27.6mmol/L↑。考虑"肺部感染",予以厄他培南治疗5d,输液期间胸痛缓解,仍有发热,体温最高39.2℃。胸部CT:右下肺团块影,内可见不规则空洞影及气液平面,右侧胸腔积液。怀疑"肺脓肿",收入急诊内科病房。头颅增强核磁共振提示右顶叶及左侧脑室旁异常信号,脓肿可能。申请血液及痰液进行微生物学检查;进行超声引导下诊断性右侧胸腔穿刺,共抽出淡黄色胸腔积液约10ml,进行微生物病原学检查。

【形态学及微生物其他检查】

多次血培养及痰病原学检查均为阴性。胸腔积液离心涂片,进行弱抗酸(1%硫酸脱色)染色,发现大量细长分枝菌丝,呈弱抗酸阳性,见图22-2-23。同时,将胸腔积液接种于血琼脂平板,37℃培养2d,长出白色、干燥、有褶皱、粉末状小菌落,有泥土味,见图22-2-24。经质谱鉴定为盖尔森基兴诺卡菌。

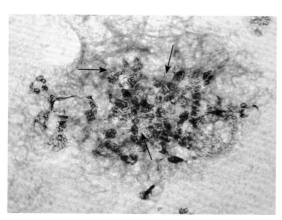

图 22-2-23　胸腔积液涂片
（弱抗酸染色,×1 000）

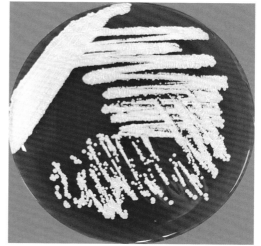

图 22-2-24　胸腔积液血琼脂平板培养菌落
（37℃培养,48h）

【病原学诊断】

盖尔森基兴诺卡菌感染。

【讨论与分析】

这是一例由诺卡菌属细菌盖尔森基兴诺卡菌引起的全身播散性感染。患者 WBC 总数较参考区间升高不明显,但 NE 高达94.8%,且 PCT 增高,仍提示有感染发生。根据患者的

临床症状,选择血培养和痰培养,但多次培养结果均为阴性。经与临床医生及时沟通,考虑到患者"右侧胸腔积液",建议进行积液培养。胸腔穿刺液接种于血琼脂平板,培养48h后长出的菌落与诺卡菌菌落相似,进一步做弱抗酸染色,结果为阳性,初步诊断为诺卡菌感染。经质谱鉴定为盖尔森基兴诺卡菌。

盖尔森基兴诺卡菌是最常见的人类诺卡菌病原体之一。诺卡菌生长缓慢,培养时间长,常规细菌培养时容易漏诊,在临床怀疑诺卡菌感染时应对患者多次、多部位进行采样送检,有助于病原菌的检出。诺卡菌属是一种机会致病病原体,可引起局部或全身化脓性感染,易形成播散感染,常感染免疫抑制人群。

本病例患者为什么会感染诺卡菌?经与临床医生沟通获悉:患者2个月前因面部皮疹、四肢近端无力、肌酶升高诊断为皮肌炎,口服甲泼尼龙2个月,甲氨蝶呤1个半月,目前甲氨蝶呤已停用;现临床上发现患者有糖尿病、中度贫血3周。至此,谜底解开,该患者罹患糖尿病并长期服用糖皮质激素,是诺卡菌病的高危人群,而其"脑脓肿"的发生亦可能与诺卡菌相关。

(郑佳佳　李　锐)

十、导致开放性骨折患者截肢的"真凶"

【患者资料】

曾某某,男,10岁。8月26日因跌倒摔伤左前臂,在某基层医院诊断为左尺骨中段开放性骨折,立即进行清创缝合、夹板固定及对症等处理。术后数天曾出现40℃高热,患臂肿胀、剧痛。5d后转至某三甲医院骨伤科,当日上午查体:伤肢高度肿胀,扪及有捻发音;体温40.2℃。实验室检查:WBC 26.18×10^9/L↑, Hb 88g/L↓。会诊结论:左尺骨中段开放性骨折术后并感染,高度怀疑气性坏疽、脓毒血症,须马上行清创术,须取深部分泌物做涂片找细菌检查和需氧、厌氧培养,多穿刺点取外周血做需氧和厌氧培养。转院当日下午急诊手术切开扩创、双氧水持续冲洗。次日下午患者体温39.2℃,左上臂中度肿胀,肌肉软组织外露,尺、桡骨间有坏死组织残留,变黑,有特殊恶臭味,手指活动功能丧失;再次扩创时发现上臂肌肉软组织坏死。实验室检查:WBC 24.88×10^9/L↑, Hb 76g/L↓。转院次日20:30测量体温,高达40.6℃,经会诊和请示后,立即行左上臂上端开放截肢术。术后外用双氧水冲洗残端切口,并依据药敏结果继续进行抗感染治疗。数日后患者生命体征稳定,体温正常,多次送残端组织细菌学检查均阴性。

【形态学及其他微生物学检查】

深部分泌物涂片染色镜检结果:检见 G^+ 粗大杆菌(形似产气荚膜梭菌)和两种不同形态的 G^- 杆菌,并可见少量白细胞,见图22-2-25。将分泌物分别接种于普通血琼脂平板和厌氧血琼脂平板上,进行需氧培养和厌氧培养,37℃培养48h,普通血琼脂平板上可见两种完全不同的菌落:一种菌落光滑、湿润、深灰色、呈β溶血;另一种菌落光滑、湿润、灰白色、无β溶血,见图22-2-26;经质谱鉴定前者为嗜水气单胞菌,后者为大肠埃希菌;厌氧培养血琼脂平板上纯培养后的菌落凸起、表面光滑、湿润,有双溶血环,其内层完全溶血,外层不完全溶血,见图22-2-27,经质谱鉴定为产气荚膜梭菌。

【病原学诊断】

产气荚膜梭菌、嗜水气单胞菌和大肠埃希菌混合感染。

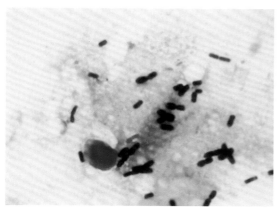

图 22-2-25　分泌物涂片
（革兰氏染色，×1 000）

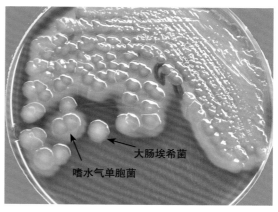

图 22-2-26　嗜水气单胞菌和大肠埃希菌
菌落（需氧，48h）

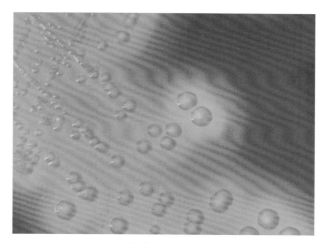

图 22-2-27　产气荚膜梭菌菌落（厌氧，48h）

【讨论与分析】

这是一例由产气荚膜梭菌、嗜水气单胞菌和大肠埃希菌混合感染所引起的气性坏疽。患者一周前发生开放性骨折，由于基层医院初期清创效果不佳而导致感染迅速发展成气性坏疽，因该感染向心性发展迅速，唯有截肢，才能保全患者生命。

气性坏疽是由梭状芽孢杆菌引起的一种以肌坏死和全身毒性为特点的严重特异性感染，主要病原菌是产气荚膜梭菌，但水肿梭菌、败毒梭菌、梭状梭菌或溶组织梭菌等也是该病的病原体。气性坏疽起病急，发展迅速，预后差，早期诊断是保存患肢、挽救生命的关键。早期诊断的三大特征为：①伤口周围触诊有捻发音；②渗液细菌涂片发现粗大的 G$^+$ 杆菌；③X 线平片检查发现肌群中有气体存在，实验室检查 Hb 显著下降，WBC 高，血清 CK 水平升高。确诊依据是厌氧培养出厌氧梭菌，或用 PCR 方法检测病原菌 DNA 结果为阳性。

气性坏疽临床标本涂片染色检查的镜下主要形态特征：可见大量 G$^+$ 粗大杆菌，并伴有其他不同细菌；白细胞较少且形态不规则。注意产气荚膜梭菌与其他粗大杆菌（以枯草芽孢杆菌为例)的鉴别:产气荚膜梭菌多粗短,两端钝圆,单个或成双排列,偶见长丝状;而枯草芽孢杆菌较长,两端棱角方正,菌体内有不规则空泡。气性坏疽的发生常常由多种病原菌混合感染引起,一般是一种或多种厌氧梭菌与其他需氧或兼性厌氧菌协同作用的结果,单独的某一种细菌往往难以引起气性坏疽。

(杨烨建 李 锐)

十一、隐藏在导管中的病原体

【患者资料】

陈某某,女,72岁,有肾衰竭等基础疾病,患者因呼吸困难住院,低热,CT显示为重症肺炎,患者住院期间因病情需要进行插尿管及中央静脉导管等侵入性操作。实验室检查:WBC 15.3×10⁹/L↑,NE 81%,PCT 41.58ng/ml↑。尿液显微镜检查:WBC(+),酵母样菌17.2个/μl。G试验162.0pg/ml,肺炎支原体抗体弱阳性,肺炎链球菌抗原、嗜肺军团菌抗体、肺炎衣原体抗体、腺病毒抗体、呼吸道合胞病毒抗体、甲乙型流感病毒抗体、副流感病毒抗体、Q热立克次体抗体等均为阴性。临床送痰液、尿液,以及从右上肢及中央静脉导管两个不同部位采集双瓶双套血液进行需氧、厌氧血培养送检,采集后2d,其中的中央静脉导管及右上肢的需氧瓶先后报阳,以及后两瓶血培养均为光滑假丝酵母菌。尿培养为光滑假丝酵母菌,菌落数≥10 000CFU/ml。痰涂片找到真菌孢子及少量革兰氏阳性球菌、革兰氏阴性双球菌,痰培养为光滑假丝酵母菌:4个菌落及其他正常菌群。入院后10d复查G试验126.0pg/ml,WBC 22.67×10⁹/L,PCT 8.97ng/ml。

【形态学及微生物其他检查】

血培养物直接涂片革兰氏染色可见橄榄形或椭圆形的芽生孢子,见图22-2-28A;血培养物转种于血琼脂平板、沙保罗平板上,28℃培养24h,质谱仪鉴定为光滑假丝酵母菌,后转种于CHROMagar显色平板上,28℃培养3d,在CHROMagar显色平板上培养72h,可见显色平板上呈现中央紫红的光滑菌落,见图22-2-28B。

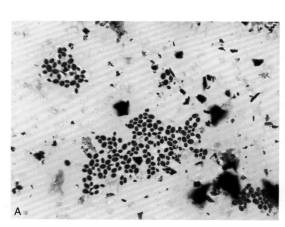
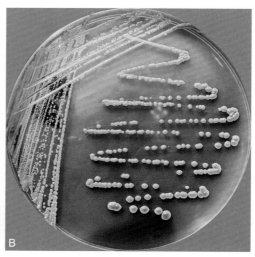

图 22-2-28 光滑假丝酵母菌
A:血培养物涂片(革兰氏染色,×1 000);B:CHROMagar显色平板,培养3d。

【病原学诊断】

假丝酵母菌性血流感染。

【分析与讨论】

患者为肾衰竭及重症肺炎的老年女性,由于年龄、免疫力、临床用药,以及存在插导尿管、中央静脉导管等侵入性操作等因素,因此较之正常人更容易出现真菌感染。入院检查见G试验增高,考虑可能有侵袭性真菌感染,但由于患者有肾衰竭病史,肾透析后采血进行G试验可能会导致G试验出现假阳性。患者因重症肺炎入院,PCT增高,因此首先开展了肺部病原体的检查,同时采集双瓶双套血液培养送检。住院期间患者植入导尿管及中央静脉导管,插管后5d进行了尿常规、尿培养,以及在中央静脉导管及右上肢采集双瓶双套血液培养送检。尿常规可见酵母样菌,尿培养为光滑假丝酵母菌;血培养采集后2d在中央静脉导管采集的需氧瓶先报阳,右上肢采集的需氧瓶后报阳,这里需要说明一下,双瓶双套的4个血培养瓶只有需氧瓶报阳,需氧瓶既可培养需氧菌也可培养真菌。血培养物直接涂片革兰氏染色为真菌孢子,报危急值,最终两个血培养瓶的培养结果相同,均为光滑假丝酵母菌,药敏试验结果也相同。综合患者的检验结果、基础疾病、用药情况及插管等因素,并结合血培养的结果,至此,假丝酵母菌血流感染及导管相关性血流感染诊断明确。另外,因尿培养的结果也为光滑假丝酵母菌,是否为泌尿系统感染引发的血流感染也是值得思考的一个问题,但因导尿管的存在,光滑假丝酵母菌也可能是定植菌。而痰培养的光滑假丝酵母菌则不作为致病因素考虑。基于以上的情况,我们建议拔除或更换患者身上的两种留置管,同时结合药敏试验结果综合考虑并治疗。

（林晓晖　龚道元）

十二、乏力、头痛、心搏骤停,仅仅是糖尿病酮症酸中毒吗

【患者资料】

黄某某,女,67岁,患糖尿病十余年,血糖控制欠佳。1个月前有过咳嗽、发热和腹泻等症状,后自行缓解。这次因食欲缺乏、乏力、间歇性头痛15d,就诊于急诊内科。在急诊接诊期间患者出现呼吸、心搏骤停,经紧急心肺复苏成功后,收治入重症医学科。查体患者欠配合,颈项强直,双侧腱反射(++),双侧巴宾斯基征(+)。急诊生化检查结果:血糖17.8mmol/L↑,血酮体(+),HbA1c 8.9%↑,血钠124.5mmol/L↓,血钾3.28mmol/L↓,血氯89mmol/L↓。血细胞分析部分结果:WBC 13.5×10^9/L↑,NE 92.7%↑;PCT 1.25μg/ml↑。MRI检查:脑部左侧外囊、半卵圆中心和侧脑室前角低密度影。腰椎穿刺时示颅内高压。CT显示:双肺纹理增多,双下肺可见散在斑片状模糊影,也存在肺部感染。脑脊液常规及生化部分结果:细胞总数26×10^6/L↑,糖(+),蛋白(+);蛋白总量2.07g/L↑,葡萄糖1.34mmol/L↓,氯112mmol/L↓。根据患者临床症状和初步检查,高度怀疑中枢神经系统感染,临床医生申请脑脊液、血液及尿液微生物相关检查。

【形态学及微生物检查】

脑脊液涂片抗酸染色阴性;利福平耐药结核分枝杆菌半巢式多重实时荧光半定量PCR阴性(结核菌X-pert)。脑脊液墨汁染色可见有厚荚膜的真菌孢子,部分有出芽生长,见图22-2-29A。脑脊液和血清的隐球菌荚膜抗原血清学检查均为阳性,见图22-2-29B。脑

脊液标本接种于血琼脂平板、巧克力琼脂平板和沙保罗平板上,2d后平板上可见黏液湿润、光滑、有光泽、奶白色的真菌样菌落,见图22-2-30A;血液和尿自动真菌培养,均报告阳性生长,显微镜检查为卵圆形真菌孢子,见图22-2-30B。转种于血琼脂平板和沙保罗平板上,长出类似脑脊液标本分离的菌落,经过微生物鉴定仪和质谱检验,均报告为新生隐球菌。

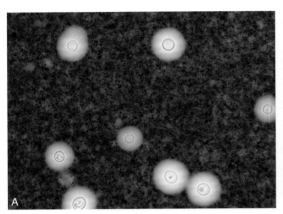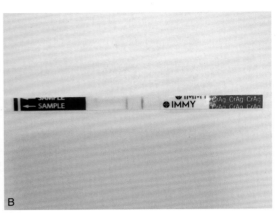

图 22-2-29　脑脊液标本墨汁染色和隐球菌荚膜抗原试验

A:墨汁染色(×1 000);B:隐球菌荚膜抗原阳性。

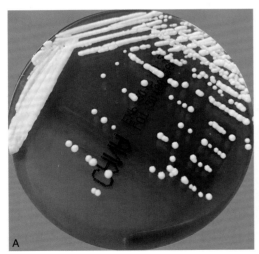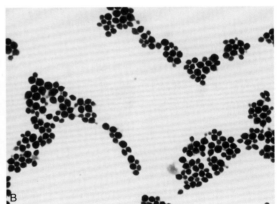

图 22-2-30　隐球菌菌落和显微镜下形态

A:SDA(35℃,3d);B:培养后菌株(革兰氏染色, ×1 000)。

【病原学诊断】

隐球菌引起的全身播散感染。

【讨论与分析】

隐球菌可在土壤、桉树、鸟粪,尤其是鸽粪中大量存在,也可存在于人体的体表、口腔及粪便中。隐球菌是机会致病菌,隐球菌荚膜多糖是其重要的致病物质,有抑制吞噬、诱使动物免疫无反应性、降低机体抵抗力的作用,多引起人和动物的外源性感染,也可出现内源性感染。外源性感染大多最初由呼吸道吸入后,在肺部引起轻度炎症或隐性感染,亦可由破损皮肤及肠道传入。肺部感染一般预后良好,但当机体免疫功能低下时,可从肺部播散至全身其他部位,如皮肤、黏膜、淋巴结、骨、内脏等均可受累,最易侵犯的是中枢神经系统,引起真菌性脑膜炎。脑及脑膜的隐球菌病预后不良,如不及时治疗,常导致患者死亡。

脑脊液、痰液、病灶组织或渗液等临床标本用墨汁染色是快速诊断隐球菌感染最常用的方法,显微镜下背景呈黑褐色,隐球菌呈圆形或椭圆形透亮菌体,外围一圈透明的肥厚荚膜,荚膜厚度等宽或大于孢子,内有反光孢子,但无真、假菌丝。用免疫学方法检测血液或脑脊液标本中隐球菌荚膜多糖抗原的灵敏度和特异度几乎可达100%,具有很高的临床应用价值。

本病例中,患者有多年的糖尿病史,长期的血糖控制不佳,存在着免疫抑制,对隐球菌易感。患者最初出现感冒咳嗽、腹泻等呼吸道和消化道症状,可能此时隐球菌经呼吸道引起肺部感染,而后再通过血流播散到泌尿道和中枢神经系统,最终造成全身播散性多脏器感染。

（徐和平　王　萍）

十三、望"霉"止"咳"

【患者资料】

莫某某,男,12岁,因"反复咳嗽、咳痰2月余,加重伴咯血8d"入院。血细胞分析结果:WBC 15.00×10^9/L↑, NE 71.7%↑, EO 0.8×10^9/L↑, EO 5.3%(正常)。胸部CT提示两肺多发支气管扩张并感染;肺泡灌洗液的细菌涂片、结核菌涂片检查均为阴性。临床上予哌拉西林-唑巴坦抗感染治疗,患者咳嗽、咳痰症状有所好转,但嗜酸性粒细胞比例呈明显升高趋势(5.3% → 14.5% → 21.6%)。考虑患儿气道嗜酸性炎症可能性大,尤其是气道过敏性疾病所致的嗜酸性粒细胞增高,经进一步检查发现有轻度阻塞性肺通气功能障碍;过敏原总IgE 1 840KU/L↑, IgE烟曲霉46.7KU/L↑。追问病史,患儿诉曾咳出灰白色颗粒物,居住环境较恶劣(屋内墙壁有青苔生长,门前为垃圾堆),高度怀疑为过敏性支气管肺曲霉病,遂再次采集肺泡灌洗液送检微生物相关检查。

【形态学及微生物其他检查】

第二次送检的肺泡灌洗液,细菌涂片及结核涂片均为阴性,但发现有霉菌菌丝。涂片经革兰氏染色镜下可见粗大有隔菌丝,直径3~6μm,末端呈锐角分枝(约为45°),菌丝两侧平行,见图22-2-31A;经真菌荧光染色,荧光显微镜检查可见荧光的霉菌菌丝,见图22-2-31B。取肺泡灌洗液接种于沙氏琼脂平板培养,置于28℃和35℃培养48h,可见呈蓝绿色、绒毛状、生长快速的菌落,见图22-2-32A。取纯菌涂片乳酸酚棉蓝染色,可见分生孢子头和有隔菌丝,分生孢子头呈短柱状,近顶端膨大形成倒立烧瓶状顶囊,顶囊有单层小梗,布满顶囊表面2/3,仅上半部产生孢子,分生孢子为球形到近球形,见图22-2-32B。根据镜下形态及培养特征鉴定为烟曲霉。

【病原学诊断】

烟曲霉感染。

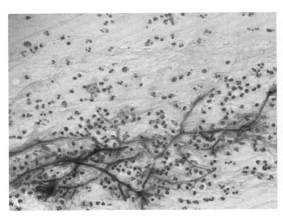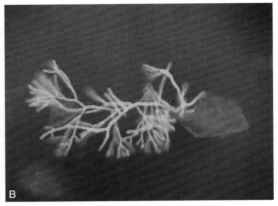

图 22-2-31 肺泡灌洗液烟曲霉镜下形态（×1 000）
A：肺泡灌洗液（革兰氏染色）；B：肺泡灌洗液（荧光染色）。

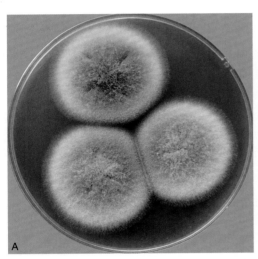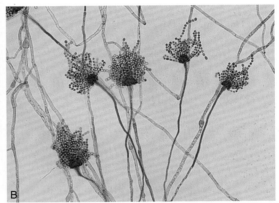

图 22-2-32 烟曲霉菌落及涂片
A：肺泡灌洗液 SDA 培养菌落（28℃，48h）；B：烟曲霉纯菌涂片。

【讨论与分析】

烟曲霉是一种具有营养菌丝的丝状真菌，普遍存在于自然界，是机会致病菌。该菌孢子经呼吸道进入人体，继而侵犯机体多个部位，引起易感人群的曲霉病，包括肺曲霉病、变态反应性曲霉病和全身性曲霉病。从活检组织中或无菌部位培养出曲霉和/或组织病理检查时发现菌丝是诊断曲霉病的最直接证据；但对于非无菌标本，如痰和支气管肺泡灌洗液等培养出的曲霉，须结合临床表现、影像学及其他检查结果综合评估判断。

曲霉菌的鉴定，属内主要根据曲霉的不同镜下形态和菌落特征来确定菌种，如黄曲霉菌落呈黄绿色，黑曲霉菌落初为白色羊毛状，继而变为黑色或黑褐色；属间重点是要与毛霉菌相鉴别，毛霉菌镜下通常表现为宽大、无分隔的菌丝，呈直角分支，但难以鉴别时还须经培养确认。除传统的涂片和培养外，特异性抗原抗体检测可提高曲霉菌病早期诊断率，如检测半乳甘露聚糖（GM）抗原，曲霉 IgM、IgG；还可借助分子检测技术对曲霉病进行快速诊断与鉴别。

本病例患儿,根据临床症状和各项检查被确诊为变态反应性支气管肺曲霉病。该病是一种由烟曲霉等为致敏原引起的非感染性变应性肺部疾病,好发于哮喘或囊性纤维化的患者。患者是否有这些基础疾病呢？该患儿既无哮喘病史,实验室检查亦不支持哮喘的诊断,可排除哮喘;通过全外显子基因检测,发现患有"肺囊性纤维化"。该患者应当是因身患"肺囊性纤维化"并长期居住在恶劣环境中而感染烟曲霉。经抗真菌治疗后,患者症状好转,顺利出院。

（蒋月婷　刘　艳）

十四、深藏不露的耶氏肺孢子菌

【患者资料】

樊某某,女,18 岁,20 余天前行纵隔大 B 细胞淋巴瘤化疗后出现咳嗽,伴咳少量白色黏痰,畏寒发热,最高 40℃,胸部 CT 检查提示"两肺弥漫多发磨玻璃样影"。实验室部分检验结果为:WBC 11×10^9/L↑,PCT 0.17ng/ml↑,LDH 558U/L↑,血清 G 试验 286.14pg/ml↑,肺泡灌洗液 G 试验 >1 000pg/ml↑,血清 GM 抗原 0.731μg/L↑,肺泡灌洗液 GM 抗原 <0.25μg/L（正常）。先后予抗细菌、抗真菌、抗病毒治疗,效果均不佳。怀疑不常见病原体引起的肺部感染,送痰液及肺泡灌洗液进行微生物检查。

【形态学及微生物其他检查】

痰涂片革兰氏染色,发现 G^- 杆菌,呈短杆状、单个、成双或短链状排列,其余无明显异常;抗酸染色未见抗酸杆菌。对痰液进行需氧培养,可见较大、凸起、灰白色、黏液型的菌落,取菌落涂片行革兰氏染色镜检,为 G^- 杆菌,其形态与痰液直接涂片的细菌形态一致。进行质谱鉴定,该菌为"肺炎克雷伯菌"。但是抗肺炎克雷伯菌感染治疗效果不佳。

对肺泡灌洗液进行离心,取沉淀物涂片 2 张,进行六胺银染色,其中 1 张进行伊红复染,另外 1 张进行亮绿复染。在显微镜下可见散在、成堆、类圆形、褐色、括弧样结构,大小均一,形似压瘪的乒乓球,此为典型的肺孢子菌的包囊,见图 22-2-33。

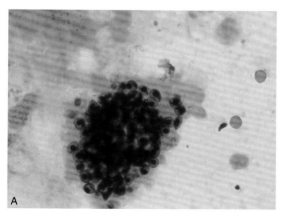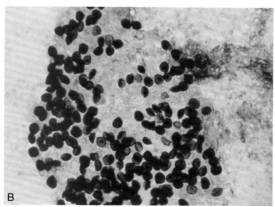

图 22-2-33　耶氏肺孢子菌六胺银染色（×1 000）
A:肺泡灌洗液（伊红复染）;B:肺泡灌洗液（亮绿复染）。

【病原学诊断】

耶氏肺孢子菌合并肺炎克雷伯菌感染。

【讨论与分析】

耶氏肺孢子菌广泛存在于外界环境中,机体通过吸入空气中的肺孢子菌包囊而感染,在适宜条件下,包囊转为滋养体,后者寄生在肺泡内,成簇黏附于肺泡上皮,在健康人群中通常引起隐性感染,当宿主免疫力低下时,处于潜伏状态或新侵入的菌体开始大量繁殖,产生大量滋养体和包囊,在肺组织内迅速扩散,导致耶氏肺孢子菌肺炎。临床常表现为发热、干咳和进行性呼吸困难。由于临床表现不典型,其确诊有赖于在呼吸道标本中检出耶氏肺孢子菌的包囊或滋养体。由于在技术上肺孢子菌难以被培养,因此最常采用的方法是对诱导痰标本、肺泡灌洗液或肺组织进行涂片染色镜检,尤以肺泡灌洗液检出率最高。镜下形态:革兰氏染色不能见到肺孢子菌的结构特征,易漏检;瑞-吉染色可见清晰的、不着色的包囊壁轮廓,囊内小体核呈蓝色,囊内容物呈紫红色;六胺银染色可见到清晰的棕褐色的包囊,囊内可见圆形的核状物和特征性的括弧样结构,是公认的确证肺孢子菌的最佳染色方法。宏基因组二代测序灵敏度高,可作为肺孢子菌病原学诊断的重要辅助手段,有助于临床早期诊断。

患者樊某某淋巴瘤化疗后,免疫力低下,导致耶氏肺孢子菌合并肺炎克雷伯菌肺部感染。肺炎克雷伯菌也是一种机会致病菌,当机体抵抗力下降时,可经呼吸道进入肺内引起肺炎。肺炎克雷伯菌革兰氏染色易着色、易培养,而耶氏肺孢子菌革兰氏染色难着色、无法培养、易漏诊,这是导致本病例在临床上早期单纯抗肺炎克雷伯菌感染治疗效果不佳的重要原因。

(蒋月婷　王　萍)

十五、头上长犄角的"元凶"

【患者资料】

李某某,女,7岁。3周前患者无明显诱因出现枕部皮肤瘙痒,未予重视;1周后瘙痒部位出现鸽蛋大小红色包块,包块逐渐长大,伴瘙痒、疼痛;2周后包块出现糜烂,上覆黄白色分泌物,发热2d,达38.9℃,无咳嗽、咳痰,无畏寒,到医院就诊。患者家中有饲养宠物犬,有宠物犬密切接触史,曾经先后予"乳酸依沙吖啶溶液""阿莫西林克拉维酸钾分散片"等药治疗,效果不佳。皮肤科检查:枕部见一个5cm×5cm×2cm圆形包块,上覆黄白色分泌物及痂壳,压痛明显,见图22-2-34。考虑真菌感染,刮取皮损边缘的分泌物和毛发送检,进行真菌有关检查。

【形态学及微生物其他检查】

皮损边缘的分泌物和毛发进行涂片,滴加10% KOH溶液消化样本后压片,显微镜下可见大量呈关节孢子样排列的菌丝,见图22-2-35。分泌物接种于SDA培养基上,28℃培养,菌落生长较快,24~48h可见针尖样的菌落生长,至第4天可见典型的粉状、似石膏、表面白色、背面红褐色的星状菌落,见图22-2-36。取生长至第4天的菌落进行真菌荧光染色,镜下可见数量众多的小分生孢子沿菌丝分布,呈球形或近球形,偶尔也可见棒状或梨形的形态,见图22-2-37A。取生长至第7天的菌落进行乳酸酚棉蓝染色,可见光滑、薄壁、棒形、多

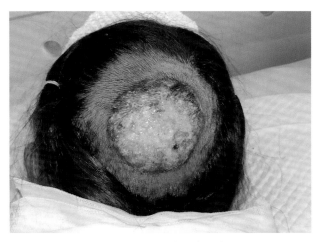

图 22-2-34　患者头部皮损

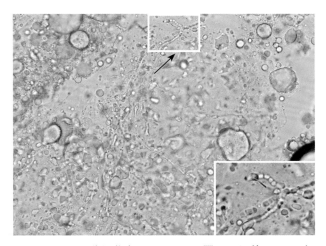

图 22-2-35　分泌物（10% KOH 二甲亚砜压片，×100）

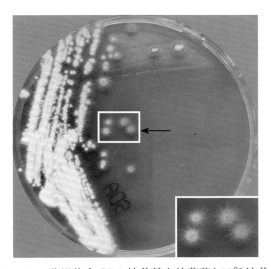

图 22-2-36　分泌物在 SDA 培养基上的菌落（28℃培养 4d）

细胞的大分生孢子,见图 22-2-37B。转至 PDA 平板培养 14d 后,进行荧光染色,镜下见螺旋菌丝,见图 22-2-38。同时,进行尿素酶试验,结果呈阳性(培养基由黄色变为红色),见图 22-2-39。经形态学检查以及初步生化试验,鉴定为须癣毛癣菌。同时通过内部转录间隔区测序,鉴定结果明确为须癣毛癣菌。

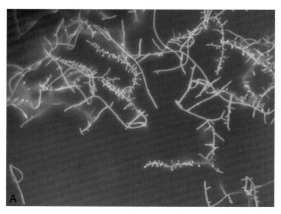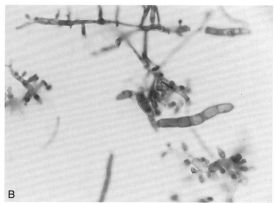

图 22-2-37 须癣毛癣菌(SDA,28℃培养)

A:小分生孢子(4d,荧光染色,×1 000);B:大分生孢子(7d,乳酸酚棉蓝染色,×1 000)。

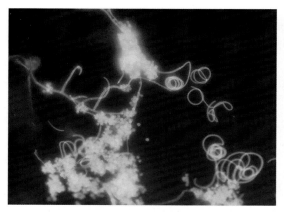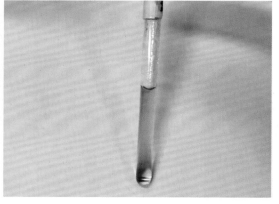

图 22-2-38 须癣毛癣菌螺旋菌丝

(PDA,28℃培养 14d,荧光染色,×1 000)

图 22-2-39 尿素水解试验(阳性)

(尿素琼脂,28℃,7d)

【病原学诊断】

须癣毛癣菌感染。

【分析与讨论】

本例患者是一名女童,通过病原学的直接涂片镜检查见菌丝,初步诊断为脓癣;经真菌培养,结合菌落形态和染色特征,鉴定为须癣毛癣菌。提取菌株核酸进行 PCR 扩增并通过内转录间隔区测序,结果为须癣毛癣菌,与形态学诊断吻合。

头癣是头皮及头发的浅部真菌感染,在临床上分为白癣、黑点癣、黄癣和脓癣。该病主要通过直接或间接接触患病动物或患者而传染,好发于学龄前儿童,主要致病菌为犬小孢子菌、紫色毛癣菌,其次为须癣毛癣菌、断发毛癣菌等。须癣毛癣菌感染引起的脓癣愈后常有瘢痕形成,可导致永久性脱发。本病例就是由须癣毛癣菌引起的脓癣,由于患者没有得到及时准确的诊断和治疗,其头部包块逐渐长大、溃烂而产生了较为严重的病变。目前该病的发病机制并不明确,国内外的一些研究进展推测其机制为真菌黏附头发和头皮后由菌丝向孢子转化,并产生角蛋白酶、胶原酶等一系列蛋白水解酶,水解蛋白后入侵头发或头皮,并产生炎症因子,引起宿主免疫反应,从而引起临床症状。头癣的临床表现轻重可能也与宿主的免疫反应、真菌产生的不同物质有关,例如系统性红斑狼疮等免疫缺陷患者、角化异常的患者多表现为慢性皮肤癣菌感染。一般而言,须癣毛癣菌一类的亲动物性真菌引起的炎症反应较亲人性的真菌更重些。

(刘　雅　刘　艳)

参考文献

1. 龚道元,张时民,黄道连.临床基础检验形态学[M].北京:人民卫生出版社,2020.

2. 王霄霞,夏薇,龚道元.临床骨髓细胞检验形态学[M].北京:人民卫生出版社,2019.

3. 尚红,王毓三,申子瑜.全国临床检验操作规程[M].4版.北京:人民卫生出版社,2015.

4. 龚道元,胥文春,郑峻松.临床基础检验学[M].北京:人民卫生出版社,2017.

5. 龚道元,赵建宏,康熙雄.临床实验室管理学[M].武汉:华中科技大学出版社,2020.

6. 许文荣,林东红.临床基础检验学技术[M].北京:人民卫生出版社,2015.

7. 诸欣平,苏川.人体寄生虫学[M].9版.北京:人民卫生出版社,2018.

8. 沈继龙,张进顺.临床寄生虫学检验[M].4版.北京:人民卫生出版社,2012.

9. 沈继龙.临床寄生虫检验实验指导与习题集[M].4版.北京:人民卫生出版社,2011.

10. 吴忠道,汪世平.临床寄生虫学检验[M].3版.北京:中国医药科技出版社,2015.

11. 夏超明.临床寄生虫学检验实验指导[M].2版.北京:中国医药科技出版社,2015.

12. 卢致民,李凤铭.临床寄生虫学检验技术[M].武汉:华中科技大学出版社,2019.

13. 曾涛,孙雪文.临床寄生虫学检验技术实验指导[M].武汉:华中科技大学出版社,2021.

14. 刘运德,楼永良.临床微生物学检验技术[M].北京:人民卫生出版社,2015.

15. 周庭银,章强强.临床微生物学诊断与图解[M].4版.上海:上海科学技术出版社,2017.

16. 陈东科,孙长贵.实用临床微生物学检验与图谱[M].北京:人民卫生出版社,2011.

17. 李凡,徐志凯.医学微生物学[M].8版.北京:人民卫生出版社,2013.